脳外科医の欲する 脳神経画像診断

【監修】渡邉一夫
（一般社団法人 脳神経疾患研究所 理事長）

【編集】戸村則昭
（一般財団法人 脳神経疾患研究所附属 総合南東北病院 神経放射線診断）

好評発売中
本体 7,000 円（税別）

脳血管疾患、脳腫瘍、頭部外傷、感染症、機能的疾患に至るまで、脳・神経疾患全域を網羅した脳外科医と神経放射線科医との合作による、まさに神経学、脳外科臨床実戦の「虎の巻」。

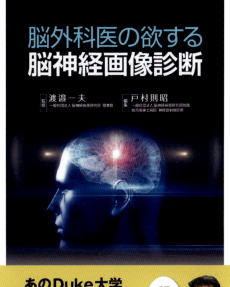

あのDuke大学 福島孝徳教授が絶賛！
全国の神経内科医、脳神経外科医 必読、必携の書！

一気に読ませて頂きました。虎の巻となる一冊です！

- ■序　　説
- ■第1章　脳血管障害
- ■第2章　脳　腫　瘍
- ■第3章　感　染　症
- ■第4章　機能性疾患
- ■第5章　外　　傷

※B5判 296頁

【対　象】脳外科医、神経放射線科医、放射線診断医、神経内科医、放射線技師
【レベル】初期および後期研修医、脳神経領域での専門医を目指す医師

お問い合わせ

■右記ホームページよりお買い求めいただけます⇒ http://www.eizojoho.co.jp/

■産業開発機構（株）
■映像情報メディカル編集部

TEL: 03-3861-7051　FAX: 03-5687-7744　E-mail: sales@eizojoho.co.jp
〒111-0053　東京都台東区浅草橋2-2-10 カナエビル

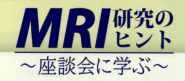

~座談会に学ぶ~

CONTENTS

企画にあたって ……………………………………………………………………………… 4
ISMRM について …………………………………………………………………………… 5

【2000年】MRI座談会（米デンバー）
MDCTの登場、そして21世紀目前のMRI
出席者 山下康行／渡邊祐司／高原太郎／扇　和之（司会） ………………………… 6

【2001年】MRI座談会（スコットランド・グラスゴー）
進化するMRIと三種の神器 ~ISMRM 2001での印象を中心に~
出席者 福田国彦／幡生寛人／廣橋伸治／大渕真男／高原太郎／扇　和之（司会） …… 14

【2002年】MRI座談会（米ハワイ・ホノルル）
各エキスパートからの提言 ~MRIのさらなる進化を求めて~
出席者 谷本伸弘／佐久間肇／高原太郎／大野良治／幡生寛人／扇　和之（司会） …… 26

【2003年】MRI座談会（カナダ・トロント）
シーケンス開発トップと臨床家エキスパートの共演
出席者 押尾晃一／竹原康雄／廣橋伸治／高原太郎／扇　和之（司会） …………… 44

【2004年】MRI座談会（日本・京都）
アジア初のISMRM ~その印象と今後のMRIの行方~
出席者 押尾晃一／廣橋伸治／市川智章／高原太郎／扇　和之（司会） …………… 51

【2005年】MRI座談会（米フロリダ・マイアミ）
エキスパートが語るMRIのTrendとFuture Direction
~ISMRM2005の印象も含めて~
出席者 押尾晃一／佐久間　肇／竹原康雄／高原太郎／新本　弘／扇　和之（司会） … 65

【2006年】MRI座談会（米シアトル・ワシントン）
エキスパートが語るISMRM2006の印象
~NASAの技術と高磁場MRI~
出席者 押尾晃一／高原太郎／大野良治／市川智章／小林泰之／扇　和之（司会） …… 75

【2007年】MRI座談会（ドイツ・ベルリン）
高磁場化をコアにした更なるMR技術のEvolution
出席者 押尾晃一／井田正博／谷本伸弘／竹原康雄／高原太郎／天野康雄／扇　和之（司会） … 83

【2008年】MRI座談会（カナダ・トロント）
ISMRM2008での印象を中心に
出席者 押尾晃一／原田雅史／井田正博／高原太郎／天野康雄／宮崎美津恵／扇　和之（司会） … 93

【2009年】MRI座談会（米ハワイ・ホノルル）
本質が見えてきた拡散強調画像
出席者 押尾晃一／竹原康雄／吉岡　大／高原太郎／奥秋知幸／扇　和之（司会）…………………… 107

【2010年】MRI座談会（スウェーデン・ストックホルム）
さらなる進化をとげた拡散強調画像、そして7Tの今後の行方
出席者 押尾晃一／長縄慎二／高原太郎／青木隆敏／椛沢宏之／扇　和之（司会）…………………… 119

【2011年】MRI座談会（カナダ・モントリオール）
7Tのさらなる進化、そしてCEST、Zero TE
出席者 押尾晃一／竹原康雄／井田正博／高原太郎／丸山克也／高橋　護（オブザーバ）／扇　和之（司会）…… 138

コラム 論文や学会抄録作成における英語エッセンス ～文章のスタイルと接続詞～ ………………… 156

【2012年】MRI座談会（オーストラリア・メルボルン）
Compressed Sensing、そして無限に深い拡散強調画像の世界
出席者 押尾晃一／井田正博／高原太郎／岡田知久／米山正己／尾藤良孝／扇　和之（司会）…………… 158

【2013年】MRI座談会（米ソルトレイクシティ）
MR安全性の変革期、そしてdiffusionとIVIM、
susceptibility tensor imaging
出席者 押尾晃一／黒田　輝／高原太郎／本杉宇太郎／青山信和／扇　和之（司会）………………… 176

【2014年】MRI座談会（イタリア・ミラノ）
心臓MRIの現況、そしてNODDI、MR fingerprinting、diffusion
出席者 押尾晃一／佐久間肇／竹原康雄／黒田　輝／高原太郎／堀　正明／渡邉英宏／鎌形康司／扇　和之（司会）…… 192

コラム 論文作成における統計エッセンス ～データの種類と統計手法～ ………………………… 212

【2015年】MRI座談会（カナダ・トロント）
big data、parametric mapping、microstructure、そしてMUSE
出席者 押尾晃一／黒田　輝／山田　恵／本杉宇太郎／椛沢宏之／扇　和之（司会）………………… 214

【2016年】MRI座談会（シンガポール）
日本人の真の国際化、
そしてglymphatic systemと血管周囲腔の不思議な世界
出席者 押尾晃一／吉岡　大／木村浩彦／黒田　輝／青木伊知男／高原太郎／今井　広／扇　和之（司会）…… 230

【2017年】MRI座談会（米ハワイ・ホノルル）
POCSMUSE、CSFの"動き"、そしてGd沈着の謎
出席者 押尾晃一／黒田　輝／田岡俊昭／堀　正明／本杉宇太郎／葛西由守／扇　和之（司会）………… 250

コラム 良い論文を書くヒント ～ISYAに学ぶ～ ……………………………………………… 276
キーワードINDEX ……………………………………………………………………………… 278
奥付 …………………………………………………………………………………………… 288

企画にあたって

日本赤十字社医療センター 放射線診断科
扇　和之

　MRIの研究は、その基礎となる技術アイデアのほとんどが1980年代（から1990年代）に出し尽くされているとも言われており、現代におけるMRI研究のヒントは、これら昔の技術やアイデアをどう今のMRIテクノロジーやスペックに応用できるかにかかっているといっても過言ではない。その観点からは以前に熱い議論が交わされた座談会でのディスカッションは、その多くが今でもMRI研究のヒントになる。本書では私が司会を務めさせていただいた2000年〜2017年の18年間の映像情報メディカルの座談会（国際磁気共鳴医学会ISMRMの印象を語る座談会）のうち、2018年の現時点においてもMRI研究のヒントになりそうな部分をハイライトとして抜粋したものである。あわせて各々の座談会記事の最初には、その年の座談会の概要を僭越ながら加えさせていただいた。また巻末には「キーワードINDEX」として18年間の座談会記事の内容を検索しやすいように索引を加えさせていただいた。先に索引のキーワードをサッと眺めていただき、気になった箇所の座談会記事を読みにいく、といった本書の使用方法もアリかもしれない。

　さまざまな角度から本書をご活用いただき、少しでも「MRI研究のヒント」になれることを願っております。またこの18年間の記録が、2018年から堀　正明先生（順天堂大学）、本杉宇太郎先生（山梨大学）の司会のもとに新体制でスタートした座談会の参考材料に微力ながら寄与し、今後も映像情報メディカルの座談会が未来永劫、輝く情報発信源となり続けることを願っております。

　最後に押尾晃一先生（慶應義塾大学）はじめ、座談会にこれまでご出席いただいた多くの先生方に心より感謝申し上げるとともに、本書の企画、編集の一連の作業に誠心誠意対応していただいた波並雅広氏はじめ編集部の皆様、そして本書の発刊をご快諾いただいた分部康平社長に心より御礼申し上げます。

2018年8月吉日

ISMRM について
International Society for Magnetic Resonance in Medicine

● ISMRMとは

　国際磁気共鳴医学会（ISMRM：International Society for Magnetic Resonance in Medicine）は、グローバルな見地からの研究・開発に取り組み、医学や生物学における磁気共鳴技術の応用を促進する学際的な非営利団体である。臨床医、物理学者、エンジニア、化学者など、技術者および専門家で構成されたコミュニティとなる。

● ISMRMの活動

　ISMRMでは、臨床的および科学的なコミュニティ間のギャップを埋めることを目標とし、基礎および臨床MR科学と医療への応用の研究開発を促進することに尽力。医学、生物学、および他の業界のホットな話題にMR科学のための国際的なフォーラムを提供している。
　ISMRMは学者、研究者や臨床医、開業医、規制や政府機関、および関連産業からの代表を含む58カ国から8,000名以上の専門家が同コミュニティに参加している。国際的な会員の多様性を重んじ、特定のMRトピックに特化したメンバー間の相互作用を促進するために27のスタディグループ設立。また、国際地域専門知識の認知度を高めるための組織も設けている。

● MRI座談会について

　本書に収録のMRI座談会は、ISMRMが主催する年次総会＆展示会の会期最終日前夜に現地で弊誌・映像情報メディカルが開催している。第一線で活躍している日本のMRIエキスパートが同座談会で語り尽くすさまざまなMRI最先端トピックスが好評の記事企画となっている。

■今後のISMRM年次総会＆展示会日程（2018年9月現在）

第27回年次総会＆展示会
日程：2019年5月11日〜16日
場所：カナダ・モントリオール

第28回年次総会＆展示会
日程：2020年4月18日〜23日
場所：オーストラリア・シドニー

第29回年次総会＆展示会
日程：2021年5月15日〜20日
場所：カナダ・バンクーバー

第30回年次総会＆展示会
日程：2022年5月7日〜12日
場所：イギリス・ロンドン

第31回年次総会＆展示会
日程：2023年6月3日〜8日
場所：カナダ・トロント

※上記日程は変更になる場合がございます。最新情報は下記ISMRM公式ホームページにてご確認ください。
ISMRM公式ホームページ：https://www.ismrm.org/

ルーチンクリニカル MRI 座談会

MDCTの登場、そして21世紀目前のMRI

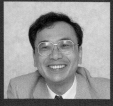
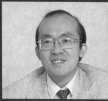
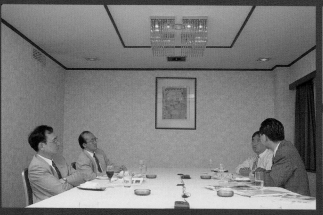
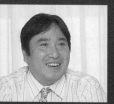
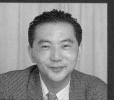

*1熊本大学医学部 放射線医学教室　　*2倉敷中央病院 放射線科
*3杏林大学医学部 放射線医学教室
*4日本赤十字社医療センター 放射線科

出席者：山下康行*1　　渡邊祐司*2　　高原太郎*3
司会：扇　和之*4

※記載の座談会出席者所属名は2000年4月のISMRM 2000（米・デンバー）開催当時。

「ルーチンクリニカルMRI」最初の座談会で、2000年に東京で開催された。座談会の前半では、マルチスライスCTの登場を意識したMRIの意義に関するディスカッションが主体。後半ではECVO（elliptical centric view ordering）やinteractive MRIなどの話題も登場する。この最初の座談会が掲載された「ルーチンクリニカルMRI」では、片田和廣先生の総説「CTとMRI～似て非なる兄弟～」が話題となった。最後にその総説から幾つか名言を引用したい。マルチスライスCT時代のMRIが向かうべき方向性は、「MRIの特徴を活かした、MRIならでの用途 ～すなわちコントラストと機能情報～ を中心に据える」ことである。CTはその発達により気脳造影や脳室造影を葬り去り、また大した経験もなく誰もが美しい三次元画像情報が得られるなど一貫して「専門家を排除し、診断を容易にする」方向に発達してきたのに対して、MRIは次から次へと開発される新しいシーケンスやアプリケーション、装置（ハードウェア）によりCTとは逆に「専門家の需要を増やす」方向に発達してきている。CTとMRI、似て非なる兄弟は今後もお互いに刺激し合いながら画像診断を支えていくであろう。

扇　以前に、本誌（'99年1月号）で座談会をやったのですが、それが好評で編集部からまた是非やって欲しいという依頼がありましたので、前回出席者の高原先生と私に加え、今、日本のMRIのトップで御活躍の山下先生と渡邊先生をお迎えして行うことになりました。MDCT登場後のMRIの役割や、MRIにおける3次元画像などについてお話ができればと思っています。

MDCTの登場

扇　今まで、シングルディテクタのヘリカルCTまでは、3次元画像の導入という多少のインパクトはあったにせよ、MRIの存在を脅かせるほどまではなかったですよね。ところがMDCTになった途端に、何か急に「MDCTがこれだけすごいと、MRIは大丈夫？」というようなことを、周りの人に言われたりとか、MDCTはこれまでになかったようなインパクトがありますね。

それから、たとえば山下先生はCTもご専門だったんでしょうけども、MRIの専門家としてのステータスのほうがはるかに高かったですね。ところがMDCTが入ってきたことによって、最近は

本当にMDCTの山下先生って言えるくらいの印象があります。これはおそらく山下先生が心変わりされたんではなくって、それだけMDCTがやっぱり魅力あるっていうものだと思うんですよね。山下先生に関しては、ヘリカルCTに関するすばらしい著書[1]もあります。

山下 実は私は、その本を書き始めたときはMDCTの存在を知らなかったんです。臨床的に見て、CTについて僕たちはちょっと関心が薄くて、MRIみたいに上手に使えばもっといろいろなことができるんじゃないかなと思って書き始めたのですが、その執筆途中でMDCTが出てきたんですよ。

MRIのほうは、みんなすごく熱気を帯びて工夫しているのに、CTのほうは何か、おざなりみたいな感じがすごくしたんですよね。

たとえば実効スライス厚などあまり考えずに、肝臓のスタディでは、いまだに10 mmスライスでピッチ1でやっていたり、造影剤の使い方なんかも、体重など構わずに100 ccを3 cc/秒で注入し30秒後から撮っている。

でも実際、臨床ではCTっていうのはすごく役に立つ。しかし、僕はMDCTになったから、診断能が上がったとは必ずしも思わないですよ。きちんとやっていれば、従来のヘリカルCTで十分に色々なことができると思います。

扇 MDCTがそんなに特別ではないとおっしゃるのは、僕もまったく同一意見です。ちょうど本誌2000年8月号の巻頭ページで、慶應大学の先生も同じようなことをお話ししていましたが、MDCTになったってみんな騒いでいるけども、MDCTっていうのは普通のCTと基本的には変わらないんだと。どこが変わったんだというと、時間分解能が速くなって、その分、空間分解能を上げられるようになっただけだと。

山下 正式に比べてはいないんですけど、例えば肝細胞癌の検出能や血管狭窄の検出などシングルディテクターのヘリカルCTとMDCTとで、それ程大きく診断能が向上したとは思いません。

扇 今、聞いていて面白いなと思ったのは、MDCTを一番やっておられる山下先生が、MDCTだからといって、たいしたことはない、とおっしゃっている点ですね。MDCTは今いい点だけが強調されていますが、データマネージメントや被曝などにも目を向ける必要がありますね。

山下 MDCTもしょせんCTですから。例えば、軟部のコントラストという点では、やっぱりCTなんですよ。それはMRIには勝てません。最近は、そういった意味でMRIならではの良さっていうのを感じます。

MDCT vs MRI

高原 MDCTでは、MPRで冠状断にしてMRIと同じような方向で見られるようになった上に、空間分解能がはるかに良くて、すごいanatomicalなdetailが見えますよね。でも、逆に造影剤を使って感じるのは、やっぱりMDCTのコントラストはもちろんX線のコントラストだし、造影してもその造影の染まりの強さという意味からいうと、かなりコントラストが弱いということです。

むしろMRIのほうが、たとえば腹壁に癒着している腸管であるとか、そのほかのあまり染まらないような構造物でもボーンと染まりが出るので、そういう意味でMRIは重要かなって思って…。

扇 ですからMDCT vs MRIっていうのは「高い空間分解能 vs. コントラスト」、結局そういうところに行きつきますよね。

山下 まったくそうだと思います。ところで渡邊先生のところでは肝細胞癌のフォローはCT、MRIのどちらを主にされていますか。

渡邊 MRIに来られる人は、まずMRIですけども、今MRIは予約1週間ぐらいかかるんですが、CTはもう当日か翌日っていう感じなので…。

山下 やはりそうですか。どうしてもCTの方が早いので、件数は圧倒的にCTが多いですよね。

渡邊 それに画像の安定性ではCTですね。MRIでは、アーチファクトがありますからね。その点CTは、施設間の差も少ないですしね。

山下 やはり、MRIは必ずしも全員がきれいな画像を撮れるわけではないですから…。

渡邊 息が止まらない人では、ダイナミックMRを撮像するのが厳しいですね。でも、病変のフォーカスを肝臓に絞りたいという時は、私たちはコントラストの高いMRIのほうを優先して撮りたいなと思っています。そうではなくて肝臓以外にも何か他にもあるかもしれないぞという普通のスクリーニングの場合はCTから入った方がよいと思います。

扇 いろんな複雑な要素があって難しいですね。

山下　確かに肝細胞癌の場合、コントラストを出さないといけませんので、やはりMRIも捨てがたいと思います。
扇　メタに関しては如何ですか？
山下　メタに関しては、CTが撮られることも多いですけど、僕はもっとMRIを、特にSPIOを使うべきだと思います。そうすれば圧倒的にMRIの勝ちだと思いますよ。
扇　各論が肝臓だけになってしまいましたが、MDCT vs MRIのまとめとしては、MDCTは空間分解能で、MRIはやはりコントラストで、もちろん分野別に言えば胎児なんかMRIしかできないわけですけど…。
山下　やはり、ちょっと違いますよね。CTとMRIは…。
渡邊　使い方が違う、そう、使い分けですよね。
山下　そう、使い分けですよ。かなりオーバーラップしている部分もあるんですけど…まあ、おのずとCTとMRIのそれぞれのいいところに気がついてきて、それぞれの方向に特化されていくでしょうね。

CT Angiography vs MR Angiography

渡邊　AngioがCTの世界（CTA）になっていくのか、それともMRIの世界（MRA）になっていくのか…そこが大変興味があります。
扇　CTA、MRAは、MDCT、MRIのそれぞれの王道とも言うべき存在ですからね。山下先生、先ほど躯幹部のMRAが随分減ったとおっしゃっていましたが？
山下　そうなんですよ。MR angioは、かなり減っています。
渡邊　ちょっとさびしいですね、今の話。私たちがMRAを始めるきっかけになったのは、山下先生からすばらしいMRAの画像を見せていただいたからなんですが。
高原　でも、MRAの場合はMIPやボリュームレンダリングの際のオブジェクトの抽出がものすごく容易ですけどね。骨を何もしなくていいっていうのが、特に良い点だと思っているのですが。
山下　そうですね。骨の処理など不要ですから。
高原　CTAとMRAを比べてみると、CTは処理に制限時間があると骨付きにどうしてもなっちゃいますよね、表示が。
扇　焼き肉みたいですね。骨付き（笑）。渡邊先生はいかがですか。MR angioにおけるボリュームレンダリングみたいなものっていうのは…
渡邊　うちはたいていMIP止まりですね。
山下　下肢動脈の狭窄性病変を見る時は、MIPで十分だと思います。
扇　連続性はMIPが一番いいですね。

3次元画像

扇　このままゆるやかに3次元画像の話題に移行します。3次元画像というと代表例として最低3つはありますよね。MIP、連続性がいいMIP。それから前後関係が圧倒的にいいボリュームレンダリング、それから広義に3次元画像の範疇に含めるとすれば細かい病変を見るためのMPR。そこらへんをMRIの臨床応用の中でどう使い分けていくかという点ではいかがですか？
山下　これは単純に空間的な位置関係、たとえば動脈瘤とかを見るときは、ボリュームレンダリングですし、狭窄を見るときはMIPで評価すればよいと思います。
渡邊　ボリュームレンダリングは、動脈瘤がいいですよね。
扇　山下先生は、以前にある雑誌で「臨床に役立つ三次元画像」という特集を企画編集さ
高原　ただ、一方でVR画像って診断した後じゃないと作れないっていう面もありますよね。心象風景っていうか、解釈の図として提供するというふうな…。
山下　そうですね。自分が言いたいことを表現する感覚があります。しかし、血管の3Dは絶対に必要な3Dですけど、バーチャルエンドスコピーなどはどれだけ役に立つのか未だわかりません。
高原　要するに診断において決定的な役割をなすのはやはりMPRやaxialのスライスであり、次に全体を把握する意味でのMIPがあり、ときにはVRっていうことで…。
扇　ただ、一方ではアメリカの方なんかで今、バーチャルコロノスコピーがすごいじゃないですか。研究会ができたりして、細かいところまで熱心に検討されていますよね。
高原　この間、MRIでもコロノスコピーの論文が出てましたよね。あれは要するに、空間分解能はCTコロノスコピーよりも悪いんだけれど、MRIのコントラストを生かして残渣とポリープの鑑別ができるっていうんですよ。で、ポリープだったら、脂肪抑制のT2強調画像でまあまあ白いんだけれ

ども、同じ filling defect も、残渣だったら T2 強調画像で割と黒っぽいのだそうです。それで鑑別できるから、空間分解能が悪くても CT コロノグラフィと同じぐらいの診断能とかっていう…そういう主張なんですね。

扇 ところで同じ3次元画像における MRI と CT という意味では、CT コラアンギオグラフィに関してはいかがですか。

高原 おもしろい論文が長崎大学から出ていましたね。いろんな anomaly を MRCP とヘリカル CT コラアンギオグラフィとで比べてみると、CT コラアンギオグラフィのほうがはるかに anomaly の検出能が良かったっていう。胆嚢管がどういうふうになってるとか、あるいは aberrant な右肝管があるかないかっていうのは、確かに造影剤がしっかり入っている CT コラアンギオグラフィの方がいいかなって。

山下 CT の方が、わかりやすいですよね。

扇 ただ実際、CT コラアンギオグラフィがどれくらい普及しているかっていうと、なんかちょっとマイナーっぽいイメージもあるんですけど、先生方の施設ではどれくらいやっていますか?

渡邊 よくやってますよ。特に lapa 胆の場合は、anomaly はものすごく大切ですからね。たとえば accessory hepatic duct は胆嚢管と一緒に出ているのか、それとも別に出ているのかなど…。

高原 MRI の話しに戻るんですけど、イレウスはね、フルサービスで依頼科に提供しているんですよ。腸管がどういうふうになっていて、ここの腹壁に癒着しているとか、深いところで closed loop になっていて、こういうバンドがあるとかっていうことを、細かい図を描いて常に提供するんですね。それもなるべく早く、30分以内にレポートを出してやるんですけど。

山下 熱意があるとだいぶ違うなあ。

高原 外科の先生には、画像を解釈した結果の図が大切みたいです。ここを最初に処理して、次にこっちのほうをやればいいとか、このへんに病変があってこうなってるっていうことをレポートすると、また必ず検査依頼が来るんですよ。

山下 信頼されたんでしょうね。

扇 逆に言えば、消化管なら消化管、イレウスだけならイレウスだけでも、すごく気合いを入れてやれば、もっと適応は広がるし、ブレイクスルーもあるわけですよね。

高原 いまフルサービスって言いましたけど、その内容には、ボリュームレンダリングは入っていないんですよ。結局ボリュームレンダリングも、解釈した結果を部分的に表現する手段にすぎないので、絵で描いたほうがわかるわけです。

扇 もう書いた絵を信用してもらうんですね。

高原 そうです。

扇 信頼でつながった関係ですね。

造影 MR Angiography

扇 MRI に関する新しい話題として造影 MRA の話しに移ります。渡邊先生は今年の RadioGraphics[2] に造影 MRA に関する総説を書かれていますね、かなり厚いページで。同じような内容で日本医学放射線学会雑誌[3]にも総説を書かれています。MDCT がないと仮定すれば MR angio っていうのも実は順当に進化していて、2、3年前と比較すると今の MR angio はかなり色々な面で良くなっていると思うんですね。ただ MDCT による CTA が急速に出現してきたので、少し目立たない感じはありますが。

山下 そうですね。やっぱりどうしても MRA じゃないといけないっていうケースはあると思うんです。でも逆に CTA じゃないといけないというケースもあります。たとえば、いろいろなモニタをつけている場合とか。

だから両方とも精通する必要があります。あとはルーチンでどっちを使っていくかっていうのは、これから競り合っていくでしょうね。

渡邊 CTA はね、だいたいどの施設でも画質が安定していますよね。MRA は施設間の画質差がすごくありますから。

ECVO (elliptical centric view ordering)

高原 造影 MRA に関しては、最近、elliptical centric がおもしろいですね。東芝もスワール (swirl) といって、同じよっなシーケンスあるみたいなんですけど。

扇 もう少し具体的に。

高原 普通の centric だと、これ図を描かないとわかりにくいんですけども…。

渡邊 k-space 上の問題…。

高原 そうなんです。図1は、GE 社からお借りしている elliptical centric ordering の説明図です。このように、elliptical は k-space の

centerから渦巻き状にphase encodeをしていく方式です。一見するとspiral samplingのように見えますが、それとは違います。spiralは、特別なハードがないとできませんよね。この図のミソは、この図がxy平面ではなくて、yz平面であることです。この図では分かりにくいので、次のいくつかの説明図を作ってみました。

図2は、いままでの2Dスキャンのときのcentric orderを示す図です。これは皆さんよくご存じのとおりですね。中心部分から上、下、上…という風にencodeするわけですよね。で、これがxy平面の話であることに注意してくださいし。

図3は、いままでの3Dスキャンのときのcentric-centric orderを示す図です。2Dと同じように、y軸上のzero encode部分から行うわけですが、もう1つz軸方向のencodeがありますから、z軸の座標もzeroの部分から始めて、z軸上で＋、－、＋…という風にencodeしますよね。そしてたとえば図のようにスライス枚数が32枚だったら、32 encodeした時点でy軸上のzero部分がすべてスキャンされたというわけです。これを繰り返して、y軸上で上、下、上とやっていくわけですね。

図4が、elliptical-centricを説明するために作った図です。図3でも分かるように、z軸方向のどこから撮影するかは自由ですから、図のように渦巻き状になるようにyとzのencodeの組み合わせを変えていけば良いわけですね。conventional centricよりもずっと効率よくk-spaceのcenter部分が撮影できることが分かります。

図5、要するにGEの図は、この3次元的な図の右側の方向から眺めた図なのですね。これが説明されていないために、いままで割と分かりにくかったんだと思います。

というわけで、前置きが長くなりましたが、図6がconventional centricとelliptical centricの画像です。左は、昭和大学の大渕先生

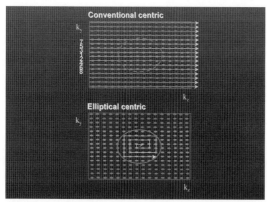

図1

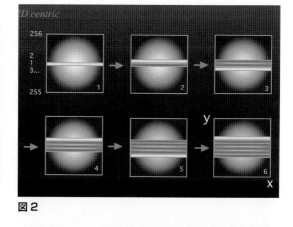

図2

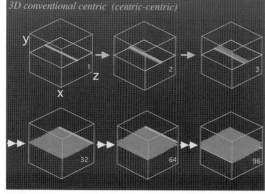

図3

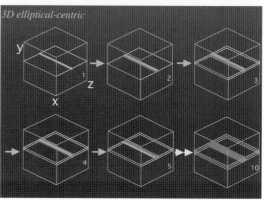

図4

にお借りした以前のデータで、頸静脈を描出しないようにするために8秒程度のtime resolvedで撮影されています。静脈の描出は抑制されていますが、時間を短くしているために、どうしても分解能が低くなってしまうのが欠点でした。elliptical centricでは、k-spaceの中心部分を撮影している時間が短いので、かなり長いスキャンをしても静脈の信号が出ない状態で撮影できます。これは43秒で撮影したデータですが、ずっと分解能が高くなっている様子が分かると思います。

扇 今の話はどこのメーカですか？

高原 GEですね。そして東芝がswirlです。

山下 それはシーメンスのターボMRAパッケージにも入っていたと思いましたけど。ただ、あれは3Dまではなってなかったかもしれません。

渡邊 フィリップスが言っている3Dシャッタとはまた違うんですかね。

山下 3Dシャッタっていうのがあるんですか。

渡邊 結局ね、楕円形の最終k-spaceの撮り方なんですよね。

山下 これは、シーメンスでも、ターボMRAという似たようなものがあります。しかし、40秒かけて撮った経験はないですね。ただ、まったく静脈の重なりはないですね。

高原 なるほど。そうですか。

扇 ECVOは脂肪抑制がかからない以外のデメリットは、ないんですか？

高原 脂肪抑制がかからない以外のデメリットはないです。これをやるとね、おもしろいアーチファクトがあって、aortaが写ってないのに頸動脈が写ったりするアーチファクトが出てきたりするんですよ。今年の磁気共鳴医学会で栄共済病院の高橋さんが発表するんですけど[4]。最初に撮るときの情報がとても大切になるので、撮影開始のときに造影剤がきていなくて、1秒後にくると、最初の1秒ってk-spaceの真ん中のところを撮ってるじゃないですか。aortaみたいな太い構造物は、k-space中心の情報から画像ができていますよね。

そうすると、最初のk-space真ん中のところを撮ってるときは、造影剤はきていないからaortaは写らないんです。でも、もうちょっと時間のたった時には造影剤は入ってきてるんですけど、細い血管はk-space上で周りにあるんで、細い血管だけ出るんですよ。そうすると、aortaが黒いのに頸動脈だけ写るっていうアーチファクトが出るんです。

扇 そういうのは、初耳ですけど、国際学会とかで出てましたっけ。

高原 いえありませんね。われわれが気が付いたんだと思います。スマートプレップで失敗すると、こういうアーチファクトが出るんですよ。

扇 （実際の画像をノートパソコンで見せられて）いや、面白いね。こんなの初めて見た。

高原 これを何か別のことに、使えないかなと思っているんですけどね。

扇 これを逆にうまく使うって方法もあるでしょうね。

胎児MRI

扇 渡邊先生のところは胎児MRIもやってらっしゃいます？

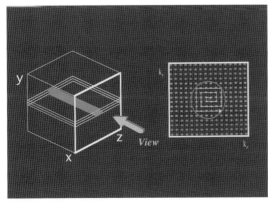

図5

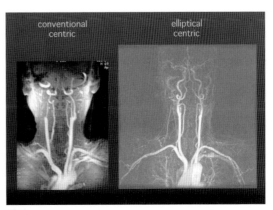

図6

渡邊　ええ。やってますよ。
扇　シングルショットを使った2Dのマルチスライスで、断層診断で脂肪抑制も残すシーケンスですよね。
渡邊　ええ、それとT1強調画像。
扇　T1は出血などを見るためにですね。でもちょっと考えてみたらですよ、MRCPの場合、ミディアムTEシーケンスみたいに断層診断も撮影していますけど、全体像把握のシングルスライスのハイドログラフィって絶対に必要じゃないですか。それで、胎児MRIの場合もたとえば四肢短縮症の評価の場合に断層診断を1枚1枚で見るっていうのは、すごく大変じゃないですか。今年の磁気共鳴医学会雑誌にも論文出ていましたけど[5]、シングルスライスのハイドログラフィって胎児MRIにすごくいいなというのが、最近の私の印象なんです(図7)。うちで今それを細かく角度を変えたり、厚みを変えてシネ表示をしたりしてやってるんですけど、いったんやりだすと、もう何で今までこれを撮らなかったのだろうっていう感じですね。もちろん病気の種類にもよるんですけどね。ただ、肺の低形成の評価などもマルチスライスの断層診断で、一生懸命考えるよりも、両肺がちょうど1枚のスラブに入る撮像をボーンと撮っちゃった方が、もう一目瞭然ですからね。そこに横隔膜ヘルニアで腸管が出ているとかいうのも…。
高原　あの胎児のMR画像、ものすごくきれいなんですよ。3Dの超音波なんかよりは、見た感じはすごくいいですよね。厚くするだけで、あんなにきれいに見えるんだったのかっていう。外表奇形に

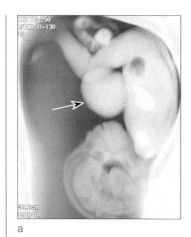
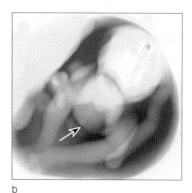

図7　胎児MRIにおけるシングルスライスのハイドログラフィ
胎生28週、臍帯ヘルニア(omphalocele)の症例
シングルスライスのハイドログラフィ矢状断像(a)では、胎児の全体像と同時に腹壁前方に球状腫瘤が明瞭に描出されており(矢印)、臍帯ヘルニアの所見である。両側の上下肢を含むスライスを選択することで(b)、四肢短縮症の評価が容易に行える。

ついてはこうやって診断すればいいのかっていう感じで…。
山下　そうですね。あれ、いいアイディアですね。
扇　通ずるところは皆一緒って感じですね。考えてみたらMRCPでそういうことやっているじゃないですかっていう感じで。あれは今後汎用していくでしょうね。
山下　あれ、もうちょっと宣伝したほうがいいですね。
扇　うちの装置の場合、3Dでもハイドログラフィできますけど、やっぱり胎児は動きますからね。もうやるまでもなくモーションアーチファクトが出ますね。T1強調でもすでにかなりでていますからね。そうすると簡便に立体的にということになると、thick sliceをちょっとずつ角度を変えて撮ったりとか、厚みをちょっと変えて撮ったりとか、それをシネ表示すると結構きれいなんですよ。先程の3次元画像処理で治療医にインパクトを与えるっていう

のと少し似ていますけど、割と視覚で訴えるものがあるんです。なぜかあれ、インバート表示したほうが見やすいんですよね。
山下　確かにそうだったなあ。
高原　渡邊先生も肺の観察、インバートでやってらっしゃいましたよね。
渡邊　ええ、かなりインバートできれいに見られますよ。
高原　ちょうどああいう感じで胎児のシングルスライスはインバートの表示のほうが、形がよくわかるんですよね。
渡邊　やっぱり視覚的には、黒い汚れたものを見るほうが、つまり白い中に黒い点を見るほうが、黒い中に白いシミを見るよりも、ずっとコントラストが良くて見やすいと思います。昔のあの胸部のX線写真も、教科書ではインバートされているものが多い。
扇　細かく追おうと思ったときに見やすいんですかね、やっぱり。

Interactive MRI

扇 MRIで新しい話題といえばinteractive MRIははずせません。渡邊先生のところでは、Interaでcoronaryなどの設定をされる時はline drawで撮る場合と3ポイントで設定して撮る場合とか、いろいろあるようですが。メインは3ポイントでやってらっしゃいます？

渡邊 ですね。で、その3ポイントで決めたのをもう一度確認するのがinteractiveですね。3point-plan scanというソフトの名前なんです。

扇 たとえば胸部大動脈撮るんでしたら、大動脈弓にワンポイント決めて、上行大動脈の真ん中に2つめのポイントを決めて、下行大動脈の真ん中に3つめのポイントを決めればこの3つを通る断面で胸部大動脈がきれいに撮れるというやつですね。ただ問題は今のところグラジェントエコーしかシーケンスが撮れないですから、そのグラジェントエコーでコントラストがつくものはいいですけど、つかないものの場合は、せっかく最適の断面は得られても肝心の画像は、よく見えないっていうような、胎児MRIなんかは結構そうみたいですね。話しは前後しますが、interactiveといえば高原先生のところは経口造影剤を飲ませて、消化管をちょうど蠕動で造影剤が送られて流れていく様子を患者さんに体位変換させながらupper GIみたいにやっていましたよね。

高原 あれはプロモーション用で特別にやっていたんです。まだ実用化はしていないんですけど。

扇 あれはすごくインプレッシブだったんですけど、臨床的に、具体的にどういう疾患に対してどう使うのかっていう点ではいかがですか？

高原 まだ未知数ですね。

扇 今後に期待ですね。渡邊先生のところでは如何ですか？

渡邊 消化管はうちではまだやっていないですね。

山下 昔、EPIで消化管の運動を見るという発表があったんです。最近、誰も言わなくなったなと思っていたんですが、それがやっと実現してきたんですね。

高原 そのEPIの発表はスタンフォード大学の先生がおやりになっていたんでしたっけ。以前、RSNAとかでも拝見できましたよね。あれはtransition zoneがここかなって思ったときに、一発やるにはいいかもしれませんね。そこにシューッと、撮影しながら当てていけるので、以前みたいに撮って結果を見て、また撮ってのくり返しでは時間がかかりすぎて、やる気がなくなっちゃいますけど、パパーッてリアルタイムにできるのはいいですよね。

山下 被曝がないから、気楽にやれますね。突き詰めればすごくいいかもね。

扇 それに動態検査なんかで、頸椎を動かしながら評価する場合も、scoliosisがあったりすると断面が捉えにくかったりしますよね。そういうのも患者が首を動かしている時にリアルタイムで断面を決めたりとか…。膝なんかも十字靭帯とか見るときにもいいみたいですね。

山下 何かやれそうなこといっぱいあるんだけど、なかなかマンパワーとか、周辺機器とかが揃わないので、なかなかできないですよね。

扇 どの話題を話していても周辺機器やマンパワーや、そういう問題に行きついてしまいますね。MRIに限らず何でもそうでしょうけど、新しいテクニックだけでなく、それに絡む周りのすべてのものが、トータルで動いていかないとダメなんですよね。今日は新しいテクニックの話だけでなく、その周辺の問題までトータルでお話しができて本当に良かったと思います。本日は先生方お忙しい中、本当にありがとうございました。

参考文献

1) 山下康行著「わかるヘリカルCT」（メディカル・サイエンス・インターナショナル）
2) Watanabe Y et al. RadioGraphics 20：135-152, 2000
3) 渡邊祐司. 日本医放会誌 60：493-499, 2000
4) 高橋光幸ほか. 日磁医誌 20(Suppl)：145, 2000
5) 寺腰博明ほか. 日磁医誌 20：138-149, 2000

座談会
進化するMRIと三種の神器
～ ISMRM 2001での印象を中心に ～

ISMRM開催地で行われた最初の座談会。ISMRM 2001（スコットランド・グラスゴー）にて開催され、当時の「MRIの三種の神器」（TrueFISP、SENSE、3T）という言葉を生んだ。そして「心臓MRIの三種の神器」（TrueFISPシネ、心筋パフュージョン、LGE）という言葉も話題になった。終盤では肺の換気イメージング、および近未来のMRIとCTについても語られている。

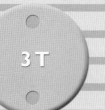

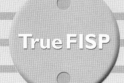

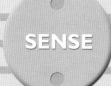

三種の神器

扇 本日はISMRM 2001の開催地であるグラスゴーでの座談会となりました。新世紀を迎えたMRIを、今回のISMRMでの印象を中心に語っていければと思います。まず高原先生いかがでしょう？今回の学会の印象などは…。

高原 最近はMRIがサチュレートしている感があったので、今度のISMRMは実はそんなに期待してこなかったんですけども、今回の学会はなんか1日目、2日目と徐々に徐々に、「MRIは案外大変なことになっているな」っていうふうに感じましたね。

扇 「大変なことに…」というのは、いい意味でということですね。

高原 そうです。これからMRIはまたすごく忙しくなってくるんだということを痛切に感じた学会だったんですね。それはまずTrueFISP、それからSENSE、そしてもう1つ大きかったのは、3Tのことですね。

扇 三本柱ですね。今回の学会の。

廣橋 MRIの三種の神器ですかね…TrueFISP、SENSE、そして3T。

3T

高原 まず3Tから話しますと、GEが今年の4月にwhole bodyでFDAの認可を取ったんですね。それがすごく大きなインパクトなんだなというふうに思いました。というのも、もし適応がneuro領域だけだったとしたら、各病院に広くは普及しないですよね、すべての科が賛成しないと高額医療機器は入らないですから。ところがwhole bodyが適用になったこと

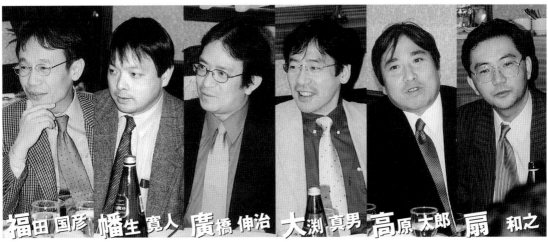

福田 国彦　幡生 寛人　廣橋 伸治　大渕 真男　高原 太郎　扇 和之
東京慈恵医科大学　ペンシルヴァニア大学　奈良県立医科大学　昭和大藤が丘病院　杏林大学医学部　日本赤十字社
放射線医学講座　医学部放射線科　放射線科　放射線科　放射線医学教室　医療センター放射線科

※記載の座談会出席者所属名は2001年4月のISMRM 2001（スコットランド・グラスゴー）開催当時。

で、これでみんなが3Tをやりたいという雰囲気になる。具体的に、前立腺とか子宮とかの画像も今回出ていましたので、あれを見ちゃうともう後戻りはできないという、そういうふうな感じがしましたね。

福田　まあ、ああいう画像をたくさん見せられると、そういうものをうちでも撮りたいという気持ちがでてくるんでしょうね。

高原　それに現在のトレンドであるTrueFISPとSENSEは3Tと強く関係していて、相補的に弱点を解消する意味があるようです。だから3Tはやらなきゃいけないと思うんですね。

大渕　GEのブースでは、3Tや4Tは幡生先生の施設で撮った症例がたくさん展示されていたように思ったんですけど…。

幡生　乳腺の症例とかは出していたかもしれませんね。3Tを使うとしたら何に使うかというのは、やはりしっかり考える必要があるかと思うんです。もちろんファンクショナルMRIには絶対良いですし、それから今日のPlenary Lectureでもありましたけど、スペクトラム（MRS）をきちっととるとかね。何に使うかという目的がはっきりしないと、やはり大きな高価な装置ですから…。

廣橋　そうですね。

高原　3TはSENSEとかTrueFISPとかにも支えられて、すごく導入しやすくなったことは確かだと思うんですよね。

扇　そうですね。SENSEはやはり理論上、S/Nが落ちるという面もありますので、どうしてもS/Nを稼ぎたい、そしてTrueFISPもやはりパワーが強くて初めて生きてくるシーケンスですからね。

高原　そうそう。

高原　造影MRIは3Tでは造影効果がすごく強く出るから、非常に有効なんじゃないでしょうか。

扇　3Tになってどういう戦略で使っていくかというと、1つには従来の1.5Tと同じような使い方をするんじゃなくて、たとえばスライスを思いっきり薄くして撮るとか、それから1024マトリックスのように超高分解能にするとか…。そういう1.5Tではできない使い方をやっていくという発表が今回、結構出ていましたよね。

福田　もうキリがないですね。そうやっていいものに慣れてしまうと、そこからまた戻れないというのが人間の悲しい性で…。

高原　確かにそういうところがありますよね。今回、僕はB_1 inhomogeneityのことが高磁場では重要なんだということを聞きました。1.5TだったらRFパルスがまあまあ中まで入ってくるんだけれど、高周波になってくるとどうしても深部までの通りが悪いので、真ん中のところがちゃんと励起できないという問題があるそうですね。幡生先生、4Tとかで実験されていていかがですか？

幡生　それはもう明らかですね。心臓用のコイルを使ってやっているんですけども、penetrationしないんですね。内側にいくと、同じフリップアングルを使おうと思っても、そのフリップアングルまで倒れていないんですね。高磁場で

はそういう問題はやはり出てくると思います。

高原 そうすると、それはどうやって解決するんですか。例えばFOVの中心は90度よりちょっと浅くなるけれども、それより少し周辺に行くと90度倒れて、一番端っこはもうちょっとたくさん倒れるという風なぐらいにRFをかけるのがいいとか。

幡生 基本的にはできるだけpenetrationがよくて均一なコイルをうまく作ってもらう…、高磁場ではコイルの改良というのが一番大きな問題の1つなんですよね。

高原 コイルを改良すると、わりとinhomogeneityがよくなるんですね。

大渕 そのコイルの改良というのは、送信側ということですか？

幡生 送信して受信する、両方なんですよね。

扇 幡生先生のところから、4Tの胸部のポスターを出されていましたね[1]。あれはもう少し具体的にはどういう内容ですか。

幡生 4TですとS/Nがいいわけですから、それを使ってMR angiographyをやろうという内容ですね。ところが実際に磁場が高くなると、磁場の不均一性が非常に問題になりますね。だから造影剤を入れる場合に、たくさん入れるとそれによる磁場の不均一性が出てきて、肺血管の末梢が描出されにくくなるんです。それで実際にどういうふうにしたら肺のMR angiographyが高磁場でできるかというのをいろいろテストしたという、そういう内容ですね。その場合も、先程から出ていますように、心臓用のコイルなんで表面はよくpenetrationするんだけど、

奥までは入りにくいとかね、だから高磁場はまだこれからやっていくうちにいろいろな問題は出てくると思いますけどね。

廣橋 でも3Tがトレンドになったら大変ですね。なんかまた1から始めないといけない感じがしますね。

高原 そういう意味では、大変ですけど研究者にとっては、いいかもしれないですよ。研究テーマがあってずっと仕事続けられるっていう。

大渕 今回は3Tのきれいな画像をずいぶんみせていただきましたが、ほかに静磁場強度が上がることによって、今まで得られなかった新しい情報が得られるとか、なんかそういうのってないもんですかね。

高原 以前に藤田保健衛生大学の片田先生が昨年のこの臨時増刊号で[2]、CTはいくらでもX線を出せば、それだけ結果が細かく得られるという、自営業者の収入のように無尽蔵なのに、MRIのほうはサラリーマンの家計みたいなもので、中にある量は決まっていて、そのスピンの信号を家計のようにやりくりして出すというのがありましたけど、その収入が3Tだと増やせるわけでしょう。

1.5Tを3Tにすると倍になるわけじゃないですか。そう考えると、そうか、じゃあ3Tは欲しいなという、収入は倍にしたいなというところはありますよね。

扇 今、お話しに出たマルチスライスCTで、たとえばCT angioだと、すごく速い時間分解能で撮れるようになりましたけど、一方で速く撮る以外の使い方として思いっきり高分解能で撮ろう、とい

う使い方もありますよね。それのMRI版で、今回ハイパーグラディエントの装置を用いてTRが1.6、TEが0.6くらいのスペックで"isotropic"のMR angiographyを、しかもmoving bedで実現している発表がありましたね。あれはきれいでした。その画像を見ていて思ったんですけど、日本だとMRIの場合、高磁場やハイパーグラディエントの装置は、認可の問題もあって、なかなか使用できませんよね。一方でCTの場合、そういう制限はありませんし、東芝をはじめ非常に優れたスペックの装置が揃っていますので、日本はいわばCT王国のようなところがあって、日本国内でよく聞かれる"MR angioの依頼がめっきり減って、CT angioに置き換わった"という話しもハイパーグラディエントの装置が使用できる欧米ではそうでもないのかな、という感じを今回の学会で抱きましたね。

高原 今回の学会で、案外MR angioって相変わらずいろいろな分野に画像が出てくるんですね。これには僕もちょっと驚きました。えーっ、CT angioでいいじゃないっていう気持ちも確かにありますからね。しかしフォローアップは依然としてMRAのものなんですね。侵襲度が全然違いますからね。

TrueFISP

扇 TrueFISPは、これからは必要不可欠なシーケンスになってくるでしょうね。ところで、TrueFISPっていうのは以前からあったんですよね、7～8年近く前

のビジョンの時代からシーメンスが持っていたシーケンスで…。

廣橋 僕がTrueFISPのきれいな画像を見せてもらったのは4年ぐらい前でした。確かシンフォニー/ハーモニーができたときに、かなりきれいな画像が出ていて。でもね、その時はこれ何に使えるのかよくわからなくて…水は確かにきれいですね、それから血管がきれいに見えるんだけど、実質のコントラストが全然つかないので、これは何かに使えるの？っていう感じだったんですよ。

扇 二値化されたコントラストって感じですよね、TrueFISPは。水だけ光るという。

高原 そうですね。

廣橋 今回、TrueFISPは複数のメーカから出ていて、違う名前で呼ばれているという、そこから話しをちゃんとしないとわからないこともあると思うのです。TrueFISPと、balanced FFEと、それからFIESTAと、この3つは基本的には一緒なんですよね。

高原 東芝はTrueSSFPと呼ぶみたいですよ（表）。

扇 もう東芝も臨床評価に入っていて、画像も出てきているみたいです。

扇 TrueFISPってT2*強調であると同時に、T1-weightなんですよね。

廣橋 そうそう。T1分のT2*でしたっけ。

高原 TrueFISPのコントラストを使った画像診断の派生として、いろいろ3DとかFatSatとかあるんだけど、それとはまた別に、short TR/TEシーケンスとしてのTrueFISPがあって…。

廣橋 そうそう、信号の集め方としてのTrueFISP。

高原 コントラストは無視して、IRプリパルスを入れたり、つまりSTIRにしたり、あとは造影剤を入れて、dephaseの画像をサブトラするんですよね。そうすると造影効果が出たりとか。

廣橋 そうそう。リードアウトを反対方向に向けて、わざわざ流れている血液をdephaseさせちゃって、そこだけ黒くしてサブトラクションすると血管内がきれいに見えるという。

福田 そういうのがありましたね、昨日のランチョンでしたっけ、インバージョンパルスをかけてから、それからなんか色を変えて、血管がだんだんだんだん白くなっていくような。

高原 あの広がりはちょっと驚きましたね。

福田 そうですね。びっくりしましたね。

廣橋 たぶんシングルショットのファーストスピンエコー以来の広がりじゃないですか。

高原 あれはやはりシーメンスが一生懸命心臓で頑張ったおかげで、そこからバーッと派生してきたんでしょうね。

扇 それにハードウェアのパワーが上がってきたのが後押ししているんですね。

廣橋 そうですね。それもすごく大きいですね。昔のTrueFISPは水があんなにキラキラ光りませんでしたもんね。

高原 おもしろいなと思ったのは、一昨年ぐらいにフィリップスがSENSEで先んじて、それでeffective slew rateという言い方をしました。つまりSENSEがあると、スリューレートが低くても、実質的にはスリューレートは高くなるんだと。だからあまりハイパーグラディエントを求めなくてもいいんだというふうな論理を主張して、みんながそうかもなぁって思っていたところに今度シーメンスが、そうじゃないんだって巻き戻す感じが今回はすごくおもしろかったです。TRが短いことがシステムパフォーマンスを決定するんだ、TrueFISPはその最たるものでTRが短ければ短いほどbanding artifactも出ないのできれいになるといって、またハイパーグラディエントへの道を開いた。もうランチョンセミナーではminimum TR、minimum TR。ハイパーグラディエント、ハイパーグラディエントって連呼していましたからね。

扇 理論上きれいに撮るためにハイパーグラディエントにして欲しいというのと、一方で先程から出ている安全性の問題…そこの狭間のどこで落とすかっていうのは難しい判断ですよね。でもそう言いながらも狭間の中間点がどんどんハイパーグラディエントのほうにシフトしてきている感じですよね。

廣橋 そのような気がしますね。

福田 TrueFISPって脳の皮質と灰白質とのコントラストがつかないんですよね。それをコントラストをつけるっていうので、k-spaceの真ん中のところだけにスピンエコーを入れて、なんてやっていましたね。

高原 あっ、それはありましたね。あれはセンターのところの32本か64本をスピンエコーで撮って、まわりをTrueFISPで撮って、そのphaseがちょっと合わないところはうまく調整すると

表 高原先生のホームページ(http://teleradiology.jp/MRI/index.html)
"各社の新方言"より引用

新技術に対する各社の名称(☆は最初に開発されたもの)

	GE	Simens	Philips	東芝
複数コイルからの受信データを利用した高速撮影法	ASSET Array Spatial Sensitivity Encoding Techniques	PAT Parallel Acquisition Technique -GRAPPA	☆SENSE SENSitivity Encoding	SPEEDER
新しいcoherent型のgradient echo法	FIESTA Fast Imaging Employing STeadystate Acquisition	☆TrueFISP	balanced FFE	TrueSSFP
真空型gradient systemを用いた静音化技術	Quiet Technology		☆Pianissimo	

いう、そういう技術でしたね。3Tの時にも役に立つはずですよ、特にSARを減らすのに。撮影時間もね、12分のものが3分ぐらいで撮影できるっていう、あのシーケンスはTrueFISPといっても実際はTrueFISPじゃなくて、TRとTEが短い別のシーケンスで、TrueFISPは単にk-spaceを埋めるためだけのものという…。

扇 ただ、今の時点でもTrueFISPの同義語でFIESTAだのbalanced FFEだのTrueSSFPだのと言っているところに、これはTrueFISPと意義が違うから別の名前だ、なんてやるとますます用語が氾濫しますよね。

高原 そうですよね、難しいなあ。

廣橋 でもやはり、血管が白くないのを見てTrueFISPっていうのはちょっと違和感がありますよね。

大渕 先程、話しに出た「ルーチンクリニカルMRI 2001」の片田先生の総説[2)]にも、CTは万人が近づける簡単さになってきたけど、MRIは専門家がますます必要となってくるというのがありましたけど…MRIがこれ以上複雑になるのは、僕はここら辺でそろそろ打ち止めにしてほしい。

廣橋 確かにこれ以上はね。

大渕 たとえばTrueFISPとかね、みんながいいなって思う新しいシーケンスは、あんまり色づけしないで、もう「動きを見るのはこれでいいんだ」みたいな感じでシンプルにね。

高原 そういうシンプルさは必要ですよね。

扇 2種類ほしいですよね。簡単にさっと使えるシーケンスと、それから興味のある人はどんどん色づけやってちょうだいというのと。

大渕 基本的に難しいと普及しないという面もありますよね。

幡生 TrueFISPも、やはり4〜5年前にボストンでフェローをしているときに見たんですけど、先程言われたようにグラディエントがよくなって本当に使えるようになった。理論上はMR信号をとる時にFID decayのところをとるか、それともビルドアップするところをとるか、通常はどちらかなんですけども、TrueFISPは両方とっているので信号を得る効率がすごくいいんだと思うんですね。しかも撮像が短くできるので、動きが止まる。シンプルに考えて、TrueFISPは非常に効率よく信号をとるシーケンスなので、それを使っていろいろな応用があるという、先程廣橋先生が言われた通りだと思うんですね。

高原 幡生先生、なんかTrueFISPで肺野を見るという発表がありましたよね。あれなんかどういうふうな展開がありそうなんですか。

幡生 TEが短くなっていますし、S/Nがいいわけですから、当然肺野もよく見えるんです、肺血管も含めてね。

高原 その肺野が見えることによって、どういうことに使えそうなんですか。

幡生 細かいことはまだわかりませんけれど、例えば腫瘍のスクリーニングとか…。

高原 肺腫瘍のスクリーニング!そうなんですか。

幡生 去年のRSNAでしたっけね、ドイツのグループだったと思うんですけども、肺野の腫瘍のスクリーニングにTrueFISPを使ったという発表がありましたよね。撮像は1分ぐらいでぱっと終わってしまうわけです。だからいろいろな応用はあると思いますけど…。

廣橋 それのコンペティターっていうのは、low doseのCTですか。

幡生 MRIで一番いいのは放射線被曝がないわけですよね。

高原　今回、シーメンスが発表した3DでFatSatのTrueFISPは、かなり工夫しているみたいですよ。2分のα度にして通して、一度xy平面のものをz軸に戻してどうとかっていう。

福田　それを腹部にも応用してクローン病を描出したりしていましたね。

高原　そうですね。

廣橋　フィリップスはその脂肪抑制に2つの方法を使っていると聞きましたけど…。

高原　普通にSPIRでやるか、あるいはProSetでやるかという二者択一をフィリップスは用意しているんですが、SPIRでやるとあまりうまくいかないので、ProSetのほうがいいですよと。でもProSetにするとTRが伸びるのでbanding artifactが出やすいですよという、そういう使い分けで出しているんですね。今回のシーメンスの出したやつは、ちょっと巧妙ですね。そのCHESS pulseを使うんだけど…。

扇　かけ方をうまくかける。

高原　そう、うまくかけているみたいで。

廣橋　その辺はね、日本人がやって、ドイツの本社がびっくりしたっていう…、こんなにきれいにできるんならやりましょうという話しになったみたいですね。

幡生　TrueFISPに関して少し補足しますと、一つにはSVCなど静脈系がきれいに見えますね。それと心嚢水や胸水が他のシーケンスだとエンコード方向のアーチファクトだらけになるのにTrueFISPの時は動きが止まってきれいなんです。

廣橋　なんかTrueFISPって、工夫できそうですよね。

高原　そうですね。

廣橋　工夫できそうなところが僕らにとってはすごい魅力的っていうかね。

大渕　心臓のTrueFISPの画像を見ていて、例えば4 chamber viewとかで血流が弁の周辺でうず巻いていたりとかしますよね。あれがもし実際の血流を反映しているとすれば、例えば動脈硬化のこの症例は、大血管のここで乱流が起こっているよ、なんていうのがわかっておもしろいと思うんですけどね。

扇　大動脈解離のエントリー、リエントリーなども乱流とかでわかったりとか…。

大渕　そうそう。そういうのにもいいですよね。

心臓の三種の神器

扇　それにしても心臓のTrueFISPは動きがリアルですね。弁が動いている様子なんかは、循環器のドクターが見たら泣いて喜ぶんじゃないかっていうくらい…。でも心臓のMRIはTrueFISPだけじゃなくて、やはり心筋のパフュージョンと、viabilityを見るためのdelayed enhancement、その三つ巴で…。

高原　三つ巴で診断していくという…あの辺で完成したんですよね。心臓のMRIは。

廣橋　心臓の三種の神器ですね…TrueFISPシネ、心筋のパフュージョン、そしてdelayed enhancement。

扇　ええ。

大渕　その三種の神器を全部で30分でできるって主張していましたよ、GEは。

廣橋　あれはね、結局restをとるかどうかなんですよね。stressを撮った時に、restをとるということになると、その間にどうしても25分ぐらい時間をあけないといけなと。そうなると、どうしても時間がかかるんですね。

大渕　なるほどね。

高原　あとECG-gatedのTrueFISPもすごくきれいだったし、ungatedの、リアルタイムのTrueFISPも使えるから、要するにTrueFISPは何でも来い状態で、いろいろな患者さんに合わせてflexibleにやれるからいいですね。

大渕　でも複雑すぎても困るのでTrueFISPはシーケンスデザインを簡単にするという方向にいってもらいたいと僕は個人的には思うような面も…。

扇　複雑すぎないというのも大切ですよね。

福田　マルチスライスCTの場合と同じで、患者さんのスループットも上げていかないと…実際に使う場合にはそういう配慮も必要ですよね。

扇　先程も話しに出ましたけど、マルチスライスCTは複雑といっても本質的にはCTですので、パラメータetc…という面では使いやすいのに比べて、MRはパラメータがたくさんあっていろいろ考えなきゃいけない、使いにくいですよね。先程のangioもそうですけど、CT angioはだれでもパーンときれいな画像があまり考えなくても撮れるので、ある意味ではCT angioすごくいいぞって言われていて、一方でMR angioって実はすごく工夫しないといい画像

が出ない面もあるので、あんまりMR angioはよくないよっていう部分も少しはあると思うんですよね、日本がCT王国であるという以外に。

福田 そこら辺はMRに長けている先生方のおもしろみ、力の発揮どころなんでしょうね。

大渕 でも逆にいうと、MRIって被験者(患者)には放射線被曝もなくてnon-invasiveですけど、験者(放射線科医や技師)にとってはたくさん考えなきゃいけないことがあって、invasiveですよね(笑)。

扇 験者にとってinvasive…精神的ストレスがね。なるほど…。

廣橋 すごい差がありますもんね。同じ患者さんでも、あの施設で、あの3D撮ってもらったらこんなにきれいな画像ができるけど、同じように撮ったはずなのにこの施設はこんな画像しか出ないってことは、やはりある…。それから心臓のファンクションに関しては、今回のカテゴリカルコースでquantitative analysisをしゃべった人が一番最初に言ったように、こんなに形態がきれいに見えたら、もう機能をタギングして見る必要はなくなったって彼自身が言ってましたから、まさにそうなんでしょうね。だからダギングしたりしていたのは画像がよく見えなかったときの話しで、もう今だとどういうふうに動いているかが確実に見える時代になったので、あまりダギングとかは必要じゃないと。

扇 ただ心臓に関しては、僕ら放射線科医がこれでいいだろうというのと、そこからさらに長年心臓をやってきた循環器のドクターたちがこれでいい、というところまでには、もう1つバリヤーがあるような気がしますけどね。

幡生 あと心臓に関してアメリカで問題になっているのは、やはりこういうふうな状況になってくると、cardiologistすなわち心臓内科医がどんどんこの分野に入ってきて、自分でやろうとするんです。

福田 心臓のMRをですね。

幡生 そうです。その中で放射線科医がどういう立場でやっていくかというのは、実は今アメリカですごく問題になっていて、1つの方向性として放射線科の中で循環器に関する教育をちゃんとしようということと、もう1つは…やはり心臓の評価は心臓内科医が中心になる動きは避けられない面もあるので、それならば放射線科医と心臓内科医とが一緒にやっていこうと。そういうふうないくつかの動きがあるんですけど、福田先生はそこら辺、放射線科主任教授のお立場としてはいかがですか。

福田 そうですね、放射線科の中での循環器のレベルを上げていかないと駄目ですね。私の大学では心臓のマルチスライスCTについては、放射線科主導で循環器内科医との協同プロトコールを作って、臨床研究を行っています。今後、MRIでも同じ方法でやっていきたいと思っています。心臓のマルチスライスCTはドイツではかなりバトルになっているらしいですね、cardiologistと放射線科医との間で。

扇 本当はいい意味で協力していくのが一番いいんでしょうけどね。シーケンスは放射線科医が強い、でも循環器の知識はやはり心臓内科医にはかなわないですよね。そこをお互いにいい形で融合していけるといいんでしょうけど。

廣橋 心臓で負荷試験するのに、放射線科医だけでは怖くてできないというのもありますよね。だから本当は両者が協力していかないといけないと思うんですよね。でもアメリカの場合はどちらの科が検査をして、どちらの収入になったかというのは、すごくクリティカルな問題ですよね。日本はそこまではないので、もう少しうまくやれば互いに協力できるんじゃないかと思うんですけどね。

幡生 とにかく最初に研究をちゃんとしたところが最終的にそれを持つということが歴史的に言われていますので、将来的に放射線科医が関わろうとするのでしたら、やはり心臓のMRをちゃんと放射線科医が研究しなきゃいけないですね。

扇 循環器のドクターって一般に研究面もパワフルですからね、負けないようにしないと。

幡生 でもさっき言われたMRのいろいろなテクニカルなことについて、cardiologistは十分にはわからないですからね。だからまだ今だったら一緒にやる余地はありますね。ですから今は大事な時期だと思いますね。

扇 「放射線科医の立場を保つ」という点では、MRIはinvasiveでも複雑なほうがいいんですよね(笑)。

大渕 それは言えていますね(笑)。

廣橋 例えば僕らみたいに造影剤にずっと関わっていたり、肝臓とかの上腹部をやっていた人間が、最近そちらのほうが一段落ついたと。で、じゃあ心臓でもやろうかって言っている人が結構いるんですよね、僕も含めて。だからそういう人たちが本当にうまくやっ

ていけば、日本でも今言われたような形で心臓のMRにかかわっていければいいなと僕は思っているんですけど。

幡生 そういう人がいたら、日本のいろいろな大学とか教育機関が心臓に興味をもっている放射線科をどんどんサポートするような形に持っていかなきゃいけないんですよね。これから大事になると思いますよ、心臓のMRはね。

廣橋 僕は心臓のMRを考える上で、もう1つすごく大切だと思っていることは、読影のシステムなんですね。心臓ってシネで見ないとちゃんと読影できないじゃないですか。

扇 TrueFISPがまさにそうですね。TrueFISPの心臓の話はそれで終わりとして、心臓以外の応用だと大動脈疾患、例えば大動脈解離だとか…それから腹部だとTrueFISPのMRCPや肝臓の腫瘍でcystと血管腫の鑑別だとか、それに門脈系、例えば食道静脈瘤を描出したり…あとは胎児をTrue-FISPできれいに描出している発表もありましたね。その演題は撮像時間がどれくらいかかるか、質問してみたんですけど、結構、20秒くらいかかると言っていましたね。それだと「胎児の動きが問題になるかなあ」と、個人的には思ったんですけど。

廣橋 胎児は扇先生がポスターで発表された方法がいいんじゃないですか。あと腹部領域のTrue-FISPでおもしろかったのは、骨盤のシネ、あれなんかはやはりTrueFISPが一番いいですよね。

大渕 あれはおもしろかったですね。

高原 TrueFISPはシネがよさそうですよね。

大渕 ええ、やはりTrueFISPはkinematicだと思いますよ。

廣橋 撮像時間が短いからね。動きを見るのにはいいですよね。

大渕 体中のkinematicはあれで全て引き受けてもいいみたいな…僕はそんな感じがしました。

福田 なんかTrueFISPで嚥下運動のkinematicもやっていましたね。

高原 杏林大学はシングルスライスのFatSatのTrueFISPが動くんで、腸管とか見るのにね、いいですよ、HASTEとかよりも。やはり時間分解能が違うので。

廣橋 その辺の速さはTrueFISPが将来的にも生き残っていける点じゃないですかね。

大渕 というか、TrueFISPの役目はその速さだけでいいと僕は思っているんですね。コントラストは他のシーケンスに任せばいいんじゃないかと。他のコントラストとかまで手を出そうとするからTrueFISPは変法とか出てややこしくなるんで。

扇 今、お話しに出たTrueFISPの種々の変法についてはradialですとか[3]、dual flip angle[4]、あるいはmulti-echo[5]ですとか、いろいろ出ていましたよね。それらに付随したアーチファクトも出ましたけどね。

高原 アーチファクトは出ていましたけど、でも動画で動いて出している分には余り気にはなりませんでした。

扇 TrueFISPのコントラストの話しが先程出ていましたけど、dual flip angleで撮ると心臓でのTrueFISPのコントラストはかなり増すみたいですね[4]。flip angleは心臓内腔の血液は60度ぐらいが最適で、心筋だと20〜30度がきれいなので、dual flip angleで両方撮って両者の画像を足し合わせれば、コントラストもきちっと出て両方きれいに描出されるといっていましたね。

SENSE

廣橋 SENSEについてはどうですかね。

高原 今回フィリップスはあまりSENSEの話しをランチョンでしなかったんですよね。「われわれはSENSEは完璧にできる」ということが前提みたいで。フィリップスのランチョンというのは、いかにわれわれの装置の使い勝手がいいかとか、いかに操作性がいいかということを、ライブのビデオでやったんですね、オランダの病院とつないで。ライブでやれるっていうのは相当な自信ですよ。要するに実時間で、説明をしている間にもうスキャンが終わるという。たとえば心臓に関しても、心臓MRの三種の神器が完成したとしても、それでも放射線科医が心臓をあまりやりたくなかったのは、撮像の前の準備がものすごく長かったからですね。それがインタラクティブな感じですぐ撮像面が決定できるんです。その操作のやり方をライブで見ていて、ああ、やはり操作性はすばらしいなと思いました。冒頭からSENSEのテーマからは全然脱線しちゃいましたけど。

廣橋 今フィリップスのSENSEって、センスファクターいくつまで撮れるんですか。

高原 確か一方向あたり4までは

扇　チャンネル数でも規定されますよね、ある程度は。
廣橋　そうですね。
高原　2D SENSEも走るんです。フィリップスって昔からオペレーターにすごくパラメータを開放していて、2Dでやってみると最初はあまり画像にならなかったりするんですけど、それでも走るんです。ファクターも4以上まで使おうと思えば使えるし、1.3とかそういう値も設定できるんですよね。
廣橋　センスファクターが1.3ってどうなっているんですか？
高原　それは位相エンコードの量が半分じゃなくて8割弱だったら1.3とか、そんな感じにもできるんですね。それもy方向は1.3にして、z方向は2にするとか、そういうことも非常にフレキシブルにできるんです。だから現時点ではSENSEに関してはフィリップスはもっとも進んでいますね。
廣橋　そうですね。他社のはそこまでいってないですね。
幡生　僕がこのパラレルイメージングについて最初に知ったのは、'95年頃にボストンのベスイスラエル病院にいた時に、最初はスマッシュといっていて、2つのコイルを別々に使うことで撮像時間が短縮できると。数学的にソディクソンはそれを予言して実行したんだけど、最初は僕、理解できなかったんです。この人は何を言っているんだろうって思ってね。それが実際にこういう形でパラレルイメージングとして実現して、ああ、こんなふうにして新しい技術は出てくるんだなと思ったんですけど、やはりこれからすごく応用範囲が広いですね。

扇　そうですね。可能性がすごくたくさんありますよね。
高原　そうですね。
幡生　SENSEについて各メーカはどんなふうに呼んでいるんですかね。
扇　整理しますと、フィリップスがSENSEですね。シンクラスキャンという商品名をやめてSENSE、SENSitivity Encoding。それからGEがASSET、Array Spatial Sensitivity Encoding Techniques。シーメンスがPAT、Parallel Acquisition Technique。そして東芝がSPEEDERですね。SPEEDERは特に略語ではなくて"速く撮る"の意らしいです。
高原　僕は今回、SENSEと3Tとの関係に注目しています。3Tの装置だとT1緩和は特に長くなる傾向が強いので、TRをどうしても長く伸ばして待っていないとコントラストがつかないんですけど、SENSEってその状況にピッタリなんですよね。長いTRを使っても、撮像時間を実効的に短くできるから、まずそれがピッタリでしょ。それからSENSEは、たとえばファクター2だったら、理論的に$1/\sqrt{2}$にS/Nが落ちるんだけど、それも3Tの強いシグナルがカバーできる…。
扇　相性はピッタリですね。
高原　そういう点でSENSEは高磁場向きなので、GEが今回主張した3T装置が実はSENSEの普及を下支えするんですね。
扇　昨年の本誌の臨時増刊号で座談会をやったときに、マルチスライスCTはみんないいぞ、いいぞって言っているけども、被曝量やデータマネージメントの問題とか、そういう"光と影"の"影"の部

分にも目を向けたほうがいいですよっていう話をしたんですけど、そろそろSENSEも各社出揃ってきて、そういうことを論じる時期に入って来ているじゃないかと思うんですよね。今回、そういう意味で発表として出ていたのは、まずはエンコード方向の折り返しがSENSEの場合、真ん中に出てきますよね、画像の中央部分に。だから普通だったらFOVをちょっと絞っても、たとえばウィリス輪のMR angioでしたら、耳がはしっこに出てくるだけで済むんですけど、SENSEだと画像の中央に出てきますから、大きめのFOVを設定せざるをえないというのが1つですね。あとリファレンススキャンを撮ったときと、本スキャンとで動いていたり、呼吸の吸い方が違うとアーチファクトが出るという点が発表の中で指摘されていましたね。それからファクター数を上げることに限界があって、1つはチャンネル数の問題もあるんでしょうけど、チャンネル数を抜きにしても、ファクター数を上げていくと、1個当たりのコイルが小さくなるので、深部の信号が届かないということで、マルチスライスCTが検出器列をばっと増やすようにはいかないんじゃないかという。
高原　あれ幡生先生どうなんでしょう。たとえばね、SENSEでコイルが8つというと、普通に考えると小さなコイルが8つ並ぶんですけど、大きいコイルを重ねて配置するのって駄目なんですか。
幡生　あれはね、コイルとコイルがデカップリングしなきゃいけないんです。それから来る配列だと思うんですけどね。それともう1

つは、コイル自身は小さければ小さいほどS/Nはいいんですよね。
高原 確かにそうなんですよね。でも奥まで届かない。
幡生 そうなんです。その代わりに奥には届かない。だからその両者のバランスですよね。でもパラレルイメージングってある意味ではマルチディテクタCTと似ていますね。検出器列のようにコイルから増やしていくところが同じですよね。

肺の換気イメージング

幡生 肺の話しをもう少ししますが、今年、肺に関して一番大きな話題は、やはりhyperpolarized gas 特にヘリウムの話しで、具体的にはNycomedというアメリカの会社が今、実際に薬としてphase 1スタディを、バージニア大学とペンシルヴァニア大学とウィスコンシン大学で始めて、今度phase 2に入るんです。ヨーロッパの施設が2つ加わって、6施設ぐらいでphase 2をやるんですけども…。
高原 ああ、すごいですね。
幡生 今回のオーラルセッションでもね、スパイラルスキャンを使って、ものすごく高時間分解能でダイナミックに肺にガスが入っていく状態をとらえていて、今まで見たことのないような、ガスが肺の中に「バー」っと入っていく様子が見えるんですね。そういう発表を見ていると、これからなんか新しいものが出てくるんじゃないかなというふうに感じるんですけどね。高原先生、hyperpolarizeしたあとの半減期はどれくらいなんでしたっけ？　幡生それはどんな状態にあるかによって違うんですけども、一番大きいのは酸素があるとdecayするんですね。酸素の濃度に比例した形でdecayするので、たぶん保存用の特殊な容器に入っている時には、非常にゆっくりしかdecayしなくって、吸い込んだ瞬間にたぶん数秒ぐらいの単位でダーッとdecayしていくんだと思うんですね。
高原 保存用の容器に閉じ込めた段階では、かなり半減期が長いんですね。
幡生 バッグに入れたまま持ち運んだりしても十分大丈夫ですね。
大渕 でもなんか、こうgasが肺に入っていく様子って実際見てみたいものですね。
廣橋 そういう意味ではもう酸素は画像としては勝負にならないですか。
幡生 今回1つね、酸素とhyperpolarized gasを比べた演題があったんです。それによると、やはりヘリウムはS/Nがいいんですよね。だけど実際的には値段とか、その装置を買わなきゃいけないとか、そういう制約がhyperpolarized gasにはあって、それから酸素とhyperpolarized gasとでは共通のものを見ている部分と、違うものを見ている部分とがあると思うんで、たぶん相補的にしばらくはそれぞれ発展していくんじゃないかと思っているんですけどね。
高原 ヘリウムだかゼノンだかは、血液には溶けたりもするんですよね。
幡生 ゼノンは溶けますね。ヘリウムは血液には溶けません。
高原 そうすると、なんかゼノンを吸入すると脂肪の信号強度が上がったりするような話しをちょっと聞いたことがあるんですけど、その辺はどうなんでしょうか。僕、そういうことをおもしろいなと思ってとても期待しているんですけど。
幡生 確かにゼノンのほうがおもしろいですね。ヘリウムはほとんど血液に溶けませんし、さっと肺に入ってそのまま出てくるわけです。ゼノンは吸入すると血液に溶けてケミカルシフトを起こすんですね。それから血液にのって脳にいきますね。だから脳のパフュージョンに関する情報もあるかもしれないし…、だからゼノンの研究

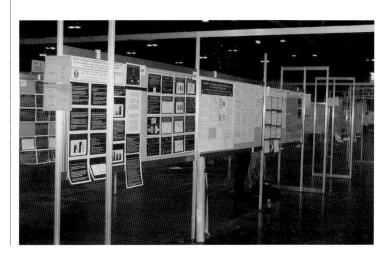

はこれからなんですよね。
高原 おもしろいですね。
廣橋 ゼノンは投与量どれぐらいなんですか。
幡生 投与量…。
廣橋 たとえば昔、CTですごく流行ったときの投与量があるじゃないですか。
幡生 それはね、結局hyperpolarizationの効率によるんですよね。
廣橋 なるほど。
幡生 今ゼノンが普及しない1つの大きな理由というのは、ヘリウムは40％ぐらいまで効率が上がっているんだけど、ゼノンはなかなかまだ上がっていない、5％か10％くらい。それが上がらないとたくさんゼノンを投与しなきゃいけない。で、今たとえば40％投与すると麻酔作用が出てくるんですね。あとは頭痛とか。
廣橋 そうなんですよ。それが嫌ですよね。
幡生 ええ。それでやはり非常に問題があるんで、でも技術的なところはどんどん進歩しますから。それから、ヘリウムはもう世界中にある量が決まっていますけど、ゼノンは豊富にあるんで。
廣橋 確かに。
幡生 だからゼノンはこれから将来の可能性がものすごくあると思います。
高原 ゼノンでMR angioを撮れたりとか、ゼノンエンハンスMRIとかっていうのは将来的にありうる…。
幡生 あると思います。
高原 じゃすごいですよね。hyperpolarizeすれば、だって先生、あのボルツマン分布の制約から解放されるわけですから。
幡生 それにS/Nがhyperpolarizationによるものなので静磁場強度と関係ないんで、低磁場でいいんですよね。だから0.1とか0.2Tでもいいという…。
廣橋 それはいい話ですね。
高原 そうですよね。
廣橋 究極の造影剤ですね。

"論文を書く"ということ

扇 前回のシカゴでの座談会（映像情報メディカル33(2)：126-141，2001）では、学会発表や学会のあり方について議論しましたので、今回はジャーナル、つまり学術雑誌に論文を書くということについて、お話しができればと思います。学術雑誌に"論文を書く"ということ自体、欧米と日本とでちょっと違うところがありますよね。たとえば米国の場合、associate professorやassistant professorは通常2年契約とか3年契約で、その間に学術雑誌にペーパーをどれだけ書くかというような実績で、次の契約の更新が決まったりしますので、かなりシビアだと聞いたんですが。逆にいうとそれぐらい論文を書くということについて、強制的ともいうべき価値観がかなりあると思うんですよね。日本だとそういう強制的なモチベーションが一般的にはないですから、とにかくやった仕事はちゃんとペーパーにしないとねっていう、ある意味では美化された価値観といいますかね、そういうところで根ざしているので、日本では最近、学術雑誌への投稿が減っているようですよね。じゃあ全部それが英文雑誌に流れているかというと、それだけでもないような気がするんですが、福田先生そこら辺いかがですか？

福田 俗世間的な言葉になってしまうかもしれませんけど、やはり世代が違ってきているといいますか、日本は若い先生たちの価値観が僕らの時代とは違ってきているようなところがありますね。たとえばうちなんかも私立大学ですし、そんなに競争があるわけでもなくて、なんで僕が自分の時間を割いてまで、そんな論文を書いたりしなければいけないのという感じで。まぁ、すべての人がそうではないですけれど、そういう傾向はありますね。

扇 そこら辺アメリカではいかがですか、幡生先生。アメリカの20代世代の方なんかは。

幡生 そうですね…、たとえば100人放射線科医がいたらね、その中で論文書く人の数は日本のほうが多いと思うんですよ。アメリカでは僕は臨床するといったらそれでいいし、僕は開業するっていえば、それでいいし、という感じで。

扇 はっきりしているんですね。

幡生 ええ、はっきりしていますね。自分は教育に興味があるっていえば、それでいいし、また別の人では自分は研究が好きだと。で、自分はassistant professorになりたい、という人でしたらやはり論文は書かなきゃいけない。だからみんなが書かなきゃいけないということはないわけです。でも、一方で書いたらやはりそれは評価されるというのはあります。日本の場合もたぶんこれからは変わってくるんじゃないですかね。みんなが博士号をとる、みんなが論文を書くという時代から、本当に興味があってやる人がどんどん

書くという状態になるほうがいいのかもしれませんね。

福田 その意味では日本の指導者にはみんなを同じように扱うのが平等、という感覚がありますよね。君はこの前、地方会で発表したから、今度はあなたが○×研究会でね、という感じで…。もっとも同じように扱わなきゃいけない、というのはもしかしたらこちらだけの勘違いで、スタッフにとっては大きなお世話なのかもしれないと思うこともあります。

扇 そういう文化の違いは、なんか民族的なもので、難しいものもありますよね。

近未来のMRIとCT

廣橋 少し話しは変わりますけど、このMRIの世界がすごくおもしろいなと思うのは、何でもリバイバルしてきますよね。SENSEテクニックにしたって、ラディアルスキャンにしたってね、なんかそれ昔聞いたことあるよっていう。

幡生 ある時にあるテクニックが理論的に考えられても、グラディエントとか、ハードウェアがついていかなかったものがあって、それなのに時代が変わってハードウェアがついてくると、今度はそのテクニックができるようになって…。

廣橋 ねえ。すごくおもしろいですよね。

幡生 新しいアイデアを考えるのに、このISMRMの昔のアブストラクトブックを出してきて考えるという人がいるみたいですね。

廣橋 それはおもしろいですね。

幡生 昔のものを参考にしようという…。

高原 それは"温故知新"ってことですね。温故っていっても、MRIの世界の温故だから、そんな古くはないんですけど。

幡生 でもあと10年したらこの世界はどうなっているんでしょうかね。

高原 どうですかね。

扇 一方でマルチスライスCTがどれぐらいになっているかというのも気になるところですね。

廣橋 どのぐらいでしょうね。

扇 64列ぐらいにはなっているかもしれませんね。10年経ったら。

廣橋 ああ、なるかもしれませんね。

扇 先程、マルチスライスCTとSENSEが似ているという話しがありましたね。両者は確かに似ているんですけど、その限界という意味ではあまり似ていないとも言えますよね。マルチスライスCTでは検出器列をいくらでも増やせるじゃないですか。もうすでにワークインプログレスで東芝が256列CTのデモを出しているくらいですから。MRはセンスファクター256なんて絶対にできないですよね。ファクター32だってたぶん難しいでしょうね。どこで止まっちゃうんだろう。

高原 できるかもしれませんよ。だってほら、14T装置とか使えば(笑)。

扇 まあ、そうなれば…。そこまで静磁場が強ければね。

廣橋 その時はきっと目から火花が出てる、絶対(笑)。

扇 そのころはみなさん引退しているかもしれないですね(笑)。楽しく話しがはずんでいるうちに、あっという間に時間が過ぎてしまいました。本日はMRIの三種の神器から最近の放射線科を取り巻く環境に至るまで、多岐にわたってお話しができ、本当によかったと思います。本日は先生方、お忙しい中ありがとうございました。

参考文献

1) Hidemasa Uematsu, Hiroto Hatabu, et al：Pulmonary MR angiography with contrast agent at 4.0 Tesla：A preliminary result. Proceedings of ISMRM, p1990, 2001
2) 片田和廣：CTとMRI—似て非なる兄弟. 映像情報メディカル(臨増)32(25)：22-28, 2000
3) Ajit Shankaranarayanan, et al：Real time and segmented TrueFISP cardiac cine using radial sampling. Proceedings of ISMRM, p108, 2001
4) R D Merrifield, et al：Dual RF flip angle TrueFISP cardiovascular MRI. Proceedings of ISMRM, p109, 2001
5) Daniel A Herzka, et al：Multi-echo TrueFISP in the Heart. Proceedings of ISMRM, p110, 2001

座 ■ 談 ■ 会

各エキスパートからの提言

～MRIのさらなる進化を求めて～

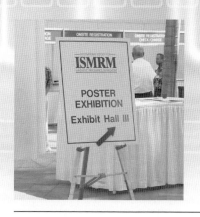

ISMRM 2002（ハワイ）にて開催された座談会。佐久間先生の留学中にコイルをご自分で作成していたという話から始まり、USPIOやガドフローリンMなどを用いたvessel wall imagingに関するディスカッションが続く。更に造影のTrueFISPに関する議論やフィブリンターゲットなどMRI造影剤に関するホットな内容が語られ、hyperechoや消化管、胸部領域に関する議論が繰り広げている。最後に「臓器どうしの垣根を越えて、専門分野の違うエキスパートどうしがディスカッションすることの重要性」を認識する。

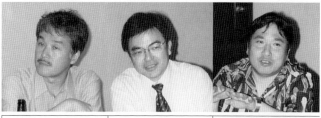

慶應義塾大学医学部 放射線診断科	三重大学医学部 放射線医学教室	杏林大学医学部 放射線医学教室
谷本 伸弘	佐久間 肇	高原 太郎

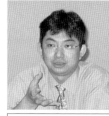 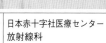 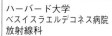

神戸大学大学院 医学系研究科 生体情報医学講座 放射線医学講座分野	日本赤十字社医療センター 放射線科	ハーバード大学 ベスイスラエルデコネス病院 放射線科
大野 良治	扇 和之	幡生 寛人

※記載の座談会出席者所属名は2002年5月のISMRM 2002（米ハワイ・ホノルル）開催当時。

扇 本日は、ISMRM 2002が開催されているハワイでの座談会となりました。各領域のエキスパートの先生方、造影剤および肝臓領域の谷本先生、心臓領域の佐久間先生、消化管領域の高原先生、胸部領域の大野先生にそれぞれお話しを伺いながら、オブザーバとして幡生先生にもコメントを頂きたいと存じます。ISMRM2002の印象を含め、MRIの現況と将来の可能性について、語っていただければと思います。それでは、まず佐久間先生、いかがでしょうか？ 今年のISMRMのご印象などは…。

佐久間 まず今年のISMRMは、心臓のセッションの数が増えているなと感じました。内容が多岐にわたっているということ、そして伺った話では、演題の採択率が心臓は非常に低かったとお聞きしました。

扇 確かに今年は心臓の演題が多かったですよね。

谷本 ええ、多かったですね。今回、私はほとんど心臓の演題ばかりを聞いていましたね。それと1つ感じたのは10年前と、最近とではまったくこの学会の演題のタイプが変わっていて、以前は普通にCTの延長というか、断層画像による診断がメインでしたけど、最近は動画とか、ファンクションとか、かなりMRIが1つの

方向に集約してきたなという印象が強くなっていますね。

扇 そこら辺はマルチディテクタCTの影響というのもやはり大きいですか？

谷本 ええ、その影響があると思います。

扇 大野先生はいかがですか、今年の学会のご印象は…。

大野 僕はeducational programに関して今年は参加できなくて聞いていないんですけど、デンバーやフィラデルフィアの時、僕はずっとeducational programに出席していたんです。その頃MRスペクトロスコピーの方は人が少なくて、どちらかというとimagingのほうに皆さん集まっていたのが、今年の学会はスペクトロスコピーが非常に盛り上がってきていますね。結局、前立腺なんかはimagingではちょっと解決できないので、いち早くスペクトロスコピーに移っていますし、乳腺なんかも主体はスペクトロスコピーに移ってきています。肺とか心臓とか肝臓というのは、まだimagingの世界でやっている傾向にあるんでしょうけれど。先ほど、10年前という話が出ましたが、10年以上前から画像がきれいに撮れていた脳や骨盤のような臓器は、その主役がスペクトロスコピーにシフトしてきているような感じですね。

扇 確かにスペクトロスコピーの演題は今回、多かったですね。マルチディテクタCTの影響もあって、形態診断から離れてMRIらしい方向へシフトしていくんでしょうかね。

幡生 それともう1つはやはり高磁場MRがいま出てきて、3テスラとか7テスラとか…。それは高磁場のMR自身が1つの大きなテーマですけれど、一方でスペクトロスコピーが台頭してきている背景にもなっているのかなあと思いますね。

Vessel Wall Imgingとコロナリー領域

佐久間 普通の心臓のシネとかviabilityとかperfusionはもう1.5テスラで十分ですよ。でもまだ一般の診療では使えないvessel wallとか、あるいはコロナリーのMRアンギオとか、ああいうRFパルスをどんどん入れなくても撮れるようなやつは、3テスラがいいんじゃないかと思いますね。

扇 ちょうど去年のISMRMでこの座談会[1)]をしたとき、実は佐久間先生がずいぶん話題になっていまして、先生はコロナリーのMRIにご興味がなくて、コロナリーは心カテで十分だと…。

佐久間 いや違うんです。コロナリーのMRIを撮ろうと思っても撮れないから、がっかりしていただけなんです。3テスラがあれば話は違いますね。

谷本 今回の学会で、目をひいた内容の1つは、今、お話しにあったvessel wall imagingだと思うんです。やはり高磁場になればなるほど、ああいう非常にFOVを狭めて高精細画像を撮ることができますのでね。特にプラークの診断が、今回の学会では非常に進歩していたと思います。

佐久間 やはり3テスラがあってサーフェスコイルがあれば…、あとはほかのものはいらないですね。私は、心筋のスペクトロスコピーをやろうと思って留学したんです。10年くらい前の話になりますけど。心臓にはどういうコイルがいいかというのを、GEのコイルを製作していたエンジニアにジム・トロップというPh.D.がいて、彼にいろいろ聞きながら、心筋からの信号がいちばん高くなる心臓用コイルは何かというのを、ハンダごてやコンデンサ持って、彼に指導してもらってプロトンとリンのデュアルコイルとかいろいろ作ってみたんです。それでリン酸のスペクトロスコピーの場合は、コイルの深さ方向の感度とかがimagingと違って、撮ったらすぐにわかりますからね。それでわかったのは、見たいものの深さの半径のコイルをその真上に置くのがいちばんいいということを、実感したわけです。10年前に。SENSEの8チャンネルコイルを、前から後ろへ置くと、確かに腹部全体や肺なんかを見るには役に立つと思うのが、そのころ実際につくってみた私の経験なんですよね。だからSENSEの技術というのが、そういう私の持っている固定概念みたいな常識を変えられるのか、というのがありますね。たとえばコロナリーのプラークを見たいときだったら、特に右のコロナリーは前からもう4cmぐらいのとこにありますから、むしろ直径8cmのコイルを1個置いたほうが、僕はいいように思うんですよね。

扇 ご自分でコイルをつくられたというのはすごいですね。やはり米国はいいですよね、同じ職場にPh.D.がいて。

佐久間 そうですね、教えてもらえますからね。

幡生 それでもし右コロナリーの位置が2インチの深さにあった

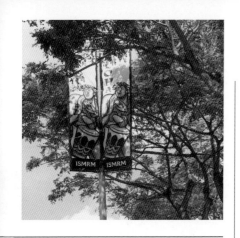

ら、その深さのコイルをたくさん配列したら、いちばんきれいに見えるんですね。
佐久間 たとえば右コロナリー用のコイルとして、3インチのコイルをバーッとL字型に置いたら、ものすごくいいと思います。
谷本 小さいコイルだとまわりの信号が抑制されるからいいですよね。
大野 でも、右コロナリーに合わせておくのは難しくないですか。
扇 いや、でも面白い話ですよね。そういう dedicated の表面コイルって、高磁場の醍醐味みたいなところがあって…。
幅生 コイルの径が小さくなったら、signal は格段と強くなりますからね。
佐久間 それにコイルの径が小さくなると、マッチングやチューニングとかももっと…。
高原 簡単になるんですよね。
扇 磁場の均一性もよくなりますね。
佐久間 ええ。
扇 相性としては一致しますよね。高磁場でのそういう situation は…。
谷本 実は昨日教育プログラムに参加して、面白いなと思ったのは MRI でプラークを見るという話で、black blood を使っているんですが、T2強調で vessel wall imaging をやると、プラークの脂肪が光るじゃないですか。その光っている脂肪が高脂血症の薬を投与すると、だんだん光らなくなってくるんです。
高原 なんかそうらしいですね。
谷本 高脂血症のモニタリングに MR のプラークイメージングを使っているという。そういう話が印象的でした…。
扇 そうすると CT よりも MR のほうがプラークにはいいんですかね？
谷本 いや、それはまだ結論は出せないとは思いますけれども、今回見た限りでは、かなり MR は有望なんじゃないかという印象をもちました。
高原 そういう経過観察に持ち込めば MR はいけるかもしれませんね…持ち込めばなんていうと僕が MRI の味方みたいですけど（笑）。
谷本 それから今回の学会では、不安定プラークの診断にかなり力を入れている印象がありまして、プラークの脂肪の量だけじゃなくて、USPIO などの造影剤を使って、それは去年のグラスゴーでも出ていたんですが…、その USPIO がプラークのマクロファージに貪食されるんですね。バルネラブル[2]プラークはプラークの中にマクロファージをもっていて、それが USPIO を貪食するんです[3〜5]。そうするとプラークの信号強度が低下するんですね。だから USPIO を投与してプラークの信号強度が低下したものは、バルネラブルで将来イベントを起こす可能性が高いという考え方なんです。似たような話でドイツシエーリングのワインマンという造影剤開発の人が発表していたガドフローリンMという造影剤がバルネラブルプラークのラッセレーション、つまり隙間に入っていってプラーク自体が染まってくるという、そういう演題も出ていましたね[6]。
高原 それは白く染まる…。
谷本 ええ、positive enhancer なんですね、ガドフローリンMは…。
佐久間 あれは、画像が非常に impressive でしたね。右のコロナリーがきれいに染まっていて、撮り方も上手でした…。
谷本 私が教育プログラムで見たのは、0.27ミリのプラークが detect されていました。
扇 0.27ミリ！
谷本 ええ。厚さが0.27ミリのプラークが512×512マトリックスで、FOV をものすごく小さく絞って、それで見えているんです。
扇 そういうプラークの imaging は面白いですよね。functional imaging っぽいところがあって、CT は太刀打ちできないところですよね。
谷本 ワインマンが言っていたのは、ガドフローリンMは炎症が強いところに、つまり permeability が上がっているところに入ってくるので、特にプラークにラッセレーションがなくてもエンハンスされるということで、彼が言うには例えば全身の炎症巣を検出するのに使うとか…。
扇 なんかガリウムシンチみたいですね。
谷本 whole body MRI で悪性腫瘍の転移巣を見つけて FDG-PET と比較するという演題も出ていましたけど、それと同じようにガドフローリンMの whole body MRI で炎症巣をつかまえるという、そ

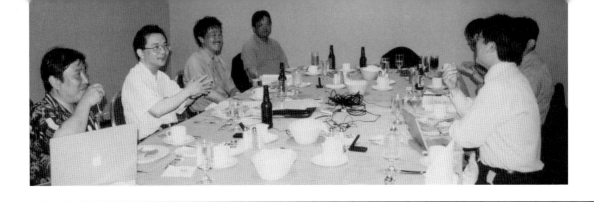

ういう目的を見込んでいるのかもしれませんね。そうするとガリウムシンチは本当にいらなくなりますね。

佐久間 CTでソフトプラークのスクリーニングをやって、それでひっかかったものをMRでプラークの性状評価をやって、それでも駄目だったら心カテとIVUSをやって、という感じですかね。要はacute coronary syndromeというのは血管が細いから詰まるんじゃないんですね。細くない30%とか40%の狭窄の血管が突如としてアテロームがruptureして閉塞し、急性心筋梗塞になるわけですよ。だからコロナリーMRアンギオでいくら50%狭窄とか70%狭窄を見つけても、そういうのは心筋梗塞を防ぐという点では必ずしもあてにならないんです。だから…。

扇 狭窄率の問題じゃないんですね。プラークの性状が大切なんですよね。

佐久間 そうなんです。

谷本 コロナリーの場合、ハードプラークは石灰化があっても平気というか、よくCTなんかで見ると、コロナリーが全長にわたって石灰化してるような高齢者でも元気で別に何ともない人もいますよね。

扇 そこまで議論していくと、検診のヘリカルCTでコロナリーの石灰化をチェックするのは、あまり意味がないということにもなりますね。

佐久間 ですから内腔の狭窄度によるコロナリーのスクリーニングのほうが…、でもそのあとをどうするかっていうのは非常に大きな課題ですよね、みんな心カテをやるのかということになってくるので。

谷本 そこでMRのプラークイメージングの存在意義が出てくるんじゃないでしょうかね…。

扇 今佐久間先生がおっしゃったように、MRでコロナリーを攻めていくとすれば狭窄率どうこうという攻め方よりは、プラークの性状評価という攻め方のほうが、心カテをやれば済むじゃないかという、心臓内科医のアピールは通らなくなりますよね。

佐久間 そうですね、でも一方で循環器内科は、IVUSでそういうプラークを見つけなきゃという方向性もありますのでね。

扇 IVUSだとプラークの性質までわかりますか？

佐久間 わかると言われています。それから経験が豊富な心臓内科医だと冠動脈造影の画像を見ても、プラークの状態がかなり想像つくらしいんです。つまりIVUSをやっている心臓内科医が冠動脈造影を見ると、unstable plaqueがここにあるんじゃないかなというのは直感が働くみたいなんですけど、でも彼らはもちろんIVUSはやります。IVUSをやっているから直感が働くようになるんです。だから放射線科医がこれからコロナリーのCTやMRをやる場合は、そういう人たちをターゲットに考えないと、相手にされないというところもありますね。

扇 去年のこの座談会でも放射線科医と心臓内科医とがどういう関係でやっていくかというのが問題だという話は出ましたね。

高原 ところで佐久間先生、コロナリーのプラークの厚さは内腔の太さがあまり変わらないのに、周りのプラークが経過観察で太ったり減ったりするんですよね…。

佐久間 そうです。

谷本 プラークの表面はfibrous capで、そのcapの中に脂肪があって、それが増えたり減ったりするんですよね。

佐久間 だからruptureする前はまずコロナリーの外径だけが大きくなるんです。

高原 内径はそのままで、外径だけ大きくなる。そうすると血管撮影ではあまりわからないですね？

佐久間 そうです。

扇 ああ、そういう形態変化があるから、IVUSでわかるんですね。

佐久間 そうです。ruptureの前には冠動脈の外径が内径の数倍になっていることもあります。だからコロナリーMRアンギオがスクリーニングとしてどれだけ必要かというのは、そういう意味で限界

MRI研究のヒント～座談会に学ぶ

があるから、みんな今 vessel wall imaging に注目しているわけです。

幡生 佐久間先生、コロナリーにおける CT と MR の役割がね、将来も含めてどんなふうになると思います？

佐久間 コロナリーに関しては、やはりスクリーニングとしては、まず最初は CT ですね。stable か unstable かがわからなくても、まずはソフトプラークが非侵襲的に見えたら、それはすごいと思うんです。

谷本 それで、セカンドステップが MRI というふうになるんですか？

佐久間 セカンドステップがそうなるか、あるいはもう直接コロナリーにいくか…。ただコロナリーと IVUS に直接にいくと、ものすごくお金がかかりますからね。だから CT というのは、心臓内科の病棟稼動率を上げられる検査になる可能性があるわけですよ。コロナリーアンギオを増やすという形で…。

心臓の MRI

幡生 それからコロナリーにおける放射線科医と内科医の役割ってどうなっていくと思いますか。

佐久間 1 つは、心臓内科医が CT でソフトプラークを自分で見るのが難しいかどうかということですね、画像診断の技術がいるかどうか…。要するに壁が石灰化していなくて厚いだけだったら、誰でも見たらわかりますよね。ところが肝臓だったらこれが hemangioma か、hepatoma か、あるいは AH かとか、やっぱりどうしても放射線科医が必要になってくる

でしょう。

谷本 循環器内科の先生と一緒に仕事をするようになって、彼らが真っ先に要求するのは ejection fraction なんです。とにかく EF を求めたいと。今 EF を求める最も reliable な方法は心プールシンチですけど、なかなか予約が入らないので、MR でぜひできないかなと言うんです。心臓 MRI の役割っていくつかあって、今フルスタディで、シネやって perfusion やって遅延造影やってというようにやると、佐久間先生のところだと 30 分ちょっとだそうですが、私のところはまだ 1 時間かかるんです。そうすると、ルーチンベースではなかなかできないんですね。それを 1 つの目的だけに集約して、たとえば EF だけを求める、それであとは遅延造影だけやるというのだったら 10〜15 分で終わるんです。だから心臓の MRI 検査ってそういう特定の目的でやるという方向性はないのかなと思うんですが。

佐久間 ただシネ MR で EF だけ計測するってね、なんか、やっていて放射線科は面白いと思いますかね。非常につらいですよ。トレースして、レポート書いて。

谷本 解析ソフトという手段もありますよね。

佐久間 シネ MR は別ですけど、たとえば遅延造影とかだと、放射線医が持っているいろんな経験がある程度反映されますよね、造影剤の dynamics とか、脳や肝臓の造影の経験とか…、それを cardiologist はスパンと割り切って、染まっていたらどうという話にいきがちなんですよね。だからああいう造影 MR の解析とか何分後ご

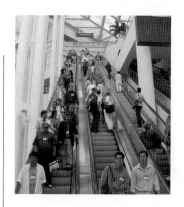

ととかいう撮り方とかは、本当は放射線科医が非常に強いはずのとこなんですね。それと perfusion ですね。perfusion MRI から心筋血流を読影解析するのは、cardiologist は大変だと思います。MR 造影剤のダイナミクスの理解がいりますから。

TrueFISP

谷本 コロナリーの MRA は、今回ずいぶんセッションがあったと思いますが[7,8]、演題がたくさん出ていたのは、ほとんどベスイスラエル病院とノースウェスタン大学からですね。かなり集中的に出ていて、いろいろな方法が試されていましたけれど、基本的に 1 つは造影剤を使わない TrueFISP がメインだと思うんですが、もう 1 つは造影剤として、blood pool agent を使った imaging が出ていて、それを見て感心したのは、コロナリーの分枝が非常によく見えているんですね。TrueFISP 系の撮像法ですと、コロナリーの本幹は全長にわたってかなりよく見えるんですけども、分枝があまり見えていないような気がするんです。

高原 その TrueFISP って脂肪抑制はかけているんですよね。

谷本 そうです。

扇 造影剤を使った TrueFISP で

はないんですね。
谷本　あれは、造影剤を使わないTrueFISPだと思います。
扇　造影剤を使ったTrueFISPのMRAの演題もありましたよね。
谷本　ええ、ありましたね。
扇　TrueFISPのコントラストというのは、ご存知のようにT2/T1なんですが、最初にTrueFISPが登場したときはT2強調のほうばかりが強調されていて、心血管内腔の描出とかhydrographyとしての応用とかでしたけれど、T1が短くても信号が上昇してきますから、造影剤が入れば染まってくるんですよね。学会初日に聞いた演題ですと、普通の造影MRAと造影TrueFISPのMRAとを同一被検者の同じ解剖部位で比較してあって、TR/TEやバンド幅などの条件も全部統一してSNRを物理的に比較してあったんですが、造影のTrueFISPだとSNRが従来の造影MRAの倍以上になるんだということをバーンと発表していましたね[9]。なかなかすごいなと思って…。
高原　でも造影TrueFISPだと血管選択性はないんですよね。それにCNRは…。
扇　その演題で発表していたのは、SNRだけでしたね。その演題について東芝の宮崎さんと話していたら、フリップアングルを結構倒しているので、SARの面で難しいんじゃないかという話もでましたね。TrueFISPは結構SARがいきますからね。
高原　いま杏林大はフィリップスのInteraで、TrueFISP相当シーケンスであるbTFEで撮っているんですが、bTFEは自分で撮影されていてはっきりと熱いのを感じますからね。
谷本　そうですか。
高原　もう先生、自分のどこを撮っているかはっきりわかるぐらい、本当に熱くなっちゃうので。
谷本　それはすごい。
扇　本当に？
高原　最初技師さんがそう言うので冗談かと思って僕も被験者になってみたんですけどね、プルーンって音がするたびにボーッと撮影しているところが熱くなるんですよ。
扇　それはちょっと危ないですね。
佐久間　いや、また昔話をして悪いんですけど、先ほどお話しした留学中に脳のプロトンやリンのスペクトロスコピーをやるのに常時15ワット照射して撮るというのをやったら、本当に頭が汗をかいてくるんですよね。
扇　15ワット、それはすごいですね。頭だけサウナに入っていると思えばいいのかもしれませんけど。
高原　RFパルスだと中から温まるから、やっぱりサウナとはちょっと違うかもしれませんね。
佐久間　うん、サウナはいいですけどね。なんかあれは不快でした。やっているとイライラしてくるんですね。
扇　やはり脳の最適環境温度というのがあって、それと違う温度にさせられるとイライラするんですかね。ところでTrueFISPといえば去年のISMRMではいろんなTrueFISPというのが演題として出ていましたよね。心臓領域だとdual flip angleのTrueFISP、フリップアングルは心筋が20〜30°ぐらい、血液が60〜70°ぐらいが最適なので、両方のフリップアングルで撮ってたし合わせるとか、あとmulti-echoのTrueFISPだとか…。

MR用造影剤

扇　MRIの造影剤に関する最近の動向については谷本先生、いかがですか？
谷本　肝臓MRの最近の動向を一言で申し上げると、数年前のSPIOが出始めたころのフィーバーといいますか、肝臓の演題が非常に多かった時代と比べると、かなり寂しいという感が否めないですね。基本的にはSPIOとほかのmodalityとの比較というのは、ほぼ終わった感がありまして、新しい造影剤ではEOB-DTPAとかBOPTAとか、そういったものの治験が進行中、あるいは、終了した臨床結果が散見されるということ、あとはSENSEを上腹部に応用してdouble arterial phaseのdynamic[10]とか、非常にtime resolvingな腹部のdynamic MRIといったところが、いくつかの演題になっています。それから阪大の堀先生がSPIOのMRIとMDCTの画像を融合させて、肝腫瘍のdetection, characterizationの両方に使っていると[11]、そういったあたりが面白いところかなあと思うんですね。肝臓はそんなところですが、肝臓以外で造影剤関係ですと、先ほど申し上げたガドフローリンMですね。あとはMS325、それからあとは…これはもう数年前から実験的にはやられている仕事ですけども、permeability, angiogenesisをdynamic MRIで見るという試みの演題がいくつかありますね。それからあと

は cancer imaging というセッションが木曜日に予定されているんですが[12]、これはまず造影剤を皮下注してセンチネルノードを検出する。それから同じような演題で、ガドリニウムを肺の腫瘍のところに打って、これはイヌを用いた実験で山口大学の報告なんですが[13]、どこのリンパ節にいくかというのを見ている、それは面白いかなと思いました。肺癌のセンチネルノードを見るという試みで…。

扇　ガドリニウムを肺に打つんですね。

谷本　そうです、肺実質にダイレクトに。

高原　そうすると肺門部にいくんですか。

谷本　そうですね、要するに気管支肺リンパ節から肺門のリンパ節にいくんですね。肺のセンチネルは、比較的ほかの臓器よりもわかりやすいのかもしれませんけども。

大野　ただ肺癌のセンチネルの場合はもともと外科医がずっとmapping してきたので、だいたいどこに腫瘍があったらどこのリンパ節というのは、もうほとんど定型的に決まっているようですね。

扇　案外そのセンチネルのスタディをやってみると、外科医がもう決まっていると思っていたものが、くつがえされたりしませんかね。

大野　うちでも1回 CT でやってみたことがあってそれ以外にも先陣がやっているんですけど、だいたい決まっているようなんです。ただ1つだけ面白いのは、肺靱帯のリンパ節にいくかいかないかというのが、lower lobe の tumor か middle lobe の tumor かで変わるというのはあるんですけど。

扇　それは色素を打つんですか？

大野　リンパ造影剤をダイレクトに打つんです。

谷本　リピオドールということですか。

大野　そうです。

谷本　そうですか。うちの大学ではセンチネルノードの診断用にコロイドシンチを使ってやっていますけど、それも MR が代用になればいいなと思いますね。MR でできれば、被爆の問題とか、手術室にアイソトープを持ち込むという問題が全部クリアされますから。あるいは今回の学会ではないんですが、フェリデックスを腹部の悪性腫瘍そのものに打って、センチネルリンパ節を磁力センサで見るという発表がありましたね。それから特別な造影剤として、これはもう本当にリサーチレベルなんですけど、VEGF…vascular endothelial growth factor ですね。血管新生の因子です。その VEGF をマイクロスフェアにいれて打つと、病変部位に集積するんです。それで虚血の部位診断ができる、そして血管新生の factor ですから、それで側副血行が発達してきて、虚血の治療とモニタリングにも利用できるという、そういう発表がありました[14]。ただこれは癌には使えないですね、VEGF があると癌が増大するので使えないんですけど、心筋梗塞には使えるかもしれません。

扇　それは、面白いですね。

谷本　あとはフィブリンターゲットですかね。フィブリンターゲットの造影剤があって、これはプラークイメージングに応用されています[15]。

佐久間　このフィブリンターゲットって、確かシンチの製剤で…。

谷本　シンチでありますよね。画像を見ましたけれど、血栓が真っ白になっていますね、ガドリニウムベースで。

扇　そこら辺は MR の機能診断の際たるものですね。そうやってどんどん MR のターゲットは核医学になってくるんですかね、MDCT から離れていきながら…。

谷本　ええ、本当に組織特異性っていいますか、最初は肝臓からスタートしましたけど、肝臓を離れていろんな分野でそういう方向になってきましたね。本当に核医学の領域が、どんどん MR にとってかわってくるような気がしますね。

佐久間　そうですね。

扇　肝臓 MR の組織特異性の知識がいろんなとこで応用されて…。先ほどお話にでた新しい肝細胞特異性造影剤のうち、EOB-DTPA だと胆道排泄率が50％ぐらいで、BOPTA だと5％ぐらいですよね。それから Gd-DTPA-DeA は、日本でどこまで治験がすすんでいるんですか？

谷本　これはⅡ相までやったんですけれど、事情があってストップしていますね。

扇　DTPA-DeA だと胆道排泄率が90％ぐらいですか？

谷本　ええ、確か90％ぐらいです。

扇　BOPTA は従来の Gd 造影剤と比較すると、どうですか？

谷本　BOPTA のⅡ相とⅢ相の HCC の日本での治験データをまとめて、JMRI に発表したことがあるんですが[16]、それですと BOPTA の delayed enhance image で dynamic 相に付加した情報が合った症例というのは20％

ぐらいです。

扇 20%くらい？

谷本 ええ、ですから5例に1例はadditional informationがあったわけです。BOPTAの非常にいいところは蛋白結合率が高いので、血中のR1がマグネビストよりもはるかに高いんですよ、2倍以上なんですね。ですから造影効果が高いんです。投与量は0.1 mmol/kgでマグネビストと同じですから、非常に造影効果が高くなってdynamicがきわめてきれいなんです。

扇 通常のGd造影剤のときよりも、全然きれいなんですね。でしたら、もしBOPTAが普及したら、従来のGd造影剤に置き換わってしまう可能性がありますね。

谷本 dynamicに関しては置き換わりますね。ただdelayed enhanceの場合…。

扇 造影剤が出ていかないんですね…。

谷本 だから1時間以上待って、もう1回画像を撮る価値があるかどうかというのは、また別問題ですね。4〜5%しか肝臓に移行しないで、残りの90数％はextra-cellularですから、非特異的な造影効果が高いんです。投与量は0.1 mmol/kgでGd-DTPAと同じですから、かなり長いあいだ非特異的な造影効果があって、特に肝転移で線維化の強い症例なんかは、delayでものすごく染まるんです。それはSPIOとの決定的な違いです。SPIOは肝転移には絶対に入りませんからね。

扇 BOPTAのlate phaseでのwashoutというのは…。

谷本 そこはわかりません。ただ、本来ガドリニウムのdynamicというのは、CTのdynamicと比べてwashoutが遅いというのが通説になっていますね。それと同じ効果はBOPTAでも当然でると思います。それはどうしてかというと、CTというのは造影剤の量とCT値とがlinearに上がっていきますけど、MRIの場合、そのカーブは山なりですよね。悪性腫瘍というのは組織圧が高いのでwashoutが速いんですが、MRIではカーブが山なりであるために、信号の差というのがCTほど出ないんです。だから平衡相の画像上でのwashoutは、MRIのほうがCTよりも悪いんです。

扇 BOPTAの動脈相での強い染まりというのは今のCTよりも圧倒的に勝っているといっていいですか？

谷本 今MDCTになってdouble arterial phaseで撮ったりとか、4〜5 cc/secで注入したりというのが出てきたので、肝臓はCTもかなり頑張っていますが、でもBOPTAの方が勝っているでしょうね。あとBOPTAがもう1つ面白いのは、ヨーロッパで今盛んに行われているのですが、R1がGd-DTPAの2倍以上あるので、MRアンギオに使うんですね。そうするとBOPTAでは明らかに血管の描出能がいいという、そういうペーパーが出ていましたね。

佐久間 BOPTAのファーストパスのperfusionは、きれいですよね、パシッと染まって…。5%といわずどんどん胆道から出ていく可能性がありますよね。

谷本 そうですね。ヨード性造影剤でも、腎機能が悪い人って胆道によく排泄されますよね。それと同じでやはり代償的にBOPTAも胆道からたくさん出ていくのではないでしょうか。実験的にはそういうペーパーがあります。

扇 ですから、いまGd造影剤でクレアチンが3以上あると造影はやめましょうかという話になりますけど、BOPTAだったらクレアチン4や5まで大丈夫ということになれば適用拡大にもつながる可能性がありますね。

谷本 ただBOPTAは、全身の用途に保険適用がおりるのが難しそうなんです。あれはやはり蛋白結合能が高いので、治験の段階で副作用の率が通常のGd-DTPAよりも多いんです。そうするとやはり認可されにくいんですね。

Hyperecho

高原 シーメンスのランチョンで、hyperechoという技術が発表されていましたね。3テスラになるとSARが高くなるので、single-shotのシーケンスなどは走らないですよね。でも、hyperechoというのを開発したから、SARは実は23%になる、つまり77%もダウンするらしいです。それをシーメンスのユーザーズミーティングで岡本さんから聞いたんですけど、180°RFパルスをたくさん打つとSARが高くなるから、effective TEのところのcenter echoだけ180°打って、あとはボンとフリップ角を下げるんです。そうすると、SARが非常に低くなるんですって。

幡生 そうですね。もともとfast SE法を開発したリストウッドという人がペンシルヴァニア大学にいたんですけど、fast SEは原理的にはもちろん180°なんです

が、その当時から、だいたい130°から90°くらいが最適だったですね。その時になぜかって聞いたことがあるんですけど、あれは基本的にfast spin-echoという原理で説明されているけれども、実際に見ている現象はstimulated echoなのだそうです。だから原理的に言われている信号は90°でも実際には出るんです。結局フリップ角とSARとは二乗の関係で比例するので、フリップ角はSARにすごく効いてくるんですね。フリップ角が180°が90°になるとSARは4分の1になるんです。

MRコロノスコピー

高原 消化管は、今年はセッションが増えましたね。来年はひょっとしたらもうちょっと増えるかなという印象があります。今年はClinical Categoricalのコースと、Scientific Paperのコースと2つになりました。そうですね、面白そうだなと思った演題は、MRコロノスコピーってどうせ駄目だなと思っていたんですけど、案外fecal taggingが出て、ひょっとしたらいけるんじゃないかなと感じました。fecal taggingというのはバリウムを含んだものを前処置として経口で飲ませて、クレンジングをしなくていい、すなわち下剤を飲んで便を出さなくてもよくて、経口のバリウムで便自体の信号を黒くして邪魔にならなくするんです。それで経静脈性に造影剤を入れて腸管壁を染めて、ポリープをdetectするという方法なんです。CTコロノスコピーは、今までどおりクレンジングをしない

といけないので、ひょっとしたらその点ではMRコロノスコピーはいけるかなと感じました。僕は便の信号強度には非常に興味があるので、同じものをぜひ手に入れたいなと思いました。もうすでに会社があってキットが発売されているみたいなので、研究費があれば輸入してちょっと使ってみたいですね。

谷本 アメリカでは経口の陰性造影もありますよね。

高原 そうですね。MRコロノスコピーというとパッと頭に浮かぶのはisotropicじゃないとか、MRなんかでやらなくてもCTでやればいいじゃないとか…その前に日本だとそこまでもいかないというか、別に内視鏡で見ればいいじゃないと思っているからCTコロノスコピーまでも食指が動かないという感じですね。でも僕はスクリーニングにはいいんじゃないかなとは、思いますけどね。

扇 バーチャルコロノスコピー自体は米国だと研究会もできて、かなり盛んにやられているじゃないですか。あれほとんどはCTなんですね。

高原 そうですね。

大野 そのfecal taggingの演題番号をちょっと教えてください。

高原 えーと524ですね[17]。

扇 だんだん座談会というより、違う分野の専門家が集った勉強会みたいになってきましたね（笑）。

消化管MR用造影剤

幡生 以前にブルーベリージュースがありましたけど、あれもnegative contrast agentですか？

高原 あれはT1強調ではpositiveで、T2強調ではnegativeです。日本でPhase Ⅲまでいっていて、今やっているところなんです。

谷本 まだやっているんですか。

幡生 あれはマンガンが有効成分でしたよね。

高原 ええ、ブルーベリーの有効成分でマンガンが入っているんです。昔はそれを医薬部外品で売ろうとしたんですけど、厚生労働省の方から診断薬として使うんだったら駄目だということになって、今はブルーベリーじゃなくなったんですよ。マンガンが有効成分で入っているものに飴かなんかを入れて…。

扇 そもそもブルーベリージュースというのは大阪医大の先生が考えついたんですよね。

高原 そうでしたね。僕T1強調画像での腸内容の信号というのをいつも気にして見ているんですけど、腸内容ってT1強調で真っ白なんですよね。それがバリウムを入れて、黒くなるのは面白いなと思いますけどね。今回、うちの原留先生に大腸閉塞のポスターを出してもらったんですけど（図1、2）、大腸閉塞自体はMRIで診断するのはナンセンスだと思うんですけれど、あの演題を出した理由は信号強度の解釈が非常に面白くって、小腸閉塞の診断をするのに役に立つんですね。狭窄があると、狭窄の遠位側は便の信号でたくさん気泡の入った、真っ白な均一な感じのものなんですけど、狭窄の手前は代償性に液状になるんですよ、狭い狭窄部を通過するために。そういうのがすごく面白いなと思うんですけどね。

扇 腸内容の信号って、摩訶不思

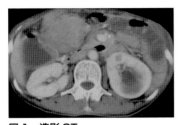

図1 造影CT
肝弯曲部付近に腫瘍を認める。

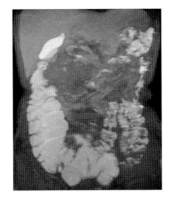

図2 脂肪抑制T1強調画像
拡張した口側の大腸は、内容が均一な高信号を示す。これに対し、肛側の大腸は不均一な高信号を示す。均一/不均一境界に着目することで閉塞部位が分かる。

議なところがありますよね。

高原 そうなんですよね、とっても面白い。僕だいぶその不思議なところがわかってきましたけど…。

扇 バリウムで腸内容が黒くなるのって造影アンギオのときにも使えません？

高原 使えるでしょうね。腹部では腸管が邪魔くさいですものね。下剤を飲んでもらってもいいのかもしれないけれど。

Mn DPDP

佐久間 さきほどのブルーベリージュースの話で、マンガンというのは血中に吸収されないんですか？

谷本 イオンの形のマンガンは吸収されますね。吸収されて肝臓にいきます。

佐久間 そうですよね、ですからいっぱいジュースを飲んだら心臓が染まるかなと思って。いや、マンガンというのは心臓のすごくいい陽性造影剤なんですよ。

谷本 一般には肝臓にいったあと、胆道に排泄されてきます。マンガンというのは、ミトコンドリアの多い臓器に集中するんですよね。いちばん入るのが肝臓と膵臓と心臓なんです。

佐久間 マンガンクロライドは毒性があるので注意が必要ですけど、ゆっくりと経口投与するだけで、ちょっとずつ3日ぐらいかけてだったら、大丈夫かもしれませんね。

谷本 実は以前に私がMGHにいたときに、マンガンネスクロライドを経口投与して肝臓の造影効果を見るというペーパーを、うちのグループからRadiologyに書いているんです[18]。経口投与すると肝臓が真っ白になるんですね。心臓は見なかったですけども、心臓もたぶん症例によっては染まっていたかと思います。

佐久間 マンガンクロライドを静注したとするとバーンと血中濃度が上がるから、毒性がすごく出ますよね。

谷本 静注は駄目ですね。クロライドは毒性が強いので。経口だといけるかもしれませんけどね。

高原 マンガンに関する発表で1つ面白かったのは、Mn DPDPを投与すると消化管粘膜が染まるらしいです。

谷本 消化管も代謝が速いから染まるかもしれませんね。消化器系では膵に次いでturnoverが速いですからね。

佐久間 エネルギー代謝の高いところは、みんな染まってくるんですよね。

谷本 そうです、ミトコンドリアが多いところは染まるんです。

高原 でもMn DPDPは日本には来ないですものね。

谷本 あれは来ません。

高原 だからあんまり演題を聞いてもしょうがないなって思ったんですけどね。

扇 日本に来ないというのは？

谷本 あれは発売した時点で75％のside effectというのが、もう説明文書に書いてあるんです。

扇 それはオフレコですか？

谷本 いえ、もうオープンです。日本に持ってきたんですけど、どこの会社も断って、75％のside effectでは日本で容認されるわけがないということになったんですよね。

扇 そうですか、面白そうな薬なんですけどね。

谷本 あれは面白い薬なんですよね。side effectが75％といっても、マイナーなside effectばかりなんです。メジャーなside effectは結局ほかの薬と変わらないんですよね。

扇 具体的にはどういうside effectですか。

谷本 いや、造影剤のごく一般的なside effectです。じんま疹、潮紅、嘔気、そういったものですね。あの造影剤は膵に使われたらすごくいいと思うんですけどね。

扇 そうですよね、膵だと特に需要が多いじゃないですか。早期の

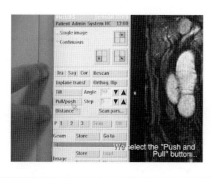

図3　interactive MRI
実際に撮影している様子（日本語でビデオ撮り）を英語のキャプションをつけて供覧した。

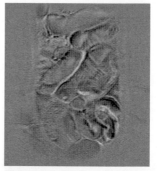

図4　cine MRI
絞扼性イレウス症例。右下腹部の小腸に動きがないことを、動画で供覧した。

膵癌は見つけにくいですから。

谷本　そうですよね。1cmの膵癌なんかにいいですよね。

扇　僕が膵癌になったら、早いうちに見つけてほしいですね、別に吐き気がしてもいいから。

佐久間　ブルーベリージュースで膵臓が染まったという話はないんですかね。

谷本　やってみたら面白いかもしれませんね。ただ経口投与の場合は腸肝循環でまず肝臓にいくので、肝臓はすごくよく染まるんですけど、ほかの臓器がどの程度染まるかというのは経口投与の場合は未知数ですよね。

幡生　肝硬変でporto-systemic shuntがある人を選んでやったらいいかもしれない（笑）。

谷本　確かにそうかもしれません。

消化管とTrueFISP

高原　あと消化管に関して、2D gradient echoを使って造影剤を投与したりするようなものが多くって、その辺はあまり新味がないという感じなんですけどね。それからTrueFISPの消化管の臨床応用はもう演題に出ているんです、クローン病とかで。それは去年から演題に出ているんですけど、相変わらず脂肪抑制したような画像が出ていないので、どうして使わないのかなというのが、不思議なんです。opposedのsequenceだから、脂肪抑制がかからないと使い物にならないんですよね。脂肪抑制がかかれば、腸管の内腔は極めて明瞭に描出されるので、内腔が狭窄している様子を判断できるんです。それはとても有用だし、今ワークステーションのほうが進んできたので、例のランチョンで話させていただいた自由に観察できるような形にもっていけますので。谷本先生のランチョンのInteractiveは本当にわかりやすかったですよね（図3、4）。

胸部領域の動向

扇　それでは最後に大野先生に胸部領域における最近の動向について伺いたいと思いますが、いかがですか。

大野　そうですね。肺に関しては最近の動向は大きく5つぐらいに分けることができますね。1つめはoxygen関連で、2つめはnon-contrastのASLの話、3つめがdynamic contrast、そして4つめがhyperpolarized gas、あとはbiomechanicsやmotionの話、だいたいこの5つですね。それ以外では肺野腫瘍のMRをうちの施設から発表しています。そうですね、肺のセッションがISMRMでいちばん盛り上がっていたのは、デンバーのときでしたね。

谷本　デンバーのころはhyperpolarized noble gasがちょうど出てきたころですね。

大野　そのあとグラスゴーでhyperpolarized noble gasが肺のセッションから分離して1つのセッションになって、今回のハワイではさらにhyperpolarized noble gasとそれ以外、つまりhyperpolarized noble gas以外は全部がごった煮状態という形になってしまい、肺全体の演題数もどちらかというと、去年のグラスゴーよりさらに少なくなってしまったという感じで、ひところの盛り上がりがなくなってきていますね…。1つはっきりしているのはhyperpolarized noble gasのセッションというのは限られた施設から演題が出ているという現状があって、特定の施設からはたくさん出るけど、あとの施設はそれを見ているだけという感じです。oxygenに関しては、うちを含めたいくつかの限られた施設でやられているのみという感じで、ASLは幡生先生のところか、あるいはベスイスラエルのサイトから散ったところでやられているというのが現状です。したがって発表する人もだんだん決まってきたという感じで、ちょっとプラトーかなと

いう印象です。ただプラトーなんだけど、その中でいくつかの新しい検討もなされていて、たとえばdynamic contrastのMRが肺の血流シンチの代用として使えるんだという発表が、うちや神奈川の岩澤先生などから発表されています。それからoxygenも、ほとんど普通のventilationと同じようにできて、あとはどれくらいフローを吸わせたらいいかとか、どうやったらきれいなimageが撮れるかとか、どれくらいventilationシンチをMRがsubstituteできるかという検討がなされてきています。ですから今dynamic contrastとoxygenは注目です。non-contrast perfusionに関しては、以前はただ画像が撮れるだけだったASLをカリフォルニアのLevin先生らが定量化を普通のnon-FAIRを使っているというのが面白かったですね。

Oxygen Ventilation

扇 oxygen ventilation imagingは、MR室にきている普通のO2の配管を使ってできるわけですね？

大野 できます。15リッター以上流してしまえば…。

谷本 15リッター？

大野 ええ15リッターです。バルブをmaximumのところに持っていけば15リッターなんですね。そうするとだいたい肺の中の酸素は60～80％まで上がるので。

谷本 過換気とかにはならないんですか。

大野 ならないですね。基本的にはoxygenを与えている時間というのは、2～3分なので、ほとんどそういう問題はないですね。

幡生 酸素の15リッターというのは1分間で15リッターなので、1秒間当たりだと250 ccなわけです。僕たちの肺活量というのは数千ccですから、大きな息をした瞬間に酸素の10倍くらいの空気が入ってくるわけです。だからマスクをしっかりと遮蔽しないと、外から入ってくる空気でdiluteされるわけです。大きな息をしないほうがいいし、その辺がなかなか苦労するんですね。

佐久間 そういう意味ですね、マスクの目張りをしっかりしないと駄目だというのは。空気を吸わせないようにするんですね。うちの中川先生とやった時も、信号が出ないのだったらもうマスクの周囲を全部貼ろうかと言って、全部貼ったらやっと出たんですけど、やっぱりそういうものなんですね。普及するにはやはりいいマスクが必要不可欠ですね、頭からパッとかぶれるような…。

大野 実はそのマスクをうちでいくつか試作しているところなんです。今モデル1から、モデル5くらいまでできました。

扇 MR室の普通の配管のO2でできるといえば、すごく簡単そうに聞こえますけど、でも実際にやっている施設ってすごく限られていますよね。

大野 そうですね。

扇 その辺はマスクの問題以外にもいろいろあるんですかね、煩雑だとかsignalが得られにくいとか、計算画像に頼らなきゃいけないとか…。

大野 ええ、そういう問題もあると思いますね。手前みそですけど、今回うちの施設でsignalを上げるためにちょっとk-spaceの入れ方を変えてみたんです。普通にリニアーでHASTEを撮っていく場合だと、4番目とか5番目とか8番目のエコーでセンターを埋めていくんですけど、T2*だとかT2から考えれば下のほうで撮っていますよね。それをセンターでやったら、signalがもっとグッと上がってくるんです。だから今うちはその方法を使っています。

谷本 1回の撮像は何秒かかるんですか。

大野 1スライスあたり450秒です。1回のimagingが5秒くらいですかね。それをずっと順番に撮っています。

谷本 IRプレップのSSFSEを使うんですよね。

大野 そうです。

Hyperpolarized Gas

幡生 hyperpolarizedは、いま6ヶ所でやっているんですね。

扇 6ヶ所といいますと…。

幡生 ペンシルヴァニア大学とバージニア大学と。それから…。

大野 マインツ大学とワシントン大学、シェフィールド大学。

幡生 そしてウィスコンシン大学。hyperpolarized gasは実際の臨床までもっていくかどうかということを実は迷っているところなんですね、やはり煩雑なんです、hyperpolarizedして投与してというのが…。それからヘリウムの存在している量の問題もありますしね…。それに対してoxygenは汎用性があるので、いまはhyperpolarizedのほうが優勢な感じかもしれないけど、長期的にはわからないですね…。

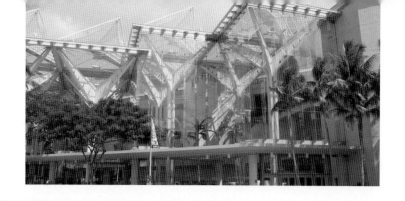

扇　ゼノンだと効率が悪いので、どうしてもヘリウムになってしまうんですね…。

幡生　ゼノンの問題点で1つはそうです、hyperpolarizedの効率がよくない。

大野　そうなんです、効率が悪いですね。溶けてしまうという。

幡生　それと麻酔作用があるんです。それからSNRがヘリウムほどよくないんですよね。

扇　ただヘリウムだと今、お話にありましたように世界である量が決まっていて有限ですけど、ゼノンのほうは豊富にあって、資源という意味ではゼノンは将来性がすごくあるわけですよね。それから血中に溶けていろんな臓器にいくという意味でも、ゼノンエンハンスMRIが可能で低磁場でもしっかりしたSNRが得られる、そういう意味ではゼノンは多くの可能性を秘めているという話が去年の座談会で出ましたよね。今回のISMRMでもポスターを見ていましたら、ゼノンエンハンストの脳血流という発表が1つあったんですけど、そういう広がりがすごく面白いなと思いました。

幡生　ゼノンは血液中や空気中でケミカルシフトしたりと、いろんな意味でゼノンのほうがscientificには面白い可能性がありますね。

大野　ケミカルシフトを利用して肺の組織そのものの変化を見られるんじゃないかという発表が今回はなされていたりとか、頭にいくというのは問題点でもありますけれど、一方では脳血流とventilationとperfusionとを同時に撮れるんじゃないかとか、いろんなことができる可能性があるんでしょうね。ただいかんせんゼノンの場合、signalが…。

扇　効率の問題が出てくるんですよね。

大野　ええ、効率が悪いということで、SNRが低いというのが現在は最大の問題です。でも将来性はもしかしたら一番あるのかなとも思っているんです。

谷本　ルーチンベースでhyperpolarizedが普段の検査の中に入ってくるというのは、やはりかなり難しいんですか？

幡生　そこはですから、結論がまだ出ていないんです。

佐久間　それはルーチンベースに乗せるような合成装置がまだできていないということですか？

幡生　合成装置はかなりいいのがあるんです。そして各サイトにはちゃんと設置してあるんですね。

佐久間　PETの合成と比べると、どちらが大変なんですか？

幡生　PETの合成と比べて…、面白い質問ですね。まずサイクロトロンはいりませんよね。PETが億単位になるのに比べて、数千万の単位だと思いますね。

佐久間　つまり投資という面で、1施設当たりのコストはhyperpolarizedはPETより安いんですね。

幡生　初期投資という面ではそうですね。でも1検査当たりのコストになるとわかりませんが…。

佐久間　ランニングコストはわからない？

幡生　わからないですね。ヘリウム自身も高いですし…。

高原　ヘリウムってデリバリーできるようにはなるんですか。

大野　通常は半減期が非常に短いので、その場でつくってすぐにやらないと…。

高原　すぐにやらないと駄目？

幡生　ただ工夫すればデリバリーできる可能性はあると思います。デリバリーする容器を酸素がない状態にして、きちっとしたガラスの瓶に入れると何時間かはもつんです。

佐久間　今回、perfusionのセッションで、ヘリウムのmicrobubbleを注射してperfusionを見るというのがありましたけど、ほとんどシンチみたいな世界ですね。ただ量が少ないから、microbubbleで溶ける範囲だとやはりSNRは悪いんでしょうね。

幡生　どうなんでしょうね。でも一般にはヘリウムのSNRはすごくいいんですよね。

佐久間　いいんですか。そうだとしたら理想的ですよね。ルビジウムなんかと比べても。

幡生　hyperpolarized gasという

のは、こんなことができる、こんなことができるということはすばらしいんだけど、それが実際に臨床の現場で役に立つということとは、距離があるんじゃないかなと思うんですよね。ですから hyperpolarized gas が臨床でどこまでいくかというのは現時点では未知数です。だからむしろいろんなMRの技術が発達して、SNRがよくなったときに、oxygen が案外臨床的に重要になっていく可能性もありますね。

扇 もしそうなったらそのころには大野先生は father of the oxygen…。

大野 いえいえ、father は幡生先生ですから、私はさしずめ son of the oxygen…（笑）。

幡生 いやいや、大野先生の仕事がね、将来大成する可能性がありますね。

肺野腫瘤性病変の評価

高原 以前に幡生先生がおっしゃっていた、もともと MRI はコントラスト分解能がいいので、もし空気の susceptibility artifact が制御できたら案外 lesion characterization みたいなのができそうだという話なんですけど、今でも聖マリアンナの栗原先生がやっている仕事を見ていると、肺癌のところを一生懸命、T1 強調画像とT2 強調画像を撮って腫瘤の真ん中のところに anthracosis があるよとか言っているんですけど、ああいう方面は進まないんですかね。

大野 いや、今もやっていますよ。うちの施設ではリンパ節を STIR で撮って、信号を定量化して診断していくというのをやっています[19]。良悪性の鑑別が STIR だけで、どれぐらいわかるかとか…。SPN(single pulmonary nodule)がいったい良性、悪性どこまで鑑別がつくんだろうかというのは去年の段階では dynamic contrast MRI で、perfusion と同じ手法を使って、どれくらい染まるかというのでやってきました。それで1つ言えるのは、active な炎症と malignancy というのは造影効果では鑑別できないんですね。TB とか organizing pneumonia みたいな、枯れてしまった炎症巣というのは鑑別がつくんですけどactive な炎症と悪性とはまったく鑑別できないんです。ただこの両者はどうせ biopsy をする、という考え方に立てば、かなりの線いけているのではないかと思います。そして今回うちの竹中先生に造影剤を使わないで STIR でリンパ節の診断をやるというのを発表してもらったんですが[20]、日本の場合は tuberculoma などの枯れてしまった炎症でリンパ節が腫れている高齢者がいっぱいいるんですね。そういうケースですと STIR で信号が上がってこなくて、活動性の炎症だと信号が上がってくるんです。結局 active な炎症というのは、だいたいサルコイドーシスとか lymphatic edema とか非常に限られるので、診断能だけで言えば PET よりも実は高いんじゃないかとさえ思っています。以前に京大にいらした小林先生の話でも、良悪の鑑別には PET だってアメリカ人は金科玉条に掲げるけれど、PET のグルコースの取り込みを考えると炎症と癌との鑑別は難しいんじゃないかと。やはりそういうのは population の問題で全然

違うから、逆に言えば MRI でコントラスト重視で攻めていけば結構いけるんじゃないかと思っています。

幡生 大野先生はかなり控え目に言っていますけれども、やはりsingle pulmonary nodule、肺の単結節の診断というのは胸部の放射線科医にとっては永遠のテーマで、dynamic CT を使って良悪を鑑別するというのをメイヨークリニックの人が10年くらい前に確立した仕事なんですね。けれども MR の方がコントラスト分解能と時間分解能がいいので、大野先生のデータのほうがいいんですよ。リンパ節の良悪の評価というのも、今までは CT も MR も大きさだけで見てきたわけでしょう？でも大きさでやると限界があるんですよね。そういう意味でやはり彼と竹中先生の仕事は非常にいい仕事だと思います。

扇 いや、すばらしいですね。

佐久間 やはり乳腺の MR が役に立つのと同じように、肺も…。

大野 いけると思いますね。基本的には肝臓は門脈と肝動脈の二重支配で、肺は肺動脈と気管支動脈の二重支配なんです。ですから非常に似かよった状況というのは、生体内でたくさん確立していて、たとえば先ほどの VEGF の話でも、CT を使って vascular density と CT の enhancement とは非常に相関がいいとか。MRI のほうが確かに頭打ちになるんですけど、TR、TE を極端に短くすると、かなり linear にもっていけますから。そういう点では結構それなりにいけるんじゃないかと思っています。ただ10年前にアメリカ人のオーソリティーが肺の MRI は

駄目ですと書いているので、それをどうくつがえしていくかというのが課題です。

扇 10年前だとMR装置が全然違いますからね。TEも長いでしょうし。

谷本 10年前からすると、考えられないような時代になってきていますね、確かに。

佐久間 さきほどの肺の造影剤の、ファーストパスの画像だったらCTでも見えますかね？

大野 CTの場合だとdensityを変えていくのに、かなりの量の造影剤を打ちこまなきゃいけないので、30秒くらいかかってしまいます。そうすると最初に評価した段階で、肺動脈系と気管支動脈系とがぐちゃぐちゃになってしまうので、CTでは難しいと思います。ところがMRIだと肺動脈系と気管支動脈系とを分けていくことができるんです。pathologyの本には、肺動脈系と気管支動脈系のremodelingというのが、腫瘍においても炎症においても、dynamicに行われていると記載されているんですけど、実際にそれをイメージ化されたことはないという現状なので。今流行りの野口分類のA、Bとか、そういうearlyのlung cancerからD、E、Fの非常に悪性度の高い腺癌に変わってくのは、ちょうど高分化HCCから古典的なHCCに変わっていくみたいな感じで、毎週オペして見るなり検討している病理を見ていても、ドラマティックに組織型は変わっていて…。

佐久間 大事なポイントですね。肝動脈と門脈との造影剤到達の時間差がCTに適した時間差だったんですね。そして、肺動脈と気管支動脈との時間差というのは非常に短いから、5秒ぐらいで来ちゃうからCTでは分けられないわけですね、造影剤の投与量を考えると。すごく面白いですね。もっと論文にして強調されていい話ですね。

幡生 だから結局 input functionがMRのほうがシャープなんですよね、CTに比べてね。

佐久間 MRの方が造影剤の量が少ないから、もう圧倒的にですよね。TEはどれぐらいで撮られるんですか。

大野 TEは0.7 msくらいですね。

幡生 肝臓で行われているような血管構築の変化が肺の腫瘍でもあるんでしょうかね、大野先生。

大野 じゃないかなと思うんですが…。

幡生 というのが彼の仮説なんです。

大野 でも病理の人に話すと、とてもagreeされるんです。

谷本 腫瘍の血管支配の問題ですね。

佐久間 HCCが肝動脈支配に変っていくのと同じような感じで、肺癌は徐々に気管支動脈支配に変わっていくんですね。

大野 変わっていくんだと思います。それは昔の血管造影の時代のデータからでも証明されているんですが、それ以降の話は画像上は終わってしまって、ここにきてMRが時間分解能を誇ってきたときに再来してきたんだと思っています。

佐久間 ちょっと教えてほしいんですけど、正常の肺だったら動脈支配は関係なく酸素は来ているんですよね。

大野 基本的には80％は肺動脈の末梢のところのgas交換ですけど、20％ぐらいは気管支動脈のところというのもあるんです。たとえばポーンと肺梗塞が起こっても、そこの肺組織が壊死しないのは、気管支動脈血流が増えるからなんです。肺の末梢というのは、基本的に肺動脈と気管支動脈のconnectionがあるんですよね。そして腫瘍ができることによって、一方では間質がどんどん増えて、だんだん血管が詰まってくるのに対して、一方ではVEGFとかが出てきて血流が増えてくる状態になったり、そのほかに肺の実質がcollapseを起こしたりfibrosisを起こしたりとか、いろんな変化が起きてきます。

佐久間 それが炎症性の腫瘤だったらどうなるんですか。

大野 炎症性腫瘤の場合は、基本的には肺動脈の末梢で最初血流が増えるんですけど、そのうちにembolizationを起こすんですね。肺のrepairというのは、基本的に気管支動脈系が担当しますので、そちらの血流が増えて、役目が終われば血流が減るという感じで…、だから活動性炎症と肺癌とは今のところは鑑別に難しいんです。

谷本 肺癌のdrainage veinというのは肺静脈なんですか？

大野 drainage veinですか？うーん、そうですねぇ…。

谷本 肝臓の場合だと、肝静脈と門脈の両方があるんですよね。

扇 肺癌のdrainage veinというのは、面白い着眼点ですね。

谷本 肺はまだわかっていないんでしょうかね。

大野 多分、分かっていないんでしょうね。逆に言えば、drainage

veinというのは肺静脈だけだと僕らは何となく思っていますけど、実はそうではないのかもしれないです。

佐久間 CTで孤立性の小さな肺結節をbiopsyするかどうか決めるために、dynamic MRIをやってくださいというのが、適応として出てくると思います？

大野 大きさが1cmを超えれば適応になってくると思います。

佐久間 そうするともともとの原理から言うと、やはり3〜4秒の時間間隔で撮っていかなきゃ駄目ということですね。

大野 そうでしょうね。ただうちの楠本先生たちが'94年ごろに発表したように、tuberculomaだけを分けようと思ったらdelayed imageだけでも大丈夫です[21]。

谷本 なるほど、染まるのと染まらないのということですよね。

大野 そこにOPが入ってくる、hamartomaが入ってくるとなってくると、話がややこしくなるんですね。

谷本 やはり肺癌だとバーッと急峻にdynamicカーブが上ってくるんですよね。

扇 乳癌みたいに。

谷本 乳癌に非常に似ていますね。というか悪性腫瘍全体がそうなんですけどね。

臓器どうしの垣根を越えて

扇 今こうやってお話をしていて面白いのは、心臓、肝臓、消化管、肺それぞれのご専門で話をしていくじゃないですか、そこで詰めてお話しすると、肝臓に言えることは、実は肺にも言えるんだなと…。

谷本 ええ、面白いですよね。

扇 共通点に新しく気づいてすごく面白い部分と、でもやっぱりここがちょっと違うんだなという相違点と、両方あってなんか面白いですよね。

幡生 お互い似ていますよね。

扇 似ていますね、肺と肝臓というのは。

大野 だからほとんどアイデアは、肝臓から頂いているようなところもあるんですけど。

扇 逆に肝臓が肺から頂くこともあるかもしれませんね。

佐久間 そうですね、肺と肝臓は似ていて、脳と心臓が似ているんですね、撮り方とかもね。

谷本 そうですね、脳と心臓はどちらも終末動脈ですからね。

佐久間 遅延造影で心筋梗塞の場合は細胞外液分画を定量化するというのは、臨床的には難しくてあまりやられていないんですけど、基礎研究レベルでは細胞外液がどれくらいあって細胞内液がどれくらいの割合でというのが定量化できるんです。そういう心臓領域で生まれた技術を肺や肝臓の腫瘍に使うというのは、いいんじゃないかなと思うんですけどね。

幡生 それはsodiumのimagingをするんですか？

佐久間 sodiumと同じようなことをマグネビストでやるんです…。

幡生 できるんですか？

佐久間 sodiumの情報と同じではありませんがある程度はできるんです、定量化しましてね。心筋梗塞でずっとそういうリサーチがやられているんですけど、ほかの領域ではあまりやられていないですね。たとえばfibrosisが多いからあとで染まってくるとかは言われていますけど、どれぐらい染まっているかというのは定量化されていない…。

幡生 それはどういう原理で細胞内液と細胞外液とを分けるんですか？

佐久間 血液と組織のT1の定量化でやるんです。ただ心筋はほかの臓器と違って血流が豊富ですからね、絶対に平衡相になるという前提がありますから。たとえ動脈が詰まっても、心臓というのは心筋の内側が血液で、心筋もうすくて、側副血行も多いので、多くの場合平衡相になるんですよ、20分ぐらいすると。ところが肺や肝臓の壊死した先というと、周りに血液がないから平衡状態にならないという問題がたぶん出てくる可能性がありますね。ただ平衡状態になっているかどうかというのは、経時的に追いかけたら定量化はできるので…。

幡生 肺も血流が豊富な臓器ですから、小さな腫瘍だったらできるかもしれないですね。大きな腫瘍は言われたとおり、中は平衡状態になりようがないですけども。

大野 小さい腫瘍も組織型によってはair spaceの問題が残るかもしれませんね。でも面白い話ですね。

幡生 今、佐久間先生が言われたように、研究とか臨床上の新しいアイデアというのは、たいてい臓器の違う専門家と話をしているときに出たりするものなんですよね。

扇 そういう意味では今回の座談会は面白いですね。心臓をものすごく深くやっている専門家が、肺とか肝臓は深くはやらないですからね。違う臓器のエキスパートどうしでこれだけのディスカッションってあまりやりませんからね。

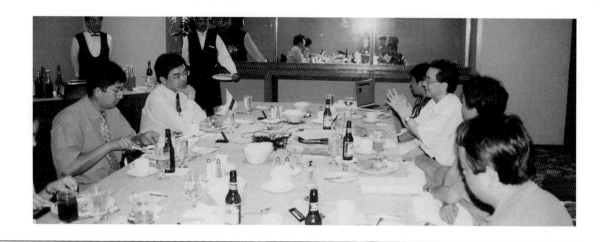

佐久間　今心臓のMRが注目されてきていて、そこへ参入しようという話ももちろん大事なんですけど、心臓領域で開発されたものを、基礎のグループがお金をかけてすごいパワーで研究していますから、それをほかの臓器に応用するというのも大切ですよね。
扇　本当にそうですね。
谷本　肝蔵領域でも、新しいsequenceをなんとか使ってできないかなと思いますね。そうやって考えていくと、MRIのもつポテンシャルというのはすごいですね。
扇　本当にすごいですね。MRIが登場して20年経とうというのに、ISMRMの演題をみてもどんどん変化していって…変化というより、進化といった方がいいかもしれませんが。今回の座談会は、違う分野の専門家が集まるということで、当初は正直なところ盛り上がるかどうか少し不安な面もあったのですが、予想をはるかに上回る盛り上がりで、専門分野の違うエキスパート同士が深いディスカッションをすることの大切さといいますか、何か新しいものを生み出せるような新鮮さを実感いたしました。本日は先生方、お忙しい中、誠にありがとうございました。

参考文献

1) 福田国彦、幡生寛人、廣橋伸治、大渕真男、高原太郎、扇　和之：[座談会]進化するMRIと三種の神器～ISMRM 2001での印象を中心に～．映像情報Medical(臨増)33(14)：20-41，2001
2) vulnerable："傷つきやすい、攻撃されやすい"の意
3) Marianne E Kooi et al：Ultrasmall superparamagnetic particles of iron oxide-enhanced in vivo MRI of human atherosclerotic plaques. Proceedings of ISMRM 10th Scientific Meeting and Exhibition：361, 2002
4) Christoph U Herborn et al：MR imaging of atherosclerotic plaque with new ultrasmall particles of iron oxide(7228)compared to Sinerem in hyperlipidemic rabbits. Proceedings of ISMRM 10th Scientific Meeting and Exhibition：362, 2002
5) Maziar Azadpour et al：Plaque inflammation in atherosclerotic rabbits and mice can be identified by SPIO, introducing a non-invasive method for imaging macrophage infiltration in active or inflamed vulnerable plaques. Proceedings of ISMRM 10th Scientific Meeting and Exhibition：1581, 2002
6) Hanns J Weinmann et al：Contrast enhanced MRI of atherosclerotic plaques by a novel gadolinium based agent. Proceedings of ISMRM 10th Scientific Meeting and Exhibition：363, 2002
7) Matthias Stuber, Eike Nagel(chairs)：Coronary MR imaging. Proceedings of ISMRM 10th Scientific Meeting and Exhibition：107-116, 2002
8) Coronary MR imaging(poster sessions). Proceedings of ISMRM 10th Scientific Meeting and Exhibition：1585-1604, 2002
9) Klaus Scheffer et al：Contrast-enhanced angiography using T1-weighted TrueFISP. Proceedings of ISMRM 10th Scientific Meeting and Exhibition：139, 2002
10) Takatoshi Kitamura et al：The usefulness of double arterial-phase dynamic MR imaging with sensitivity encoding(SENSE)technique for detecting hypervascular hepatocellular carcinoma. Proceedings of ISMRM 10th Scientific Meeting and Exhibition：678, 2002

11) Masatoshi Hori et al : Fusion of SPIO-enhanced MR images and volume data sets obtained with multidetector row helical CT scanner : Improved ability for hepatic tumor diagnosis. Proceedings of ISMRM 10th Scientific Meeting and Exhibition : 1951, 2002
12) Fernando A Mendoza, Gregory S Karczmar (chairs) : Clinical cancer MR imaging. Proceedings of ISMRM 10th Scientific Meeting and Exhibition : 662-671, 2002
13) Kazuyoshi Suga et al : Visualization of lymphatics and lymph nodes from pulmonary parenchyma with a conventional extracellular gadolinium-based agent : Assessment in dog lungs. Proceedings of ISMRM 10th Scientific Meeting and Exhibition : 2592, 2002
14) Anthony Z Faranesh et al : Sustained release of VEGF from gadolinium doped biodegradable microspheres. Proceedings of ISMRM 10th Scientific Meeting and Exhibition : 2575, 2002
15) P Caravan et al : EP-1242 : A fibrin targeted contrast agent for thrombus imaging. Proceedings of ISMRM 10th Scientific Meeting and Exhibition : 1579, 2002
16) Akihiro Tanimoto et al : Evaluation of gadobenate dimeglumine in hepatocellular carcinoma : Results from phase II and phase III clinical trials in Japan. JMRI 10 : 450-460, 1999
17) Thomas C Lauenstein et al : New aspects of fecal tagging for MR colonoscopy. Proceedings of ISMRM 10th Scientific Meeting and Exhibition : 524, 2002
18) Burkhard P Kreft et al : Orally administered manganese chloride : Enhanced detection of hepatic tumors in rats. Radiology 186 : 543-548, 1993
19) Yoshiharu Ohno et al : Solitary pulmonary nodules : Potential role of dynamic MR imaging in management initial experience. Radiology 224 : 503-511, 2002
20) Daisuke Takenaka et al : Differentiation of metastatic vs. non-metastatic mediastinal lymph nodes in patients with non-small cell lung cancer using respiratory-triggered STIR turbo spin-echo MR imaging. Proceedings of ISMRM 10th Scientific Meeting and Exhibition : 1988, 2002
21) Masahiko Kusumoto et al : Gadopentetate-dimeglumine-enhanced magnetic resonance imaging for lung nodules. Differentiation of lung cancer and tuberculoma. Invest Radiol 29(Suppl.) : S255-256, 1994

座談会

シーケンス開発トップと臨床家エキスパートの共演

慶應義塾大学 医学部放射線診断科	浜松医科大学 放射線科	奈良県立医科大学 放射線医学教室	東海大学医学部 基盤診療学系 画像診断学	日本赤十字社 医療センター 放射線科
押尾 晃一	竹原 康雄	廣橋 伸治	高原 太郎	扇 和之

※記載の座談会出席者所属名は2003年7月のISMRM 2003(カナダ・トロント)開催当時。

ISMRM 2003開催地カナダ・トロントでのSARS流行のため、東京で開催した座談会。この座談会から押尾晃一先生にご出席いただいた。dual-stackの3D coronary MRAや呼吸停止のMRスペクトロスコピーから話が始まり、セルフゲートの心臓MRI検査と話題が続く。そしてhyperechoやTRAPS(transitions between pseudo steady states)、TIDE(transition into driven equilibrium)に関する興味深いディスカッションがなされ、終盤は腹部のfunctional imagingやdiffusion tensor imagingについて議論がなされている。

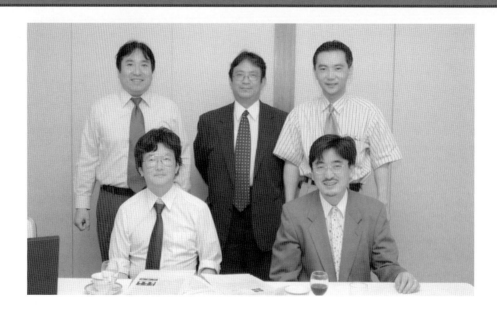

扇　恒例となってきました「ルーチンクリニカルMRI BOOK」の座談会ですが、本日はシーケンス開発の分野を中心に世界のトップでご活躍の押尾晃一先生をお迎えし、MRIの臨床家としてご高名な先生方との共演を1つのテーマにしながらMRIの現況を語っていければと思います。今回のトロントでのISMRMのご印象も伺ってまいります。

Dual-stack 3D coronary MRA

扇　まず廣橋先生、先ほど座談会が始まる前に躯幹部の3Tで何か面白い話題があったとおっしゃっていましたね。

廣橋　ええ、2つあったんですけど、1つは呼吸停止のスペクトロスコピーですね[1]。僕らは結構、頭部領域から躯幹部にアプリケーションをおろしてきて使うことが多くて、perfusionもdiffusionもしかりですね。そうすると次はスペクトロスコピーだなと思う時に、やっぱりどうしてもS/Nが足らないですよね…まさに3Tになって、そこは1つブレイクスルーかなと。もう1つは…これは直接3Tとどれだけ関係あるのかはわからないけれど、Dual-stackの3D coronary MRアンギオ[2]、つまり3Dのstackを2ついっぺんに、1つのシーケンスで撮っちゃおうというもので…僕らはcoronary MRアンギオを撮るときに、左のcoronaryと右のcoronaryとは別々の3Dのスラブをあてていたわけですが、それを一度にやろうというのがdual-stack 3D coronary MRAで、実際出た画はこんな感じです（ノートPCを開いて画像を見せる）。こういう感じでLCXとLMTとRCAが…。

扇　へえ、面白いですね。

廣橋　これでcoronary MRアンギオの敷居が低くなると思うんです…両方が一度に撮れるようになったら。

竹原　確かにそうですね…でもその前にあのcoronary MRAのpoor qualityを何とかしなきゃいかんですね。

廣橋　ああ、qualityをね。

扇　qualityを追求する前にcoronary MRアンギオというものに、今後の将来性があるかという議論も必要ですよね。つまりMRでcoronaryの内腔を見るという検査に、どれだけの臨床的意義があって、それを心臓内科医がどれだけ必要としているかということを…。

押尾　それもすごく大きい問題だとは思うのですが、その前にMRIの技術的な問題としてcoronary MRAが最後まで残っているという現状があって…心臓のMRはいま盛んに行われていて、そこまではいいんですね、TrueFISPシネや遅延造影などは。そこから先がやっぱりむつかしくて…実際にシーケンスやっている立場から言わせてもらうと、coronary MRAはものすごく難しいし、技術的にはちゃんとできるとは思っていないんです。

竹原　ちゃんとできるとは思っていない?!…早く言ってくださいよ、先生！（笑）。

扇　チャンピオンデータで奇麗なのばかり見せられるから、ちゃんとできているように錯覚しますけどね。

押尾　coronary MRAの技術に進歩がないとは言いませんが、今後、劇的に進歩するような材料が残っていないんですね。最近coronary MRAがどういう方向に行っているかというと、臨床現場で実際にcoronaryにMRを使うという前提で、実用的に改良するという方向にむかっているので、resolutionを落としたりしているわけですね。そういう傾向が今年になってcoronaryのセッションで急に見えてきたので、それに対して"他のMR検査はresolutionが上がる方向にシフトしているのに、resolutionを落とすというのは逆だ"というコメントがそのセッションであったのですが、その辺をこれからどう考えるか…。

扇　あとシーケンス的にはいかがですか。TrueFISPを使ってcoronary MRAを撮るという動きが出てきているじゃないですか。

押尾　あれもcoronary MRAにとってはそんなに画期的という話ではなくて…現実的にはいろいろと解決すべき問題があって、たとえばFatSatに関して言うと、steady-stateに入るのに時間がかかるので、その間の時間をどうするかという問題だとか…それに対する回答というのが今回の学会では一応出てきているのですが、それができたからと言って、resolutionが上がるわけではないし…。個人的に思うのは、coronaryはとりあえずCTに任せて、それ以外のところ、先程も言ったcardiac MRにという形でいいのではと思うんですが…。

扇　coronary MRAという1つの検査法に関しても、いろんな視点から捉え方があろうかと思うんで

すが、1つには押尾先生のようにトップの研究者から見て技術的に難しい、難しくない…今お話にあった最後の技術的な聖域だ、という捉え方があるでしょうし。別の視点として臨床側から見てみると、1つには僕ら放射線科医からの立場があるでしょうし、もう1つには心臓内科医たちからみた需要性という視点もあるし…その心臓内科医サイドからの需要性という立場から見た時に、本当にcoronaryにおいてMRという選択肢があるのかな？　という点は疑問なんですね。内腔だけを描出することに対して、押尾先生でも難しいとおっしゃっているほどの難関に莫大なエネルギーを使ってまで…以前にもこの座談会で話題に上がりましたけど、coronary diseaseの性格として、内腔を出すこと自体、そんなに大事なことではないですよね。特にMRの立場から見ると、1つにはperfusionで心筋そのものの血流が見られるわけですし、coronaryという点ではプラークの性状診断という方向性の方が…。

押尾　そういう方向性の方が健全かなと私も思いますね。MRという視点から見た時に…、"プラーク"じゃないんですけど、"モレキュライメージング"…、モレキュライメージングという名前の付け方がいままで問題というか、数年前から名前だけはもう日本でも大騒ぎされているわりに、実態はまだなんですが…。それがここにきてターゲットにくっつけてという話が急に出てきて…。

扇　去年のハワイのISMRMですと、USPIOを使ったりですとか、ガドフローリングMというドイツのワルマンがやっている不安定プラーク、バルネラブルプラークに入るものですとか…。

押尾　それからフィブリンをターゲットにするものですとか、angiogenesisの話も出てきましたし…。

竹原　一昨年のRSNAぐらいから感じていたのですが、何かMRというか、radiology全体の方向性がいまのままでいいのかという危機感がすごくあって、とにかく形態だけじゃもう駄目なんじゃないのかと。ちょうどモレキュラバイオロジーがものすごくドーンと進歩した頃で、それに比べて形態ばっかりやっていたradiologyというのが、本当にこれでいいのかというのがあって…。私自身もちょっとひがみかもしれないんですけれど、放射線科に入局する人たちも減ったような気がしたんです。内科なんかで進められている研究のプロジェクトと比べてあまりに貧弱な気がして…。その時にPETに見習えというのが出てきたんですね、フィブリンにMIONを混ぜて血栓イメージングですとか、それからMIONをT cellにまぶして糖尿病のマウスとかを使ってβ cellに取り込ませてT2強調画像を撮ると、膵臓が黒くなるんですね[3]。T cellがインシュリン、島細胞を攻撃しているのが見えると。このMIONというのは、ひと桁小さいです、USPIOより。

セルフゲート

廣橋　心電図同期のケーブルをつけずに、心臓のMRを撮るの、見たことあります？

扇　セルフゲートですね。

廣橋　ええ、セルフゲート[4]。どうしてセルフゲートをやりはじめたかという動機づけなんですけど、1つは3T装置で心電図同期をつけると、T波が高くなるんですって。それでいままでの心電同期のようにQRS波とT波とをうまく見分けられなくなるというのがあって、それで心電図に頼らないで何とかできないかというのがセルフゲートのはじまりみたいです。それで基本となっている原理は、k-space trajectoryを…。

押尾　ラディアルで撮るんですね。

廣橋　ええ。ラディアルで連続的に低周波成分を撮って、だいたいの形を追いかけていってどの時相にあるかというのを見て、それで画像を集めると。

扇　かなりのところまでいっているんですね。

竹原　とても重要な技術ですね。心臓MRIの一番の問題は心電図同期が効かない人ですからね、それが一番のネックなので…。

扇　セルフゲートは不整脈の症例にも使えるのですか？

廣橋　多分、大丈夫だと思います。実際の不整脈にセルフゲートをかけた画像は見たことがないのですが、理論上は多分、大丈夫だと思います。

扇　心電図同期のケーブルをつけないでいいというのは、やけどの防止にもなるので特に高磁場なんかではいいですね。

Hyperecho

扇　今年のトロントはhyperechoがもう一歩、進んでいたんですよね。

高原　いままではhyperechoっ

て、去年のハワイとかでもランチョンなんかで瞬間的にhyperechoって出るだけで、ふーんという感じだったんですけど…今回はランチョンで初めてhyperechoについてちゃんと説明をしてくれたんです。エコーが出るところの間の1個のパルスだけを180度ちゃんと打ってやって、そのeffective TEのところのエコーの信号強度が上がって…。

押尾 そこらへんの話が、今回のトロントでもトピックスとして面白かったことなんですが、歴史的にはJurgen Hennigがhyperechoを発表したのは、グラスゴーのISMRMだったと思うんですね。あの時からすでに彼自身は3Dでのflip angleを減らすアプリケーションと思っていたらしいんですけど、ただあの時点ではアプリケーションをあまりアピールしていなかったんですね。その後、ハワイのISMRMの時に基礎的な研究ですけどいろんな分野でhyperechoに関する発表があって…。

扇 僕ら一般人はハワイでhyperechoをはじめて認識したというイメージがありますね。

押尾 ですから、あの時に数として演題がたくさん出てきて、いろんな応用ができるということでhyperechoという言葉が有名になったんですが…、でも実はその頃から疑問に思っているんですけど、flip angleを減らすのって、理論的に考えるとあまりいいとは思えないんですね。いろいろと問題があって…。

扇 問題といいますと？

押尾 Hyperechoって、具体的にはそれ自体どういうものかというと、CPMGのエコートレインで1個180度パルスを挟んで、その前後ではどういうふうにでも組み合わせを変えられるのですが、180度パルスを挟んだ等距離のところに、完全なスピンエコーを1個とるという…その1個の信号が出てくるのはいいんですが、その前のエコーというのは自由にコントロールできるわけではないんです。そこでS/Nが稼げるかというと…スピンエコーなのでコントラストは問題ないんですが。それを具体的にどうするかというのがわからなかったのですが…淡路島で国際シンポジウムがありましたよね。あの時にhyperechoをよくやっている先生が来日して、僕はその先生の話を聞くために淡路島に行ったというくらい興味があったのですが、その先生の話を聞いていると、いつの間にかhyperechoからシフトしているんです。hyperechoって言葉はたまには出るのですが、実際に供覧した画像はhyperechoが1枚もなくて、全部トラップスなんですよ。T、R、A、P、S。今回のトロントでもたくさん演題が出ていますけど。

高原 TRAPS…。

押尾 TRAPSはたぶんいま彼がflip angleを減らすT2イメージングとして一番推奨しているもので、これは一見、hyperechoと似ているのですが、hyperechoとは直接は関係ないシーケンスで、やっぱりCPMGなのですが…。flipangleを連続的に変えていくんですよ。まず最初に180度パルスをかけて、そこからまずいっぺんに小さくしちゃうんです。そこからflip angleを連続的に上げていって、そしてk-spaceのcenterでmaximumまでもっていって…。

廣橋 それはhyperechoと呼んじゃいけないんですか。

押尾 Hyperechoじゃないんです。

高原 Hyperechoの場合は90度〜180度-スピンエコー信号の間隔にならないといけないということですね。

押尾 ええ、hyperechoであるならば、真ん中に180度パルスを置くんです。この話題、実は歴史的にはものすごく面白いんです。実はTrueFISPも関係していて、TrueFISPとCPMGの関係なんです。実は幡生先生が当初はこの座談会に参加される予定ということで楽しみにしていたのですが、何年前だったかな…幡生先生がまだボストンにいらした頃に、そういう話をしたことがあって、TrueFISPとRAREあるいはCPMGの2つというのは、シーケンスデザインがまるで同じ形をしてるんですね。

高原 ああ、そうですよね。

押尾 だからそれらの2つの間があってもいいんじゃないかと、ある時、幡生先生が僕に言ったんですね。

廣橋 うん、なるほど、なるほど。

押尾 その時の僕の答えとしては、シーケンスデザインは確かに同じなんですけど、使っている信号成分がまるで別の種類なので、その三者にはオーバーラップがないんです、とコメントしたのですが…。

廣橋 確かに、確かに。

押尾 それは確かにそうなんですが、ただ最近のTrueFISPって、実はsteady stateをあまり使わないで、transient stateの信号をど

う使うかという話にどんどん移行しているんですよね、steady stateのコントラストだけじゃアプリケーションがないんで…。そうすると今度はそれらの間にオーバーラップが出てくるんです。

高原 えっ、どういうことですか？

押尾 まずCPMGってどういうシーケンスかというと、最初90度で横磁化を作っているんですが、そのあと180度にrefocusしながらスピンエコー信号が出てきますよね。

高原 ええ、そうですね。

押尾 それとは別に、stimulated echoを使っていて、それのmixtureと両方使っているんです。それでTrueFISPはというと、スピンエコーも使っていますし、stimulated echoやFIDも使います。そういう意味で一見、オーバーラップがあるように見えるんですけど、ちゃんと解析してみると、steady stateの信号とCPMGの信号が重なる部分はないんですね。ところがtransientのところでは、もうRAREの成分もあるし、EPIの成分もあるし、いろんなものが入っているんですよ。最近TrueFISPも急にポピュラーになってきて、そのコントラストをどうするかということで今回も演題がたくさん出ていました。HennigはCPMGの専門家で、むかしからRAREに関してはいろんなところにpaperを書いていますけど、ここ数年、HennigとTrueFISPの専門家であるKlaus Schefflerとが共同研究をして…その両方の専門家が集まってすごい仕事をしている結果としていろんなものが出てきて…それの

CPMG側がTRAPSだし、それに対してTrueFISP側のflip angleを変えてコントラストをつけるシーケンスがあって、それはTIDEって言っているんですけども[5]。

廣橋 TIDE…。

押尾 transition into driven equilibrium、TIDEですね。すでにTrueFISPはもう十分に臨床の場でポピュラーになりましたから、それをどうやってコントラストをつけるかという話になります。TrueFISPのflip angleを変えてコントラストをつけるシーケンスがTIDEなんです。それでTIDEをコロナリーに使いたいので、短い時間にどうやってsteady stateにもっていくかとか、FatSatをどうやるかとか、そういうpaperが今回、本当にたくさん出ていました。

竹原 その辺のところを、ちょっとレビューでも書いていただいたほうが…。

廣橋 本当ですね。

扇 書いていただけると大変うれしいです。ちょっと一般人には理解の範ちゅうを超えていますので。

押尾 レビューというか、まだ終わっていなくて、いま真っ最中なので現況という感じなんですけどね…。

高原 SENSEの時も、広く知られる2年ぐらい前から基礎研究レベルではゴチャゴチャと発表があったんですよね。だけど一般の人はそういうのを知らなくて、ランチョンセミナーになって突然驚くというパターンでしたね。

扇 実際、われわれの目に触れる前に水面下でいろんなことが起こっているんですよね。その辺は押尾先生じゃないとご理解できない。

腹部のfunctional imaging

廣橋 腹部のfunctional imagingは、今回のISMRMでも話題の1つでしたね。

扇 先生、もう少し具体的に…。

廣橋 1つ確実な流れとしてあるのは腎臓のfunctional imagingで、具体的な適応としては移植腎や腎血管性高血圧症なんかがあるのですが、要は形態を見ただけでは機能はわからないと。最近聞いてちょっとびっくりしたのは、腎動脈狭窄って90パーセント以上狭窄していくつかの演題が出ていましたね。

押尾 それはperfusionを見ているんですね。

廣橋 ええ、perfusionを見るのに、直接見る方法もあるでしょうし、動脈と静脈の信号を拾ってきて、それをサブトラクションして見る方法もありますし…。

扇 それは造影剤を使うんですか？

廣橋 ええ、僕が聞いた演題は造影剤を使っていました[6,7]。

竹原 そのgold standardは何ですか？ レノグラムですか。

廣橋 ええ、レノグラムじゃないですかね。その演題はEPIを使って、造影剤で腎の動脈と静脈の信号強度をずっと経時的に計っていくんです。どれだけ造影剤が腎に入って、そして出てきたかというのを計って、間接的にperfusionを見ようという。

扇 あとは廣橋先生、腹部のfunction関係でfunctional MRCPというのは…。

廣橋 functional MRCPは、セクレチンの演題が何題か出ていたのと、もう1つはモルヒネの演題が

出ていましたね。0.04 mg/kgのモルヒネを静注すると、胆道も膵管もよく効くという[8]。

扇 胆道系の薬剤って、モルヒネ以外に何か他にいい薬剤はないのですかね。たとえばモルヨークとか…。

竹原 モルヒネはあれでしょうね、括約筋を収縮させるという。だから、閉塞性黄疸があって腹痛もある人に、痛いからといってモルヒネを打っちゃ駄目だよという。だからその効果なので、そんな目に見えて膨らむような気はしないですけどね。

扇 じゃあOddi括約筋がギュッと収縮して、逆にCBD stoneの偽陽性みたいな画像ができたりとか…、そういうこともあるんですかね。

廣橋 でもその発表では、括約筋の収縮で胆管が拡張するので、偽陽性が減るのだという論旨にはなっているんですね。彼らは、というかアメリカでは、モルヒネを胆道シンチで使っているので、それをMRで使ってみただけだよって、割と気楽に発表していましたね。でも日本ではそうはいかないでしょうね。

竹原 日本でそれをやると大変なことになりますね。

廣橋 1つにはセクレチンが日本で使えなくなるので、代わりになるものを何か考えないといけないなというのがあったので…ちょっと話題に取り上げてみたんですけどね。

diffusion tensor imaging

竹原 ちょっと話は変わりますが、面白い演題だなと思ったのがですね、エーデルマンのところから出ていたaxonのdischargeを見るという話で[9]…。

扇 axonのdischarge？

竹原 ええ、神経がdischargeする時のdepolarizationってあるじゃないですか。その時にaxonal flowと直角の方向にdiffusionが発生すると。

押尾 はい、よくわかります。

竹原 ええ。そのdischargeの時に、神経線維と直角の方向にもdiffusionが発生するので、そこの拡散異方性が減るんです。それの何が面白いかと言いますと、DTIってファイバーの走行、つまり形態しか評価していないじゃないですか。それに対してfunctional imagingだと血流が増えたの減ったのという機能を言っていますよね。だけど、そういう脳のperfusionみたいなfunctional imagingは脳の表面、すなわちgray matterのイベントしか反映していない。ところがDTIでdischargeを見るというのは、深部である神経線維路の機能を見ることができる…。それでこれは重要な発表なんじゃないかなと思ったんですけど。

扇 DTIの話が出ましたのでそれに関連して述べさせてもらいますけど、いまDTIのtractographyって、神経放射線領域だけで行われているじゃないですか…でもどうなんでしょう、異方性という意味では、それを頭より下におろしてこられる可能性もある訳ですよね。拡散異方性は躯幹部でも存在するわけですから…。

廣橋 うーん、躯幹部でもFA mapぐらいまでなら臨床応用できるんでしょうけど、tractographyまで必要かどうかというのはね…難しいところでしょうね。さっきもお話しましたように、僕は腎臓の形態と機能というのにすごく興味があって、腎臓には、明らかに拡散異方性が存在するんですよ。

扇 なるほど。

廣橋 腎のstructureに一定の向きの拡散異方性があるのですが、ネフローゼ症候群とかでその異方性が壊れるんですよ。それが何かのイメージングに応用できるのか

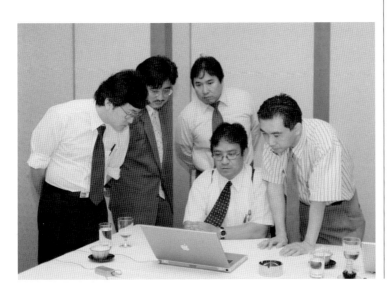

なと思って…。

扇　面白い話ですね。でもその腎のstructureの異方性って、ちょっとミクロに近い世界の感じだから、マクロレベルで画像化ができるかどうかですね。

扇　毎年、毎年、ISMRMに出席するたびに違う側面を見せてくれるMRIですが、20年余り経っても今だに進化し続けているというのは驚きです。本日はそのMRIに関して多くの示唆に富む貴重なお話をお伺いすることができて本当によかったと思います。本日は先生方、お忙しい中、誠にありがとうございました。

参考文献

1) Katz-Brull R et al：Breath-hold abdominal and thoracic proton magnetic resonance spectroscopy at 3T. Proceedings of ISMRM 11th Scientific Meeting and Exhibition：171, 2003
2) Huber ME et al：Dual-stack 3D coronary MRA with SENSE at 3 Tesla. Proceedings of ISMRM 11th Scientific Meeting and Exhibition：175, 2003
3) Beuf O et al：Magnetic labeled T cells in vivo tracking using MRI. Proceedings of ISMRM 11th Scientific Meeting and Exhibition：828, 2003
4) Larson AC et al：Self-gated projection reconstruction cardiac cine imaging. Proceedings of ISMRM 11th Scientific Meeting and Exhibition：379, 2003
5) Hennig J et al：TIDE(transition into driven equilibrium)-Sequences for brain imaging with improved signal and contrast, behaviour. Proceedings of ISMRM 11th Scientific Meeting and Exhibition：973, 2003
6) Buonocore MH et al：Measurement of renal extraction fraction using single-shot EPI. Proceedings of ISMRM 11th Scientific Meeting and Exhibition：44, 2003
7) Hermoye L et al：Measurement of renal perfusion and glomerular filtration rate with MRI and a deconvolution method. Proceedings of ISMRM 11th Scientific Meeting and Exhibition：45, 2003
8) Silva AC et al：MRCP：Imaging pitfalls and improvement with morphine administration. Proceedings of ISMRM 11th Scientific Meeting and Exhibition：413, 2003
9) Chen C et al：Imaging of axonal discharge in the brain. Proceedings of ISMRM 11th Scientific Meeting and Exhibition：4, 2003

座談会

アジア初のISMRM
〜その印象と今後のMRIの行方〜

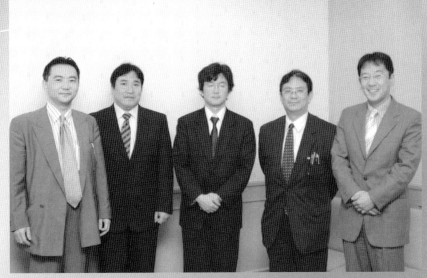

慶應義塾大学
医学部放射線診断科
押尾晃一

奈良県立医科大学
放射線医学教室
廣橋伸治

山梨大学
医学部放射線医学教室
市川智章

東海大学医学部
基盤診療学系画像診断学
高原太郎

日本赤十字社医療センター
放射線科
扇 和之

※記載の座談会出席者所属名は2004年5月のISMRM 2004（京都）開催当時。

アジアで初めて開催となったISMRM 2004（京都）での座談会。TrueFISPとGCFP（global coherent free precession）から話が始まり、それ以外にもTrueFISPに関するさまざまな議論が繰り広げられている。続いてradial imaging, vessel wall imaging, multi-station MRAとthigh compression、腎臓のfunctional imagingと話題は進む。さらに「癌細胞が通ったリンパ管が太く見える」というGd造影MR lymphangiographyのディスカッション、「SPIOを使用したislet cellのMRマイクロスコピー」、「胆汁のコレステロールをMRSで評価する」、「再生医療へのcell trackingの応用」といった大変興味ある内容が議論されている。終盤は肺癌のMRIによるスクリーニング、DWIBS、^{13}C（カーボンサーティーン）などで締めくくられている。

扇 MRIに関して世界最高峰の学会であるISMRMが、今年はアジアで初めて京都で開催されました。その学会に参加され、発表され、座長をされた各先生方にご印象を伺いながらMRIのfuture directionについても語っていければと思っております。それではまずいかがでしょうか？ 今回の学会のご印象などは…。

TrueFISPとGCFP

扇 まず押尾先生、今回の基礎系の演題のご印象などはいかがでしたでしょうか？

押尾 今回の学会で目に付いたものはいくつかあるのですが、1つには全体から見て目立つtopicと、もう1つはそれとは別にフォローしている人はフォローしているというtopicとがあるのですが、今回わりに目立っていたのがTrueFISP、特にcardiac TrueFISPなんですけど…。

扇 Cardiac TrueFISPは去年もそうおっしゃっていましたね。

押尾 ええ、ただそれに関しては流れがあって、cardiac TrueFISPに関しては去年のtopicと今年のtopicとはまるで違うんです。

扇 まるで違う。

押尾 ええ、去年にissueだった

MRI研究のヒント〜座談会に学ぶ　　　　51

ところは去年の発表でお互いに情報交換して片付いてしまっていて、今年はもうそれは出てこないんです。去年はTrueFISPのsteady stateが崩れてsteady stateに持ち込むのにどうしたら良いかというposterが10個くらいダーッと並んでいたのですが、今年はそういう発表はまったくなくなっていて、当たり前のようにみんな同じ方法を使っている。それで今年は何がTrueFISPのfocusかというと、今年はFatSatなんですね。それもsteady stateに持ち込む目的自体がFatSatをやりたいとか、gateがやりたいとかそういうこと訳で、それが片付けばそれ自体は話題にならなくて、それを使って次に何をやるかということですね。今年のFatSatだと、peripheral MRAのセッションでFatSatをやってTrueFISPという演題がたくさん出ていました。脂肪抑制の方法はinversion recoveryか、Dixonをやるか、もう1つTrueFISPが特殊なのが水と脂肪とが位相が反転するというのを使用した脂肪抑制と、その3種類にだいたい分けられますね。

扇 その3種類でどれが主流になりそうかという気配はありますか？

押尾 多分ですけど、Dixonを現実的に使うのはまだ無理で…。

市川 IRの打ち方というのは各メーカでだいたい同じなんですね。

押尾 それは去年と今年とでまるで違っていて、今年見るとみんな同じになっています。

扇 そこらへんの変わり身の早さはすごいですね。

廣橋 一点に集束していくんですね。

押尾 変わり身といいますか、集束といいますか、学会というものの目的がそもそもそういうところにあるので、それで情報交換をしたら、その次のステップは当然それぞれ別の方向にいくのですが、issueが同じですから。

廣橋 先生、TrueFISP関係でGCFPっていうの教えてくださいよ。

押尾 GCFPですか？

廣橋 ええ、演題番号4番だったんですけど[1]、global coherent free precession。

押尾 ああ、あのflowが見えるという技術ですね。ああ、あれは面白いですねえ。

市川 ああ、あのspin labelingみたいなやつですね。

高原 そうそう、昔のDBIみたいな。

廣橋 これは普通に撮るTrueFISPとどう違うんですか？

押尾 このGCFPは元々開発の動機は速いflowから出るアーチファクトということなのですが、TrueFISPというのは本来パルスがたくさんあたった時に定常状態になるので、パルスが1つで出てくる信号ではない訳です。それに対してthrough-planeの速いflowがあった時にパルスが1つあたって動いて出てくる部分があった時に信号が消えない部分があり、それがアーチファクトになる。そのアーチファクトを逆に利用したのがこのGCFPというテクニックなんです。

廣橋 普通のTrueFISPとどこが違うのかと質問したら、読み取り方向が違うんだと答えが返ってきましたね。

押尾 ごく簡単にいえばreadout

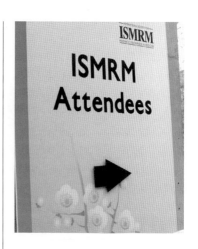

をスライス方向にして、そうするとスライス自体を見るのではなくって、そのスライス面を横から見る形になる…ただそうだけすればいいという訳ではなくてその辺いろいろと…基本的にはflow compensationなんですけど、まあ技術的にはそういう感じなんです。

市川 われわれ臨床家が把握しているのはreadoutが違うという、その程度の話でメーカからの説明もその程度ですよね。でも実際には奥が深いというか…。

高原 昔、direct bolus imagingというのがあったんですけど。

扇 DBIですね。

高原 そう、GCFPってそれと酷似していると思うんですけど。

扇 DBIってシーケンスはTrueFISPじゃないですよね、随分昔ですから。DBIってどこのメーカでしたっけ。

高原 島津製作所。

扇 そう、島津でしたよね。島津製作所なので押尾先生はあまりご存知ないですよね。

押尾 名前だけは聞いたことがあります。あの当時、島津っていろいろとやっていましたから。

扇　flip-back SE法とかありましたね。もう15年くらい前の話になりますけど。

高原　それで頸部のところで読み取り方向を上下にして、スピンの飛ぶ様子を見て流速を計るのに使ったりして、片方の椎骨動脈の向きが違うとか、めまいの原因精査に応用したりして。

扇　そうそう、subclavian steal syndrome。

押尾　その当時のDBIという技術を今から考えてみると、flow imagingというのがあるんですよ。スライスをselectしてエンコードをflow velocityのエンコードを使って、そうすると血管の中のflow profileが見えるんですね。

高原　ああ、そういう感じですね、まさに。

押尾　今回のGCFPはそれを見るのではなくて、anatomicalに1回flipパルスを経験したスピンをずっと追っていくんです。それでパルスが1回だけなので、これ自体本当はTrueFISPではないんです。

扇　GCFPもいろんな臨床応用が期待できそうですね。さっきのsubclavian steal syndromeとか。

廣橋　いろんな臨床応用があるでしょうね。ただ僕らにとってはこのGCFP、まだ謎なところがあって…。

TrueFISPとCardiac MRI

市川　少し話は変わりますけど、今回のISMRMでのシーケンスのtopicって、目に映ってくるものは相変わらずTrueFISP一色という感じがするんですけど、どうですか？

押尾　TrueFISP以外にもいろんなところでいろんな分野をやってはいるのですが、TrueFISPが目立つ理由というのはやっぱりcardiac imagingというのがまず土台にあって、それを何とかしようという方向性がここ数年間ずっとあって、その上にあるのがTrueFISPなんです。Cardiac MRっていろいろあるのですが、一番期待されているのがcoronary MRAで、それができるようになるまでは…。

扇　そこらへん、押尾先生に是非お聞きしたかったんですけど、去年のこの座談会2)でMRでcoronaryができるようになるとは思っていないと、おっしゃっていましたね。ところが今日の佐久間先生のランチョンのお話にしても、coronary MRAが花盛りな感じがあるじゃないですか。いかがですか？

押尾　ええ、すみません。あの時ですね、Weberのpaper3)を見ていなかったんですよ。あのpaper、トロントでも発表していたようなのですが、あれのポイントというのは普通でいわれているより遥かに長いsampling windowでデータをとるんです。従来coronary MRAでは60 msecを超えたらresolutionが落ちるといわれていて、その時間内でとらないとダメだといわれていたんですね。そうすると今の技術でそういう時間内でデータはとれないですから、昨年はその時点で手に入る技術ではちゃんとしたcoronary MRAはできないという結論だったんですが…。

扇　それが昨年の座談会でおっしゃっていたことですね。

押尾　ええ、ところが今年は長いと300 msecとかで撮っているんですよ。そうなってくるといっぺんにデータの量が増えますから、5倍くらい速くなったようなものですから、急速に現実味を帯びてきて、実際にもう綺麗な画も出ていますし…。そうなってくるとみんなもう研究者はTrueFISPのcoronary MRAに向かってやっているはずなんです。

扇　そうなってきますと押尾先生の眼でご覧になっても、現時点時

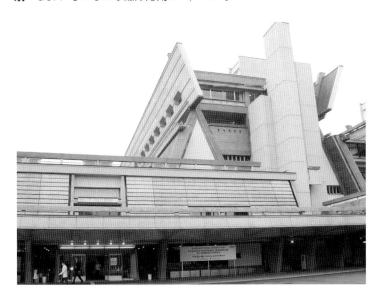

では coronary MRA は有望だと。
押尾 ええ、現実にあれだけの画が出ていますから。
高原 あと造影はどうですか？
押尾 TrueFISP をやっている限りは造影のメリットはあまりないですね。
扇 現時点の coronary MRA の first choice は TrueFISP といっていいですね。
押尾 ええ、現時点では True-FISP が優勢ですね。

TrueFISP 〜その根底を探る

押尾 TrueFISP の理論は随分昔からの古いものなので、相当固まっているとは思うんです。Steady state といっているものにいくつかあって…terminology を整理するのに GE のプラットホームの方がわかりやすいので、GE の terminology でお話しますと、縦磁化だけの steady state が GRASS、横磁化の steady state を使ったのは GE が昔 SSFP といっていた、シーメンスが PSIF といっているやつですね。それは横磁化の steady state を使ってはいるのですが一部のみを使っている。それで反対側も、横磁化の steady state を全部使ったのが TrueFISP なんです。これだけの一通りの種類のシーケンスというのは本当に昔からあって、最近 TrueFISP が急速に脚光を浴びてきたのは特にシーケンスデザインが新しくなったのではなく、グラジェントが速くなって TR が短くなったというだけの話で、それで脚光を浴びてきているんです。
廣橋 TrueFISP の利点は信号が強いということですね。

押尾 TrueFISP の利点はたくさんあるのですが、S/N がいいというのは確かに利点の１つですね。そしてもう１つ大きい利点はスピンエコーと中間的な性質をもっているというところが面白いところです。
扇 TrueFISP は信号採取効率が良くて、３つの信号をすべて使っているんですよね、SE と FID と STE の信号を。
市川 われわれですね、たとえば coronary の MRA とかで使っている時には白いか黒いかだけなので、あまり問題はないのですが、実質臓器で TrueFISP を使った時に、このシーケンスってグラジェントエコーのコントラストなのかスピンエコーのコントラストなのかわからないところがあって…。たとえばですね、T2 shortening を拾えないという印象があるんですね。
高原 それは堀先生が今回の学会でも発表されていた内容ですね[4]。
市川 そう、T2 shortening がまったく拾えない、鉄を使っても拾えないですね。だからひょっとしてこのシーケンスはスピンエコーが混ざっていて…。
押尾 いや、そう捉えるよりは TrueFISP は（グラジェントエコーコントラストかスピンエコーコントラストかというよりも）TrueFISP という別のコントラストと見た方がいいんです。T2/T1 に相関した別のコントラストで、T1 と T2 が近いものが明るいので液体も脂肪も明るいというものなんです。ですから T2 が変化しても T1 も一緒に変化したら信号には変化がないんです。
市川 T2 shortening が拾えない

かと思うと、肝臓の嚢胞と血管腫とが TrueFISP で別れちゃうんですね、明らかに信号が違う。だから不思議だなって思って…。
廣橋 というか僕らが普段、TrueFISP の画像を読む時に T1 と T2 の割合を考えながら見ていないものを、あれは考えながら見ないといけないということじゃないかなあ。
扇 何か TrueFISP を hydrography 的に使っていると T2 コントラストだけに眼がいきがちですけど、分母には T1 がいるということも忘れちゃいけないってことですね。
押尾 まず TrueFISP って実質のコントラストがつきにくいですね。それは最初からいわれていることで、それをどうするかということも TrueFISP に関しては最初から議論されてきたところでもあるのですが。
市川 あれだけ信号採取効率が良くて撮像も速いと、MRA や hydrography だけじゃなくって他の実質とかにも使いたくなるんですけどね。
廣橋 いつも僕らって、スピンエコーかグラジェントエコーかってスッキリ分けたい気がするけど、今回の学会で poster を眺めていたら、"fast SE で T2* 強調画像を撮る"という演題が出ていて[5]…"ああ、そうなんやあ。そりゃあできるかなあ"と感心していたんですけどね。何かグラジェントをちょっとだけずらして、スピンエコーのタイミングじゃなくてグラジェントエコーのタイミングだけで信号を採っていくとグラジェントエコーの画になるという。
押尾 その"グラジェントエコー

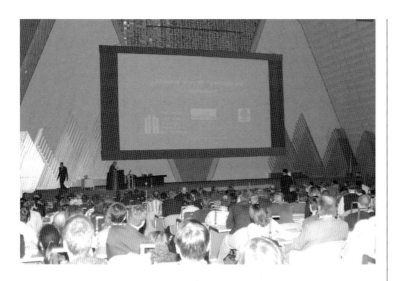

の画になる"という表現なんですけど、正確にいうとグラジェントエコーコントラストとかスピンエコーコントラストというものが実際にある訳ではなくて、T2*-weightingはあると思うのですが、何かと比べた時にT2*だけが変化しているという。

廣橋 ああ、そういう意味ですね。

押尾 いわゆるスピンエコーのT2コントラストというのは、proton densityからT2に依存して減衰したところを見たのがいわゆるT2コントラストというもので…それに対していわゆるグラジェントエコーコントラストというのは言葉としてはあるのですが、それが何を指すのかというのは用途によっていろいろと違ってくるんですけど、たとえばGRASSのコントラスト、やはりあれも縦磁化のsteady stateを使っていて、あのシーケンスもinterpretationが難しいのですが、そういうものを指してグラジェントエコーコントラストという場合と、それとは別にTEを長くしていった時にたとえばBOLD effectが出てくるとか、そういうものを指してグラジェントエコーコントラストといっていることもあるんです。先程の"fast SEでT2*強調を見る"のがグラジェントエコーの画になるというのはGRASSのコントラストになるかというと、そうではないんです。

市川 GRASSの画を想像しちゃあダメなんですね。

押尾 それに関連していいますと、TEとT2*との関係で通常TEを延ばすとT2*-weightingがかかるのですが、TrueFISPに関してはそれがまったくないんですね。

廣橋 フーン、なるほど。

押尾 先程"スピンエコーと中間的なコントラストだ"といったのはそういうことで、TrueFISPはT2*-weightingがまったくないシーケンスですから…面白いんですね、TrueFISPのコントラストは。

Radial Imaging

扇 他に何か基礎系でのご印象はいかがですか？

押尾 先程のとも関連しているのですが、radial imagingも今回の学会ではものすごく目立っていましたね。多分、方向としてはTrueFISPと同じで、あれもcardiacを視野に入れた上での話ですね。Radial imaging自体は特に新しい話ではないので。

廣橋 頭部のfunctionalに関してはどうですか？

押尾 それに関してはradialよりはspiralの方がいいかと思うんですね。つまりspiralの方がradialよりもいいというのは…。

高原 動きですか？

押尾 そう動きに強いんです。ひとくちに"動きに強い"といってもいろいろな種類があって、spiralも動きには強いのですが、その強さの種類が違うんです。ある臨床応用に特定のシーケンスを選択する場合は、そういういろんなfactorを考えた上で用途に応じて決まってくるんで…何かまったく新しいシーケンスが出てくるというのはMRの世界ではそうないことで、多くは以前からある古い技術の要素を組み合わせるという感じですね。

高原 以前にISMRMのランチョンでSENSEを見てブッ飛んだことがありましたけど、今年はあまりそういう目新しい技術はなかったですよね。

市川 さっき僕が押尾先生に聞いたのはそういうことで、僕らから見れば新しいものがなくってちょっと止まっている感じなんだけれど、押尾先生の眼から見れば、まだ僕らが気付かない何か新しいことがあるのかなって…。

Vessel Wall Imaging

扇 廣橋先生のサマリーセッションのお話の中で、ガドフローリンMの画も綺麗でしたね。バルネラブルプラーク（不安定プラーク）に入るんですね。

廣橋 ええ、これが2003年のCirculationに載ったワタナベラビットの脂肪性プラークに入っている画なんですけどね（ノートパソコンの画面を開いて見せる）。彼らがシーケンスをちょっといじって、black-bloodのT1強調のシーケンスにしたのですが、そうすると今まで24時間後にしかわからなかった脂肪性プラークが投与後1時間で見えるようになったんです。こういう感じでlipid-rich areaとガドフローリンが溜まっているareaとがこんなに相関があると。

扇 綺麗ですね。これだけ綺麗に入れば他のものは何も要らないという感じですね。

市川 この造影剤は脂溶性だから入るとか、そんな簡単な機序ではないんですよね。

廣橋 そんな簡単な機序ではないでしょうね。入るのに時間がかかっていますしね。

高原 これはまだ臨床では使えないんですか。

廣橋 ええ、まだ動物実験なんですよ。

扇 同じバルネラブルプラークを描出するのにもUSPIOはもう人体に使っていますよね。黒く信号が落ちた頸動脈とかよくプレゼンされていますね。

廣橋 USPIOは人体に使うのに問題ないですからね。まあ、あの画像をどう見るかですね。黒く落ちているよりは白く入っている方が見やすいように思いますけどね。

市川 やっぱり造影剤は黒で始まって白で終わるんですよ。造影剤はやっぱり白でないとダメなんですよ。

廣橋 もうEOB派はどうしようもないね（笑）。

扇 やっぱり今バルネラブルプラークは大きな話題ですよね。IVUSをやっている内科の人たちは経験的にIVUSだけでバルネラブルプラークがわかるといいますけれど、ちょっと客観性がないですし。

高原 プラークの分布がMRで三次元的にわかったらもっとスゴイのにな。

廣橋 バルネラブルプラークという意味では、あれも演題に出ていましたよ。フィブリンターゲット。EPIX Medicalから出ていました[6]。このEP-2104Rという造影剤は初めて聞きました。これはフィブリンが付着しているところにつくと。

市川 こういう特異性造影剤がどれだけ出てくるかというのは、これからのMRの命運を握っているようなところがありますからね。

廣橋 MRAのluminologyとしてはいくところまでいっている感じがあるので、今度はMRIで血管壁をどう見ようかということで、CTとかの他のmodalityに勝とうというのがありますよね。

扇 以前のこの座談会で佐久間先生もそうおっしゃっていましたけど、ASOで下肢の血管とかを見るのにはluminologyでもいいけれど、coronaryや頸動脈はluminologyだけでは不十分でプラークの性状をちゃんと評価しないといけないというのがはっきりしてきていますから、後はどういう方法論でプラークの性状評価をやるかということだと思うんですね。今出た3種類のMRI用造影剤（ガドフローリンM、USPIO、フィブリンターゲット）の中だけでもお互いに違いがありますから…機序が違うし、コストも違うでしょうし、使い勝手や認可の下りやすさも違うでしょうし、副作用も違うでしょうし…今リサーチレベルでは共存していますけど、実際に現場に降りてきた時に何が生き残っていくのか、将来的にはどうなんでしょうね。最近、内科の学会雑誌でもバルネラブルプラークだけで1冊特集を組んでいたりしていて、プラークの性状評価は1つのトレンドですね。

Multi-station MRAとThigh Compression

扇 Multi-station MRAに関しては廣橋先生や高原先生がサマリーセッションでまとめられていた下肢の圧迫の話題がありますね。

高原 ええ、thigh compression。

扇 Multi-station MRA自体、injectionの手法を含めてまだいろんな方法が乱立しているんですよね。

廣橋 そうですね。まず1つの方法が下腿でもtiming bolusをとりましょうと[7]。下腿でtiming bolusをとることで、動脈と静脈がいつ染まっているかを見て、この間に撮ればいいでしょうという演題です。そして2つめが、そうじゃなくて上を撮ったら下に自動的に動いて下腿でtime-resolvedを撮りましょうと[8]。ただこれはですね、ここで5cc使ってこっ

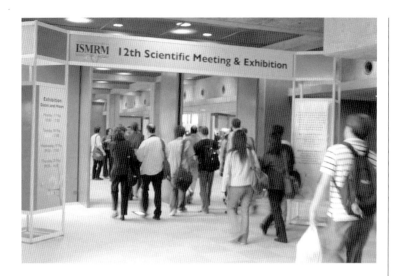

ちで40 cc 使っているので日本でやるのはむずかしい話なんですけど。それから3つめは、dual-injectionで2回撮像する方法で、まず下腿を1st stationとして撮って、その後で上を別のinjectionで2ndと3rd stationとして撮りましょうと[9]。

市川　下腿の1st stationはtime-resolvedで撮るんですか？

廣橋　ええ、下腿はスタート時間と関係なく先程と一緒でtime-resolvedで撮るか、あるいは下腿でtiming bolusをやってから撮るかでしょうけど。それからこれはリアルタイムに画面を見ながら手でテーブルを動かしながら撮るという[10]。

高原　これはリアルタイムで面白いなと思いました。

市川　要は血管造影の時と同じような感じなんでしょうね。

廣橋　そうそう、心臓カテーテル検査みたいに。

高原　これの再構成アルゴリズムというのは、どうなっているんです。

扇　MRフルオロみたいな感じですかね。

押尾　ええ、グラジェントは動いていないですから。

扇　いずれにしましても下腿がちゃんと出ないので、それをどうするかということでいろんな方法が乱立してきているんですね。確かに臨床の現場でmulti-station MRAを読影していて、下腿は静脈と重なってダメだなというのは明らかですからね。

廣橋　ええ、要は下腿の静脈をどうはずすかということなんですけど、この演題は血圧計を使って大腿の中央部を50 mmHgで圧迫するという方法で[11]…。このグループは実は去年は60 mmHgと言っていたんですよ。

扇　高血圧の人はもう少し圧を高くするとか（笑）。

廣橋　いやいや…それでこれは去年のISMRMのまとめなんですけど、去年の学会の時点では先程のEssenのグループが大腿を60 mmHgで圧迫するか、それとも下腿を40 mmHgで圧迫するかということを主張していましたね。そうやって圧迫することで動脈に造影剤がくるタイミングも少し遅れるんだけれど、静脈には造影剤が

こないうちに撮像ができる。

扇　MRI室に持ち込むのに普通の血圧計だとダメなので、MR compatibleの血圧計を使うんですね。

廣橋　ええ。それで丁度いい圧のところで圧迫を止めた状態で撮像するんです。ただ50 mmHgとか60 mmHgとか厳密に決めるところにどれだけ意義があるかが今ひとつわかりませんが、いずれにせよ彼らがいうにはターニケットよりは圧が計れる血圧計のマンシェットの方がいいんだと。

扇　そうですね。でも圧に関してはきっと120 mmHgだと患者さんは苦しくて耐えられないでしょうし、10 mmHgだと圧迫する意味がないでしょうから、その中間で50～60 mmHgくらいという数字も何となくわからなくはないですけどね。

高原　このthigh compressionはいい方法だと思いますね。

市川　静脈をはずす方じゃなくって、静脈を描出する方の演題はなかったですか？

廣橋　今回はなかったですね。

市川　静脈はまだ出てこないか…。今回メーカのブースを見ても静脈の画はTrueFISPを載せて終りみたいな感じで、それ以上のものが出てきていないですよね。

扇　FBIも静脈の描出には結構いいですけどね。

市川　今CTの世界では動脈は終わって、静脈をどうやって描出するかという段階にきているんですけどね。その点、MRIはちょっと遅れているような感じですね。

高原　下肢の静脈はあれもいいですよね。2D TOF法に呼吸同期を用いて描出する方法。

扇　ああ、この前技師さんがプレ

ゼンしてくれた…あれはいいですね。静脈還流って胸腔内圧に依存するので、吸気と呼気とで全然flowが違っていて、それに着目したいという。
高原　そうそう、conventionalなんだけれどかなり綺麗に画が出て…。
廣橋　あれでも時間がかかるでしょ。
高原　かかるけど、静脈を描出しようとしてあれこれ試行錯誤をやっているよりはいいんじゃないですか。
廣橋　まあ、そりゃあそうですね。

腎臓のFunctional Imaging

扇　廣橋先生がサマリーセッションでプレゼンされていた腎臓のfunctional imagingですが、いろいろとお話を聞きながら思ったのですが、MRIによる腎臓のfunctional imagingって平たくいうと核医学の追従といいますか…mean transit timeにしろrenal blood flowにしろ、核医学の焼き直しという感じもするのですが、そういう面だけなのかそれともMRI特有の別のfunctional imagingがあるのか…。
廣橋　いや、そういう面だけなんでしょうね。ただ結局、一番大きな違いはMRIは腎臓の皮質と髄質が分けられるということだと思いますよ。たとえば今、腎臓に効いている薬剤が皮質に効いているのか髄質に効いているのかわからない薬剤もたくさんあるんですよ。それが分けられるというのがMRIによる腎臓のfunctional imagingの一番大きな点だと思います。画像診断が進んできたら、

昔、脂肪肝は全体にできるものだと思っていたけれど、実はまだらにできたり、ちょっとだけ部分的にできたりするんだということがわかってきたように、たとえば腎炎も全部にできるんじゃあなくて、ちょっとずつできてくるとか糸球体障害だけが起こるとか…そういうfocalに起こっていることをMRIなら描出できるということもあるかもしれないけど、一番大きなことは皮質と髄質が分けられることだと思いますよ。
市川　今回の学会でもMorning Categorical CourseでFunctional Body MRIというテーマが組まれていたりしていますけど…やっぱりMRが生き残っていく上でfunctionをどこまでやれるかというのは重要になってきますね。
扇　あと腎臓関係でもう1つ面白かったのは、腎動脈のMRAを従来の冠状断のMIP回転で評価するのでなく、IVUSにならって腎動脈の直交断面で評価し、そのためにパラレルイメージングを使ってisotropicでデータ収集するというのがありましたね。
廣橋　そうです、その方が正確に腎動脈の狭窄を評価できるんです。Coronary arteryがすでにそうやって評価していますからね。

癌細胞が通ったリンパ管が太く見える

扇　あとあの演題も面白かったですね。先生に教えていただいたNIHの"癌細胞が通ったリンパ管が太く見える"という演題[12]。
廣橋　ああ、あれ面白いでしょう。まだ動物実験ですけど。
扇　MR lymphangiographyでリンパ管とリンパ節が綺麗に描出さ

れて、癌細胞が通ったリンパ管だけが太く見えるという…これ造影剤は何を使っているんですか？
廣橋　彼らが作ったオリジナルのGd造影剤ですね。
扇　これがもし実際の臨床に入ってくると、いろんな応用が考えられますね。これまでのsentinel nodeの検索法とは次元が違うような…。
廣橋　これですよ（ノートパソコンの画面を指しながら）、他のところはリンパ管が細くてリンパ節にも均一に造影剤が入っているでしょう。ところがこのリンパ管だけが太くて、その先のリンパ節がdefectになっている。ここを通って癌細胞が広がったという話なんです。僕は最初にこの画を見た時に感動しましたね。
扇　MRIにおける造影剤というのは1つの大事なkeyですね。

Islet CellのMRマイクロスコピー、胆汁のMRS、Cell Tracking

扇　ex vivoですがMRマイクロスコピーでislet cellが見えるという演題もありましたね[13]、廣橋先生が紹介してくださった。
廣橋　あの演題も面白かったですね。ex vivoといえば似たような内容で、欧米では糖尿病の患者さんに膵島細胞移植をするのですが、その移植する膵島細胞の中にResovistを入れてあげると、膵島細胞がそのResovistを取り込んで、体の中のどこに移植した膵島細胞がいったかわかるというのがありました。
市川　それは面白いですね。islet-cellがResovistを食べるんですね。
廣橋　そう、islet cellが食べるん

です。
市川　もしかしたらResovistって、濃度を上げたらどんな細胞でも食べちゃうかもしれないですね。
扇　あと胆汁のコレステロールをMRSで見るという演題がありました[14]。これから先が見えてきそうな…。
市川　そこらへんは3Tの世界になってきますね。
廣橋　MRSを今後どうやって使っていくか…腹部でうまく使っていければいいなと思いますね。
扇　それから何といってもstem cellのtrackingが話題でした。慶応大の谷本先生がやはりサマリーセッションでたくさんの演題を紹介してくださっていました[15,16]。
廣橋　Stem cellのtrackingは本当にたくさん出ていましたね。
扇　再生医療へのcell trackingの応用が今すごいらしいですね。
廣橋　さっきの膵島細胞をラベルしたのと同じ世界ですね。
扇　自分のstem cellをSPIOやUSPIOでラベルしてT2*強調で見るんですね。移植医療が花盛りですから、重要な臨床応用ですね。
市川　造影剤の白いやつはないんですか、白いやつは。
廣橋　あー、市川先生の好きな白い造影剤ね（笑）。
押尾　それに関してなんですが、鉄を使う理由というのは感度の問題があって、MRIで一番感度が鋭敏なのがT2*強調なんです。鉄とT2*強調との組み合わせだと細胞1個まで見えるというんですね[17]。T1強調だと造影剤を使ってもそこまでの感度は出ないんです。
高原　なるほど。

肺癌のスクリーニング

扇　神戸大の大野先生のサマリーセッションで面白かったのは、肺癌のスクリーニングをMRIでやろうという演題が出ていました[18]。
市川　それはどこの施設からの発表ですか？
扇　発表自体も神戸大からでした。ドイツみたいに検診にX線を使わないところはもちろん、日本もちょうどランセット問題でX線の被曝が問題になっていますから、MRIでスクリーニングというのも新しい選択肢として面白いのかなと思いました。
高原　それはどんなシーケンスを使っているんです？
扇　STIRと普通のT1、T2強調だったように思います。
市川　昔から思っているんですけど、低磁場の装置で普通にT1強調を撮って、ウィンドウをガーッて広げて見ると肺野の結節はCTと変わらないじゃない、というのがあるんですけどね。低磁場の方が苦労しなくたって肺は綺麗に見えるし…ある意味でその延長ですよね。
廣橋　全身のMRIでのスクリーニングの時や、今の肺のスクリーニングとかって、よくSTIRが出てくるんですけど、STIRってもうちょっと撮像が速くならないですかね。
市川　STIR…inversion timeがありますからねぇ。
押尾　その前にSTIRを使うかどうかという議論もありますね。だいぶ前にChemSATのT2とSTIRとの比較のpaperが出ていたように思います。

廣橋　さっき島津の話が出ましたけど、島津のMRIを使っている人たちがSTIRがいいとずっといい続けていましたでしょ。あの頃から思っていましたけど、STIRがコントラストは一番高いでしょう。
扇　病変をとにかく白く光らせるというのにはいいですよね。
廣橋　そうですよね。だから普通のT2強調画像にどんなに脂肪抑制が良くかかっていても、それよりSTIRの方がコントラストがいいんじゃないかと…。
市川　そうかなあ。
押尾　Inversionを入れればS/Nは必ず落ちますし。
高原　でもChemSATは脂肪抑制の不良が案外あったりするので…。
廣橋　ああ、そういう意味もあるでしょうね。
扇　神戸のグループの発表では、肺野のnoduleを描出するのにT2強調はChemSATを使っていなかったと思います。
押尾　肺の中は周波数がまるで違いますから、そういうのもあるのかもしれませんね。
扇　MRIによるスクリーニングの有用性として、確かCTだと結節がnon-specificに何でも描出されるのが、MRIだともう少しspecificでfalse positiveが下がるといっていたような気がします。
廣橋　古い炎症だとMRIで光らないとかそういう感じですかね。
市川　確かにMRIだと信号で鑑別できる面があるかもしれないけど、辺縁の形状から良悪性を鑑別するのはCTの方が良いので…。
扇　形態かそれとも信号のコントラストかということですね。
廣橋　そういう意味ではFDG-PETってactiveな結核結節も集

積して拾い上げられてしまうんですよね。そのへんはどうですか高原先生、MRIのdiffusionだと光らないとか。

DWIBS

高原　それはdiffusionでも光るかもしれませんね。
扇　じゃあ、ちょうど話題に出たところでDiffusion PETgraphy[19]の話をしますか？　名前を変えたんですよね、DWIBS。
高原　Diffusion weighted whole body imaging with background body signal suppression、略してDWIBSです。その意味は、拡散強調画像で抑制されるのが筋肉、脂肪、血管と大部分の骨なんですけど、逆に信号が残るものとして精巣、前立腺、子宮内膜、脾臓、神経系、リンパ節。あとは腫瘍とか炎症とかが描出される訳ですね。それで名前としてMR tumor imagingとかMR tumor scintigraphyがいいんじゃないという意見も出たんですけど、tumorといってしまうとtumorじゃないものも描出されてガリウムシンチが腫瘍シンチっていうけれど国家試験でも必ず"でも炎症も入るよ"ということをいちいちexcuseしなきゃいけないようなのは良くないだろうということになって。それでの頭文字をとっていろいろと並べたんですけど、頭文字を全部並べても誰も覚えられないし…。
廣橋　五文字くらいでないとダメだよね。
高原　そう、それで多くの構造物をとばして抑制しているのでback-ground suppressionでいいだろうということになって、DWIBSと名付けたんです。
市川　これのミソは白黒反転したというところですよね。
廣橋　これは肺内の結節は見えますか？
高原　肺の結節はだいぶ描出能が落ちますね。
扇　これは基本的には拡散強調画像なので、出血や粘稠度の高い液体でも描出されてくるんですよね。
高原　そうです。
市川　bはどれくらいで撮っているんですか？
高原　1,000 s/mm²です。それでどういうことかもう少し説明しますと（ノートパソコンの画面を開く）、今まで拡散強調画像はブラウン運動を検出するので、基本的に胸腹部では呼吸停止か呼吸同期をするべきであるということだったのですが、そうすると撮像時間が制限されるので薄いスライスでは撮れなかった、あるいは撮ってもS/Nが低くてダメだったんですね。ところが何回も積算をしてあげれば呼吸停止も呼吸同期もしないで画が綺麗に出ることがわかったんです、それなら時間を気にしないで撮れると。
市川　これはマルチショットじゃないんですね。
高原　シングルショットのEPIです。今までは10 mm厚でもS/Nが悪かったものが、10NEXくらい積算しますので、4 mm厚でもS/Nが良くなってマルチスライスCTみたいにMPRができるようになるんです。それからPETを意識しているので白黒反転して表示します。脂肪抑制は最初はCHESSパルスでやっていたんですけど、空気に接した辺縁部の脂肪抑制が不良になるんですね。それを2Dで横断像として見ているうちはまだいいんですけど、MIPして3Dで前から見た時に辺縁部の残った脂肪信号が邪魔になるんですね。それをワークステーションで削ることはできるんですが、それでは一般化しないので…それでSTIRを使うときわめてスッキリと脂肪が消えるんですね。ですから正確にはSE-EPIじゃなくってSTIR-EPIなんです。
廣橋　TIはどれくらいですか？
高原　TIは180 msですね。S/NはIRの方が3割くらい落ちます。それがNEXを上げる理由にもなるんですけど。何故かわからないんですけど、二値化された画像のせいか4 mm厚なのにMIPした時の画像が極めて滑らかに出るんですね。フォローアップで何回撮っても毎回ちゃんと綺麗に出るんです。この方法の1ついいところは、化学療法の効果を見ていくのにCTだとMPRしても結局何枚ものスライスを見なきゃいけないけれど、このDWIBSだと1枚の画像だけで腫瘍の広がりがわかるので一目瞭然で比較ができるんです。それからSTIRを使ってもう1つ効果があるのが、腸内容の信号がnon-specificによく抑制されるんですね。必ず消える訳ではないのですが、STIRで相当良くなりました。
廣橋　FDG-PETでも腸はすごく問題ですもんね。
高原　それでPETと比べてみると、比べた例はまだ10例足らずなのですが、一応PETで拾った病変はDWIBSも全部拾っているんです。それでPETよりは少し空間分解能がいいので、病変の形とかがわかるんです。

市川　膀胱みたいにPETで描出されにくいところにはいいでしょうね。

高原　はい。あと小児癌の症例で呼吸停止ができない小さい子どもでも、これはもともと呼吸停止をさせない撮像法なので思いのほか綺麗に出るんです。それからこれは卵巣癌の腹膜播腫の症例で、こっちの造影CTだとあまりわかりませんよね。それがこんなに綺麗に出ています。

廣橋　たとえば肝臓に転移があった場合はこの方法で見えるんですか？

高原　ええ、見えますよ。

廣橋　実は那須先生もああやってdiffusionがいいといっているので、僕のところでシングルショットのEPIとSPIOとを比較してみたんですよ。そしたら、やっぱりSPIOの方が良かったんですよ。

市川　肝転移はSPIOの方がいいと僕も思いますね。だって横隔膜下なんかdiffusionだと見られないもの。

高原　でも那須先生は呼吸同期で4NEXとかしているので、今までの他の研究に比べたらS/Nはずっといいと思うんですけどね。

市川　そうやればS/Nはいいけれど、臨床家が求めているのは数mm単位のメタなので、それでもそういうレベルにはないんですよ。

高原　それでね、このDWIBSがどうして呼吸停止をしなくても撮れたかということをいろいろと考えていて…。

押尾　それはそれがシングルショットを使う理由だと思うんです。Diffusionの場合シングルショットでは動きがghostではなくてphaseがまわってくるんです

が、マルチショットにするとそれがghostになって消えてしまうんです。そこが今だにシングルショットしか使わない理由なんです。

扇　いやあ、素晴らしい。

高原　それでね、十何NEXもしているとどんどん画が良くなって、小さい病変が消えるという印象もあまりないんです。

扇　平均化されていくんでしょうね、十何NEXもやると。

廣橋　そのvalidationを実際にやっていくのはこれからなんでしょうけど、僕は実際にPET診療に関わっていて、じゃあ肝臓の7mmのメタがPETでわかるのかといったら、やっぱりそれはむずかしい。だからそこらへんのborderがどこにあるのかということもはっきりさせていかないといけないと思うんですね。

市川　ただ最初からこの方法論に数mm大のものの検出能を求めると使えないで終わってしまいますので、まずはPETと同じで1cm以上のものをどこまで拾えるかっていう考え方をした方がいいでしょうね。

廣橋　それからちょっと興味があるのは、さっきの腹膜播種はCTで見えないものも出たりするの。

高原　はい、そういう症例は経験しています。

市川　さっきの腹膜播種は腹水が接していたので、空気が接しているより見やすいでしょうね。

扇　PETかDWIBSかといった時に、FDG-PETはグルコース代謝を見ていてDWIBSは拡散を見ている訳じゃないですか。画像の見た感じや臨床応用も似ていますけど、実際には違うものを見ている

訳ですから、もし診断がつかないで困っている症例があれば本来なら両方やってより診断を確実にしようという選択肢もあるんでしょうが、包括医療が進んでいったらどちらか1つという選択肢を迫られるでしょうね。

市川　それからどちらが優れているかというだけじゃなくって、PETというものの特殊性もありますよね。どこにも置いてあるものではないし、すべてが保険でいける訳ではないし…そういう意味ではPETが置いてない施設でPETと似たようなことができるというのは大きいですね。

廣橋　そしてこれからどんどん検査をやっていけば、良い点や悪い点もはっきりしてくるでしょうしね。

扇　だからDWIBSもこれからいろんな施設でやって症例を蓄積していけばいいでしょうね。

廣橋　そうそう、そういう意味でも先生にはやく論文にして欲しいんですよね。そうすれば今度の総会で先生のDWIBSをフォローする発表もできると思う。

扇　それに例の毎日新聞の一面記事を見て、ウチの病院にもDWIBSをやって欲しいという問い合わせも来たりしているし。

高原　多分、夏頃にはpublishできると思いますよ。

扇　DWIBSのもう1つ面白いところは、脳の皮質や脊髄に加え、神経も拡散が制限されることを利用してMR neurographyができるということなんですよね。

押尾　心臓は見えないんですか。

高原　心臓はですね、心筋梗塞とかを出そうとトライしているんですけど、今のところは成功してい

ないんですね。
扇　それは原理的な問題ですか？
押尾　ええ、そうだと思います。そこらへんの原理的な問題もpaperがpublishされたのをきっかけにして一気に解明が進むと思います。これは本来メーカの側からはじめる研究ではないですから。
扇　しかもメーカの先のユーザ、臨床医からはじまっている訳ですから、面白い切り口ですよね。心臓はhigh NEXだけじゃきっとダメなので、PACEを使うとかそんな感じですか？
押尾　これをNEXしないで撮ったことはないですか？　本当はmagnitudeで平均化するといいと思うんですけど。
廣橋　ああ、なるほど。
押尾　もう少しこのシーケンスの細かいところがわかるといいのですが。
高原　細かいところといいますと？
押尾　たとえばこのシーケンスはMPGにどういうものを使っているかわかりますか、bipolarかどうかとか。
高原　いや、それはわからないですね。
扇　そういうシーケンスの側からも解明が進めばさらに広がりがあるかもしれませんね。
押尾　あともう1つ、腹部の拡散強調画像に関して拡散がどうして変わるかという議論が少ないように思うのですが。というのは頭部では、相当いろいろと議論されてきましたけど、そういう歴史が腹部ではまだないように思うんですね。
市川　1つには腹部の拡散強調画像は日本人しかやっていなかった

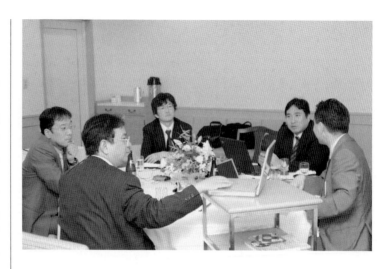

というのもあって…いや、僕自身は脾臓が何故あんなにADCが低いのかという疑問から始まって、細胞構築の問題には昔から興味はもっているんですよ。肝臓にテンソルを適応してみたのもそういうことなんですね。生命が維持されている以上、体液の流れのanisotropyというものがあって、それが生命秩序というものだから…。
廣橋　あるのだろうけれど、それがボクセルでとらえられるかどうか。
市川　ただそこを突き詰めないと拡散の意義というものが確立しないですよね、単に白くなったとか黒くなったとかだけでは。
廣橋　それに癌の種類とかgradingによって、どうして拡散が違うのかとか。
市川　ただそれを突き詰める前に残念ながらSENSEが出てしまい、画が綺麗になってT2強調画像の代わりに使えるよという単純な方向に入ってしまって…。
廣橋　それはそれでいいような気もするけど、後から理屈がつく形でも。
市川　それでもいいんだけれど、

拡散強調画像を長くやってきたものからするとちょっと未消化だなと。
廣橋　熊本大学がやっている仕事で、腎不全になると腎臓の拡散が変わるという話があるじゃないですか。あれを僕のところで拡張テンソルをやってみると、腎臓は肝と違ってもう少し綺麗にstructureがあって、FAで見ていると綺麗に模様があって、それが腎不全になると模様が壊れていくんですよ。癌とは違って、そういう拡散の使い方もあるかなと。でもこのDWIBSの石は投げて本当に良かったと思いますね。
扇　本当にそうですね。今年1年のMRIを代表する技術ですね。
市川　僕もね、ずーっと考えていたんですよ。Diffusionはいろんな能力を秘めているんだけど、躯幹部において実際の臨床の中で本当にどういう形で臨床に根付かせるかを…。Researchは僕も随分長くやっていましたけど、どうやって根付かせるか、それがわからなかったですね。
廣橋　拡散強調画像の能力は高いので、いろんなところに応用がき

くはずなんですよね。それがこのDWIBSのように、臨床のニーズから生まれて、それに後から理屈がくっついて、さらにもっと良くなっていくという形でもいいだろうし…それから何よりも1つのところから発表したものを、それをみんなでやっていって、みんなのいろんなアイデアを合わせて…。

市川 ただ日本人の悪いところは、さっき押尾先生がいわれた"去年、議論されたところはみんなで情報交換して、今年はそれを当たり前のようにしてやっていく"という、これが進歩というものなのに、それがない。日本は他の施設が新しいことをやっていると、それをいいと自分でわかっていながら認めないようなところもあって…。

廣橋 ちょっと僕らの世代はそういうことはやめようよ。

市川 そう、そういうことはやめないと。せっかく日本っていいものをもっている訳ですから、それを世界にアピールしていかないと。

扇 素晴らしいご意見ですね。

^{13}C

扇 PET-MRIで思い出しましたけど、MRIでグルコース代謝を見るという話題が今回ありましたね。

高原 ああカーボンサーティーン(^{13}C)ですね。あれはGEが今回Amershamを買収して、GE Healthcareという大きな企業になって本社がミルウォーキーからロンドンに移るんです。それでデニス・クックというグローバルマネージャーが話をしたんですけど、Amershamは遺伝子のこともできるし造影剤の開発もできる。そういう企業を取り入れて結局どういうことをやりたいかというと、anatomyからfunctionにしたいし、molecular imagingもやりたいという話の中で、^{13}Cをhyperpolarizeして、それにグルコースを標識して注射すると…ラットの写真が出てくるんですけど、ラットの腫瘍のところに^{13}Cが集まるんですね。まさにこれはグルコース代謝をMRIで可視化しているんです。

廣橋 1.5T装置でできるんですか？

高原 いや、あれは実験機だったと思いますけど。

押尾 Hyperpolarizeすればmain fieldは関係ないですから。

廣橋 1.5Tでもみえるということですね。

押尾 ええ、ただ^{13}Cでグルコース代謝をみるのはもったいないなという気がしますね。^{13}Cのグルコースを入れると核医学と違って壊れていっても、どこまでいってもみえるんです。それで壊れるたびにケミカルシフトが変わりますから、本当に代謝が追っかけられるんです。

廣橋 えーっ、スゴイ。

扇 それって無限の可能性を秘めていますね。

押尾 そのかわり感度はものすごく悪いですね。

扇 それをどう拾うかですね。

押尾 それでhyperpolarizeという話になるのですが。ただhyperpolarizeしてどれくらいのT1になるかはわからないですが、1回縦磁化を使ったらそれで終わりですから、それをどう使うのかなと…。

高原 ああ、1回縦磁化を使ったら終わりなんですか。

廣橋 あれは日本ではhyperpolarizeはできないんですかね、規制があって。

扇 さあ、そうじゃないですか。

高原 でもとにかくhyperpolarizeして^{13}Cを注射して、グルコース代謝がみられるんだったら役に立ちそうですね。

市川 昔からわれわれが漠然と思うのは、何で核医学はすぐに標識できるのに、どうしてMRIやCTの造影剤って標識できないんだろうって…それがAmershamがくっつくと何となくできそうな雰囲気になりますよね、何となくね（笑）

扇 素人的な質問ですけども、本当に^{13}Cをhyperpolarizeして、人体でもグルコース代謝をMRIで見るということができるようになるんですかね？

押尾 できるようになると思いますよ。

扇 じゃあ、本当のMR PETgraphyになっちゃいますね。

廣橋 シニカルだあ（笑）。

市川 FDG-MRIって感じで。

高原 でもそのGEの話では、まさにMRI-PETってスライドに書いてありましたよ。

扇 本音トークで楽しんでいるうちに、3時間がアッという間に過ぎてしまいました。いつも楽しい時間は短く感じるものですね。ただ楽しい中にもキラリと光る本当に貴重なご意見をたくさん頂戴できて大変感謝しております。本日はお忙しい中、誠に有難うございました。

参考文献

1) Wolfgang GR et al：GCFP-A new non-invasive non-contrast cine angiography technique using selective excitation and global coherent precession. Proceedings of ISMRM 12th Scientific Meeting and Exhibition：4, 2004
2) 押尾晃一、竹原康雄、廣橋伸治、高原太郎、扇　和之：〔座談会〕シーケンス開発トップと臨床家エキスパートの共演．映像情報Medical（臨増）35(15)：20-41, 2003
3) Weber OM et al：Whole-Heart Steady-State Free Precession Coronary Artery Magnetic Resonance Angiography. Magn Reson Med 50：1223-1229, 2003
4) Hori M et al：TrueFISP：Is it really T2 like contrast?：Comparison with turbo SE images in ovarian pathology. Proceedings of ISMRM 12th Scientific Meeting and Exhibition：934, 2004
5) Dixon WT et al：$T2^*$ weighting in fast spin echo images. Proceedings of ISMRM 12th Scientific Meeting and Exhibition：1907, 2004
6) Quantification of mural thrombi with a fibrin-specific MRI contrast agent using an image segmentation algorithm. Proceedings of ISMRM 12th Scientific Meeting and Exhibition：457, 2004
7) Maki JH et al：Single injection peripheral MRA：SNR and the two station timing bolus. Proceedings of ISMRM 12th Scientific Meeting and Exhibition：227, 2004
8) Single-injection, semi-automated multi-station bolus timing for optimization of 3D peripheral MR angiography. Proceedings of ISMRM 12th Scientific Meeting and Exhibition：228, 2004
9) Dual-injection contrast-enhanced (DICE) peripheral MRA at 1.5 T and 3.0 T. Proceedings of ISMRM 12th Scientific Meeting and Exhibition：229, 2004
10) Sabati M et al：Real-time peripheral magnetic resonance angiography：An interactive single-station/-single-injection method. Proceedings of ISMRM 12th Scientific Meeting and Exhibition：230, 2004
11) Vogt FM et al：High spatial resolution MR angiography of peripheral vasculature-iPAT combined with mid-femoral venous compression. Proceedings of ISMRM 12th Scientific Meeting and Exhibition：231, 2004
12) Kobayashi H et al：Micro-magnetic resonance mammo-lymphangiography using a nano-size contrast agent to image lymphatic drainage of the breast cancer in mice. Proceedings of ISMRM 12th Scientific Meeting and Exhibition：2377, 2004
13) Grant SC et al：MR microscopy of pancreatic islets of Langerhans. Proceedings of ISMRM 12th Scientific Meeting and Exhibition：358, 2004
14) Prescot AP et al：Human gallbladder bile：Enhancing the sensitivity of single-voxel 1H-MRS using WET solvent suppression and short TE methodology. Proceedings of ISMRM 12th Scientific Meeting and Exhibition：2620, 2004
15) Hoehn M：Stem cell tracking in physiology and pathology. Proceedings of ISMRM 12th Scientific Meeting and Exhibition：157, 2004
16) Hoehn M, Frank JA (chairs)：Labeling and tracking of (stem) cells. Proceedings of ISMRM 12th Scientific Meeting and Exhibition：158-167, 2004
17) Heyn C et al：Detectability threshold of single SPIO loaded cells using FIESTA. Proceedings of ISMRM 12th Scientific Meeting and Exhibition：165, 2004
18) Takenaka D et al：MR screening for lung cancer. Proceedings of ISMRM 12th Scientific Meeting and Exhibition：670, 2004
19) Takahara T et al："Diffusion PETgraphy"：Technical breakthrough in body diffusion weighted images with non-breath-holding and high resolution 3 D display. Proceedings of ISMRM 12th Scientific Meeting and Exhibition：2612, 2004

座談会

エキスパートが語る MRIのTrendとFuture Direction
～ISMRM2005の印象を含めて～

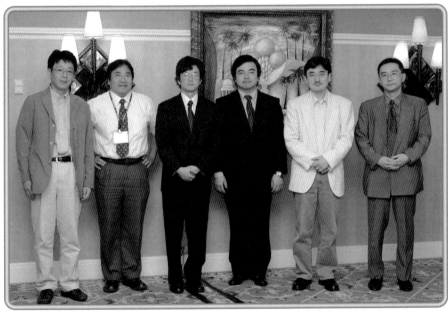

慶應義塾大学
医学部放射線診断科
押尾晃一

三重大学
医学部画像診断科
佐久間肇

浜松医科大学
放射線科
竹原康雄

東海大学医学部
基盤診療学系画像診断学
高原太郎

慶應義塾大学
医学部放射線診断科
新本弘

日本赤十字社医療センター
放射線科
扇和之

※記載の座談会出席者所属名は2005年5月のISMRM 2005（米フロリダ・マイアミ）開催当時。

ISMHM 2005（米フロリダ・マイアミ）にて開催され、UTEがこの年に初めて座談会で話題となった。冒頭は押尾先生のpaddle-wheel balanced SSFP whole heart coronary MRAに関するディスカッションから座談が始まる。続いてVIPR（vastly undersampled isotropic projection reconstruction）、whole body imaging、whole heart coronary MRA、BOLD、消化管、^{13}C（カーボンサーティーン）、bacterial-basedなMRI造影剤と話題が続き、最後はUTEのディスカッションで締めくくられている。

扇 MRIに関して世界最高峰の学会であるISMRMが、今年はマイアミビーチで開催されました。その学会に参加され、発表され、座長をされた各先生方にご印象を伺いながらMRIの現況とfuture directionについて語っていければと思っております。それではいかがでしょうか？ 今回の学会のご印象などは…。

"Paddle-Wheel" Balanced SSFP Whole Heart Coronary MRA（図1～4）

佐久間 今日の押尾先生の発表はすごかったですね[1]。あのセッ

ションの中でダントツでしたね。
新本 paddle-wheelという名前がついたラディアルスキャンによるwhole heart coronary MRAの演題ですね。
佐久間 paddle-wheelという名前は一見、難しそうに聞こえるんですけど、方法論としては一番、理にかなっていますね。ベストのやり方だと思います。
扇 いかがですか？ 押尾先生。あれは全く押尾先生オリジナルの方法なんですね。
押尾 ええ。
佐久間 呼吸を同期する方法としてはすごく向いていると思いますね。いろいろと細かい点でこれから良くしてゆくという面もあるのでしょうが、ああいう革新的な技術を日本人が発表されているというのが素晴らしいですね。あれは今後もっと注目されるべき技術ですね。
竹原 あんなにしっかりと信号が得られるんだったら、GEには早く商品化してくださいよという感じですね。
扇 これは押尾先生がご自身でシーケンスを書かれて、リサーチモードで走らせて…。
押尾 GEのプラットホームというのは、メーカで開発するのと同じ環境でシーケンスが書けるんですよ。
佐久間 再構成はオフラインでやられているんですか？
押尾 オフラインです。その再構成がまだ普通に臨床で使えるような形ではできませんので、そこは今後メーカにやってもらわないといけないですね。
扇 そこもぜひメーカにアピールしたいところですね。ところでご発表ではどのような質問が？
押尾 最初の質問は、従来のテクニックと比べてどれだけ描出能が改善したかという内容だったのですが、あの発表はまだそういう話しではなくて、アプローチというか、ストラテジーとして発表している訳で、実際にどれだけ改善したかという質問にはちょっと困りました。それから2番目の質問はprojectionごとに向きが違うので、そうすると向きによって割り出すのが難しいのではないかという内容だったのですが、別にprojectionごとにその向きを直せばいいだけなので…。
扇 k-spaceの埋め方が"paddle-wheel"なんですね。
押尾 ええ、普通はstacked radialというんです。ただ最近はradialという言葉が流行っていて、何でもradialという感じなので、同じradialでも何をやっているか解りやすいように、paddle-wheelという名前にしたんです。要するにk-spaceで縦を先にとるんです、四角に…それをトリガごとに回していく、という。
扇 佐久間先生、先ほどpaddle-wheelが方法論として素晴らしいとおっしゃっていましたね。
佐久間 ええ、あれはその前に発表があった1Dで撮る方法よりも、2Dで撮る方が進んでいますよね。
押尾 ええ、1Dよりも2Dの方が改善するという発表は他にもありました。
佐久間 2Dで撮ることで難しくなることもあるんでしょうけれど。
押尾 2Dで撮ることで難しくなるというと、時間がやはりそれだけかかるんですよね。ですからやるのであれば、イメージデータそ

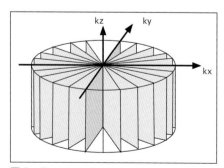

図1 Paddle-wheelの3D k-space trajectory
（押尾晃一先生ご提供、以下同様）

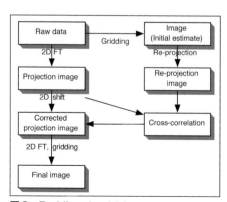

図2 Paddle-wheelのimage reconstruction/correction processのflow-chart

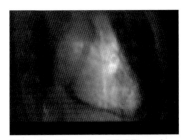

図3　Paddle-wheelの2D projection image

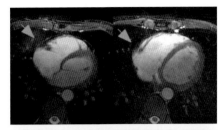
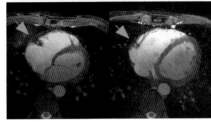

図4a
図4b

図4
a：Before respiratory correction
image qualityは比較的良好だが、coronary arteryにblur（ボケ）が見られる（矢印）。
b：After respiratory correction
coronary arteryのblurが改善し、辺縁がsharpになっている（矢印）。

のものを使えば時間はかからないということで…。

佐久間　ただ、コロナリーMRAの場合は四六時中データをとっている訳ではないので、self-navigateがこれまでのnavigatorより優れてはいるが、どの程度差が出るのかということが、1つの大事なポイントだという気がしますね。

押尾　これまで言われていたものに、スペースとして離れているというか、横隔膜でいった時に違う場所でやっているというのが1つと、あと時間的に離れているというのと…つまりnavigatorが離れているのが問題だと。ですからイメージデータそのものでやれば解決する問題で…。

佐久間　ええ、撮る時間の差は数百msec程度なんでしょうが、横隔膜と心臓の、呼吸による上下の動きというのは、人によってかなり相関が違うんですね。今は相関がこれくらいだろうということで、横隔膜の動きから推測している訳ですから、そりゃあ心臓そのもののデータでとった方が原理的に絶対にいいですね。あともう1つ思うのは、時間分解能のコントロールといいますか、セグメンテーションをどうするかという、そこらへんの自由度はどうかなと思いまして。

押尾　そこらへんの自由度はあまりないんですよ。z方向を1回で撮っちゃいますから。そこは今後パラレルイメージングかなと思うんですね、今はまだパラレルイメージングは全然使っていませんので。それから、もう1つにはnavigatorを使って極端にはずれたデータをはじいていくというのが、将来的な方向性としては良いかな、と思うんですね。

佐久間　今の時間分解能というのはどれくらいなんですか？

押尾　4 msecのTRで64ですね。

佐久間　それだと200 msec以上ですね。それが100 msecくらいまで落とせると、さらに安定して綺麗になってくると思いますね。データ収集ウィンドウを狭くした方がボケが少なくなりますから。健常ボランティアを撮る時データ収集ウィンドウは広めでも、良い画が撮れていいのですが、狭窄をみる時にはウィンドウを狭くした方がいいですね。

竹原　パラレルイメージングを使うと、また新しいアーチファクトが加わるということもありますね。

押尾　それはそうですね。今パラレルイメージングを使っていない理由の1つはそれなんです。

竹原　そういう意味ではVIPR（バイパー）、vastly undersampled isotropic projection reconstructionというのはどうなんですか。

VIPR

押尾　「どう」といいますと？

竹原　時間分解能を高めるという意味では。

押尾　あれは逆にボケが大きくなると思いますよ。常にセンターをとっているので。

竹原　ああ、そうですか。いや今回、VIPRの演題がたくさん発表されていて、MRAなんかもかなり空間分解能がいいイメージがでていましたのでね。

新本　アイソトロピックのイメージがでていましたね。

竹原　ええ、アイソトロピックのボクセルで。ああいうものの将来性はどうなんですか？

押尾　直接の経験がある訳ではないので、あまり確かなことがいえ

る訳ではないのですが、undersample をやっているので、それによるアーチファクトはあると思うんですね。そのかわり確かに resolution は出るので、MRA には良いかと思うのですが、普通のイメージでコントラストを求めるのは、ちょっときついかもしれませんね。

新本 ただ VIPR は関節領域の発表も目立ちましたね。発表を見ていて関節の VIPR っていいなと思ったんですけど。VIPR でアイソトロピックの sagittal を1つ撮ってしまえば、後は axial も coronal もアイソトロピックでリコンできて…それで軟骨のコントラストも結構良い画が出ていましたね。5分でアイソトロピックで撮れるという[2]。

竹原 ええ、そうでしたね。あれだと TE も短くできますから、軟骨にはいいですね。去年あたりから VIPR の演題は出てきていますね。肺の MRA なんかも、かなりしっかりしたイメージが出ていましたね。

押尾 肺は TE を短くするのが効きますからね。

竹原 それに VIPR に phase contrast 法を組み込んだ発表なども出ていました。

新本 ええ、出ていましたね。広範囲をアイソトロピックで撮れるというのが売りですね。

押尾 基本的には temporal resolution が高いんですね。undersample をする理由というのがそこにあって…。

扇 速く撮ることによってアイソトロピックが可能になるんですね。

押尾 ええ、ただ undersample をする必要がないところに使うのは意味がないかもしれません。VIPR という名前で売っているというか…。

竹原 VIPR は、trajectory としては二等辺三角形みたいなものをダーッと撮っていって、全体として立体的に"くすだま状"にデータをとっていくんですね。

扇 "くすだま状"に…。

竹原 ええ。

佐久間 やはりコロナリーにしても、血管のイメージを撮るのに、radial sampling するのは1つの重要なポイントだと思いますね。

Whole Heart Coronary MRA

扇 押尾先生の paddle-wheel と同じセッションで、佐久間先生のご施設からもご発表されていますね[3]。今、多検出器列の CT ですごく簡便にコロナリーの画が出せるじゃないですか。たいして画像処理に慣れていなくても、チョンチョンとクリックするとパッと綺麗なコロナリーの3次元画像ができて、循環器内科のドクターにもまあまあ認められるくらいの画が出るようになってきていますね。そういう状況下で、あえて whole heart coronary MRA という新しい選択肢を投じている訳ですが、そのコロナリー CTA と比較したメリットといいますと、1つには造影剤が要らないということと…。

佐久間 それに大きいのは被曝がないということですね。あとは高度石灰化の症例でも描出できるというメリットがあります。今日の朝の case presentation の症例でも、石灰化が強いと CTA で内腔が見えない症例が、whole heart coronary MRA だと内腔の評価ができるという例を呈示しました。

扇 whole heart coronary MRA をやるのに、まったくのスクリーニングで行う場合と、すでに冠動脈疾患がある人で、その精査のために行う場合とで何か違いはありますか？

佐久間 ええ、どちらのケースもやっていますが、冠動脈疾患をみる場合の方が他の MR 検査、つまり遅延造影やシネと組み合わせてやれますので、もし whole heart coronary MRA がうまくいかなくても、全体としては検査として成り立つんですね。でもスクリーニングで whole heart coronary MRA だけという場合は…ウチでも30分以内で検査をやった場合、15％は不成功というデータもありますから、そうなると検査として成り立たなくなりますからね。

扇 その whole heart coronary MRA の不成功の主な理由といいますと？

佐久間 主な原因は呼吸が安定しないということですね。1～2分したら急に変わった呼吸のパターンをする人はどうしてもうまく撮れないですね。

新本 それは事前にかなり教育してもダメですか？

佐久間 教育すると意識が入ってしまうので、余計にダメですね。ですから私なんかはボランティアとしては最悪なんです（一同、爆笑）。

高原 それは navigator の range からはずれちゃうということですか？

佐久間 ええ、意識しているとどうしてもズレますよね。

高原 トラックするのはどうですか？

佐久間　トラックすると、その分ボケますよね。初めの方と終わりの方とで呼吸同期の範囲がズレますから。成功率は上がりますが、画像としては悪くなりますね。

高原　ところで3T装置のコロナリーMRAはどうですか？ 成功率とか、画がどうだったとか…。

佐久間　3Tは去年まではなかなか難しいなという印象だったんですけど、今年はマティア・スティーバー先生がチャンピオン画像を出しておられたので…。

高原　チャンピオン画像は1.5Tのチャンピオン画像よりもいいですか？

佐久間　あのぉー、えー。

高原　良くないんですね（笑）。

佐久間　ターゲットボリュームではいいという画が、今年初めて出ていましたね。ですからコロナリーに関しては、3Tは将来性がようやく見えてきたようです。

高原　なるほど。

扇　コロナリー以外ですと、心臓は3Tではダメということですか？

佐久間　まずTrueFISPが実質上、使えないですから。低いフリップアングルしか使えないから、1.5Tの方がシネMRIは綺麗。

扇　そこら辺は将来的なブレイクスルーはないんでしょうか？

佐久間　将来的にはlocal transmitをやればいいんじゃないでしょうかね。

扇　なるほど。心臓用のコイルでlocal transmitということですね。心臓用コイルといえば、現在メーカによってかなりコイルの形状に差異があるようですが、そこら辺はいかがですか？

佐久間　フィリップスの心臓用コイルは大きいですね。もともと白人用ということと、SENSEのことを考えて、geometry factorなどに配慮すると、ああいう大きめのコイルになると思うんですね。

扇　その点はGEと違うところですか。

佐久間　GEの古い心臓用コイルというのは、SENSEのない時代に開発されてきていますから径が小さいのですが、私個人はその方がいいと思いますね。SENSEを使わなければ、特に体格的に、日本人の心臓には径が小さめのコイルが良いように思います。

押尾　見えないところがないという意味では大きいコイルも良いように思いますが…。

佐久間　その点はいいのですが、perfusionのことも考えると、S/Nという点では小さいコイルの方がいいですね。

扇　貴重なご意見ですね。

佐久間　今日のセッションのGEからの発表で、32チャンネルで14cmのコイルを8チャンネルの心臓用コイルと比較して、32チャンネルの小さいコイルの方が心臓の深さでS/Nが2倍良かったという演題がありましたが[4]、あれは大事なポイントですね。画像も十分に綺麗でした。呼吸同期は成功率が8割ぐらいと言われていますので、同期がうまくいかない人はこの発表みたいにbreath-holdで撮れば…32チャンネルでなくても、たとえば3cmずつでも数回に分ければ、それなりの画が撮れるんですね。呼吸同期は面倒ですし、将来的にはbreath-holdの方向に行くような気がしますね。

Whole Body MR Imaging

扇　明日のplenary lectureでwhole body imagingの特集が組まれているみたいですね。

竹原　ええ、"細胞から全身まで"というのをテーマにしているみたいですね。

扇　竹原先生のご施設が一番whole body scanをやられているかと思いますが、いかがですか？ 被曝のことを考えれば、今後はwhole body scanをMRIで、という方向性は当然あって良いかと思うのですが。

竹原　ええ、ただ私自身はその前に、whole body scanによるスクリーニング自体にどれだけ意味があるかという疑問もあるのですが…それに小さいうちから見つけてどうするんだというところから本当は話しを始めないといけないかと思うんですね。

扇　小さいうちから見つけてどうする…。

竹原　たとえばヘリカルCTによる肺癌の検診にしても、CTでしか見つからないような本当に小さい病巣は、必ずしもその時に見つけて手術しなければいけないとは限らないじゃないですか。たとえば野口分類Aの肺癌なんかは、しばらくはそのままでも転移はしないので、手術してもしなくても長期予後は変わらないという論文も出ていますよね。ですからそういうのを見つけ次第、切除するというのは本当にそれでいいのか？ という問題は1つありますね。

扇　"なに、小さいうちに見つけて切除したんだから、もう絶対大丈夫だよ"という個人的な満足感はあるんでしょうけどね。

MRI研究のヒント～座談会に学ぶ

竹原 ですから脳ドックにしても、破裂する動脈瘤と破裂しない動脈瘤とがある訳ですから、どれだけ小さい脳動脈瘤を見つけられるかというのではなく、破裂する動脈瘤をどうやって見つけるかという方向に行かないといけないと思うんですね。whole body screening にしても、日本の場合はなし崩し的に PET や PET/CT による検診が始まって、それだと被曝があるので MRI でやりましょうよ、というのも何か議論が変だなという気もしないではないのですが、そういうことばかり言っていると話しが始まらないので…。

扇 確かにそうですね。ただヨーロッパなどでも被曝を避けて MRI で全身 screening をしようという動きは実際にあるんですよね。

竹原 そうですね。それに whole body scan は悪性腫瘍の screening だけでなく、たとえば全身の atheromatous plaque をチェックするとかですね、つまりどれくらい atheroma ができかかっているかをチェックして、そして生活習慣を変えましょうとリコメンドす

るみたいな感じで。あとは高原先生の DWIBS を全身でやるのに使ったりとか…あれもうまくやれば PET/CT と相補的に用いて検出能を上げられるかもしれませんね。

新本 screening ももちろん大切なのですが、それ以外にも全身疾患、たとえば関節リュウマチなどに応用して、右手を検査したら主治医が左手も欲しいといって…そうやって包括医療の中でいろんな部位を造影剤を使って複数回の検査でやるよりは1回で済ませた方が…必ずしも細かい分解能は必要ないですからね。

扇 なるほど。ところで竹原先生のところでは今、全身の moving table imaging を実際にどういう感じで臨床応用されているんですか？

竹原 一番簡単なところでは全身のメタ検索ですね。

扇 シーケンスは何を？

竹原 moving table の場合は GRASS ですね。

扇 そうすると T2*-weighted…。

竹原 ええ、ただちょっと工夫して造影すると信号が上昇するようになっていますので、基本的にはエンハンスして全身のメタ検索をやっていますね。そこそこ使えますよ。

扇 テーブルをガッチャンガッチャンでなく、あえて continuous な moving table でやるというメリットは、1つには常に磁場中心で撮像できるというのと…。

竹原 それに practical な面では、一気にテーブルが進むとルートを引き込んだりするので、ゆっくり continuous に動くというのはこちらとしても安心ですね。

扇 なるほど。あと画質的には従来のガッチャンガッチャンの table stepping と比較してどうですか？

竹原 table stepping と違って息止めはできませんから、その点はデメリットですね。

BOLD

扇 新本先生いかがですか？ 今回の学会のご印象などは…。

新本 私が一番面白いなと思ったのは、頭部以外に BOLD テクニックを応用するという演題ですね。それが今回の学会では結構目につきました。まあ、これから 3T も普及していくでしょうから、BOLD の体部への応用は普及していくと思います。

扇 頭部以外というのは具体的には…。

新本 前立腺、乳腺、ASO みたいな虚血性血管性病変、あとは京都大学から子宮の演題なども出ていましたね[5]。それぞれにちょっとずつ内容は違うんですが…それに hypoxia のイメージングというのが plenary lecture で出ていました。

扇 前立腺や乳腺にはどのように応用するのですか？

新本 同じ癌でも腫瘍組織の中で hypoxia が強い部分とそうでない部分とがあって、やはり hypoxia が強い場合は radiation が効きにくいとか…。

扇 良性か悪性かを診断するようなものではなくて、悪性腫瘍の中で hypoxic な部分とそうでない部分とを鑑別していくような感じなんですね。

新本 ええ、あと京都大学のグループは、子宮が月経周期によっ

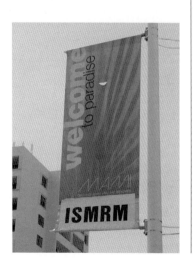

てoxygenationが違うという演題を出していましたね。これを何に臨床応用していくかというのは今後の課題なんでしょうけど、面白いなと思いました。それからこれはBOLDではないんですけど、福井医大の受賞した演題[6]、良かったですね。造影剤を使ってダブルエコーで子宮筋腫のrBV（regional blood volume）を求めるという…。

扇 UAEの効き具合の評価なんかに応用するんでしょうかね。

佐久間 福井医大のこのダブルエコーも、10年くらい前からずっと頑張ってやっていますね、立派ですね。

MRI of the Bowel 〜最近のTrend

扇 高原先生、いかがですか？今回の学会のご印象などは。

高原 bowelのセッションで1つ驚いたのは、クローン病の患者に2Lくらい液体を飲ませて、3D TrueFISPを使って、T2コントラストの、すごく綺麗な画を出していましたね[7]。

竹原 あの演題は、液体はメチルセルロースですね。それを十二指腸までintubationして、そこから入れているんですね。

高原 それでそれは1.8×1.8×1.8 mmの完全なアイソトロピックデータで、sagittalやaxialの画をreformatしてもイメージの劣化がなく、curved reformatすると腸の内腔を綺麗に追っていけて…もちろん、ああいうことはCTでやってもいいのかもしれないけれど、コントラストが良いのでMRIも使えるなあと思いました。この発表はドイツからなんですけど、他の演題もドイツからの発表はどれも画がとても奇麗で、彼らは次元が違う高いレベルにあるんだなあと実感しました。

新本 コントラストのつくものを充填した後のMRIって本当に綺麗ですよね。RSNAで僕が聞いた発表でも、子宮頸癌のMRIの際に膣の中に超音波のゼリーをバンバンに詰めて、とっても綺麗な画を撮っていましたね。

扇 膣円蓋部の、ペチャンとくっついたところなんかが綺麗に分かれるんですね。

新本 そうなんですよ、どこまでがparametriumだか解らないようなのが、ガバーッと広がってとても綺麗なんです。実はウチでもやっているのですが。

扇 そうですか、それはゼリーを入れるのが面倒ではないですか？

新本 僕らは何もしなくって、患者さんが婦人科の外来に行ってゼリーを詰めてもらってタンポンをして、MRIの方に来るんです。婦人科のドクターはとても喜んでいますね、すごく画が綺麗だって。

竹原 bowelの話しに戻りますけど、腸の中に入れる液体は水だとスグに吸収されてしまうので、メチルセルロースを使うんですね。それをintubationして入れるんです。

高原 そうでしたね。それも大変といえば大変ですね。

竹原 この2Lの液体は注入器で入れているはずですよ。それでね、ちょっと前にRadiologyに同じようなenteroclysisのpaperが出ていたんですけど、やっぱりアクシデントが起きるみたいですよ。検査中にゲボーッて吐いちゃって、後が大変らしいです。

新本 それは大変だ。

佐久間 それって全然非侵襲的な検査じゃないですね（笑）。

高原 それからもう1つの演題が430番で、"combined MRI"といって、小腸にも充填するし大腸にも下からenemaで充填して、小腸と大腸を一緒に検査すると効率がいいという内容で[8]…。

竹原 この演題はEssenですね。Essenはこの分野ではパイオニアですよね。

高原 ものすごく綺麗な画でしたよ。

扇 この演題もTrueFISPを使っているんですね。

高原 あと、428番は腹部手術後の腸管の蠕動不全を0.25 secの時間分解能のシネMRIで評価しようという演題で、そのfrequencyや振幅をとっていくつかのパターンに分類して予後を予測するという…要するに動きが悪いところは予後も悪いという、そういう発表でした[9]。

扇 これもbTFE、つまりTrue-FISPを使っているんですね。

^{13}C

高原 あと今回の学会で印象に残ったのは^{13}C（カーボンサーティーン）ですね。水曜日のGEのランチョンは^{13}Cでしたね。1つ新しいことがあって、ピルビン酸の骨格の炭素を^{13}Cにして筋肉に直接注射すると、普通の筋肉の場合はピルビン酸がアラニンに代謝されるのですが、そこに腫瘍があるとピルビン酸が乳酸にスグに変わるので、MRSでピルビン酸のピークとアラニンのピークを別々にとってそこだけ光らすと、腫瘍が同定できるというお話でし

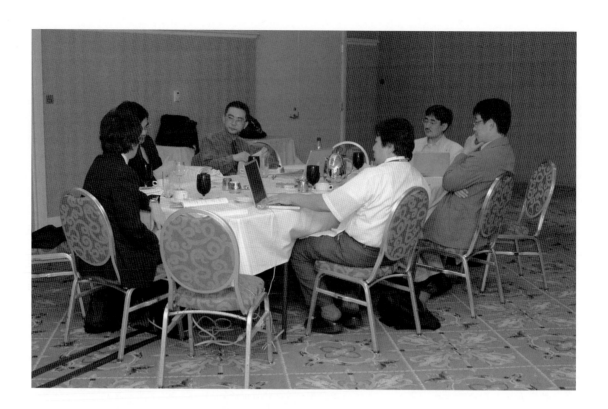

た。それで今一番問題になっているのは半減期が短いことで、励起した^{13}Cの半減期が5 secから長くても40 secくらいなので、注入したらスグに測定しなければいけないんだと言っていましたね。
竹原 そんな短い半減期で代謝が見られるんでしょうかね。
高原 どうでしょうね。ですから基本的にイメージングはMRAにしか使えないみたいですね。あと面白いのは、^{13}Cだけでtuneすると、生体内の^{13}Cの密度は低いのでバックグラウンドがなくて、入れたところだけが光りますので、どんなにFOVを小さくしても折り返さないんですね。たとえばコロナリーにカテーテルを入れてヒューッて撮影すると、FOVをすごく絞っても大丈夫なので分解能が上げられるということみたいですね。

MRI用造影剤

竹原 造影剤は今回の学会ではちょっと元気がない感じでしたね。何かとんでもないような造影剤でも出ないかなあと思って注目していたんですけど、2585番で"bacterial-based" magnetic resonance contrast agentsという演題が出ていて[10]…。
扇 bacterial-based!
竹原 ええ、サルモネラに造影剤をくっつけて、放ってやろうと。それがtumor-specific accumulationを来たすということみたいなんです。
高原 何だか危なさそうですね。
竹原 ええ、ただ病原体に病気を探してもらおうという、今までにはあまりなかった新しい発想の造影剤かなと。それ以外の造影剤は、ちょっと元気がない感じでし

たね。

Ultrashort TE

扇 先ほどVIPRのところで、TEが短くできるという話しがありましたけど、ultrashort TEって最近、複数のメーカが推していますよね。キャッチフレーズのように強調しているじゃないですか。
新本 でも今回は、ultrashort TEの演題がちょっと少なかった印象ですね。もう少し出てくるかと思ったんですけど。
押尾 TEが短いというのはどれくらい短いんですか。
新本 8 μsecとか言っていましたね。
扇 昨年のRSNAでは結構話題だったらしいですね。T2 decayする前に信号がとれるので、本来ならばT2強調画像で信号が非常

に低くて見えない構造が見えてくるとかいう話しを聞きましたけど…。

新本 今日の午前中のultrashort TEの発表で、それでもmagic angle effectは出るんだという話しがありましたね。

扇 ああ、それだけTEを短くしてもやっぱりmagic angle effectが出るんですね。

佐久間 どうやってそういう短いTEで信号をとるんですかね。

押尾 基本的にはRFパルスを真ん中で切るんです、半分で止めるんですね。そうしないとRFパルスだけでmsecオーダーに入りますから。RFパルスを半分で切って、そうするとリフォーカスも要らないので、いきなりサンプリングが始まるんです。ただ、それだとスライスプロファイルがおかしくなるので、2つやって重ね合わせるんです。つまり半々にして繋げるということをやるのですが、それ自体は'80年代に出てきた技術です。

扇 随分昔からある技術なんですね。信号収集の方法論としては、それで大丈夫なんですか？

押尾 そうするとフェーズエンコードができないですから、ゼロから始めるので必然的にradialというかprojection reconstructionになるんです。

佐久間 それって、samplingしている間に時間がのびていくのでボケがでてきますよね。そうすると、細かい構造をみるには厳しいですか。

押尾 そうかもしれませんね。T2*に依存して減衰しますから。

扇 これからの課題は、どういう感じでultrashort TEを臨床応用していくかですね。TEが短いという意味では、肺にもいいですか？

押尾 肺はそこまで短くする必要があるかどうか…サブミリセカンドだったら十分でしょうから。たとえばwhite matterのプロトンて、ものすごく短いコンポーネントがあって、それは通常のMRIではみえていないんですね。それがultrashort TEで撮ると結構white matterも真っ白にみえてくるとか…。

佐久間 そんなに解像度がなくても通常みえないものがみえてくる、という点で意味があるんでしょうね。

竹原 何かがみえてくるんでしょうね、きっと、いろんなものが…。

新本 sesamoidの線維軟骨が光ってみえるとか言っていましたからねえ。

竹原 うーん、ですから別世界ですよね。

扇 そこまでくるとMRIの信号解釈が根本から変わってきますね。従来の概念だとT2強調画像で真っ黒だと言われていたものが、ultrashort TEで光ってくるものと光らないものとに分けられるようになって…。みえないものがみえてくるというのは、1つのブレイクスルーなんでしょうね。

竹原 だから本当にね、面白いと思いますよ。

扇 先ほど肺はそこまでTEを短くする必要があるかどうかというお話しがあって…ごもっともなんですが、逆にあえて"そこまで短く"してみると、肺も何か違ったものがみえてくるかもしれませんね。これまでみえなかった構造が…。

押尾 TEを短くすると、肺の実質がみえるっていいですね。何をもって実質というかはよく解りませんが…細かい血管がみえるとか。

佐久間 靭帯の水は、どうしてあんなにT2が短いんですか。

竹原 ああいう靭帯みたいにしっかりした構造は、スグにdecayしちゃうんですよ。

佐久間 ですから、そういう靭帯の水のようなものをみる方が、肺みたいな水と空気のinterfaceをみるよりずっとオーダーが違うといいますよね。たまたま靭帯は、そういう水しかないのでみえない訳ですが、他の組織も通常は画になってないから気付いていないいろいろなことが、ultrashort TEにしたらみえてくるかもしれませんね。

扇 ultrashort TEって、MRIの近未来が見えてくるようなところがありますね…MRIは本当にまだまだ奥が深いなあという印象を新たにもってしまいます。本日は先生方から多数の貴重なご意見を頂き、MRIの近未来に繋がるような話題もいくつかお話しいただきまして大変感謝しております。本日はお忙しい中、誠に有難うございました。

（2005年5月12日収録）

参考文献

1) Oshio K : Whole heart coronary angiography using self-navigated "paddle-wheel" balanced SSFP. Proceedings of ISMRM 13th Scientific Meeting and Exhibition : 707, 2005
2) Kijowski R et al : Evaluation of the articular cartilage of the knee joint using vastly undersampled isotropic reconstruction (VIPR) imaging. Proceedings of ISMRM 13th Scientific Meeting and Exhibition : 474, 2005
3) Ichikawa Y et al : Diagnostic performance of whole heart coronary magnetic resonance angiography in 101 patients with suspected coronary artery disease : Effects of heart rate on image quality and accuracy. Proceedings of ISMRM 13th Scientific Meeting and Exhibition : 705, 2005
4) Niendorf T et al : Highly accelerated single breath-hold coronary MRA with whole heart coverage using a cardiac optimized 32-element coil array. Proceed-ings of ISMRM 13th Scientific Meeting and Exhibi-tion : 702, 2005
5) Kido A et al : Physiological changes of the human uterine myometrium during menstrual cycle : Evaluation using BOLD MR imaging. Proceedings of ISMRM 13th Scientific Meeting and Exhibition : 539, 2005
6) Kosaka N et al : The assessment of the vascularity of uterine leiomyomas using double-echo dynamic perfusion MRI : Correlation with histopathology. Proceedings of ISMRM 13th Scientific Meeting and Exhibition : 1936, 2005
7) Herrmann KA et al : High-resolution 3D-TrueFISP with integrated parallel imaging technique for MR-enteroclysis in patients with small bowel disease. Proceedings of ISMRM 13th Scientific Meeting and Exhibition : 429, 2005
8) Lauenstein TC et al : Combined MRI of the small and large bowel : A feasibility study. Proceedings of ISMRM 13th Scientific Meeting and Exhibition : 430, 2005
9) Patak MA et al : MR-assessment of postoperative small bowel motility. Proceedings of ISMRM 13th Scientific Meeting and Exhibition : 428, 2005
10) He Q et al : Bacterial-based magnetic resonance contrast agents. Proceedings of ISMRM 13th Scientific Meeting and Exhibition : 2585, 2005

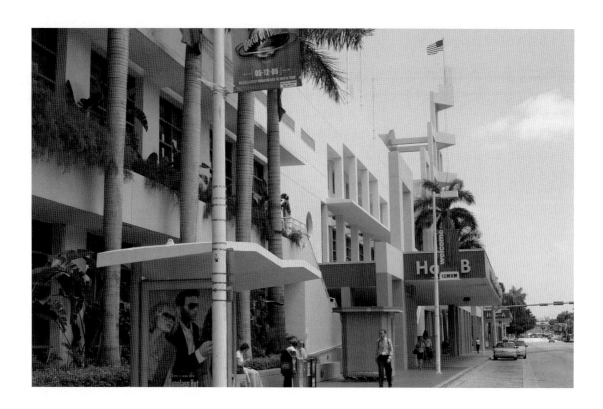

座談会

エキスパートが語る ISMRM2006の印象
～ SWIとHYPR、そしてdiffusion ～

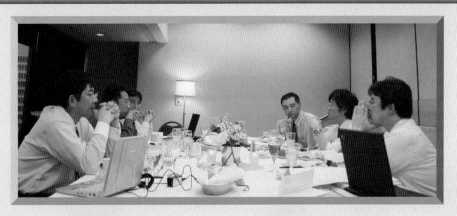

慶應義塾大学
医学部放射線診断科
押尾晃一

東海大学
医学部基盤診療学系画像診断学
高原太郎

神戸大学
大学院医学系研究科生体情報医学講座
放射線医学分野
大野良治

山梨大学
医学部放射線医学教室
市川智章

聖マリアンナ医科大学
放射線科
小林泰之

日本赤十字社医療センター
放射線科
扇 和之

※記載の座談会出席者所属名は 2006 年 5 月の ISMRM 2006（米シアトル・ワシントン）開催当時。

ISMRM 2006（シアトル）にて開催され、SWI がこの年に初めて座談会に話題として登場した。HYPR（highly constrained back projection）に関するディスカッション、そしてこの頃より diffusion の議論が花盛りになる。さらに胸部領域、^{13}C（カーボンサーティーン）と話題が続く。

扇　毎年 ISMRM 開催地で開くことが恒例となってきましたこの会ですが、今年はシアトルでの座談会となりました。今回も ISMRM に参加され、発表された各先生方にご印象を伺いながら MRI のさまざまな話題に関して話を進めていければと思っております。それではいかがでしょうか？　今回の学会のご印象などは…。

susceptibility-weighted imaging (SWI)

高原　今回の学会では SWI が花盛りでしたね。

扇　綺麗ですよね、SWI。
高原　昨日、開発者の Dr. Haacke 先生のプライベートなミーティングに参加させていただいたのですが、SWI に関するいろいろな発表があって…特に 3T 装置を使うと綺麗に描出されるとか、ヘモジデリン沈着が見えるだけでなく、デ

オキシヘモグロビンが見えるので venous mapping がとっても素晴らしいとか…でも一番素晴らしかったのは1.5T装置を使った日本の井田先生の発表でしたね。あの脳梗塞が起こった側の静脈がワーッてよく見えるのは…。

市川 そのデオキシヘモグロビンとオキシヘモグロビンの差でそうなっているというのは確定していることなの？ 単純に slow flow が影響しているということではなくって…。

高原 full flow compensation をかけているため、基本的には flow void が起こらないような状況で撮っているそうです。SWI では動脈も高信号に描出されるんです。その状況で静脈が真っ黒くなりますので、デオキシヘモグロビンが増えたことによる効果とされているみたいですね。

扇 SWI は普通の T2*強調画像にさらに phase の情報が加わっているんですよね。

高原 そうなんです。それで脳梗塞が起こっている側の静脈がよく見えるとか、あとは血栓が真っ黒く見えるというようなことが起こるんですね。

市川 SWI は T2*強調画像で TE を長めにして…。

押尾 あれは基本的には T2*強調画像で、phase の情報を使って edge を多少強調しているという感じですね。そうすると細いところまで静脈が見えるので。

市川 SWI で頭蓋底は大丈夫なんですかね。シーケンスを見ていると頭蓋底は画になり難いんじゃないかという気がするのですが。

高原 頭蓋底のように位相変化量の大きいところは k-space 上で処理をして省いてしまって、微細な位相の変化量のところだけで画を作るようにしているんですね。

押尾 そうですね、使っているのは edge のところだけです。

扇 そういう意味ではうまく作っているんですね、SWI。

高原 ええ。でもあの画は MRI がこれまでやってきたマルチコントラスト重視の方向性と全然違っていて…普通は T1 強調画像と T2 強調画像と FLAIR を撮って、それぞれの信号強度がこうだから etc…という具合にマルチコントラストで診断していくじゃないですか、MRI って。

市川 MRI のコントラストの良さって、マルチパラメータから生まれるコントラストでしょ。それが MRI の他の modality よりも優れる最大の武器であるということなんだけど、歴史的に見ていくと、たとえば腹部で言うと結局生き残ったのはすべてのコントラストを殺した MRCP と、すべてのコントラストを殺して造影剤に特化した MRA な訳で…。

扇 クールな見方ですね。

市川 いや実際にそうだと思うんですね。理論的なことと、本当に必要としていることとの間には実はそこにギャップがあって…。

扇 面白い見方ですね。

市川 SWI もその流れの1つとしてインパクトがあるし、生き残っていけるような気がしますね。

高原 確かに SWI もその流れの1つというのはあると思うんですが、たとえば MRCP と SWI との違いというのも1つあって、MRCP だと hydrography で ductal structure だけが見えるんだけど、一方で T2 強調画像でも周りの解剖構造と一緒に ductal structure も見えるでしょ。だから MRCP で見えたものをルーチン画像での解析に持ち込めるんですよ。でも SWI で見えているものって、T2 強調画像などのルーチン画像ではそれが見えないので、まず本当に存在するものなのかどうかという…それが面白い点ですが、危ない面もありそうです。

大野 SWI って、普通の T2*強調画像と比べて情報が増えるんですか？

高原 普通の T2*強調画像と比べて検出率が上がるのと、静脈の描出能が向上しますね。髄質静脈までがバーッと見えてきて…。7T 装置なんかで本当に細い静脈まで見えているのはすごかったですね。それを診断にどう応用していくかというのは今後の課題なんでしょうけど。

扇 その 7T 装置というのは人体ですか？

高原 人体です。あれね、きっと腹部でも使おうと思えば使えますよ。

市川 でも腹部は空気が、腸管ガスが多いからね。

高原 それはそうですね。均一な背景が前提になりますので。でも工夫をすると何らかの情報は得られそうな感じもしますけどね。

市川 確かに SWI のシーケンスが自分の装置に入れば、とりあえずは使ってみると思いますね。実際に使ってみて初めてわかることもいろいろとあるので…。

高原 頭部だとヘモジデリン沈着や急性期の SAH などがものすごくよく見えるので、その衝撃から入っていくと腹部でもきっとどこかで使えるに違いないって思って

しまうんですね。出血や静脈以外にも石灰化がわかったりもするので。

押尾 石灰化がphaseの情報を使ってMRIで描出できるという話は以前からありましたね。

市川 理論的に考えれば何も鉄(出血)にこだわる必要はなくって、基本的には磁場を乱すものは何でも描出されてくるはずですよね。

押尾 SWIの基本はT2*強調なんですけど、石灰化が描出されるのはT2*ではなくてphaseの情報なんです。

市川 まあ、そこまでしてMRIで石灰化を見なくてもCTで描出すればいいじゃないという気もしますけどね。

押尾 要するにCTでは簡単に描出できるのに、従来のMRIでは描出できないので一生懸命になってやっているということなんでしょうね。

HYPR

扇 今回のISMRMではHYPRが大きな話題でしたが、高原先生いかがですか？

高原 HYPRは朝のplenary lectureでやったんですよね[1]。あの時は物凄いインパクトで、ヘェー本当にそんなに速く撮像できるんだって驚いたんですね。でも後から冷静になって考えてみると、そんなにいいことばかりじゃないんじゃないかって。

扇 HYPRは一説としてはVIPRにk-tBLAST的なものを加えた手法では？という話もあるみたいなんですが…。

押尾 いや、あれ基本はkeyhole imagingですね。

扇 keyholeなんですか。

高原 いずれにせよprojection imagingなんですよね。

押尾 ええ。

高原 それでprojectionの数を、全部やらないで間引くんだってスライドの説明には書いてありましたが…

押尾 元のデータはそうです。全部を併せれば全部のアングルをとっていると思いますよ。1つの時間の時点では数を減らして、それをずらしながらとっているんです。

高原 でもreduction factorがたくさんになるのはどうしてなんですか？ たとえば72 projectionすると1個のキチンとしたデータになるとした時に、間引いてこういう風に撮像していく…。

押尾 多分、動いている物の形によるんですけど、アンギオの中の血管の1本というのはprojection…16コマあったら十分にそういう形に見えるんです。

高原 なるほど。それでTRICKSの技術は使っていないんですか？

押尾 TRICKSが基本で、それに他の技術をいろいろと組み合わせるんです。

高原 projectionの1個のデータは、それぞれTRICKS的にとっているんですね。

押尾 技術そのものはradialの話で、それをたとえば1つの応用として3Dでradialを使って縦方向にはTRICKSを使って、というようなことをやっているんです。それに他のものも、ついでに組み合わせるようなことをやっている訳です。

扇 最近は何でもradialという感じですね。

押尾 ダイナミックはradialがいいですよ。keyholeをやるにはいいです。

高原 必ずk-spaceの中心部分をとるので、コントラストの変化を認識するのにいいということですね。

押尾 そういうことですね。

高原 間引いてもコントラストの情報は最後までもっているから…。

押尾 滑らかに変わるんですね。HYPRは話題に出るだろうと思って調べてきたのですが、実は個人的には全然興味がないんですね。

扇 それはどうしてですか？

押尾 タダの物ってないですから。

扇 タダの物ってない？ trade-offがあるからということですか？

押尾 ええ。

高原 ダイナミックとかMRAにしか使えないですからね。結局、使い勝手という意味ではそんなに領域が広くはないんですよね。

押尾 変化する場所の形に依存するんですね。

高原 keyholeがあまりメジャーじゃないのと同じですね。

拡散強調画像

扇 月曜の夜は"Diffusion & Perfusion"のstudy groupに出たのですが、ちょっと意味深な感じでメインテーマが"Can diffusion MR measure anything?"(拡散強調画像は何でも計れるのか？)、そしてその中の2つのレクチャーのタイトルがそれぞれ"Yes, but caveat emptor"つまり拡散強調画像をやるのはいいけど"買い手危険負担"だよ、とか"Confusion with diffusion：an illusion?" つまり拡散強調画像でconfuseして幻想を見ているのでは？ といった内容でした。実際にレクチャーを聴いてみますと、要はdiffusionでの正確な評価は難しいんだと…組織のheterogeneityの問題や、方法論の違い、そしてdecayがmono-exponentialかbi-exponentialか？ といったかなり基礎的な部分にまで突っ込んでいる内容もありまして、ちょうど昨年のこの座談会で押尾先生が「NAAと水とでanisotropyを比べたら、NAAのanisotropyが本当にaxonに対応しているんじゃないか」とか、「diffusionの細胞内外が本当にそういうコンパートメントに対応する証拠が欲しい」ですとか、「high b-value でのbi-exponential decayが各々細胞内外に対応しているかどうか…そう思ってやっていると矛盾したデータばかりたくさん出てくる」とおっしゃっていたことに関わってくるような内容でした。また今回のdiffusionに関する発表の中でも、ADCにslowとfastの2種類があって、そのうち1つがperfusion-sensitiveで、もう1つがperfusion-insensitiveですとか、そういういろいろな基礎的な内容も今回は少し掘り下げていければなと思っておりますが、押尾先生の慶應の新本先生からdiffusionのmeasurementの発表ですとか[2]、神戸の大野先生の施設からも吉川先生の発表が出ていたり[3]…diffusionは今のMRIにおいて非常に大きなテーマですので、もう少し掘り下げてお話しできればいいなと思っております。

押尾 今いくつか出た話題の中で、まずdiffusionとperfusionの話なのですが、perfusionはb valueが小さい時にほんのチョッとだけ見えるだけの話なんですよ。perfusionはbを数十sec/mm^{2}かければ消えてしまいますので。

市川 個人的にはmicro-perfusionって、bを数十sec/mm^{2}かけてもまだかなり残っているというイメージがあるのですが…。

押尾 そうですね…perfusionが1つと、もう1つは血液ですね。血液自体の信号というのがありますので。

大野 今のdiffusionの撮り方で、体幹部は本当のdiffusionになっているんですか？ 頭部なら何となくわかるのですが、体幹部は肺や腸管ガスなどsusceptibilityがあって、本当にdiffusionを見ている画像になっているのかなあという疑問があるのですが…。

押尾 実は正にそれを評価しようと思って、新本先生と一緒にまずは肝臓と脾臓を評価してみようというのが今回の演題なんです[2]。

大野 肺や食道にdiffusionを応用したpaperを見る機会があるのですが、隣りにある心臓が消えていたりとか、そういう構造物が消えているような状況でdiffusionの正しい評価ができるんでしょうか。

押尾 心臓の近くはやはり駄目ですね。特に肝左葉とかは駄目です。それ以外の部位でしたらいろいろと検討してみると肝臓や脾臓で一応それらしい値が出てはくるんですね。ただ本当は肝臓のADCを計測したいのではなくて、腫瘍を評価したいんですね。腫瘍だとdiffusionの差がもっと大きいので。今回の発表はその前段階としてまずは肝臓と脾臓を計ってみたという訳です[2]。

扇 高原先生のご苦労で始まったDWIBSに代表される躯幹部拡散強調画像が、"結果オーライ"じゃないですけどcancerを奇麗に描出して臨床的に有用なのは間違いないと思うんです。そういう臨床的な有用性が非常に高いという側面と、一方ではADCを計測していたら、その値は不正確だと誰かに言われてもその指摘を否定できない面や、施設によって使用装置が異なっていて、パラメータもかなりバラツキがある…でも悪性腫瘍は似たようにしっかりと描出されてくるという、方法論のバラツキと結果の一致との間にギャップみたいな感覚もあって、方法論のバラツキも考えると各々の施設で弾き出されたADC値は絶対値としてどこまで信用していいのかという迷いのような感覚もありますね。

押尾 そこら辺をはっきりさせるというのが今回の発表でもあるので[2]、b-factorは6000くらいまでとってあるんです。

扇 使用シーケンスは？…。

押尾 line scanです。あれだと割にシングルショットで一様に画になるので。

扇 そのご発表の抄録によりますと、8人の健常ボランティア（22〜48歳）を対象にしてfastのdiffusion coefficientとslowのdiffusion coefficientを算出されていますね。それでfastの方で肝臓が1.76、脾臓が1.50、slowの方で肝臓が0.39、脾臓が0.31。fastのdiffusion coefficientがわれわれの普通に用いているADCということでよろしいんですね？

押尾 はい、そうです。

扇 slow の diffusion coefficient というのは…。

押尾 b value を変えていくと連続的に ADC が下がってくるんです。それで文献によって差が出るというのは使っている b value に依存して変わるので、それを１つの方法として double-exponential で fit するとパラメータが２つに分かれて、２つの exponential の和として表すと、カーブしたものが表現できるんです。

扇 今回臨床系では body diffusion の演題がやや少ない印象もあったのですが。

押尾 基礎系では diffusion の演題はとても沢山出ていました。特に今年は去年のこの座談会で話していたようなレベルの paper がたくさん出ていました。

扇 もう少し具体的にお願いいたします。

押尾 これまではどこを計測しても生体は double-exponential で観測されるというのが前提としてあって、それはどう考えるかというと、物理的に性状の違う２種類の水があって、それが diffusion の速い水と遅い水で、そのため２つの時定数があってそれぞれに fit する。これまではそういう考え方でやってきたんですけど…。

扇 その速い水と遅い水が ADC の fast と slow ということでよろしいんですね。

押尾 ええ。それでこれまではそういう考え方でやってきたんですけれど、今年の学会で急に出てきたのが実は diffusion にもう１つ要素があって、本来の diffusion の理論は "水分子に制限がなくて自由に動ける" という前提での話なのですが、実際の生体では組織の構造によって水分子の動きが様々に制限されているため、複雑な構造の組織では exponential からはズレてくるんです。その組織構造による動きの制限を表現するモデルとして、たとえば ADC が１つじゃなくて連続的に違う ADC がたくさん混ざったような分布をしたものですとか…そうするとパラメータを slow と fast の２つに分ける必要性がなくなって、一方では "組織構造の複雑さ" みたいな別のパラメータが生じてくるんです。今回はそういうことを言っている演題がたくさんあって、一方ではそれとは別に、ヒーラ細胞みたいな純粋な細胞でそれをガラスのビーズの表面にくっつけて細胞だけの diffusion を計っている発表もありました。それは高解像度の垂直磁場方式の NMR で計測しているのですが…あれでやると diffusion time が３ msec とかできるんですね。そうやって計測すると細胞の dimension よりもずっと小さい動きしかしない時間なので、そうすると動きの制限の影響がなくなりますよね。そうすると純粋な diffusion が測れて、腫瘍細胞の ADC は実は１よりも大きいんです。それを diffusion time が 50 msec とかで計測すると腫瘍細胞の ADC は１より小さくなるんですね。

扇 そのような新しい流れの中で新本先生と先生の今回のご発表[2]を改めて振り返られるといかがですか？ 今後の展望なども含めまして…。

押尾 まだ全体の流れの中では準備段階のレベルですので、今回の発表はまず第１段階として tool の test といいますか、わかりきったことを計測したという感じですね。実際に欲しいのは腫瘍のデータですから、それはこれから計測していきたいです。

扇 今回のご発表は tool の test として肝臓と脾臓の ADC…fast と slow の２つの ADC を計測されたんですね。

押尾 ええ、ただ今回の計測はこの学会に来る前にやりましたから…今回のいろいろな発表を聞いていますと fast と slow の２つに分けても仕方ないような気もしてきますね。

小林 body の diffusion で b＝1000 を使った時に、実際に ADC というのは測ってもいいのですか？

市川 僕は本来測るべきではないと思っていたんですけど、よく考えてみると単に普通のシングルショットをマルチで組み合わせただけなので、肝左葉が心臓の収縮期と拡張期とで違うというのもありますので、かえってマルチでいろんなタイミングでとったものを足し算して平均化した方が誤差は少なくなるのかなあと最近は考えているんですよ。もちろん測った ADC にどういうコンポーネントがあるかというのは別問題ですけどね。

押尾 １つには b を 1000 でとるのと 2000 でとるのとで違った ADC 値が出てきますので、b をどうするかというのを決めないといけないですね。

扇 b が 1000 と 2000 ではかなり ADC が違いますか？

押尾 かなり違いますね。それともう１つは先ほどの perfusion の話もありますので、少なくとも b

を0でとるのは良くないですね…血液の影響が相当入ってきますので。

扇 低い方のbはいくつならいいんでしょうか？ 50なら十分ですか？

押尾 50なら十分です。

高原 高い方のbは1000と2000と、どちらがいいというのはあるのですか？

押尾 それはまだわからないです。

扇 現状の一般商用機で、b＝50をルーチンにしてADCを計算するというのは一般的にはやられていないですね。

高原 bが50と1000で簡単にADCがポンポーンって出るようにはなっていないですね。

扇 その点はメーカに対する要望として、この座談会からアピールしてもいいですね。一般的に僕らはpaperや学会発表をする時に定量的に表現をしなければいけないのでADCを測りますが、そういう面と本当にこのADCは正確なのだろうかと疑問というか不安というか、そう感じる面と常に両面の狭間にいるような感じがしますね。

心臓領域の interventional MRI

小林 あとcardiac study groupで話題に挙がったのが、心臓領域のinterventional MRIですね。stem cellの移植時にIVRで行いますから、その時にMR guideを使用しようとしています。その領域がここ数年、だいぶ進歩したのかなという気がしますね。それに伴ってFe剤で標識したmolecular imagingですとか、治療後の経過や結果を評価する方法が進歩しています。あとは心機能を評価する手法として、strain mappingというか機能診断がかなり今年は進歩してきた感じですね。従来のtaggingによる方法はほとんど行われなくなって、phase contrast法を用いたtissue phase mapping (TPM)ですとか[4~6]、あるいはdisplacement encoding with stimulated echo (DENSE)ですとか、strain encoding (SENC)やcomposite-SENC (C-SENC)[7]といったさまざまな方法が登場してきていますね。

胸部領域～ 最近のTrend

扇 肺に関しては今回の学会はいかがですか？ 大野先生。

大野 肺は今回大きく4つに分かれますね。換気、血流、肺のmotion、それに動物実験の話ですね。まず換気の話からしますと、酸素とhyperpolarizeがある訳ですけれど、hyperpolarizeの演題がだいぶ減ってきて酸素の演題が増えてきている感じですね。酸素に関しては、今回ウチの演題は気道病変をみたかったので、気道のパラメータを出す方法で発表したのですが[8]、これはoxygen-enhanced MRIの新しい展開に関する演題です。またその後の演題で香港のグループからの発表で僕が昔やった仕事を焼き直した内容ですが、追試にて、かつて自分が話していた内容を違う国でも証明していただけたことはありがたかったです[9]。また今回は発表までには至らなかったんですけど、僕と神奈川県立循環器呼吸器病センターの岩澤先生と韓国の施設とでmulticenter trialで120例くらいのoxygenのstudyをやっていて、それは来年くらいに発表できるかと思いますが、これも同様の主旨で企画しました。とりあえずはフィリップスユーザに限っている状態ではあるのですが、いつどこで誰がやっても同じデータが出るような再現性がある形にはなってきていますね。酸素はイタリアのモリナリがドイツに移ってシーメンスの装置を使ってやっていて、2005年の4月から7月までその施設からウチに留学に来ていたドイツ人も酸素の手法を学んでいるので、次のステップとしては（フィリップスの）マシンに限らずに再現性を出そうかと思って広がっていくという感じですね。一方、hyperpolarizeに関しては、hyperpolarizeをやっている施設は世界中で15～20施設くらいあるのですが、酸素の方が発展してきたので基本的には慢性閉塞性肺疾患を対象に臨床的にはやっているという感じですね。

市川 hyperpolarizeって日本ではできないんですかね。

大野 できないです。いろんな会社と交渉はしてみるのですが、酸素がうまくいけばhyperpolarizeはいらないじゃないかと言われて、自分たちが酸素の仕事をすればするほどhyperpolarizeは自分たちから遠のいていくので、痛し痒しという感じなんですね。hyperpolarizeは以前ヘリウムを中心に仕事がなされていたのが、最近はゼノンで良い画が出るようになってきました。0.5Tのゼノンでヘリウム並のデータが採れるようになってきていますので、もしかしたら今後は形を変えて出てくるかもしれませんね。ただ

polarizationのレベルが低いので、そのレベルを上げるための別のpolarizerの開発が必要になってくるかもしれません。

扇 なるほど。

大野 あとperfusionに関しては、ウチはずっと造影を使っていますので。

扇 今回、肺の造影perfusionの演題を出されていましたね10)。

大野 ええ。造影perfusionは欧米で報告されている造影剤の量だと、核医学と比べて2倍から3倍くらいの値が出てくるんですね。それで造影剤の量が多いんじゃないかなと思って、恐らくinputがunderestimateされるからperipheralがoverestimateされるので、それで日本人に対してoptimizationしてみようと思った訳です。

扇 その発表では0.1、0.3、0.5 mmol/mLと3つのグループに分けられていますね。

大野 日本人って70 kg以上の人は少ないですから、体重を70 kg未満と70 kg以上とに分けてoptimizationしてみたんです。cardiac outputを心エコーで計ってRIと比較していくと再現性もいいし、リーズナブルな値が出てくるので、RIと比較するのであればこれくらいでいいのかなということが一応わかったんですが、実際には1 ccとか3 ccとかの造影剤を5 ccにdiluteして使わないとダイナミックレンジが振り切れてしまうので…造影剤メーカにも聞いてみたら、そこまでやってもT2* effectは残るんだけど、quantificationするのであれば現状としては造影剤の量は入れ過ぎなんだと。そういうことがわかってきたのでperfusionのシーケンスもだいぶoptimizationができてきました。

扇 それから3つめが肺のmotionですね。

大野 肺のmotionは主に幡生先生のグループとクエンチェンのグループがグリッドを使ったりしてやっていたのですが、僕は山梨の磁気共鳴医学会でvelocity mapを作った研究を発表していて、最近はvelocity mapを使ってやる方向に行っているようです。肺は確かに膨らんだりするmotionがあって、それがリーズナブルなデータとして出てはくるのですが、それを何に使おうかということになるとそれがなかなか見えてこなくて、僕はそれでいったんそのstudyを打ち切っているんです。あれも今後は何か臨床的な有用性を見つけていかないといけませんね。functional lung imagingに関しては、outside USAはどちらかというとclinicalな面を追求して、一方でUSAはPhDが主体なのでphysiologyを追求するという感じですね。

扇 そこら辺のPhD主体かどうかというのは根本的なお国柄というか、バックグラウンドの違いがありますからね。

大野 去年のISMRMは参加しなかったのですが、胸部領域に関しては一昨年のISMRMと比較して今年のISMRMは明らかに進歩していて、胸部領域をやっている人の数も増えてきていますね。functional lung imagingだけで1つのセッションができていましたので。

市川 胸部領域では3Tはどうですか?

大野 3Tはメリットが少ないです。

押尾 逆にヘリウムで0.2Tというのはアドバンテージがあるのですか?

大野 僕はあると思います。やはりやりやすいですし、ゼノンで置換しても0.2Tでもっていって…周波数帯の問題などもあって…だから上げていくよりも下げていって良い機械を作る方がメリットがあるように思いますね。そうやって考えていくと肺の場合は3Tに向かう方向と0.2Tに向かう方向とがクロスするので、多分1.5Tがそのクロスするところという意味ではいいんじゃないかなあ、というのが私の印象ですね。

扇 最後がanimalとおっしゃっていましたが。

大野 ええ、他の領域でもそうなのかもしれませんが、最近やたらとanimal modelの演題が増えましたね。ネズミのoxygen MRIとか、ネズミのヘリウムとか、ネズミのperfusionですとか…。まあそこら辺になると日本人ではやり辛い状況になりますので。

扇 そうやってネズミを相手にする価値というのは大きいのですか?

大野 人間を相手にしているだけだと、過去の本、つまり病理の本などから逸脱できなくて…ネズミのstudyをしてもらわないと結局見ているものが何かはわからなくなりますので有効と考えます。

市川 さっきのdiffusionの話と同じで、一番根本で何が起こっているかというのをはっきりさせておかないといけないということですね。

大野 それに今、われわれのやっていることは、病理がgold standard でいいのかというと疑問があるところですので、やはり grant があっていろいろなことができるアメリカは animal model の study を頑張っていただくという形が良いのではないかと思います。

^{13}C

高原 ^{13}C（カーボンサーティーン）に関しては日曜の夜に international の GE Night があって、その3番目にUCSFのサラ・ネルソン先生が^{13}Cについてお話しになっていました。^{13}C は静注して25秒後から撮像して、犬の前立腺癌を描出するのには成功したみたいです。普通はピルビン酸がアラニンに代謝されるのですが、そこに腫瘍があるとピルビン酸が lactate に変わるので、MRS でピルビン酸のピークとアラニンのピークを別々にとってそこだけ光らすと腫瘍が同定できるのですが、ピルビン酸が lactate に変わるのはすぐに起こる現象なので、静注後25秒から10秒撮像すれば描出されるそうなんです。去年までは MRA に使えるだけだったのですが、今年は腫瘍も描出できるようになったので、良くなってきたねという話をしていました。DNP という現象で hyperpolarize するのですが、それを極低温でやるので hyperpolarize した後は常温に戻して水に溶かさないといけないんですって。それをやるのに数秒かかるので極低温から持ってきてヒュッて水に溶かして動物にヒュッって注射するんですけど、その加温して溶かす数秒間がもったいない訳ですよね、半減期が10秒しかないので。それが最初から常温で反応させる方法が見つかったみたいで、その数秒間を save できるようになったみたいですよ。そうやって^{13}C も少しずつ進歩しているみたいです。

市川 まだまだ課題は山積みでしょうけどね。

高原 それはそうなんでしょうけど。

扇 楽しいお話をしているうちにアッという間に時間が過ぎてしまいましたね。本日は先生方、お忙しい中、本当にいろいろと貴重なお話をいただきまして誠に有難うございました。

（2006年5月11日収録）

参考文献

1) Mistretta CA：Prospects for acceleration and dose reduction in selected MR and X-ray CT cardiovascular applications. Proceedings of ISMRM 14th Scientific Meeting and Exhibition：201, 2006

2) Shinmoto H, Oshio K et al：Detailed diffusion measurements of the liver and spleen over extended b-factor ranges. Proceedings of ISMRM 14th Scientific Meeting and Exhibition：1232, 2006

3) Yoshikawa T, Ohno Y et al：ADC measurement of abdominal organs and lesions using parallel imaging technique. Proceedings of ISMRM 14th Scientific Meeting and Exhibition：3308, 2006

4) Jung BA et al：*Young Inverstingator Award Finalist*：Detailed analysis of myocardial motion in volunteers and patients using high temporal resolution MR tissue phase mapping. Proceedings of ISMRM 14th Scientific Meeting and Exhibition：141, 2006

5) Jung BA et al：Myocardial fiber tracking based on high temporal resolution tissue phase mapping data：Principles and implications for cardiac fiber structures. Proceedings of ISMRM 14th Scientific Meeting and Exhibition：1221, 2006

6) Jung BA et al：Navigator gated high temporal resolution Tissue phase mapping of myocardial motion. Proceedings of ISMRM 14th Scientific Meeting and Exhibition：1655, 2006

7) Ibrahim EH et al：Simultaneous imaging of myocardial function and viability in patients. Proceedings of ISMRM 14th Scientific Meeting and Exhibition：146, 2006

8) Ohno Y et al：Wash-in time of molecular oxygen from dynamic oxygen-enhanced MRI：New approach for assessment of smoking-related pulmonary functional loss. Proceedings of ISMRM 14th Scientific Meeting and Exhibition：33, 2006

9) Antonio GE et al：Correlation between oxygen enhanced MR imaging, quantitative CT and lung function tests：Before and after endobronchial valve deployment. Proceedings of ISMRM 14th Scientific Meeting and Exhibition：34, 2006

10) Ohno Y et al：Assessment of bolus injection protocol with appropriate concentration for quantitative assessment of pulmonary perfusion by dynamic contrast-enhanced MR imaging. Proceedings of ISMRM 14th Scientific Meeting and Exhibition：37, 2006

特別座談会

高磁場化をコアにした更なるMR技術のEvolution

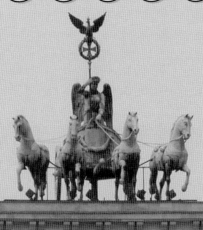

慶應義塾大学
医学部放射線診断科
谷本伸弘

浜松医科大学
放射線科
竹原康雄

ユトレヒト大学
医学部放射線科
高原太郎

日本医科大学
付属病院 放射線科
天野康雄

日本赤十字社医療センター
放射線科
扇 和之

慶應義塾大学
医学部放射線診断科
押尾晃一

荏原病院
放射線科
井田正博

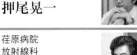

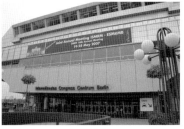

※記載の座談会出席者所属名は2007年5月のISMRM 2007（ドイツ・ベルリン）開催当時。

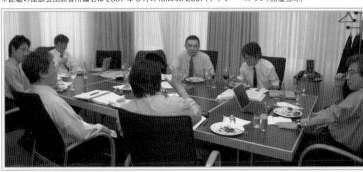

ISMRM 2007（ベルリン）にて開催され、whole body MRI がこの時の ISMRM のメインテーマであったため、continuous moving table を主体に熱心な whole body MRI に関する議論が交わされている。続いて 4D flow と剪断応力やフィブリンターゲット造影剤の話題、そして当時は黎明期であった 7T 装置と SWI の話題へとディスカッションが進む。さらに MRI 造影剤に関するさまざまな興味深い議論がなされ、最後に "beyond BOLD" というタイトルで「BOLD じゃないコントラストで functional MRI を撮る」という大変面白い話で締めくくられている。

扇 ISMRM開催地で開くことが毎年の恒例となってきましたが、今回はベルリンでの座談会となりました。今年もISMRMに参加され、発表された各先生方にご印象を伺いながらMRIのさまざまな話題に関して話を進めていければと思っております。それではいかがでしょうか？　今回の学会のご印象などは…。

Whole body MRI

竹原　以前に私の施設よりcontinuous moving tableのWhole body imagingに関していくつか学会等で発表させていただいたことがありますが、あのときはデータ収集が2D FTのものしか撮れなかったのですが、今回の学会では3D FTのcontinuous moving table imagingのMRAの発表がありました[1]。Tim CT（continuous moving Tableの略）という名前だったのですが、Radiologyには今年の4月号に3D FTでwater-fat imagingというpaperが出ていました[2]。これまでのようにstationごとにテーブルを動かして撮るのではなく、continuousにtableを動かしながら撮るということですね。連続的に動かすというのは一見難しいことのようにみえるのですが、k-space充填のときに菱形になるようなイメージでちょっとずつオフセットしてテーブルの動きに合わせてやると意外に簡単に撮ることができます。このRadiologyのpaperでは3-pointのDixon法でデータ収集しているようです。Whole body scanは今後手軽にできるようになるのではないかと思いますが、MRで全身をスキャンする意味合いというのは、1つはスクリーニングと、もう1つは治療のresponseをみるということだと思うのですが、今回の学会のMorning Categorical Courseにて"Whole Body MRI for Clinicians"というのがありました。そこで採り上げられましたのが、whole bodyの血管をスキャンすることによって動脈硬化の病変を拾い上げるということと、それに悪性腫瘍のスクリーニングですね。それからwhole body imagingの撮像はwater-fat imagingだけでなく、いろんなコントラストの画像が一度に撮れるというのがシーメンスのランチョンなどでも出ていましたね。whole bodyの血管をMRAでスキャンすることによって動脈硬化の病変を拾い上げる意義というのは、動脈硬化が強い人ではcoronary eventが有意に多いということですね。上肢や下肢が詰まっても生命には関係ない訳ですが、coronary eventが有意に多いということは重要ですのでスクリーニングする意味合いがあるということです。それからそうやってスクリーニングすると約20％の人に本人が自覚していないような心筋梗塞が見つかったということです。何故だかは分かりませんが、そうやって自覚症状なしに発見される心筋梗塞の患者では、症状のある心筋梗塞の患者に比べて全身の動脈硬化性変化に乏しいことが多いようです。

扇　それは興味深いお話ですね。

竹原　ええ。それからもう1つの意義である悪性腫瘍のスクリーニングですが、これは全身のdiffusionとの併せ技でFDG-PETに置き換えられるのではないかという意見も一部ではあるということで注目が集まっています。それからこれはエッセンからの発表だったと思いますが、diffusion抜きのwhole body MRIでもFDG-PETとを比較してTNMのN因子とM因子に関して遜色がなかったというデータが出されていました。それからもちろんFDG-PETは脳や肝臓、そしてosteroscleroticな骨転移には弱いですから、そういったところではwhole body MRIの方が有用であろうといわれています。

扇　Diffusion抜きでもFDG-PETと同等ですか。

天野　Whole body scanのときシミングはどうなっているんですか？

竹原　シミングはその場ではしないですよね。

天野　そうするとロカライザーを撮っているときなどにやるという感じですか。

竹原　ええ、そんな感じですね。

高原　TimCTは体中のどこでも撮れるようにコイルがたくさん並んで最適化されている上に、ものすごく努力して去年のRSNAのときにcontinuous moving tableをproductとしてできるんだって発表したんですよね。そして今回はシーメンスのお膝元であるドイツでの学会だったからだと思うのですが、whole body MRIがあんなに5日間も続けてMorning Categorical Courseでいろんな内容で話されて……ちょっと驚きでしたね。そしてMorning Categorical Courseとは別に一般演題でもwhole body MRIが結構出ていましたね。今までは単にTimを使ってconventionalなtable移動での

whole body MRIの成績が出ていたんですけれど、今回はTimCTが可能になって、しかもdiffusionに興味をもってくれている人も大分増えてきたので、これは来年以降の学会は案外もっと膨らんでくるって思いましたね。

竹原 私もそう思いましたね。

高原 ただプラットホームとしてはシーメンスしかまだ安定してはできないので、その点で今後どこまで膨らむかは未知数という面もありますね。それからwhole body scanでいくらといった保険点数的なものはドイツでも認められていないですよね。

扇 普通のMRIとしてしか算定されていないということですね。

竹原 そのコストという点で会場から質問があったのは…アメリカ人が質問していたんですが、「一体誰がそんなお金を出してこんなことをやるんだ」って…。

天野 キビシイですね（笑）。

竹原 結局こういうwhole body MRIを一生懸命やっているのは、ヨーロッパと日本なんですよ。ですから基本的には医療機器の安い国でやる検査なのかなあと…医療機器が高い国ではそういう発想が湧かないんじゃないですかね。そのアメリカ人からの質問に対して「ドイツではこの検査を全部ひっくるめて（日本円換算で）3万円くらいかかる」とドイツ人の演者が答えていましたね。日本と大体同じくらいのコストなのかなと。

高原 Whole body MRIは研究レベルではよくても、実際には検査時間がトータルで60分くらいかかりますので、一般臨床レベルでワッと膨らむには保険点数的な話しが進むことも必要ですね。

井田 それに今の日本でcontinuous moving tableみたいなwhole body MRIを導入するにはもう1つ問題点があって、今まではガントリの手前にだけ広さがあればよかったのが、テーブルが大きく動くとなるとガントリの向こう側にも部屋の広さが必要になってきますね。

高原 ストローク分の広さが必要ということですね。

井田 ええ。MRI装置をアップグレードしようと思っても部屋の広さの問題でできないという問題がね…ただ非常に夢がある装置だと思いますね。それからこのmoving table imagingに関しては、スライスセンターが2つあって、たとえばT1強調とT2強調とが一度に撮れると…。

扇 そうなんですか？

竹原 そうなんですよ。おそらくグラジェントエコー系列しか駄目だとは思いますが、マルチスライスで撮るような感じでT1強調画像とT2強調画像とが一度に…。

扇 それって、テーブルスピードが一定なので、データ収集時間を2つのスライスセンターで同じになるようにTRやマトリックスなどの条件を上手く合わせて撮像時間を揃えないといけないですね。

谷本 TimCTでwhole body MRIをやると1回の撮像時間はどれくらいかかるんですか？

竹原 たとえばMRAの場合ですと、1回のデータ収集だけでしたら2分以内に終わりますね。

扇 ちょうど私の手元にメモがあるのですが、スカウトが5cm/secくらいのテーブル速度で、T1強調画像ですと平均して1～2cm/secくらい、T2強調画像ですとTRが長くなりますので平均すると数mm/secくらい…それと被検者の身長でwhole body scanの撮像時間が決まると書いてありますね。

高原 Continuous moving tableはMRAには効果が大きいですね。造影剤を注入してから流れを追っていくのにテーブルをガッチャンとやる無駄な時間がなくなるので。MRA以外の普通のMRIの撮像は、同じimage qualityだったらあまり撮像時間は短縮しないはずですよね。でもやりやすくなるということは強調されていましたね。それからロカライザーをcontinuous moving tableで撮れるというのもブレイクスルーの1歩かなという気がしますね。CTのスキャノグラムのごとくシューってテーブルを動かすことにまずユーザが慣れるというのが、自然にcontinuous moving tableでいろんな画を撮れる第1歩かなって…。

扇 Continuous moving tableってメリットがいろいろとあるのは分かるのですが、デメリットという観点からはいかがですか？

竹原 1つには呼吸が止められませんので、精査にはあまり向かない画像ですね。やはりスクリーニングや治療効果をみるフォローアップが主体という感じで…。

高原 確かに胸部の画はブレブレという感じですね。

扇 呼吸停止をできないのが1つのデメリットですね。それ以外には…。

竹原 B_1-homogeneityの問題が…continuous moving tableの場合、localのinhomogeneityを補正しながらはまだ撮れませんので。

高原 ただ今後はcontinuous

moving tableでロカライザーを撮ったときのデータを本スキャンのinhomogeneityの補正に使っていくとはいっていましたね。

扇 ドイツなどヨーロッパではX線被曝を嫌がるという側面がありますので、主には"検診"という土壌でwhole body MRIが発展していくという印象ですね。これからもヨーロッパと日本がwhole body MRIが進化する舞台になっていくんでしょうね。

血管の評価と剪断応力

竹原 最近、血管の内腔評価（luminography）だけでは不十分なので血管の壁を評価しようという流れがありますよね。ただこれまでの評価はバルネラブルプラークのように、すでに病気になった血管壁を評価しようというものでした。手前味噌になって恐縮ですが、われわれの施設で今取り組んでいるのは、これから病気になるであろう血管を探そうという試みなんですね。

扇 それはどういう手法で？

竹原 Flowが血管の内皮に与えている剪断応力（shear stress）というものがありまして、それが低すぎたり高すぎたりするといけないんです。井田先生もよくご存じでしょうが、たとえばcarotid bifurcationなどは血流が当たる中洲のところにはプラークはできなくて、渦流になって流れが遅いところにできるんです。ですから剪断応力が低いところには動脈硬化が起こりやすいということなんですね。

扇 その"剪断応力"をMRIでどうやって…？

竹原 Phase contrast法で評価するんです。

扇 なるほど、phase contrast法で血流を評価するというのは以前に京都のISMRMでもスタンフォード大学が発表していましたね[3)]。カラーの4Dでとても綺麗に血流を可視化して…。

竹原 ええ、実はそのスタンフォード大学と共同で今そのstudyをやっているんです。

扇 それは素晴らしいですね。

竹原 今回の学会でもそれに関する演題を発表させていただいたのですが、1つはcarotid bifurcationに関する演題[4)]と、もう1つはmedian arcuate ligament compression syndromeに関するもの[5)]です。Median arcuate ligament compression syndromeといいますのは、横隔膜が腹腔動脈をガッチリと圧迫して血流を閉塞してしまうと上腸間膜動脈から血流がいくんですが、そこに動脈瘤ができて破裂して生命の危機にさらされることがあるんです。今回の演題はそのmedian arcuate ligament compressionの際の血行動態を4D flowで観察しようというものです。Luminographyから血管壁の評価へ、そしてさらに将来的に起きる血管壁の異常をpredictするという方向性ですね。同じようなテーマで中枢神経領域をウチの礒田がやっている仕事は破裂する脳動脈瘤を剪断応力で見つけようという内容で、脳ドックでたくさん見つかってくる脳動脈瘤のうち破裂するリスクの高いものをpredictしようという試みです。

扇 大変興味深い試みですね。血管に関しては他に井田先生いかがですか？

井田 最近、日医放などではコロナリーのCTAが素晴らしくって、MRIはもう駄目だというような風潮があるのに対して日頃より個人的に疑問を感じていまして、今回のISMRMではその点にも注目して演題を眺めていました。誰もが簡単にできるという意味では確かに64列CTには素晴らしいものがありますし、竹原先生の先程のお話にも出ました内腔径を計るluminologyの点ではCTが主流になっていくと感じますが、一方でどんなところでも血管の病変は基本的に血管壁に病態がある訳ですから、血管壁の性状を正確に評価できるという点ではコロナリーに関してもMRIが守備範囲の世界だなと思っています。血管壁を評価するという意味において、動脈硬化の世界には内腔が狭くなるものだけでなく、壁が外側に広がっていく、いわゆるremodelingという動脈硬化があって、そういう病態は内腔評価のMRAやCTAでは評価できない訳ですから、そういう意味でもMRIによる血管壁の評価は重要だと思います。それに関してたとえばblack-bloodで血管のMRIを撮って、造影剤を投与すると壁が染まるという演題がコロナリーや大動脈、あるいは頸部の動脈に関して発表されており、係数を求めて評価しようという動きもありました。

扇 壁を染める造影剤はGdベースの造影剤ですか？

井田 そうです。

扇 Gdベースの造影剤以外にも鉄剤で血管壁のatheromaを染めるという試みもありますね。

井田 ええ、その試みは随分前からありますね。あとはGdでラベ

ルしたフィブリン製剤、エピックスというのですが、欧米では臨床的な治験の段階まできていますね。

扇 谷本先生、いかがですか？フィブリンターゲットの造影剤は…。

谷本 フィブリンターゲットの陽性造影剤でatheromaを染めるという試みも大分前からやられていますね。最近になってやっと実際の臨床データが出て現実化してきました。やはり陰性造影剤よりは陽性造影剤だろうと思うんですね。そちらの方がパッと目に飛び込んでくるんだと思います。

井田 ええ、ただバックグラウンドがしっかり信号があるような画でしたら陰性造影剤でもいいような気もするのですが…。

天野 そうですね。ただ陰性造影剤の場合、あのプラークの大きさというのはどこまで信用できるのかなっていうのが…。

谷本 陰性造影剤の場合、プラークは大きさというよりもcharacterizationですね。取り込むプラークはバルネラブルプラーク、要するにマクロファージがたくさんいるプラークだということで。

扇 そういうcharacterizationが大事なんですね。

天野 静注して24時間後なので、そういうcharacterを見れば良いということなんですね。

谷本 はい。

扇 そのフィブリンターゲットの造影剤が治験の段階まで来ているということなんですが、今後実際に臨床の現場にお目見えする上でブレーキとなるような要素はあるんでしょうか？　たとえばコストの問題ですとか、生産ラインを確保する問題ですとか…。

井田 いやあ、あまりたくさん売れる製剤ではないという感じですね。

谷本 なんかお金持ちの検診に使うという感じですかね（笑）。フィブリン製剤を投与して全身を撮って…Timと一緒にすれば併せ技で上手くいくかもしれませんね。

井田 Timと併せるといいでしょうね。

7T装置とSWI

井田 今回の学会での中枢神経領域の話題の1つは高磁場化ですね。7Tの臨床画像がたくさん出ていました。ただ7T装置の場合はまだ8チャンネルコイルがほとんどなので画質は不均一なのですが、月曜日の多発性硬化症の最初のセッションで7TのT2*強調画像を発表した演題があって[6]、cortexとwhite matterをきわめて綺麗に分離していて、かつ硬化症病変の検出も最も良好だったと話されていましたね。その脱髄巣を貫く血管もきわめて綺麗に描出されていたので、あのセッションはその最初の発表以外は影が薄れてしまったくらいで。その7Tの画が非常に素晴らしかったのと、ポスターの方でも7Tの演題がかなり出ていて、中枢神経領域に関しては、すでに3Tは高磁場とは呼ばなくなったかなという感じですね、少なくとも発表レベルでは。

扇 中枢神経領域は躯幹部より1歩進んでいる感じですね。

井田 その7TのT2*強調画像が、脳実質の中のmedullaryからcorticalのveinを良好に描出しており、新たなコントラストを提供しているといえます。それらは必ずしも実際の解剖とは一致しませんが、あくまでデオキシヘモグロビン濃度を反映した静脈なので、たとえば代謝が低いmedullaryのveinは描出率が低いはずですし、逆にcortexの6層の中のveinは代謝が高いので明瞭にみえる可能性があります。ですから7Tの脳の画像は一見するとmorphologyのように見えるんですが、特にT2*強調などは実はphysiologyの画像なんですね。7Tの発表はT2*強調画像とMP-RAGEに関するものが主に出ていたのですが、T2*強調の方が情報量は圧倒的に多いという感じでした。

扇 興味深いお話ですね。SWIに関してはいかがですか？

井田 SWIはわれわれがここ数年間は忘れていた"位相"という情報を、マグニチュードに掛け合わせて得られる画像だということは先生方もご存じだと思いますが、去年までは臨床例のほとんどがvenographyとしての発表とmicrohemorrhageを見つけるという内容でした。われわれが臨床現場ですぐに飛びつける1.5T装置での臨床応用としてはそれでいいと思うのですが、やはり3T、7Tの高分解能のイメージが出てきてmedullaryやcortical veinがよくみえるということや、あるいは基底核がよくみえるということになってくると変性疾患の診断や、あるいはこれまではよく分からなかった脳の微細解剖の解析に新たな応用が出来るのではないかという発表が出ていました。実はISMRMに併設して夜に開催されるミーティングでSWI研究会というのがあるのですが、今年のその会では3T、7Tというのが当

り前になりつつありました。SWIはシーメンス以外のメーカも出してきていますし、研究レベルではちょっとした流行りになってきているかなという気がしますが、臨床レベルでは主役というよりはあくまでappendixなのかなと僕自身は思っていますが。

扇 SWIは情報としてはものすごいポテンシャルをもっていますよね。

井田 ええ。ただSWIはあくまで機能画像だということを認識しておかないと、そのことを忘れると大きな間違いに繋がりかねないと思いますね。

扇 SWIのシーケンスに関しては押尾先生、いかがですか？

押尾 SWIのシーケンスは、基本的には普通のT2*強調画像ですね。それにphaseの情報が加わったことで何が見えてくるかといいますと、静脈のそばのphaseの急激な変化があって、それを使ってedgeをさらに見えるようにするというものです。ですので、解剖学的に細かいものも強調されていると思います。

高原 去年のSWI研究会で、井田先生が1.5T装置で脳梗塞にSWIを応用した発表をやったら大反響だったということがありましたけど、その後はその方面についてはどうなんですか？

井田 海外ではそれに関する研究はあまりやられていないようなのですが、日本では鳥取大学がSWIを使ってやっていますし、SWIではないんですが徳島大学が3TのT2*強調画像を使ってやっていますね。

高原 やはりSWIを使うと分かりやすくなるんですか？

井田 すべての例でSWIを使った方がいいという訳ではないですけれど、やはり造影剤を使わないでもoxygenationの代謝が分かるという意味において、ある意味でSWIは機能的なPETに近づいたのかなと…さっきの話じゃないですけれど、われわれの中枢神経領域ではMRI-PETgraphyと呼んでもいいのかなと思います。ただまだ定量化されていないところが問題なので、将来的に定量化できないかなと思っています。それからSWIはあくまで静脈をみているので、脳実質からドレナージされたところをみているんですね。その点ではちょっと時間的なdiscrepancyのある代謝状態をみているということになりますね。

扇 今後さらにSWIはブレイクしそうな感じですね。

井田 躯幹部のdiffusionほどブレイクはしないかと思いますが、SWIもPACEなどの手法を使えば躯幹部に広げられる可能性があるかと思います。

高原 広くhomogeneousな領域がないと、あのSWIの画は活きないですよね。だから腹部だと難しいなーという気もするのですが、乳腺にはいいかもしれませんね。

UTE（Ultrashort TE）とミイラの撮像

高原 そういえばシーメンスのユーザーズミーティングが面白かったらしいですね。UTEでミイラを撮るという…。

井田 ええ、水分のないミイラをUTEで撮っていろんなことが分かったというお話でした。

天野 CTで形を残すのと同じような感じですかね。

井田 UTEは昨年も出ていた軟骨、靭帯への応用に加えて、今年はプラークへのin vitroの応用がありました。

天野 プラークはUTEを使うと石灰化も信号が出るといっていましたね。

扇 石灰化したプラークは今"ハードプラーク"とひとまとめにされていますけれど、きっと同じハードプラークでもUTEでの信号の有無や信号パターンで何種類かに分類されるときがくるかもしれませんね。

押尾 UTEの応用に関しては、あとはCryoの温度計測ですね。普通、水は零度になると氷になりますよね。それで信号が真っ暗になるかというと、実はまだ水の信号が残っているんですよ。普通の水の氷だとそれはできないのですが、生体の氷だと純粋な水でなくいろいろと他のものが混ざっているので、最後まで凍らない場所が一部で残るんです。そうするとそこが温度によって変化するので零下何十度まで温度が測れるというお話です。

井田 以前にそういう話を聞いたことがあったなあって今思い出していたのですが、確か押尾先生が日本でご講演されたときにそのお話されていましたよね。

押尾 でもそれは昔からやられていることですよ。

高原 UTEって靭帯とかに役立つのだろうなーって思っていたら、そのユーザーズミーティングで急にミイラの話が出てきて、マルチスライスCTだと骨しか映らないというか骨以外の情報はあまりないんだけれど、UTEだとミイラの骨以外の部分も映って素晴ら

しいんだといっていました。
扇　それにしてもミイラはどこかから調達してきたんでしょうね、よく調達できましたね。
天野　エジプトから？（笑）
井田　それで思い出したのですが、京都大学にもう二度と手に入らないような胎児の貴重な標本がたくさん保存してあるのですが、それが随分昔の標本なので破損などで駄目になりつつあり、画像にして保存しようというプロジェクトが始まっているようで、そういうのにこのUTEが応用できるなあとミイラの話を聞いたときに思いました。

消化管領域での今年の話題

扇　消化管領域に関しては高原先生いかがですか？
高原　ええ、まず自分の発表はlow-b value の diffusion というか、EPIを使ってイレウスの時に絞扼している腸管を診断するという内容でした[7]。絞扼している腸管は蠕動がないのでlow-bを打ったときに信号低下が起こらないのですが、絞扼していない腸管は動いているので内腔のflowがあってlow-bで信号が低くなるんですね。それが手術適応の判断にきわめて有用なので、外科の先生に評判がいいんです。
扇　b valueはどれくらいですか？
高原　50くらいですね。丁度それくらいで両者の差がよくつくんです。bを500とかにすると絞扼した腸管も真っ黒になっちゃうんですね。
扇　腸管の蠕動を見るのは以前に先生のところでシングルショットのFSEを使ってシネをやっていましたよね。ああいうのと比べてlow-bの方がいいんですか？
高原　基本的にはそのシングルショットFSEのシネMRIで十分なんですけれど、low-bだと値が計測できるんです。
扇　定量化ということですね。
高原　ええ、bが50なのでADCは測っても役立たないので、信号低下率で定量化しています。腸管の炎症でもakineticになるので、そういうのと区別がつきにくいんじゃないのって発表のときに質問されたのですが、絞扼性イレウスの時はclosed loopだけビチッと蠕動が止まって他の腸管は動いているので、ここだけが異常ってピシッっと線が引けるんです。ところが炎症性腸疾患の場合は、それが徐々に変わるのでピシッっと線引きができないんですね。それでも絞扼腸管がたまに動きがまったくないんじゃなくて、わずかに動いているような場合、シングルショットFSEのシネだとレジデントの先生に説明しても微妙で分からないんですね。そういうときはlow-bのデータでピッと測る方が良くて、数字だと歴然と差があるんですよ。
扇　面白い話ですね。他に消化管で印象に残った演題はありますか？
高原　1つ面白かったのは、ブスコパンやグルカゴンを注射したときの腸管の動きをシネMRIで評価するという演題がありました[8]。ブスコパンやグルカゴンを注射して蠕動が止まった後にどれくらい時間が経って、どこの腸管から蠕動が回復するかというのを調べたのですが、ブスコパンよりグルカゴンの方が長く蠕動が止まっているとか、動き始めるときはグルカゴンは回腸から動き出すことが多いのに対してブスコパンは空腸の方から動き出すことが多いとか…。
天野　薬理作用がビジュアルに見えているんですね。面白いですね。
扇　ちょっと新しい世界ですね。

MRI造影剤に関する最近の話題

扇　MRI造影剤に関する話題については谷本先生いかがですか？
谷本　まず1つには"Gd造影剤を投与した後に体幹部のdiffusionを撮っていいか？"という話なのですが…。
高原　それは面白いテーマですね。
谷本　臨床の現場ではGd造影剤を打った後に思い出したようにdiffusionを追加することも多いかと思うのですが、これに関しては撮ってはいけないという演題がありました[9]。
扇　それはどういう根拠ですか？
谷本　Gd造影剤が平衡相でたくさん溜まっている臓器では、それがGdといえどsusceptibilityが働くのでdiffusionの画像に影響し、特に腫瘍とそのバックグラウンド臓器とのコントラストにかなり影響を与えるということのようです。それからこれは別の発表ですが、SPIOに関してはリゾビストを使ってリンフォグラフィーをやるという演題がありました[10]。USPIOの登場が待望久しいのですが、全然治験が始まらないじゃないですか。それでリゾビストでリンパ節がみられるんだったらいいかなと。
高原　Small particle fractionと

か、そういうことですか？

谷本 いいえ、リゾビストの粒径のfractionはシャープですので、ものすごく時間をかけるとリンパ節に入るみたいですね。乳癌症例で腋窩リンパ節について検討しているのですが…。

天野 リゾビストの投与は静注ですか？

谷本 静注です。それでかなり良い成績を出していますね。PPVが100％ですから。

高原 投与して撮像までどれくらいの時間待つのですか？

谷本 36時間です。

扇 それですとリゾビストを前もって打っておくということですね。

谷本 そうです。

天野 施設によって余裕があれば36時間くらい前に普通にリゾビストで肝臓を撮って、その後で撮ればいいですね。

高原 僕一度自分でリゾビストを打って24時間後に撮ってみたんですけど、上手くリンパ節に入らなかったので駄目かあ～って思っていたんですけどね。

谷本 そのときにお酒をたくさん飲むといいみたいですよ（笑）。

扇 今のはちょっとオフレコっぽいですね。急性の肝障害と同じ病態を作るということですか？

谷本 ええ、アルコール性肝障害って貪食能がすごく落ちますので。

天野 面白い話ですね。谷本他の発表としては、鉄をcell labelingに用いる研究が3、4年前からよくなされていますが、それに関して間葉系の細胞であるmyoblastをGdあるいは鉄でラベルして、細胞のマーカーとしてどういうふうに働いているかという演題がありまして[11]、細胞がaliveである時間と、ラベルしたGdや鉄が破棄されている時間とが一致していたら一番いいのですが、そこが一致しているかどうかを検討しているんですね。

扇 in vivoですか？

谷本 in vivoです。Gdをインキュベートして細胞内に入ってラベルされるのですが、その場合はGdの方が先に消えてしまうんですね。ところがSPIOでラベルすると、逆に細胞が死んでもSPIOがずっと3ヵ月くらいはそこに残っているんです。ですから結論として演者は現在われわれの手にavailableであるGdとSPIOは、ラベルして細胞の消長を見るのには適していないのではないかと否定的な意見を述べています。ここのところcelltrackingはホットな話題としてよくやられていて、私も間葉系の細胞を鉄でラベルして実験したことがあるのですが、やはり細胞の方が先に死んで鉄がずっと残っていたんですね。

扇 なるほど。

谷本 他に印象に残ったものでは、今日（木曜）のお昼に"Hot Topics Debate"というのがありまして、これはプロコン・ディベートといいまして欧米ではよくやられているのですが、正反対の意見をいい合うディベートなんですね。それで"MR is incapable for clinical molecular imaging（Yes or No?）"というタイトルで、PETをやっている先生とMRのmolecular imagingのリサーチをしている先生とが2人で対決したんです。PETをやっている先生は「PETはfemtomolのオーダで分子の検出ができる。MRはそこまでは無理だろう」と…femtomolって10のマイナス15乗ですね。

天野 ナノより下ですね。

谷本 ええ、ナノの下がピコ、その下がフェムトです。冗談も入っていて面白いやりとりでしたね。そのmolecular imagingの先生が言うには、「水もmoleculeであるから、MRI自体がmolecular imagingなんだ」と…（笑）。

扇 それは凄い理屈ですね。

谷本 それで1つのソリューションとしてはhyperpolarizationだと。hyperpolarizeすることでsignalは約2万倍になるので、それでMRIとしての感度を高めてmolecular imagingに応用することを試みていると言っていました。

高原 ^{13}C（カーボンサーティーン）なんかは実現すればスゴイですよね。

天野 ただこういう世界は、ある意味薬理の人の出番ですよね。

谷本 こういうものがクリニカルなイメージになっていくのは、どれくらい先になるのかは分からないですけどね。

押尾 Hyperpolarizationは、結構いろんなところでやっていて、ゼノンとかヘリウムが有名ですけど、水という話も結構あるんですよ。

扇 水ですか？

押尾 ええ、ヘリウムでしたらレーザーとかでやるんでしょうけれど、水の場合は磁場でやるんでしょうから…そうするとT1で落ちてくる訳です。水でやるという話はちょっと前にもあったのですが、homogeneityは関係ないですから隣りにものすごく高磁場の磁石を置いておいて、シリンジを入

れて hyperpolarize して…それで T1 は同じですから数秒しかない訳です。

天野 数秒で信号がなくなっちゃうということですね。

押尾 そうです。それで隣の部屋に急いで走るという（笑）。

基礎系の最近の話題〜"Beyond BOLD"と diffusion

扇 基礎系に関してのご印象は押尾先生いかがですか？

押尾 今回の学会は diffusion の演題を期待して出席したのですが、diffusion の演題はあまり出ていなかったですね。1つ印象に残ったのは functional MRI で "beyond BOLD" というタイトルで、BOLD じゃないコントラストで fMRI をやろうという演題です[12]。ここら辺の演題というのはここ5年くらいの間に少しずつ出てきたのですが、地味に始まったものが、今年は突然1つのセッションになって急にホットな話題になっていました。その話題の1つが diffusion を用いた fMRI で、デニスルビハンがちょっと前に出した paper で、diffusion-weighted のシーケンスで fMRI を撮ると変化が違うというのがあるのですが、b が小さいところと b を 2000 くらいかけたところとでは違う種類の信号が採れるということをいい出して、今回の学会ではそれに関する paper がいくつか出て、結論としてはそのルビハンの結論とは違う、あの結論はおかしいという方向で今のところはきているのですが、ただそれでも b が違うと別の情報が採れるというのは確からしくて、現時点でのコンセンサスとしては血管の周りの近いところと遠いところが diffusion の gradient で分けられるのではないかという話ですね。Diffusion で fMRI をやるというのは他にもあるのですが、今回はそれがトピックですね。

扇 Diffusion で fMRI というのは新鮮な感じですね。

押尾 もう1つ面白い話としては、神経活動というのは本態は電気生理現象であって電流ですよね。電流があれば磁場変化があるので神経活動を MRI で検出できるだろうということで、そういう試みが2年くらい前から始まったんです。それに関する話としては最初の paper は15年くらい前から出ているのですが、その当時は S/N が20倍くらい足りなかったのが、最近になって急に現実的になってきたんです。

扇 ハードウェアが進歩したんですね。

押尾 ええ、それで一応検出できたという paper は出てきてはいるのですが、まだ明らかに安定して検出できるというレベルにまではいっていないんです。それが今回は1つのセッションにまでなってきている訳です。

扇 その検出は in vitro とか動物実験レベルですか？ それとも人で？

押尾 In vitro で検出できたという話はすでにいくつもあるのですが、今のターゲットは人で普通に fMRI を撮るような条件で電流が検出できないかということですね[13, 14]。今 diffusion の世界は完全に2つに分かれていて、fiber tracking をやっているグループと、ADC を追いかけているグループと、本当に同じ diffusion を扱っているのに別世界のような2つがあって、個人的には fiber tracking にあまり興味がないので ADC の基礎的な話を追いかけているんです。去年はそれに関していくつか面白い話があって今年は何が出てくるかと思ったのですが、バイエクスポネンシャルなものが生体のいろんな臓器で見えるというのは当たり前の話になっていて、バイエクスポネンシャルで綺麗にフィットできるのは確かなんです。ただしそのメカニズムに関して"2つコンパートメントがある"といっている人たちはもうほとんどいなくって、他にもいろいろな複雑な要因があると。それに関していくつか paper が出ていたのが、diffusion time が普通に撮ると 100 msec くらいかかるのですが、そうするとその間に普通の水の ADC でどれくらい移動するかというと、細胞のサイズ程度移動してしまう訳なんですよね。そうすると均一な状態でフリーに移動できるという assumption がそこでおかしくなって制限されている。それがそもそもおかしいということを言っている人は前からいたのですが、今年はそれが当たり前のようにいわれていて、それをどうするかという話になってきていますね。

高原 Long TE で撮っちゃいけないということですか？

押尾 いけないということではなくって、均一な状態でどこまでも広がっていくという assumption が成り立たないということですね。制限されているとエクスポネンシャルでは落ちていかないんです。たとえばそれだけで、それが

表面的にはバイエクスポネンシャルのように見えるんです。それ以外にも要因があるかもしれませんが、Diffusion time を短くするというのも1つ出ていたのですが、ファントムスタディだけであまり現実的には実現できそうな感じではなかったですね。

扇 いろいろなお話をしているうちにアッという間に時間が過ぎてしまいました。今回もたくさんの興味深い話題をディスカッションできて本当に良かったと思います。本日は先生方、お忙しいなかいろいろと貴重なお話をいただきまして誠に有難うございました。

（2007年5月24日収録）

参考文献

1) Kraff O et al：3D CE-MRA of the peripheral arteries featuring surface coil coverage and data acquisition during Continuous table movement（TimCT）. Proceedings of ISMRM 15th Scientific Meeting and Exhibition：3129, 2007
2) Vogt FM et al：Peripheral vascular disease：Comparison of Continuous MR angiography and conventional MR angiography-pilot study. Radiology 243（1）：229-238, 2007
3) Markl M et al：Time-resolved 3D velocity mapping in the thoracic aorta：Three-directional blood flow patterns in healthy volunteers and patients. Proceedings of ISMRM 12th Scientific Meeting and Exhibition：2586, 2004
4) Yamashita S et al：Analysis of wall shear stress of carotid bifurcation using time-resolved three-dimensional Phase-contrast MR imaging. Proceedings of ISMRM 15th Scientific Meeting and Exhibition：2279, 2007
5) Takehara Y et al：Assessment of the flow dynamics changes in splanchnic arteries in patients with Median arcuate ligament compression using time-resolved three-dimensional Phase-contrast MRI（4D-flow）and a new flow analysis application（Flova）. Proceedings of ISMRM 15th Scientific Meeting and Exhibition：3145, 2007
6) Duyn JH et al：High-field MRI of brain cortical substructure based on signal Phase. Proceedings of ISMRM 15th Scientific Meeting and Exhibition：204, 2007
7) Sakurada A et al：Selective visualization of hypokinetic small bowel loop using low b value EPI. Proceedings of ISMRM 15th Scientific Meeting and Exhibition：891, 2007
8) Froehlich JM et al：Motility of the small bowel：Comparison of spasmolysis with hyoscine versus glucagon. Proceedings of ISMRM 15th Scientific Meeting and Exhibition：887, 2007
9) Gulani V et al：Effect of contrast media on the signal intensity of single-shot EPI for Diffusion imaging of the body. Proceedings of ISMRM 15th Scientific Meeting and Exhibition：3833, 2007
10) Evangelia P et al：MR lymphangiography of the axilla with SPIO in patients with breast cancer. Proceedings of ISMRM 15th Scientific Meeting and Exhibition：2953, 2007
11) Baligand C et al：Discrepancies between the fate of human myoblasts transplanted into immunocompetent mice after loading with Gd-chelates or with SPIO and the time-course of label detection by in vivo MR imaging. Proceedings of ISMRM 15th Scientific Meeting and Exhibition：3824, 2007
12) Jin T et al：The apparent Diffusion coefficient response during brain activation：A gradient-echo EPI study at 9.4T. Proceedings of ISMRM 15th Scientific Meeting and Exhibition：23, 2007
13) Kershaw J et al：An alternative interpretation for stimulus-related signal changes in Diffusion-weighted fMRI. Proceedings of ISMRM 15th Scientific Meeting and Exhibition：25, 2007
14) Witzel T et al：Stimulus induced rotary saturation（SIRS）：A new method for the direct detection of neuronal currents with MRI. Proceedings of ISMRM 15th Scientific Meeting and Exhibition：26, 2007

特別座談会

エキスパートが語る
さまざまな最先端トピックス
～ISMRM2008での印象を中心に～

2008年のISMRMはカナダ・トロントでの開催となりました。学会に参加され、発表された各先生方にご印象をうかがいながら、MRIのさまざまな話題に関して話を進めていければと思っております。
（扇　和之）

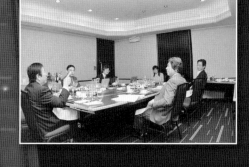

押尾晃一
（慶應義塾大学医学部放射線診断科）

原田雅史
（徳島大学医学部放射線科）

井田正博
（荏原病院放射線科・総合脳卒中センター）

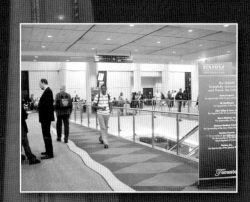

高原太郎
（ユトレヒト大学医学部放射線科）

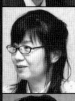
宮崎美津恵
（Toshiba America Medical Systems 社）

扇　和之
（日本赤十字社医療センター放射線診断科）

※記載の座談会出席者所属名は 2008 年 5 月の ISMRM 2008（カナダ・トロント）開催当時。

ISMRM 2008（トロント）にて開催され、MR elastography と UTE の話題で座談が始まる。続いて ASL、functional MRI、t-PA 適応と MRI、GABA へと話題が進む。さらに SWI に関するホットなディスカッションが行われ、拡散強調画像における diffusion time の詳しい話、最後は NSF 時代における非造影 MRA について議論がなされている。

MR elastography（MRE）

高原　今回の学会は久しぶりにものすごく興奮することが多くあり、それらをこれから臨床にどうやって使っていこうかと、頭が一杯になるくらい盛りだくさんだったと思うんです。具体的には、何といっても MR elastography の話題と、もう 1 つは ultrashort TE ですね。

扇　MR elastography も ultra-short TE も、数年前からすでにこの ISMRM に出ていますよね。今年特にインパクトがあったというのは…。

高原　まず MR elastography ですが、たしかに数年前から出てはいたのですが、今年は Mayo Clinic から出たデータが、肝腫瘍の良性と悪性とをとてもきれいに分離できていました。

扇　あれはきれいでしたね。

高原　もう 1 つは肝硬変の程度を MR elastography で臨床的に評価できることにみんながビックリしていたということ。そしてもう 1 つ、原理的にかなり広い臓器に応用可能だということと、かつその検査時間が十分に短いこと。スキャン時間が 15 秒で、検査時間全体としても 5 分以内なので、conventional な MRI に付加的に行うことができ、非常に汎用性が高いというか、臨床的に今後波及していく可能性が高いと思います。

扇　MR elastography は付加情報、プラスアルファの情報という意味では大きいですよね。ルーチン画像をみて良悪性が判断しにくいときに、「MR elastography が何キロパスカルだから悪性の可能性が高いだろう」という感じで。

高原　はい。3 年ほど前に ISMRM で MR elastography の話を聞いたときには、elasticity という物理的指標が 10 の 5 乗という広い範囲に分布していて、拡散強調画像の ADC がひと桁レベルの範囲で分布しているのとは違い、非常にダイナミックレンジが広く、診断能が潜在的に高いと聞いていたのですが、でも画像は悪いな…という印象だったんです。それが今年は画像がすごくよくなったなと感じました。

扇　今年の一番の違いは、画像がよくなったということが先生のご印象なんですね。

高原　ええ。ADC だと良悪性を判断するのにオーバーラップも多いのですが、あの MR elastography での、まったくオーバーラップのない良性と悪性の分布は、initial report にありがちな over-statement を考慮しても、インパクトがありました。

原田　MR elastography は 60 Hz くらいの振動子を当てて行っていますよね。撮像は単に phase contrast 法で撮るだけですから、最初にどういう刺激を与えるかという振動子の性能がかなりよくなったんじゃないでしょうか。

扇　MR elastography は"病変の深さ"という点ではどうなんですかね？　たとえば肝臓だと腹壁直下の S3 などはいいのでしょうが、もっと深い部位は大丈夫なんでしょうか？

高原　振動子で与えた波では、shear stress の amplitude の減り方が対象物の viscosity を反映し、wave length の変化が elasticity や stiffness に関係しているといっていました。振動子から遠くなればなるほど、これらの差も低くなるので、精度が悪くなるはずですよね。でも今回は plenary lecture にしてもランチョンにしても、そういう深さの問題には特にふれていなかったです。

原田　ただ画像をみた範囲では、かなり深いところまで入っている感じでしたね。

高原　たしかにそうでしたね。

原田　ですから僕も MR elastography は結構実用的になってきたのかなあ、と感じました。

高原　それからもう 1 つ MR elastography がすごいなと思ったのは、elasticity だけでなく viscosity も測れるということです。たとえば拡散強調画像での ADC による腫瘍の評価にはおもに 2 つの目的があって、1 つは良悪性の鑑別、そしてもう 1 つは治療効果の判定で、治療が奏効すると ADC がグッと変化する可能性があるわけです。しかし、もしも壊死した腫瘍の内部で viscosity が

上がると、ADCが低いままになってしまうんですね。MREでviscosityの情報がわかれば、その問題が解決するわけです。

原田 MR elastographyは頭部領域でもきれいな画像が出ていて、脳動脈瘤に応用できれば破裂しやすいかどうかの指標になり、いいんじゃないかと思いました。

高原 頭部領域は多発性硬化症やアルツハイマー病などにも応用されていましたね。

宮崎 ただMR elastographyは、あのresolutionでいいのでしょうか? 超音波でみるelastographyよりはresolutionが低いな、と私は感じたのですが。

高原 たしかに。ECRでMR elastographyの発表を聞いたときは、検出できた最小病変は6mmだといっていましたので、6mmの腫瘤が描出できるのならまあ大丈夫かなあと思ったのですが。

井田 実は私も宮崎さんと同じ意見で、ポスターをみた範囲ではMREのresolutionはまだまだかなという印象がありました。ただMR elastographyって、その原理を考えればすごいことですよね。MR顕微鏡の1つというか…ですから、僕はすごく期待はしています。

宮崎 それからMR elastographyは色付けの表示がいいですよね。

高原 そうですよね。あれがグレースケールだったらあまり感動しないんでしょうね。

宮崎 いま米国では、MR mammographyでもダイナミックカーブの立ち上がりを1ピクセルごとに色付けするのですが、それがホットな話題なんです。多分あれも白黒で出していたら今ひとつという感じになっていたと思うんです。

扇 グレースケールでは微妙でわかりにくいから色付けしているんでしょうけれど…色付けするとたしかにわかりやすいですよね。

宮崎 そうなんですよね。MR mammographyも色付けする前はあまり話題ではなかったんですよ。ところが色付けしたら、1つ1つROIをとってカーブをみなくても、ひと目でパッとみて赤だったらcancer、青だったらbenignという感じで簡便で、いわばドクターいらずな感じで。

高原 その講演の演者は、肝臓は腫瘍だけではなく肝硬変の進行度を肝生検しなくても評価できるのがすごいんだといっていました。

原田 臨床サイドから「移植に関係してくるので肝臓の硬さ、線維化の程度をみてくれ。肝生検だと一部しか反映していないので、肝臓全体の状況を知る方法はないのか?」といわれたときに、「MR elastographyという方法がありますよ」ということが発想としてはあったのですが、均一に圧をかけるのがむずかしいということで、いうのを躊躇していたんです。ところが今日のMayo Clinicの発表をみて、MR elastographyが欲しいな、と僕は思いました。resolutionの前に、まずはできることが大切で、有用かどうかは実際に使ってみてから決めればいいと思うんですね。

扇 たしかに肝臓の生検はいまgold standardのようにいわれていますが、生検したその場所の組織しか正確には反映していないわけですからね。それにMR elastographyのresolutionにどこまでこだわるかという問題ですが、基本的にMR elastographyは"辺縁が不整かどうか?"といった形態診断で診断するわけではありませんので、resolutionが高くなくても"その病変のelasticityがどうか?"ということがわかれば、十分な付加情報があるように思いますけれどね。通常の診断法だけで良悪性をつめきれないときに"この病変は何キロパスカルだから、悪性が疑わしいね"というような感じで…。

宮崎 そうですね。前もってほかに情報があって、プラスアルファという意味ではいいかもしれません。

高原 僕はMR elastographyが5分で撮れるということに惚れちゃったんです。

扇 そこら辺は、撮像系が進歩したことで時間が短くなったんですかね?

井田 撮像はphase contrastだけですから、これまで長かったのが急に短くなったという感じはしませんけどね。

扇 押尾先生、そこら辺はいかがですか?

押尾 MR elastography自体は相当古い技術ですが、昔から限界ははっきりしており、resolutionは上げようがないんです。また技術面でそういうdevelopmentがあったとも思えないんですが。

高原 学会3日目、火曜日のplenary lectureで肝臓以外のいろんな応用の話をしたんですが[1,2]、あれはすごかったですね。脳や乳腺や筋肉の話をしたのですが、筋肉に線維があるので波の伝播が途中で障害されて「MR elastographyのanisotropyだ」と言って…

これを研究したら構造解析ができるなあ、と思って。

扇 そうやってみんなでMREを使いだしたら、いろんなことがわかってくるんでしょうね。

宮崎 そうですね、今回はbreastのMR elastographyも出ていましたね[2]。いまfemale diseaseは米国でトピックですから、breastの疾患をどうにかして鑑別したいという動きがあります。米国では数年前からMR mammographyはダイナミックを色付けして、病変がわかっている症例に対してもさらにMR elastographyを行って硬さをみる試みをしていますが、かなり大きくないとMR elastographyではみえない感じがしますね。

高原 たしかにそうかもしれませんが、でも硬さだけではなく粘調度もみることで鑑別診断上かなりオーバーラップがはずせるというか、specificityを上げられる可能性もありますね。

宮崎 ここ3年間は米国に来てずっとMR mammographyをやっていたのですが、特にこちらではbreastはとても大きく脂肪だらけの人もいますし、一方で実質部が非常に多い方もいて、同じ「正常」でも全然違いますよね。

扇 Fatty breastとdense breastということですね。

宮崎 ええ。その正常のバリエーションの中での硬さのrangeがどれくらいかもまだわかっていないのですが、腫瘍の硬さがこの正常のバリエーションの範囲に埋もれてしまうものなのか、それとも違う硬さなのかすらもいまだにわかっていないんです。

高原 あと、筋肉のMR elastographyはお金になるなと思いましたよ。

扇 筋肉のMREがお金になる？

高原 今のところ肩こりは定量化できないでしょう。だから忙しい日本のビジネスマンは、いかに自分の肩がこっているかをMR elastographyで…（笑）。

井田 でもそれって、診断だけで治療ができない（笑）。

高原 だからマッサージの前と後でMR elastographyを撮って…。

扇 マッサージ代よりも、それが効いたかどうかの判定の方がお金がかかってしまうかもしれませんね（笑）。

井田 肩こりは半分冗談だとしても、MR elastographyを日本に導入するにあたっては、その期待が大きいだけに、いまこの段階で方法論とデータをしっかりしないといけないですね。

高原 そうですね。脳ドックみたいに成り行き任せになってしまわないようにね。

Ultrashort TE (UTE)

扇 MR elastographyと並ぶもう1つの大きな話題は、UTE（ultra-short TE）だと高原先生はおっしゃっていましたね。

原田 UTEって、TEはどれくらいまで短くなったんですか？

押尾 UTEには2Dと3Dとがあって、3DだとTEをμsecオーダーまでできるのですが、2DだとTEを短くするのがむずかしいんです。

高原 スライドでは一般に100μs以下（0.1 ms以下）のことを指すようでした。ところでMansfield Lectureで聞いてきたんですが[3]、UTEにはいろいろな技術的バックグラウンドがあって、long T2 componentをsuppressするために長いRFパルスを使うとか、chemical shiftが大きくなってしまうのでそれを目立たなくするためにradial samplingをするとか、あとは脂肪抑制もできるようになり、それによってshort T2 componentの画像化ができるようになったんです。応用範囲も広く、靭帯や軟骨以外にも頭蓋骨に応用したり、あるいはミイラのような水分のないshort T2 componentも画像化ができたり、あるいは鉄が沈着していてT2がすぐに減衰してしまうような病変でも、信号を検出して陽性に描出できる。あとはナトリウムや酸素などの画像は通常ならS/Nが非常に低いわけですが、UTEを使うことで比較的高い信号でとってS/Nをよくするとか、さまざまな応用が出ていました。

井田 UTEで印象に残ったのは962番の演題[4]で、cadaverでUTEを使い頸動脈の石灰化を非常にきれいに描出し、CTともcorrelateしていました。

押尾 あれはきれいでしたね。CTよりもresolutionが高い感じでした。

高原 コイルが小さいとMRIのresolutionの方が高いですからね。先ほどのMansfield Lectureで印象に残ったのは[3]、「Long T2 componentの画像はMRIが誕生して25年間にすごく進歩したんだけれど、short T2 componentはこれまでずっと無視され続けてきて、いまやっとその画像ができるようになった」というコメントです。それが本当だとすると、long T2 componentはMRCPに

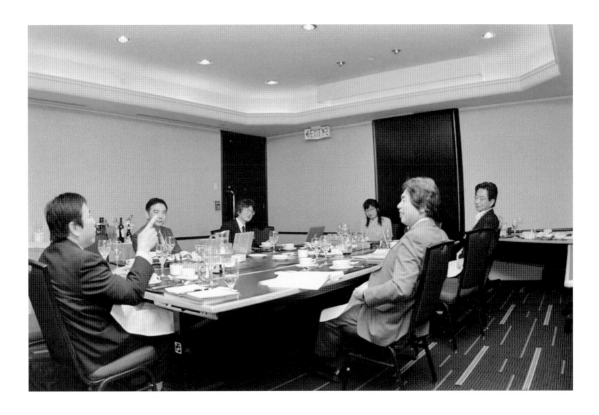

しても拡散強調画像にしても、これまで25年かけてやってきて、それと同じ分量が short T2 component でこれから始まるのだって考えたら気が遠くなりそうで…(笑)。

井田 そもそも short T2 の病変を T2 強調画像でみようとは思わなかったですものね。

高原 そうですよね。これまでは long T2 のものをどうやってみるかについて、ずっとやってきましたからね。

原田 高磁場になればなるほど短い TE が必要になってきますから、UTE の需要は増していくでしょうね。

扇 UTE に関して個人的に面白いと感じた演題は、musculoskeletal system の short T2 tissue に関する UTE の spectroscopic imaging の発表で[5]、画像がとてもきれいでした。2D の UTE シーケンスですが TE を最短で 8 μsec まで短くし、そこから 3 msec までの 6 種類の TE で検討してありました。とくに膝関節の軟骨は superficial layer と deep layer とをきれいに分離して、周波数や TE を変えて検討してありました。

高原 あれは deep layer の画像化が非常に重要だそうですね。

扇 TE を短くすると、みえてくるものが全然違う、パラダイムシフトみたいなものが UTE にはありますよね。

高原 僕、押尾先生に聞きたかったんですけれど、UTE のシーケンスをかくのはむずかしいんですか?

押尾 数百 μsec 程度の TE であれば、シーケンスをかくのは比較的簡単です。ただリコン (reconstruction) がからむので臨床的にはむずかしいかもしれませんね。

扇 リコンがからむから、むずかしい?

押尾 ええ、RF パルスを半分で切って、それを 2 回やって再構成の段階でつなげるんです。とにかく何をやるにしてもリコンはやらなければいけないわけで、慶應でも UTE をやってみようかという話があったのですが、面倒くさくなってやめました。

扇 面倒でやめた…リコンがですか?

押尾 ええ、それにリサーチレベルでやる分には「面倒くさい」くらいで済むのですが、これが製品レベルとなると reconstruction を modify するのがほとんど不可能ですね。

扇 Reconstruction を modify するのが不可能?

押尾 製品を作るのはメーカです

から…。

宮崎 製品に載せるとなると、単なるリサーチと違って、どういう使い方をされてもいいように全部validationをとらなければいけないですね。「使ってみたら動かなかった」ということがないように。そういうvalidationを全部クリアして、初めて製品になるんです。

扇 なるほど。メーカの方らしい貴重なご意見ですね。

押尾 UTEでむずかしいのはreconstructionです。先ほどのMR elastographyの場合はハードウェアが入ってきますので、そうするとまた別の問題が出てきます。

宮崎 safetyなどの問題ですね。

押尾 はい、それが大きいですね。それにチャンネルがないですよ。

扇 チャンネルがない？

押尾 ええ、インプットするものを作るわけですが、それをドライブするチャンネルがいりますね。いま、それをもっている装置はないので、それを付けるmodificationが大変ですね。

Arterial Spin Labeling (ASL)

高原 今年の学会では、ASL (Arterial Spin Labeling)のセッションは人気があって、会場が混んでいました。

井田 ASLに関しては2年くらい前から会場に人が集まっていて、とても注目されている感じですね。

扇 腎腫瘍の良悪性の診断をするのに、造影剤は使用せずにASLでパーフュージョンを評価して良悪性を鑑別するという演題も出ていましたね。

原田 ASLの場合、問題ははっきりしていて「どこまでtagをかけ続けられるか？」ということですね。永久にtagをかけ続けられれば、水のPETと原理的には同じなんですよ。でもtagは有限の時間しかかけられませんので、かけ終わった後の水はラベルされていませんから…そこにlimitationがあるんですね。

扇 そこは大事なポイントですね。そのlimitationには今後ブレイクスルーの可能性はあるんでしょうか？

原田 ブレイクスルーという意味では、フィリップスが出しているクエーサーがその1つですね。時間を変えて補正をし、パーフュージョンを出すという方法です。

扇 ある意味では、そういう限界を意識してASLを使うということも大事なんでしょうね。

Functional MRI

原田 Functional MRIに関して今回の学会で一番印象的だったのは、Young Investigator Awardを受賞した演題で[6]、安静時にとったfunctional MRIでcomponent analysisを行い、epilepsy患者での違いをみたという内容です。taskをやると、どうしてもtaskができる人とできない人がいるので、これからはやりそうなのが安静時、つまりtaskをやらない状態でのfunctional MRIでのconnectivityを評価です。安静時functional MRIの演題が24番から28番まで続いています[6~10]。それから96番の演題は脳卒中の患者さんにresting state connectivityを評価して、麻痺などの症状が治った人と治らなかった人とで違いがあったという内容でした[11]。

扇 taskをかけないfunctional MRIというのは、何か新しい感じですね。

原田 ええ、ですが実は安静時のfunctional MRI自体は10年くらい前からやられてはいたんです。

押尾 Functional MRIといえば、non-BOLDのdirect current imagingが昨年、一昨年のこの学会では話題になっていたのですが、今年はすっかりその演題がなくなっていましたね。

扇 それはどうしてですか？

押尾 やはり結果が出ないということなんでしょうが、そのことが同時に起こるという動きが面白いといえば面白いですね。研究自体はそれぞれ独立して行ってはいるのですが、一方で情報交換がものすごいんです。

井田 たしかにセッションごとにドンと出たり、なくなったりしますね。

扇 Information networkがすごいんですね。

宮崎 それは私も強く感じますね。米国の場合、大学同士、施設同士での情報交換はすごいです。

押尾 その情報交換がどこで起こっているかというと、半分ぐらいはこのISMRMでなされているんですね。

宮崎 私は特にMR angiography Club Meetingに出たときに、その情報交換のすごさを感じますね。MRAに特化した研究者たちがたくさん集まるのですが、昔のtime-of-flight法やphase contrast法などを開発した尊敬する先生方もいらっしゃるわけですよ。その中でのお互いのお話を聞いていると、有名な大学や施設の先生方同

t-PAの適応からみた脳血管障害

原田 t-PAの投与で一番問題なのは出血で、hemorrhagic transformationといわれているものなのですが、それをpermeabilityで評価しようという演題が2、3出ていました。307番などの演題がそうです[12]。実際にt-PAを投与する前にこういう検査をする余裕があるかどうかという問題はありますが、permeabilityで評価しようという発想は面白いですね。Hemorrhagic transformationが問題は問題ですが、hemorrhagic transformationがすべて悪いかというと、そうでもないんですよ。出血しても症状がなくなることもありますし、出血は再開通の指標にもなりますので、再開通してむしろ症状がよくなる場合もあります。「Hemorrhagic transformationしそうなのでt-PAを投与しない」ということになると、それはそれで治療の抑制につながりますし…。

高原 Massive bleedingが予測できるといいのでしょうが、なかなかむずかしいんでしょうね。

扇 むずかしいんでしょうね。t-PAと脳卒中に関しては、原田先生がメーカの情報誌に執筆された原稿がちょうど私の手元にあるのですが、徳島大学の脳卒中センターではt-PAの適応を決めるのにCTはもう行っておらず、MRIだけで診断されている。出血もMRIだけで診断されているということなんですが、井田先生はその点いかがですか？

井田 荏原病院でも脳虚急性期のfirst choiceはMRです。MRでもオキシヘモグロビンを主体とする急性期出血の診断が可能です。

扇 荏原病院ではCTもとってはいますか？

井田 臨床研究もあるので、CTも施行することはありますが、MRなしで脳虚血超急性期をすることはありません。ただしt-PA適応の可能性がある症例では1分を争うので、MR開始まで5分あるときはCTを行います。

原田 CTだけで診断してt-PAを打っている場合には、本当は脳卒中じゃないケースがあり得るかもしれませんね。ただCTを撮る理由もそれなりにあって、"early CT signの1/3ルール"は基本的にはCTだけにしか適応されず、early CT signが1/3を超えるとt-PAは慎重投与になります。禁忌ということではありませんが。ウチでは症例の蓄積でearly CT signよりdiffusionの方がむしろ広くみえることが多いので、diffusionで1/3を超えていなければまず大丈夫と判断しています。いずれは"diffusionの1/3ルール"を決めなければいけないとも思っています。

GABA

扇 原田先生は性周期における脳のGABAに関する演題もfirst authorでご発表されていますね[13]。

原田 いまGABAは精神科領域で注目を浴びていて、精神科の先生がGABAを計測する機会も徐々に増えてきているのですが、GABAは性周期でその値が変動するので注意したほうがいいですよという内容なんです。

宮崎 具体的には…。

原田 精神科では若い女性を対象にすることも多いのですが、卵胞期にGABAが上昇して、排卵期を過ぎるとGABAが低下してくるんです。このことは動物ではすでにいわれていたのですが、ヒトでこれに関する報告はこれまでに1つあるかないかぐらいという状況でしたので。

Susceptibility-weighted Imaging (SWI)

扇 井田先生は今回の学会はいかがでしたか？

井田 今回私はE-posterの演題が2題選択されたのですが、直前にある人から電話がかかってきて「先生はspeakerですよね！」って…ええっ？　おかしいなと思ってwebsiteで調べたら、SWIのstudy groupのspeakerになっていたんです。その直後になってDr. Haackeからe-mailがきて、「今回のISMRMはくるよね」って。SWI meetingは今年で7回目か8回目になるのですが、今年からstudy groupという形になったんです。会場には100人以上いて盛況だったのですが、ディスカッションは私は特に何もしゃべらなくていいだろうって思っていたら、「おまえもコアメンバーなんだから何かコメントしろ」っていわれて発言しました。正直なところ英語はあまり得意ではないのですが、日本からの意見をしっかり言えたので、それなりによかったなと感じました。これまで私の場合、ISMRMは傍観者的な立場でポスターを全部みて、いろいろな演題を聞いて吸収するという受け身の感じだったのですが、今回

study groupでしたがコアメンバーに入って意見をしっかりいえたのがよかったので、これからは日本人も若い世代がどんどん、各々の専門分野のstudy groupに参加して、日本からの情報を発信していくことが重要と感じました。

扇 大事なご意見ですね。日本人がどんどん参加するという意味では、plenary lectureの高原先生の講演も素晴らしかったですね[14]。

井田 高原先生の講演は喝采を浴びていましたし、日本からの参加者として誇りでした。

宮崎 英語もお上手でした。

井田 SWIに関しては脳の3T、あるいは7TのT2*強調が今回の学会のトレンドでしたね。またDr. Haacke自身が話したMSの演題[15]と膝の静脈の演題[16]…これがすごかったんですが、健常ボランティアで膝の静脈を臥位で10分、30分、40分とSWIで撮っていくと、デオキシヘモグロビン濃度が上昇して静脈の中にfluid-fluid-levelができる…これが深部静脈血栓ができるメカニズムだろうと。

扇 ヘェー！

高原 カッコイイ！

井田 そのことをHaacke自身が発表していましたね。それからSWIやphase imageを7Tで行った演題[17,18]や、肝臓のびまん性鉄沈着にSWIを応用した発表[19]もありました。

高原 肝臓のSWIもたしかに面白いですけれど…そのうち肝臓のMRI検査はfull studyだとT1強調、T2強調、脂肪抑制にダイナミックスタディ、拡散強調画像にUTE撮ってMR elastographyもやり、さらにSWIもなんてことになったら大変ですよね（笑）。

扇 たしかに冗談ではすまないかもしれませんね。

井田 7Tだと頭部はSWIもきれいですが、病変のlesion conspicuityを考えるとT2*強調画像の方がいいみたいですね。7Tでももう動物レベルの演題でなく、人の臨床応用が当たり前というのが現状です。ただNYU（New York University）の人に聞いてみても、7Tはルーチン検査ではなく、あくまでリサーチレベルだとはいっていました。あとはin vivoではないのですが、9.4Tだとアミロイド沈着がよくわかるという発表もありました。

Diffusionのブレイクスルー

扇 それでは押尾先生にお話をうかがいたいと思います。今年の学会のご印象はいかがでしょうか？

押尾 今回どなたからもお話が出なかったのが不思議なのですが、今回の学会で一番印象が強かったのはdiffusionです。今年はdiffusionの基礎研究の演題が劇的にたくさん出てきました。2、3年前からそのきざしはあって、実は数年前にこの座談会で佐久間肇先生（三重大学）ともそういうお話をしたことがあるのですが、これまではdiffusionというと2極化していて、tractographyの話をするか、そうでなければbが0と1000だけのclinicalな話をしているかでしかなく、お互いに別世界だったんですが、それが今年は急に生体で制限拡散という話が当たり前のように出てきて、制限拡散をどうやって扱うかという演題が大量に出てきました。この学会の面白いところは、昨年のベルリンではなかった話が、今年は突然出てくるんですね。こうなったらみんなで真剣にリサーチを始めるわけですが、これまで日本でやってきたことはいったん外に置かれて、最初から仕切り直しですね。これまでもbody diffusionの基礎的な研究をやらなければいけないというお話がこの座談会でもあったのですが、今回やっとそうなってきたということです。すぐに結果は出ないでしょうが、これだけみんなが興味をもってやり始めたので、これからそれなりの成果がどんどん出てくるんだと思います。

宮崎 いろんなものをmimicしてそういう状況を作ったり、シミュレーションをする基礎のグループが米国にはたくさんあるじゃないですか。1つの大学に10人くらいのグループがあって、その中にRFをやる人がいて、シーケンスを作る人がいて、リコンを作る人がいて…。

扇 そこら辺は日本の10倍以上の規模という感じですね。

宮崎 そうですね。1つのグループだけでマグネットを1つか2つもっていて、動物実験後にそれをextractしてhigh resolutionのスペクトロでとるといった感じで、基礎的なデータが蓄積できるんですね。そういうデータがあると説得力があるというか、強いです。その結果をフィードバックして今度は臨床に使うという感じで…。

扇 その点は、PhDと臨床がタイアップしていない日本は弱いですね。

高原 本当にそうですねぇ。

井田 米国で基礎の人たちが発表しているのを見ていると、健常ボ

ランティア10例とか、マウスが5例とか、少ない数ですが、でもそのアイデアは非常によいものがあるんですね。われわれが日本で数十例とか100例以上の臨床例を集めてやっている苦労よりは、そっちの方がよほど立派に見えたりするわけじゃないですか。そういうニュアンスを日本にうまく伝えるには押尾先生、どうしたらいいですかね？

押尾 "伝える"といっている限りは前には出られないですよ。日本でどうやってそれを実際にやるかということですね。

扇 そのためには日本の放射線科では、まずシステムの問題が大きいですね。

押尾 ええ、まずは人の問題で、日本のradiology departmentにはPhDがほとんどいませんからね。

宮崎 PhDがいる施設は先生のところと…。

押尾 いえ、私も人事上はradiologistですから。

高原 押尾先生、制限拡散のことについてもう少し具体的に教えていただけませんか？

押尾 いろいろあるのですが、基本的な理解としてdiffusion timeがあって、イメージングをやっている間に水分子がどれくらい動くかということですが、それがすでに細胞のサイズのdimensionを超えているんですよ。そうなると水分子の拡散に何らかの制限がかかっていると考えるのが自然なんです。それが当たり前なのに、これまではそういう制限拡散の話をする人があまりいなかったんですね。実は生体の拡散って、基本的にはすべて制限拡散なんです。

高原 Diffusion timeって、どれくらい短くすれば、細胞壁に到達しないで済むのですか？

押尾 1 msec程度にする必要がありますね。

高原 そんなに小さいんですね。

押尾 ええ。ただ、ぶつかるのは細胞膜とは限らない。細胞の中にはいろいろなものがありますから…。

高原 ゴルジ体とかの細胞内組織ですね。

井田 現在のMRI装置でのdiffusion timeは、たしか40 msecとか…。

押尾 だいたいそんな感じですね。

井田 そうすると、その数十分の一のdiffusion timeが必要ということですね。

高原 そうでないと正しい拡散が計測できないということですよね。

押尾 ええ、少なくとも細胞のdimensionに邪魔されない拡散係数を測るためには、そういうことですね。ただそうすることがいいか悪いかはまた別問題で、いまdiffusionが有用だとされているのは、結果として出てくる画像が有用だということであって、実はそれは制限拡散をみているのかもしれないですね。いずれにせよ、いまそういうことを考える枠組みがやっとスタートしたということです。

扇 そういうdiffusionの基礎的な発表で、具体的な演題番号などわかりましたらありがたいのですが…。

押尾 わかりやすいところではポスターの1790番から1792番までの演題です[20〜22]。これらは臨床側からみた演題で、"臨床側から"というのは実際にとられているbody diffusionの画像が実はどういうふるまいをしているかということです。もう一方は基礎側からの"どういうメカニズムがあるとどう動くか"という話なのですが、その両者はいまだにまるでつながっていないんです。そのリサーチが、今回一度に始まったということですね。これまではtractographyの分野だけがずっと先に進んでいて、制限拡散の話をしていたのはtractographyのグループだけだったんです。ただtractographyのグループはシリンダーの話しかしないのですが、実際の細胞はもっと複雑なはずですから。以前に高原先生ともこの座談会でこういう話をしたことがあるのですが、たとえば悪性腫瘍の放射線治療後のフォローにdiffusionが有用だという話で、それは当たり前だという意見が出て、ある意味であれが当たり前じゃないのは、放射線治療後にdiffusionが変わるメカニズムは比較的はっきりしていて、放射線照射で細胞がなくなって水分子が細胞外スペースになりますから。あの状況と悪性腫瘍がdiffusionで描出される話とは別なんです。そういう話がこれまでは全然なされてこなかったんですね。

扇 そこら辺が一気に始まったという意味では、これからが楽しみといえば楽しみですね。

非造影MRAとその新展開 〜NSF時代を迎えて〜

扇 それでは宮崎さんにお話をうかがっていきたいと思います。宮崎さんがこれまで長い間やってこられた非造影MRAに、ここにきてシーメンスなど他メーカも追随を始めました。たとえばシーメン

スのNATIVEもいろいろなバリエーションが出てきているようですが。

宮崎　ええ、基本的にはFSE系とSSFP系とでみなさんそろえてきているようですね。FSE系はSPACEに発展させたり、blurringを減らすためのTE短縮…パラレルイメージングでもできますが、それからvariable flip angleにすることで3Tでも使えるというふうに展開してきています。ここ3年間、この学会の座長をやらせていただいたのですが、ビックリするのは"non-contrast MRA"というセッションはこれまではなくて、今年が初めてだったんです。非造影MRAの演題といいますと、これまでは日本の先生方や技師さん方が全部で10件程度がせいぜいだったのですが、今年はオーラルだけで10件、E-posterが10数件、traditional posterも10数件、そしてこれまで造影MRAで発表されていた方も非造影へと移行していて…今日もこの座談会に出席するからということでofficialにDr. Martin Princeにインタビューしてきたのですが、彼の施設では、NSFの問題が表面化してから造影剤の投与量を減らして、透析の患者さんはスケジュールに配慮するという感じに変わってきているそうです。

高原　いままで米国は造影剤を使い過ぎでしたからね。僕らからみれば、ちょっと異常な感じでした。

宮崎　はい。日本では"20ccの造影剤をいかにうまく使うか"と、きめ細かくやっていましたけれど。その理由の1つとして、造影剤の価格もありますね。アメリカではMRI検査が1,000ドルくら

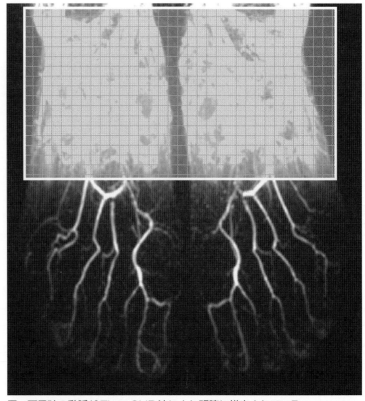

図　両足趾の動脈がTime-SLIP法により明瞭に描出されている
（蓮田病院　磯貝　純先生ご提供）

い、造影剤は50ドルくらいですから、2倍量、3倍量の造影剤を使ってもコストは誤差範囲ですが、日本では造影剤がMRI検査料と同じくらいしますのでそういうわけにもいかないですよね。そういうコスト面と、それから日本の先生方や技師さん方のキメ細かな優しさみたいな面と…以前にどなたか日本の先生が「造影剤を入れたついでに頭部もとっておこう」とおっしゃっていましたけれど。

井田　造影剤はやはり1度打ったら有効利用したいですよね。そういうのって日本人的な感覚なんですかね。

宮崎　多分そうですよ。"モッタイナイ"という。

扇　いま世界中で注目されている"モッタイナイ"。

井田　NSFの影響で、米国の画像診断の検査センターでは造影剤はすっかり使われなくなったみたいですね。

宮崎　いままでは簡単に造影剤を使っていたみたいなんですけれど、使われなくなったみたいですね。

扇　Dr. Martin PrinceがNSFのセッションで発表していたのですが、single doseだと発症率はゼロで、double dose、triple doseになると発症率が高くなるということでしたね。

宮崎　ええ、彼自身がdouble dose、triple doseを使っていたじゃないですか。それがsingle doseにして透析患者さんはスケ

ジュールに注意して、とやっていたら、これまで10数例発症していたNSFの発症がゼロになったそうです。それからいま米国では、弁護士から「MRIの検査をしたことがありますか？　そのときに造影剤の注射をされたことがあったら連絡をください」というe-mailが届くそうです。

井田　それはNSFを発症していなくてもということですか？

宮崎　ええ、「何かあったときは助けてあげますから、まずはMRI造影剤を使ったことがあれば登録してください」って、米国ではテレビでも宣伝しています。

扇　そういうお話は日本と米国の訴訟社会としての違いみたいなものを感じて、面白いですね。

井田　米国がどんなにdouble dose、triple doseといっても、日本では20 cc以上の造影剤を使うことはなかったですからね。

高原　なかったですね。宮崎さんをはじめ日本の先生と技師さんのご努力で、非造影MRAも初期のFBIと比べて本当にきれいになりました。今回のシーメンスのランチョンで、造影MRAと非造影MRAをスライドに並べて「どっちが造影でどっちが非造影かわかるか？」というシーンがありましたが、その問いかけに説得力があるくらい、非造影MRAはきれいになりました。それからシーメンスが品ぞろえの1つとして非造影MRAを採用したというのもやはり大きかったですね。世界を動かすという意味においてね。

扇　そのシーメンスのNATIVEの発表も、たとえば919番の演題[23]などをみると、参考文献は宮崎さんのものばかりですね。NSFの影響もあって、非造影MRAが時代の寵児として迎えられているのだなあとつくづく感じます。

宮崎　10年くらい前に非造影MRAの発表をやったときに、座長の先生が「造影MRAがあるのだから、そんなものはいらないよ。造影MRAは安全でコストも安いんだ」っていわれてビックリしたことがあったのですが、あれから10年経って、本当に時代は変わったんだなあと実感しています。

扇　非造影MRAって、ある意味では造影MRA以上のインパクトがありますよね。たとえば蓮田病院の磯貝先生が発表されていた、つま先の動脈をTime-SLIPで描出した画像はきれいでした（図）[24]。造影MRAですと、つま先の動脈だけをあれだけselectiveに描出するのはむしろむずかしいですよね。

宮崎　ええ、造影MRAですと実質部の信号も上昇しますので、あれだけ末梢の動脈だけをselectiveに描出するのはむずかしいですね。腎動脈もそうです。第3分枝くらいになるとtime-resolved MRAで行っても静脈が戻ってきますので、末梢の動脈だけを選択的に描出する点では、造影MRAよりもTime-SLIPの方が優れていますね。

扇　腎動脈のTime-SLIPに関しては、虎の門病院の高橋順二先生が演題を出していましたね[25]。

宮崎　その演題は、awardを受賞しました。実は昨年も、それに関連した3Dのオーラル発表を高橋先生がされていたのですが、ある先生から「どうやってBBTIの時間を決めているのか？」って質問されたんです。3Dは呼吸同期を併用しますので撮像時間が4.5分かかります。まずBBTIを1,100 msecでとって、それから1,500 msecでとって、というふうに3回も4回もとったらすごく検査時間がかかりますから、そのBBTIをどういうふうに決めているのかという質問だったんです。その回答のために今年は"BBTI Prep"というもので、2Dで1 shotずつ1,100 msecから1,900 msecくらいまで短時間でとって、それで決まった最適なBBTIで3Dをとる方法で発表されたのです。

扇　質問されてモチベーションが上がったんですね。

宮崎　ええ。

井田　あとTime-SLIPの将来性という意味で面白いのは、脳脊髄液の拍動を評価するという試みですね[26,27]。あれはキアリ奇形なんかにも有用でしょう。欲をいえば動画像だけではなく、静止画でも定性的にうまく出せるようになるといいんですけれど。シネはどこででもみられるわけではないので…。

扇　シネはたしかにインパクトがありますが、客観的評価という意味ではプラスアルファの静止画像が必要かもしれませんね。

井田　そうですね。興味のない人にとっては、単に動いているだけとしかみえない面もありますから。

扇　それからこの座談会で宮崎さんにぜひおうかがいしたかったのですが、FSE系やSSFP系、そしてECG同期によるものやASLによるものなど、あらゆる方法の非造影MRAが自由に使えると仮定した場合に、どういうsituationでどういう非造影MRAの手法を使うといいかというのが、いまひと

つユーザにしっかり伝わっていないような気がするんです。そこらへんをわかりやすくご説明いただければありがたいのですが…。

宮崎 実はその辺をいまRadiologyの論文[28]にまとめているところです。頭から足先まであらゆる部位が非造影MRAで撮れる時代になってきましたが、まずFSE系かSSFP系かという点については、FSEは位相方向にblurringが発生するので、それを極力短縮させるためにSPACEやパラレルイメージングを使ったり、あるいはshot数を上げたりと…shot数を上げると時間も長くなりますが。それからSSFPであれば心臓内腔のようにどんな方向に血流が向いていても描出できるという感じで…。

押尾 この非造影MRAの分野はいまだにどんどん発展していて、サンプリングに関してはいまのコメントのようにsingle-shot RAREとSSFPとに収束しているのですが、コントラストをどうやってつけるかという面はどんどん増えているんです。そういうものを全部把握するのがむずかしいので、それがどういう撮像法かということを表すのに名前をつけているんですね。その撮像法をどの部位にどういうふうに使うかというのは、やはり使う側が基本的に評価していかないといけないと思うんです。逆にいうとそのための名前なので、中身がわかるような名前にしないといけないんですね。

扇 そこら辺を体系立てて理解しなければいけないんですね。ただ「この撮像法はこの部位のこういうsituationがオススメ」といっていただいた方が、一般ユーザにとってはありがたいのですが。

押尾 問題は、同じ質問を5年前にしたら全然話が違うということなんですよ。それで5年後に同じ質問をしたら、また全然話が違うんです。技術が進歩していますから。

扇 なるほど、そうなんですね。その進歩というのはソフト面だけでなくハードウェアもですか？

押尾 いえ、ハードウェアはもういまは頭打ちで、今後はハードウェアの進歩は根本的にないと考えていいです。これまではグラディエントが速くなって、EPIやSSFPができるようになってきたのですが、そういう進歩はなくなり、いまの限界はdB/dtでありSARです。

扇 もうそこで限界がきているんですね。

高原 進歩が期待できるのは、あとundersamplingで少しと、残りの多くはcompressionですかね。

井田 非造影MRAに関して1つ臨床側から希望することですが、血管系病変というのは基本的には全身の病気ですから、非造影MRAを1回の検査でどうやって全身をとったらいいのかというプロトコルもできるといいですね。

宮崎 たとえば非造影MRAで下肢のDVTをチェックして、その後に肺動脈もとるという感じですね。

井田 そうです。

押尾 MRIの初期、80年代にも同じような話があったのですが、その時はプロトコルを作れる人が誰もいなかったんですね。いまもメーカの装置にそういうプロトコルは入っていませんので、まずは熱心なユーザにそれを作ってもらうということですかね。

宮崎 ええ、メーカだとシーケンスは作れても、それをaxialでとるのかcoronalでとるのかというのはユーザでないとわからないですから。

扇 ただ問題は、日本の場合は放射線科の中にPhDがいて、放射線科医と一緒に議論してコラボしながら仕事をしていくという環境にないですから。技師さんにも優秀な人が多くいますから、そこら辺をもう少し何とかしていきたいですね。

押尾 日本の場合、放射線科医と技師との間の交流が少ない感じですね。

宮崎 日本の技師さんは米国と比べても優秀で熱心な人が多いですから、もったいないですね。

扇 非造影MRAの発展にも、日本の熱心な技師さん方の果たした役割は大きい、と宮崎さん、おっしゃっていましたね。

宮崎 ええ、あの方たちがいなければ非造影MRAはここまで発展はしていません。

井田 ただ放射線科医と技師との交流といっても、日本の場合は常勤の放射線科医がいない病院も多くありますからね。米国ではそんなことはないんですか？

宮崎 まずないですね。MRI装置がある病院には放射線科医はいます。

押尾 ただ米国の場合は、逆に放射線科医はいても多くの場合、読影しかしておらず、マグネットのところにはほとんど足を運ばないですね。

宮崎 ええ、私も昔は米国の大学にいましたが、放射線科医はもっぱらあの暗いreading roomで読

影をしています。
井田 1日中、暗いreading roomにいるんですか？
宮崎 ええ。
井田 だったら私は放射線科医にはなっていないですね(笑)。
押尾 でも米国の放射線科医って、収入はいいですよ。
宮崎 昨年のRSNAで、放射線科医の年俸が平均で約47万5,000ドルといっていました。
扇 年収4,000万～5,000万円ということですね。米国では放射線科医はドクターの中でも年収がよくて、地位も高いと聞いたことがありますが…。
押尾 ええ、そうです。
宮崎 成績のよい人が放射線科医になるんですよね。
扇 いいお話ですね、これはぜひ記事にしましょう。本日は多岐の面にわたっていろいろなお話ができて、本当によかったと思います。お忙しい中ご参加いただき、誠にありがとうございました。

(2008年5月8日、Intercontinental Toronto Centerにて収録)

参考文献

1) Sack I et：Pulse sequences for MRE, MRE of brain and muscle. Proceedings of ISMRM 16th Scientific Meeting and Exhibition：213, 2008
2) Sinkus R et al：Inversion Algorithms for MRE, MRE of breast cancer. Proceedings of ISMRM 16th Scientific Meeting and Exhibition：214, 2008
3) Bydder GM：Direct imaging of short T2 relaxation components in tissue using clinical MR systems. Proceedings of ISMRM 16th Scientific Meeting and Exhibition：Mansfield Lecture, 2008
4) Herzka DA et al：High-resolution ultra-short TE imaging of ex vivo human carotid plaques correlates with CT. Proceedings of ISMRM 16th Scientific Meeting and Exhibition：962, 2008
5) Du J et al：Ultrashort TE spectroscopic imaging (UTESI) of the short T2 tissues in the musculoskeletal system. Proceedings of ISMRM 16th Scientific Meeting and Exhibition：332, 2008
6) Lui S et al：Differential interictal activity of the percuneus/posterior cingulate cortex revealed by resting state fMRI at 3T in generalized versus partial seizures. Proceedings of ISMRM 16th Scientific Meeting and Exhibition：24, 2008
7) Jansen JFA et al：Disrupted functional connectivity networks in patients with localized-related cryptogenic epilepsy. Proceedings of ISMRM 16th Scientific Meeting and Exhibition：25, 2008
8) Zhu Q et al：A longitudinal MR functional connectivity study in pediatric subjects from 2 wks to 2 yrs old using low-frequency BOLD synchronization. Proceedings of ISMRM 16th Scientific Meeting and Exhibition：26, 2008
9) Karunanayaka PR et al：Age-related connectivity changes in fMRI data from children performing a covert verb generation task. Proceedings of ISMRM 16th Scientific Meeting and Exhibition：27, 2008
10) Qiu D：Brain connectivity during the processing of nouns and verbs：A dynamic Bayesian network analysis. Proceedings of ISMRM 16th Scientific Meeting and Exhibition：28, 2008
11) Golestani AM et al：Better recovery following stroke is associated with normalization of resting-state connectivity. Proceedings of ISMRM 16th Scientific Meeting and Exhibition：96, 2008
12) Wu SP et al：Estimates of relative contrast recirculation obtained from perfusion MRI：A potential tool for guiding treatment decision in acute ischemic stroke. Proceedings of ISMRM 16th Scientific Meeting and Exhibition：307, 2008
13) Harada M et al：Reproducibility of GABA quantification in the brain and the difference of GABA concentration by female genital cycle measured by MEGA-PRESS using clinical 3T MRI apparatus. Proceedings of ISMRM 16th Scientific Meeting and Exhibition：2245, 2008
14) Takahara T：DWI of cancer. Proceedings of ISMRM 16th Scientific Meeting and Exhibition：3, 2008
15) Haacke EM et al：Correlating iron with T2 signal intensity in multiple sclerosis lesions using susceptibility weighted imaging. Proceedings of ISMRM 16th Scientific Meeting and Exhibition：3436, 2008
16) Haacke EM et al：Observing the settling of blood in the supine resting condition in the peripheral vascular system using SWI. Proceedings of ISMRM 16th Scientific Meeting and Exhibition：822, 2008
17) Ge Y et al：3D high resolution susceptibility weighted imaging (SWI) venography at 3T and 7T. Proceedings of ISMRM 16th Scientific Meeting and

Exhibition : 1996, 2008
18) Ge Y et al : 7T MRI : A powerful vision of microvascular abnormalities in multiple sclerosis. Proceedings of ISMRM 16th Scientific Meeting and Exhibition : 2129, 2008
19) Yu Y et al : Improved method for liver iron imaging using MR susceptibility weighted imaging(SWI). Proceedings of ISMRM 16th Scientific Meeting and Exhibition : 2615, 2008
20) Hoff BA et al : Investigation of bi-exponential diffusion in treated brain tumors. Proceedings of ISMRM 16th Scientific Meeting and Exhibition : 1790, 2008
21) Nilsson M et al : On the effect of a varied diffusion time in vivo : Is the diffusion in white matter restricted? Proceedings of ISMRM 16th Scientific Meeting and Exhibition : 1791, 2008
22) Prah DF et al : Probing intracellular compartments in normal brain and brain tumor using short diffusion times. Proceedings of ISMRM 16th Scientific Meeting and Exhibition : 1792, 2008
23) Stemmer A et al : Automatic detection of systolic and diastolic phase for NATIVE. Proceedings of ISMRM 16th Scientific Meeting and Exhibition : 919, 2008
24) Isogai J et al : Non-contrast MRA of the toes using time-spatial labeling inversion pulse(Time-SLIP) and optimization of flow-spoiled gradient pulses for the assessment of foot arteries in flow-spoiled fresh blood imaging(FBI). Proceedings of ISMRM 16th Scientific Meeting and Exhibition : 2901, 2008
25) Takahashi J et al : Optimization of non-contrast renal MRA using a TI-prep scan for time-spatial labeling pulse(Time-SLIP). Proceedings of ISMRM 16th Scientific Meeting and Exhibition : 2903, 2008
26) Yamada S et al : Non-contrast bulk flow imaging of cerebrospinal fluid(CSF)using time-spatial labeling inversion pulse(Time-SLIP). Proceedings of ISMRM 16th Scientific Meeting and Exhibition : 3511, 2008
27) Yamada S et al : Visualization of Cerebrospinal Fluid Movement with Spin Labeling at MR Imaging : Preliminary Results in Normal andPathophysiologic Conditions. Radiology 249(2) : 644-652, 2008
28) Miyazaki M et al : Nonenhanced MR angiography. Radiology 248(1) : 20-43, 2008

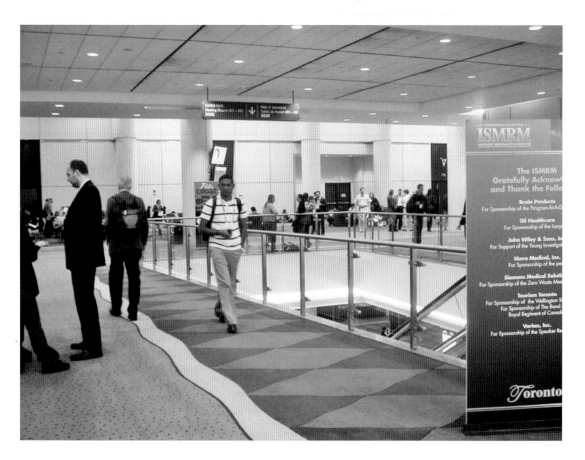

特別座談会

エキスパートが語る
さまざまなMRI最先端トピックス
～本質が見えてきた拡散強調画像～

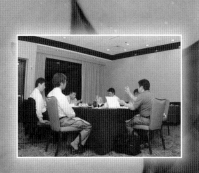
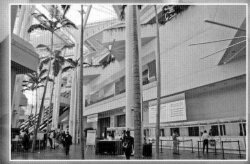
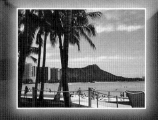

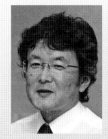

押尾晃一
慶應義塾大学医学部
放射線診断科

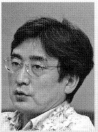

竹原康雄
浜松医科大学
放射線科

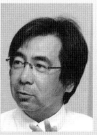

吉岡　大
University of
California, Irvine

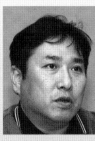

高原太郎
ユトレヒト大学医学部
放射線科

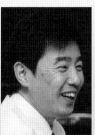

奥秋知幸
株式会社フィリップス
エレクトロニクス
ジャパン

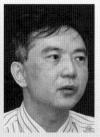

扇　和之
日本赤十字社
医療センター
放射線診断科

※記載の座談会出席者所属名は 2009 年 4 月の ISMRM 2009（米ハワイ・ホノルル）開催当時。

ISMRM 2009（ハワイ）にて開催され、マルチトランスミットコイルと traveling wave の話題で座談が始まる。続いて肝臓の脂肪定量、骨関節領域、マイクロスコピーコイル、brain energy、HIFU、SSGR へと話題が進み、最後には diffusion と ADC に関する詳細なディスカッションがなされている。

扇 今年の ISMRM はハワイでの開催となりましたが、学会に参加され、発表された各先生方にご印象を伺いながら MRI のさまざまな話題に関して話を進めていければと思っております。それではまずは奥秋さんいかがですか？ 今回の学会のご印象は…。

マルチトランスミットコイル

奥秋 今回の学会の技術面での目新しい印象は、第1にマルチトランスミットコイルが臨床現場で現実的に使われるようになってきたことです。つい数年前まではリサーチレベルでマルチトランスミットコイルを 7T 装置で…という感じの演題だったんですが、最近は 3T 装置を臨床レベルで使うという発表になってきました。

扇 なるほど。

奥秋 マルチトランスミットコイルになって最近感じることは、これまでは flip angle がいかにいい加減だったかというのが…。

扇 flip angle がいい加減？

奥秋 180度パルスや90度パルスが、特に 3T 装置などではきちんと正確にかかっていなかったのかなあというのがあって…といいますのも、B_1 の不均一があまりにも大きいという印象がありますから。特にこれから高磁場でいろいろな定量をやっていくには、マルチトランスミットでないとなかなか正確な値が得られないのではないかと思います。

竹原 これまで、1.5T 装置くらいまでなら、適当に RF パルスをかけたら信号がそれなりに得られていましたからね。

押尾 磁場が高くなるにつれて B_1 の不均一が強くなってきたんですね。0.5T では全然問題にならなくて、1.5T でもほとんど見えないのですが…。スペクトロスコピーで Water Sat を行うケースで急に問題になってくるのですが、FatSat ではまだそんなにいわれていなかったんですね。ところが 3T になって急に FatSat が効かないと言われ始めて…。

奥秋 ええ。FatSat に関しては、スライス方向の chemical shift も大切だと思いますが、そこら辺の認識が一般の臨床現場ではまだ少ないと感じます。たとえば同じスライスを励起していても隣のスライスの脂肪が励起されるとか、逆に脂肪抑制をかけているのに脂肪が残るとか、もしくはスライスを切っている位置がズレることが高磁場では起こっていると思うんです。そういうスライス方向の chemical shift も、これからはきちんと意識して勉強していくべきだと感じています。

高原 マルチトランスミットコイルだとスピンエコー系の撮像が3割速くなっていて、やっぱりすごいなと思いますね。

奥秋 今までフィリップスの 3T では、ボディの制限は 4 W/kg といっても実は 4 W/kg は出せていなかったんです。というのも現実にはローカルが先に 10 W/kg いってしまっており、3T よりも 1.5T の方が中に入っていて熱く感じるのは、1.5T だと 4 W/kg ギリギリまで出せていたからとなっていたんです。ところが 3T になるとボディは 2 W/kg くらいしか出せておらず、実はローカルの 10 W/kg で制限がかかっていましたというお話で…。

高原 そのとおりなんだけど、その表現だと業界用語っぽくて読者にはむずかしいかもよ（笑）。

扇 それでは高原先生ご解説を…。

高原 つまり今までは、不均一に励起されたので、撮影範囲の中に局所的に加熱してしまう部位が生じてしまったのですね。この部分の発熱が上限を超えないようにすると、他のほとんどの部分は励起不足になるわけです。

奥秋 そういうことですね。

高原 Hot spot に対する加熱を防ぐために RF 間隔を延ばす、つまり TR を長く設定しなければならなかったわけだったのですが、マルチトランスミットコイルを用いるとホットスポットがなくなるので、全体的に SAR が上げられるので、TR を短くできるようになったんです。東海大学で DWIBS をやっていたら DWIBS って原法では 180度パルスを使うので、最も heat deposition が大きいシーケンスの 1 つなわけですが、マルチトランスミットを使うと劇的な効果があって、撮像時間が 1/3 になったんです。

扇 1/3ってすごいですね。それはTRが短くなったからということですね。

高原 ええ、1/3って過激ですよ。10分だったスキャンがわずか3分半たらずになるので、DWIBSで全身を撮ろうという気になってきます。

奥秋 180度パルスを使うT2系のシーケンス、特に脊椎や頭部などの撮像は大分短くなりますね。

高原 BalancedシーケンスってTRを2.5 msecくらいまで短くしないとアーチファクトが出たり、コントラストが悪かったりしますよね。それが東海大学の3Tだと、TRがもともと3.5 msecくらいだったのが、マルチトランスミットコイルを使うと2.4 msecになるんですよ。そうすると血管がしっかりと白くなるし、banding artifactも出なくなって、とずいぶんよくなったのですが、"マルチ"トランスミットといっても、実はまだデュアルなんですよね。デュアルでこれだけよくなれば、コストベネフィットを考えたら、最初の落としどころとしては上出来だと思います。

扇 マルチトランスミットコイルは、デュアルの上ではチャンネルは8になるんですか?

奥秋 研究では8チャンネルで行われています。

扇 8チャンネルのマルチトランスミットコイルは、一般商用機にはまだ当分はむずかしいですか?

奥秋 むずかしいですね。たぶんコストパフォーマンスの問題が大きいと思います。

押尾 receiverのチャンネルとは、わけが違いますからね。

奥秋 メンテナンスも相当大変だと思います。

竹原 コンピュータへの負荷もすごいんじゃないですか。

押尾 コンピュータもですけど、一番大変なのはRFアンプです。昔のままですから。Exciteも大変ですよね、シンセサイザとか。

竹原 それぞれに違う周波数や位相と、個々に手心を加えなければいけない。

押尾 チャンネルが別ですから、RF波形は違うのがいくわけです。

奥秋 チャンネルごとに位相とamplitudeが違うんです。

竹原 それもかなりのものじゃないですか。

押尾 ええ、大変ですよ。

奥秋 それらを正確に送信するには、きちんとしたB_1-mappingが必要です。いまB_1-mappingは、flip angleが同じでTRを変化させて作っているのですが、心臓になると動きがあるので、B_1-mappingの方法を少し変える必要があるんです…今は解決されつつありますが。

Traveling Wave

扇 マルチトランスミットコイル以外で、技術系に関する今年の印象はいかがですか?

奥秋 新しい話題はtraveling waveですね。今まではボディコイル送信が当たり前だったのですが、7T装置になるとボアの外側からRFを送信する。ユトレヒト大学が発信源ですから、高原先生の方がお詳しいと思うんですけれど。

高原 traveling waveはそんなに話題になっていましたか。

奥秋 セッションは満席で、別の会場のモニタで見せるくらいの盛況でした。

高原 もともとのアイデアはユトレヒト大学の同僚もいっしょに出したのですが、論文上の発信源は残念ながらチューリッヒですね。雲をつかむような話なんですけど、とりあえず画が撮れたりするんですよ。

扇 Traveling waveの一番のメリットというのは…。

高原 まずtraveling waveの理屈からお話しますと、7Tくらいの高磁場になると波長が短くなり、RFの送信電波が、ちょうどガントリの大きさくらいのところを、ケーブルの中を電流が伝わるかのように伝播することが可能になるんです。ガントリの外側に平らな単純なアンテナを置いて送信すると、その送信したRFがガントリの中まで入ってくると聞いています。メリットは、7Tくらいになるといろんな設計が大変になってきて、送受信のコイルを設計するのも大変らしいのですが、RFの送信だけでもそうやって簡単に設計できるとありがたいらしいです。

扇 送信コイルの設計が楽になるんですね。

押尾 それと、高磁場で波長が短くなると、standing wave(定常波)で感度ムラが出るんですよ。それは3Tでも見えているのですが、7Tだともっとひどくなる。それを何とかするのが目的ですね。

奥秋 クアドラチャーコイルで2つの90度のフェーズをずらして出すことにより、standing waveはより強く出ると聞いたことがあるのですが。

押尾 形は変わると思いますが、dimensionは同じですから、あまりそういう気はしないですけどね。

高原 traveling waveって何でも撮れると思っていたら、エネルギーがあまり与えられないのでグラジェントエコー法しかできないみたいで。今のところスピンエコーはだめみたいですね。

押尾 効率が悪いので、RFアンプの容量が間に合わないみたいです。

奥秋 すでにSARを下げる工夫がなされているみたいで、マグネットのボアの大きさを2段階にすることも発表されていましたね。

肝臓の脂肪の定量

扇 マルチトランスミットコイルやtraveling wave以外のご印象については奥秋さんいかがですか？

奥秋 全体としては新しい話というよりは去年の応用の方が多かったような印象です。たとえば昨年非常に話題になったT2*のIDEALもそうですが、ああいう演題もそれ単体で出るのではなく、balancedのMRAの中にリードアウトを3エコーとって、という演題もありました[1,2]。それから個人的に最近興味があるのは肝臓の脂肪の定量なんです。

扇 肝臓の脂肪の定量は奥秋さん、first authorで発表されていましたね[3]。

奥秋 私の発表以外にも、Radiologyにも論文を書かれていた横尾先生の演題[4]が印象的でした。肝臓の脂肪に関しては、これまでは単にfatty liverかどうかということであまり問題にはされていなかった面もありますが、NASH（non-alcoholic steatohepatitis）がLCになり、そしてHCCになるということがわかってきてから、肝臓の脂肪の定量についてはこれからは気にしなければいけなくなっていると思うんです。

NASHの場合は、肝臓の機能が障害されるので、鉄の沈着が起こることが予想されます。そうするとこれからはT2*を考慮した脂肪の定量をやっていかなければいけないといいますか、逆にそうしないと正確には脂肪を測れない、ということがあります。3T装置での脂肪定量ではもちろんそうですが、1.5T装置でもそういうことだと思います。今GEさんもIDEALを発表しており、そういう観点から、Dixonの技術がもう一度脚光を浴びてくるのではないかと思います。

押尾 今は脂肪の定量をどういうアプローチでやっているのですか？

奥秋 theoreticalなT2*のフィッティングモデルで、水と脂肪のT2*を…。

押尾 脂肪定量のむずかしいところは、脂肪ってピークがたくさんあるんですよ。それを最初からモデルに入れないと。

奥秋 今はそれをマルチピークでやらないといけないようになってきています。

押尾 逆にスペクトルをとってしまうんだったら、TEが1つでしたらT2*は関係ないですよね、きっと。

奥秋 ええ、スペクトルをとるのでしたら。ただスペクトルのだめなところは、ボクセルでしかとれないというのがありまして。

押尾 いえ、ラインスキャンで。

奥秋 ああ、先生がやってらっしゃるラインスキャンですね。たしかにおっしゃるとおりです。

手関節のMRI

扇 今回の学会で、吉岡先生は教育講演をされてらっしゃいましたね。

吉岡 ええ、私が担当しました教育講演は朝のMSK（骨軟部）のセッションで、"Unsolved problems in MSK MRI"というコースが火曜日から金曜日まで、朝7時からやっていたんです。初日がspineで、次の日がshoulder、そして今日がwrist、明日がkneeですが、おのおののセッションが2つに分かれており、私はwristを担当しました。"MR findings without clinical significance"というタイトルで、MRI上は所見があるんだけれども臨床的には問題ない、という内容で。

扇 "Without clinical significance"というところが意味深ですね。

吉岡 ええ、wristの前半が私の話で、後半のspeakerが病的意義はあるんだけれどMRIで見つけにくい病変という内容で。"clinical abnormalities not detectable on MR images"というタイトルでした。

扇 前半と後半とで対極をなしている内容だったんですね。

吉岡 ええ。

扇 抄録のCDで教育講演スライドのハンドアウトを拝見したのですが、TFCC（三角線維軟骨複合体）などについて、正常解剖を含めてお話しいただいたんですね。

吉岡 正常解剖や正常バリエーションの話、そしてimagingのqualityにもふみ込んで、qualityが悪いとアーチファクトを病変と間違えたりしてfalse positiveが増

えるとか、そういうお話をさせていただきました。

扇 "Without clinical significance" というのは、もう少し具体的には…。

吉岡 たとえば TFCC の disc の perforation は一種の変性で加齢性変化ですので、健常人でも 30 歳過ぎると徐々にみられるようになってきて、50 歳を過ぎるとほぼ全例にみられるようになるんです。でもそれが tear と誤診されることがあるんです。

扇 TFCC は僕らも臨床現場で読影しなければいけないときもあるのですが、高信号域をどこから有意と解釈するかという threshold がむずかしいと感じます。

吉岡 そうですね。あとは実際にそこ (TFCC の部位) が痛いかどうかという理学所見も大事です。

扇 理学所見以外にも、画像のパターンなどから見分けるコツはありますか?

吉岡 1つには TFCC 以外の部位にも異常信号があるかどうかです。外傷であれば周囲にも異常信号を伴っていることが多いですから。それから外傷の方が horizontal に異常信号が走ることが多いですね。

扇 逆に変性だと、縦に走ることが多いんですね。

吉岡 ええ、そうです。

扇 TFCC に限らないですが、関節の MRI って、基本的にシーケンスが4種類あるじゃないですか。T2*強調画像、脂肪抑制 T2 強調画像、STIR そしてプロトン密度強調画像。そのどれを選択していくかもけっこう悩ましい問題に思いますが。

吉岡 たしかにそうですね。それ

らのシーケンスの中では、まず空間分解能が欲しい場合は T2*強調画像で、白黒の信号差をはっきりつけたい場合は STIR ですかね。無難なのは T2 強調画像とプロトン密度強調画像との中間というか、TE が長めのプロトン密度強調画像が一番無難です。

扇 長めの TE といいますと、具体的には…。

吉岡 40〜50 msec くらいですね。それくらいにしておけば軟骨が黒くなりませんから。TE をそれ以上長くすると軟骨が黒くなり、骨との区別がつきにくくなります。ただ個人的には、tendon や TFCC は黒く見えてそこを軟骨が囲む、T2*強調のコントラストは好きですね。

竹原 たしかに T2*強調の方がよく見えますよ。もっというと 3D MERGE がとてもいいですね。

吉岡 細かいスライスで撮れる 3D は、かなり有効ですね。

竹原 それと、先ほどの T2*強調のコントラストがよくて、きれいにわかるようになりました。昔は TFCC の病変があるかどうかすら、よくわからなかった。

吉岡 TFCC は disc (関節円板) の部分だけだったのですが、実際には尺骨側にも遠位側にも広がっている組織で、昔の分解能が低かった時代は冠状断だけで診断していた。そうすると手背側や手掌側の部分は見逃している可能性があるわけですね。これからは isotropic な撮像で reformat し、いろいろな断面で評価するのがよいと思いますね——TFCC に限った話ではありませんが。

変形性関節症

扇 骨軟部領域といいますと、cartilage が最近は話題になっているようですが、吉岡先生いかがですか?

吉岡 MSK 関係は過去 10 年くらいの間、cartilage がずっとメインの research のテーマで、演題数も多かったですが、今年は減りました。

扇 昨年の座談会で話題になったのは、cartilage の deep layer と superficial layer とがあって、UTE (ultrashort TE) を使うとよくわかるという演題でした[6]。

吉岡 そうですか。cartilage は physiological なパラメータとして T2 map、T1 rho map や造影剤を用いた手法などがあったのですが、例の Gd 造影剤の問題もあって造影剤を用いた手法はすたれ、T2 map と T1 rho map が残っています。解剖学的に細かい空間分解能が要求されますので、そういう意味では T2 map などを作るよりは普通のプロトン密度強調画像などでみた方が、分解能的にはわかると思います。

扇 T2 mapping の将来性には懐疑的ですか?

吉岡 そういうわけではないですが、プロトン密度強調画像や 3D の T2*強調画像などの高分解能画像を超えるだけの情報があるかどうかは…要は軟骨の診断は "厚み" と "内部の信号" という2つの所見をとらえればいいんです。軟骨の厚さが薄くなれば変性は進行しているわけで、その前の初期段階では厚みが正常でも、中の信号が変化していれば…。

扇 この座談会を読んでくださっ

ている多くの読者は、そこに興味があるかと思うのですが、まずそういう変形性関節症で厚みや信号の評価をするのにシーケンスがいろいろとありますよね。どのシーケンスをどういう situation で選んでいけばいいですか？

吉岡 まずはプロトン密度強調画像でしょうか。T1 強調画像だと関節液とのコントラストがつかないので、軟骨の厚みがいまひとつわかりにくいというのと、T2 強調画像だと軟骨が黒くなりすぎて deep zone、すなわち calcified cartilage の部分がわかりにくくて厚みを過小評価してしまうことになるので。結局、プロトン密度強調画像が一番いいということになるんですよ。

押尾 プロトン密度強調画像の TE はどれくらいですか？

吉岡 40 msec から 35 msec くらいですね。

押尾 それくらい長めだとシーケンス的には比較的楽というか、いろいろなことができますね。

吉岡 今 3D で isotropic を評価しようとしている人たちは、プロトン密度強調画像でなくても DESS や SSFP などの関節液が白くて軟骨が中間信号のシーケンスであれば、いちおうのコントラストはついて形態的にはよくみえますから。ただ軟骨の中の信号評価が、それらの 3D のシーケンスでどれくらいできるかというのはまた別問題で。

奥秋 軟骨の信号評価が T2 mapping だったり T1 rho mapping だったりするわけですね。

吉岡 そうですね。そういう信号変化だけの初期変化を、T2 mapping や T1 rho mapping でみよう

ということです。

奥秋 私も軟骨は素人ですが、T2 mapping はコラーゲンの変化をみていて、T1 rho mapping はプロテオグリカンの割合をみていて、プロテオグリカンの変化をみている T1 rho mapping の方が T2 mapping よりも早く変化を捉えられると聞いたのですが、正しいのでしょうか？

吉岡 正しいというか、プロテオグリカンの量が減ることが軟骨の変性の始まりだと一般的にはいわれていますから、その理屈に基づくと T1 rho mapping がよい、ということにはなるんです。ただプロテオグリカンの量が減るとコラーゲンの量にも影響し得るので、実際には T1 rho mapping の変化と T2 mapping の両方の変化が同時に起こっていると思うんです。ただ T2 mapping の場合は S/N が足りないからだと思うのですが、空間分解能がまだ十分とはいえないですね。

奥秋 たしか昨年米国での multi-center trial で、T2 mapping と T1 rho mapping との比較を発表していたと思うのですが、そこでは T1 rho mapping はスピンロックパルスの後は普通の balanced シーケンスで撮影しており、以前に比較すると空間分解能もかなり高くなってきているみたいですね。

吉岡 空間分解能が高くなれば定量的にものがいえるようになりますので、放射線科医が何となく見た目で low だ、high だというのとは違って、T1 rho mapping でどれくらいの値、T2 mapping でどれくらいの値という評価ができると思うんですね。ただそもそも軟骨の信号は均一ではなく、コラーゲ

ンの配列の仕方も場所によって異なりますので、mapping の値は絶対にオーバーラップがあるでしょうね。

扇 かなり奥が深いですね。

骨軟部領域の最近の潮流

扇 軟骨以外に関しては吉岡先生いかがですか？

吉岡 今、お話ししたような軟骨の定量化の話が 4、5 年前からあったのですが、それが今年はちょっと落ち着いたというか、やることをやり尽くしたような感じで演題数が減ってきました。その一方で、軟骨の定量とならんで大きなテーマだったのが骨梁計測で、最終的には骨粗鬆症の評価になるのですが、それを高分解能で――が流行りで、フィラデルフィアのグループと UCSF のグループがよくやっていました。その軟骨の定量化と骨梁計測が 2 大テーマだったのですが、今年に入って急に筋肉の話が増えました。

扇 その筋肉の話というのは、DTI など特定の分野でということですか？

吉岡 特定の分野というよりは、あらゆる分野でという感じですね。筋肉の話って 10～15 年前に一度ブームがあったんです。リンの MRS、筋ジストロフィや肉離れの話だとか、運動した後に筋肉の T2 強調画像での信号が上がって T2 値が延長するのは細胞内と細胞外のどちらの成分がどうなっているんだとか、いろいろあったのですが、それらをやり尽くしていったんすたれた感じがあったんです。ところが最近になって 3T や 7T が出てくると、もう一度リ

バイバルで見直す感じになってきて、今年はまた急に筋肉の話が増えました。筋肉のMRSもその10〜15年前はリンしかできなかったのですが、今はプロトンのMRSもできるようになり、以前よりもっと詳しく調べられる感じです。それからdiffusionやperfusionもニューロの領域でテクニック的に確立されたので、MSKに使ってみる流れもあります。

奥秋 CH2とCH3の脂肪内外の測定を運動前後で比較する発表もありましたね。

吉岡 そうですね。

扇 骨軟部領域だとUTEの存在も今後は大きくなってくるかと思うのですが。

吉岡 そうですね。サンディエゴのグループが熱心にやっていますが、これまでは注目されていなかったligamentやtendonや骨皮質の評価ができるということで脚光を浴びています。でもUTEをどう使い、どう診断していくかはまだこれからでしょうね。

扇 MREの方はGEが商品化してくるという話がありますが、UTEはどうなんでしょうね。

高原 リサーチレベルですが、ユトレヒト大学ではUTEを使っていますよ。

奥秋 国内でも、リサーチレベルでしたらやっていますね。

扇 フィリップスはすでにリサーチレベルで動いているんですね。

押尾 それは2Dですか3Dですか？

奥秋 3Dです。

押尾 TEはどれくらいですか？

奥秋 一番短いので35 μsecです。

扇 35 μsec！ けっこう短いですね。

奥秋 コイルのエレメントによっても違いますが。

扇 フィリップスは進んでいますね。

押尾 製品化しようとすればむずかしいことではないので、メーカによって姿勢の差がありますね。

マイクロスコピーコイル

吉岡 いま個人的に興味があるのはマイクロスコピーコイルで、日本でもフィリップスのマイクロスコピーコイルが流行りだったと思うのですが、Brighamで使っているコイルは1インチと2インチで、2インチが使いやすいですね。1インチのコイルで径が2.3 cmです。MSKって面白いことに、ligament、tendon、cartilage、boneと、膝みたいな大関節から手指みたいな小関節までみな同じ構造なんです。コントラスト的にも全部同じなので診断もある意味では単純で、要はS/Nや空間分解能さえ必要条件を満たすことができれば、小さな関節でも診断は可能です。

　ニューロや肺などの躯幹部ではさまざまなシーケンスを使っているのでしょうが、MSK領域ではあまりそういっ特別なシーケンスは必要なく、基本的なシーケンス、すなわちプロトン密度強調画像やT1強調画像で形態をみて、そしてT2強調画像のようなwater-sensitiveなシーケンスでFatSatをかけて浮腫と液体をみるという、組み合わせだけなんですよ。

　解剖学的な観点では頭部や躯幹部みたいに一定の方向を向いているのではなく、ligamentやtendonなどもいろいろな方向を向いていますので、確実に3方向を撮っておく。それから肩関節などがそうですが、特定の方向を向いていたりするので、それに沿った斜位で撮ってあげるということが重要ですね。

Brain Energy

高原 Mansfield Lectureはbrain energyの話が面白く[7]、実は意識が清明であることに非常に多くのエネルギーが費やされていて、そこからさらにニューロアクチベーションするためのエネルギーは非常に小さいものなんだといっていました。統合している機能を保障しているのが残りの部分で、それが麻酔をするとbrain energyが下がり、その状態でactivateさせるとバックグラウンドノイズが下がっているので非常によくわかる、というお話でした。

扇 昨年の座談会で徳島大学の原田先生がresting stateのfunctional MRIが最近の流行りだとおっしゃっていましたが[8]、今の麻酔状態というお話もそれに近い感じですね。そういう状況でfunctional MRIがわかりやすいのは納得する感じですが、押尾先生いかがですか？

押尾 ええ、そこらあたりは興味があって、実は以前functional MRIで講演をしたこともあるのですが、ずっと追いかけているのは電流検出なんです。神経活動は電流ですから、functional MRIといわれているもののほとんどは間接計測で、今の主流はBOLDですが、BOLDも相当間接的な計測なんです。場所も、その場所ではないですし。でも電流が検出できれ

ば直接的な計測になるわけで、そのcontextで述べれば、やはりバックグラウンドの活動はマグニチュードが相当大きな電流になるわけで、それを検出する方が楽ではないかという動きはありました。α-waveといわれているものがそれに相当するんです。それで基本的にfunctional MRIは変化分を捉えているので、ベースラインをとるのがそもそもむずかしい。α-waveにしても、時間的に変化がわかっているものを、そこを狙ってみるという話でした。

HIFU(high intensity focused ultrasound)

高原 今年の学会は、昨年みたいにUTEやMREなどの新鮮なインパクトはなかったように思いますが、面白かったことの1つにはHIFU（ハイフ）のことが木曜日のplenary lectureで取り上げられていて[9]、前々からFUS(focused ultrasound)*などでやっていたことが、ここにきて脚光を浴びてきた気がします。研究費もHIFUにおちるようになり、それに関連した技術としてtemperature mappingの研究などが目立ってきている感じでした。

扇 GEのランチョンでも3番目に話した人が、FUSのtemperature mappingの内容でした。

高原 そうですか。FUSは子宮だけじゃなく、乳腺や脳の疾患などにも応用されていますからね。FUSの場合は正確に熱したいという要求があって。

奥秋 乳腺は脂肪の温度測定がむずかしいということがありますので、今後の課題ですね。

高原 モニタリングの技術は重要ですが、脂肪があると測定しにくいとか、動きがあるとプローブを当てにくいといった具合で…。水曜日のplenary lectureはNSFの内容だったのですが[10]、総括していろいろとよく話をしてくれました。

SSGR(slice-selection gradient reversal technique)

扇 高原先生のfirst authorの演題で2642番のSSGRの話も面白かったですね[11]。

高原 SSGRは実はずいぶん昔、1987年にミルウォーキーのGEの研究所から発表された手法で、スピンエコー法において180度パルスを打つときに、グラジェントの極性を逆に打つだけで脂肪抑制効果があるという話です。in-planeのchemical shiftはよく目にしますが、実はスライス方向にも水と脂肪とはズレているんです。それで水と脂肪とがスライス方向にもズレて励起されているのですが、本来は90度パルスと180度パルスの両方を受けないと励起されないので、最初はプラスの90度パルスを打っておき、次にマイナスの方向に180度パルスを打つと、水プロトンは常に中心周波数で打っているので励起されるんですが、脂肪プロトンに関してはスライス方向の上の方や下の方にパルスを打たれたりするので、結果としてきちんと励起されずに、脂肪が抑制された画像になるんです。1.5Tでもある程度は脂肪抑制効果があり、東芝のPASTAとかGEのClassicなどが使われていたのですが、3Tになるとその脂肪抑制が非常によく効くようになったんです。

SSGRは何のtrade-offも発生しないということがすごいところで、SPIRを併用して打つこともできますし、スライス枚数が減ることもない。たとえばSTIRを使うDWIBSにSSGRを併用することで、さらに完璧に脂肪を消すことも可能なんですね。それで今回の発表は[11]、3Tや7Tを1.5Tと比べると、3T以上で脂肪抑制効果がすごいですよ、という内容なんです。SSGRは高磁場では本当にいいですね。

奥秋 水プロトンの近辺にある脂肪はSTIRで落とし、他の脂肪はSSGRで落とすこともできますね。

高原 なるほどね。

奥秋 実はSSGRは脂肪抑制効果だけではなく、水プロトンだけでも、金属などの磁性体アーチファクトを同じ原理で90度パルスと180度パルスの極性を逆向きにすると消えるんです。むしろ1.5T装置では脂肪抑制効果というよりも磁性体アーチファクトを落とすのに使えますね。

扇 へぇー、面白いですね。

高原 あと今回の学会で面白かったのは、拡散強調画像を撮るとテーブルが振動するんだけれど、その振動をMRエラストグラフィの振動子として使えないか、という。実際にその画も出ていて、「なーんだ、拡散強調画像をやれば振動子は要らないのか」って。面白かったですね。

扇 それって本当ですかね？ 本当ならすごいですね！

本質が見えてきた拡散強調画像

扇 拡散強調画像に関しては、今

年の学会はいかがですか？

高原 今回はClinical Intensive Courseという形で拡散強調画像の話しが4つ出ていたのですが、基本的にはADCを癌治療のバイオマーカにするという話が一番大きくて、その次に一応は良悪性の鑑別もしますよ、という感じでした。最初のADCを癌治療のバイオマーカに、という話は100％突き進む感じで、NCI(National Cancer Institute)を挙げて推している雰囲気でした。

岩手医科大の佐々木先生がmulti-center studyとして、頭部の拡散強調画像のADCのreproducibilityなどについて報告していますが、腹部ではADCをバイオマーカに使うにはファントムが必要だろうということで、NCIがやっているワーキンググループではアイス・ウォーター・ファントムにしようということでやっていました。アイス・ウォーター・ファントムというのは作り方が簡単で、氷を満たした中に純水を入れた試験管を置いておくと、その中が0度になりますよね。その0度の水は世界中どこでも作れるファントムで、かつ温度管理が簡単で氷が入っている限り0度ですから、その状態で撮るとADCが1.1にならなければいけないそうで。

竹原 標高で違うんじゃないですか。

高原 ああ、気圧で違うかもしれませんね。細かいですね(笑)。それをファントムとして使ってADCの差を調べることになり、癌治療の効果判定をするレシストのクライテリアも変わったそうで、これまではsingle diameterで腫瘍縮小の効果判定していたのが、それも時代遅れだからvolumeで評価しようということになり、一方で抗癌剤の投与方法もどんどん複雑になってきていて効果判定に時間がかかるので、early estimationするための指標としてADCが有望視されているんです。

扇 へぇー、そうなんですね。

高原 拡散強調画像での良悪性の鑑別については、ADCが有用ということに僕自身は懐疑的ですが、ADCが有用と思っている人が多いらしくて、今是認される方向ですね。そのADC神話がリンパ節でも同じように考えられており、この間、東海大学でやった時のリンパ節のADCの論文を出したらそれも引き合いに出されて、「一般には悪性の方がリンパ節のADCが低いという結果が多いけれど、こういう報告もあった」と例外みたいに取り上げられていました。でもリンパ節はもともと小円形細胞がいっぱい入っていてゴチャゴチャな状態なのでADCが低く、そこに癌が転移してきても、むしろADCが高くなっておかしくないと思うんです。

竹原 日本ではむしろそういう認識ですよ。

高原 そうですよね。ワーキンググループも5年ほどしたら内容が変わってくるかもしれません。でもADCよりも拡散強調画像そのものの方が指標として優れている可能性もあるわけですよ。つまりT2値とADCとが組み合わさった相加的な画像の方が、ADCよりも純粋性では劣るかもしれないけれど、指標としては優れている可能性がある。でも今のところはそういう論調では、まったく議論されていないんですよね。

竹原 神戸大学から、肺癌のリンパ転移を鑑別するのにADCとSTIRの信号とで比較したら、STIRの方がよかったという発表がありました。

高原 なるほど。

竹原 本当にうなずける内容で、ADCって生体内で、しかも胸部なんかでは当てにならない。中枢神経みたいに動きがないところではいいんでしょうが、胸部みたいに呼吸の動きも心拍動もあるような部位で、しかもb=0とb=800や1,000というのを同じROIで計測できるわけがありません。ADCを計測するということは、そういう不確定性を倍増することをやっているわけです。

扇 academic radiologyという名のもとに定量化ということで、すぐにADCに走ってしまうんでしょうね。

竹原 そうですよ。拡散強調画像は、いずれはADCだの、b=0と比較してだのということではなく、b=1,000なら1,000の、そのdiffusionの画像だけで判断するようになりますよ、きっと。

高原 なるかな。

竹原 なる、なる。

高原 これはちゃんと記録しておいてくださいね(笑)。

竹原 だって昔、「脳腫瘍のこの部分はT2強調画像でhighでした」っていったら、「highとかlowとか抽象的なことをいうな、T2値はいくつだ」って怒られたんですよ。

扇 そういえばそういう時代がありましたね。

高原 そうですよね。2つのbで測ってADCを計算することを正

当化したいんだったら、2つのTEで測ってT2値を計算することもやらないといけません。拡散強調画像が有用というのなら、両方のファクタで信号が決まっているんだから両方やらなければいけないのに、片方のT2値はもう計測をやめていて、もう片方のADCだけで解析するのはおかしいですよね。

竹原　そうそう。

押尾　実は僕、メイントピックがdiffusionで今回の学会も一番面白いと思ったのがdiffusionなんです。この5年間くらい、この座談会で同じようなことをしゃべっているんですが、実はその都度ステップは違っていたと思うんです。数年前のシアトルあたりから（diffusionに関して）実際に何か起こっているかというポスターがやっと2つ3つ出てきて、去年の学会から突然演題が増えて、diffusionのセッションが1つ、そしてポスターもたくさん出ていたんです。昨年の段階では本当に何が起こっているかというレベルまではいっていなかったのですが、今回の学会で、ポスターでいうと1356番[12]から1370番[13]までの"biophysical mechanisms"という、それだけのセクションができていて、オーラルでいうと水曜日の午前中のdiffusionのbiophysical foundations（449番[14]、458番[15]）というトピックだったり、という感じでした。まだギャップはあるのですが、それらの中で実際に結論めいたものが出てくるところまできているんです。

この学会にくるまでは、生体だと観測できるものとしてADCに相当するものがバイエクスポネンシャルで2つ出てくるということは相当前から当たり前のようにいわれていて、これはカーブフィットすると相当きれいにフィットできるので、モデルとしてはそんなにはずれていないと思います。ただそのバイエクスポネンシャルに対応する生体組織がどうなっているかという話になると、それをうまく説明できる理論がない状態が、これまではずっと続いていたんですよ。たとえばそれを説明する一番簡単な理論としては、それぞれのADCに対応するコンパートメントが2つあり、そのfractionとADCの値がそれぞれ違うのが一番単純な理論ですが、それだとたとえばT2を測っても、2つ出てくるコンポーネントと対応がつかない。また細胞内外という分け方でもうまくいかないことも、ここ10年くらいいわれ続けているんです。そういう状態がずっと続いてきているなかで、今年になって腫瘍もやっぱり制限拡散だといわれはじめた。diffusionの中には分野がいろいろあり、腫瘍のdiffusionをやっている人とtractographyをやっている人とは、同じdiffusionでもまったく別世界のような話をしているのですが、使っているシーケンスや技術や理論は同じはずなんです。tractographyの方はq-spaceとか制限拡散とかいう話を当たり前のようにしているのですが、腫瘍をやっている方では、そういう話がこれまでほとんど出たことがなかったんです。それがここにきて腫瘍もやっぱり制限拡散だといわれはじめた。ほかにも仮説はあるのですが、今年いわれているのは膜による制限拡散だけで説明がつく、と。すなわち腫瘍でADCが下がる理由は細胞の平均のサイズが小さいからだと。それが一般にいわれている細胞密度と、対応がつくんだろうと思います。核もたくさん見えますから。

竹原　押尾先生、その"膜"というのは細胞の中の膜の話ではないですか？

押尾　両方をさしています。

竹原　悪性腫瘍の細胞は、ミトコンドリアなどの内部器官が非常に多いんですよ。そこらへんの膜による拡散の制限かなと思ったのですが。

押尾　実は僕自身が腫瘍に興味があるので、そういう観点からみていますが、そういうモデルを作っている人は、別に腫瘍をやっている人ではないんですよ。ただ生体のバイエクスポネンシャルなbehaviorがそういうモデルで説明がつくという話ですが、今後はそれを腫瘍に対してどう当てはめていくかになっていくんです。

たとえば悪性腫瘍の治療効果判定に関しては比較的簡単で、治療が奏功するとextracellular spaceが増えるんですね。ですので制限拡散がどうなっていようと、そうでない細胞外のspaceが増えるので、特に疑問点も少なく、これでいいという話だと思うんですよ。ところが細胞自体の話になってくると、確立した理論もないし、オーバーラップもある。オーバーラップが何であるかという話をするにしても、今はまず何を測ろうとしてシーケンスを作っているかということ自体がまるでないので、何を見ているかわからないわけです。それがわかってくれば、それに対していろいろとできるこ

ともあるのですが。

　Diffusionって、さまざまな分野でいろいろな使い方をしていますから、これから一気にいろんなことが出てくるんだと思うんです。「diffusionは何を見ているのかわからない」と、ここ10年くらいずっといわれてきたのですが、そういう状況がこれから変わってくるというのは非常に大きいと思います。

　これまでもこの座談会で何度かこういう話をしたのですが、ポスターなどを見ていると、そういうトピックって出てくる時は一気に出てくるんですね。それはどうしてかというと、みんな同じようなことを考えていて、何かきっかけがあると、みんながそれに反応するということです。ですので次の年はみんなでそろって次のステップに行くんですね。あることが徐々に広がっていくのではなく、そろって次のステップに行く感じです。

　今後もおそらく同時にそろって次のステップへと進みますので、これからdiffusionは一気に進んでいくと思います。そうするとdiffusionが何を見ているかわかってくるわけで、その結果としてシーケンスも変わり、それが見えるシーケンスを開発する。そうすれば当然得られる情報も増えてくるはずです。自分自身も今後そういう方向でやっていきますし、全体としてもそういう方向で進みますので、結果として知識が進歩すると思います。

扇　知識が進歩する。

押尾　ええ。臨床応用される技術というものは本来こうやって進んでいくもので、やはり臨床的に何が欲しいかがまずわかり、それに対して基礎的なことを下から積み上げていく。わかっているところから積み上げていき、それに対して解決していく方向しかないと個人的には思っているんですよ。一方でよくあるのが、臨床的に何が欲しいかがわからず、技術側だけから考えると"応用がない技術"というものがたくさん出てくるんです。今回のトピックもその1つだと思うのですが。それとまた一方では、臨床的な需要があるのに、それに対する基礎的な回答がないというsituationもあって、これはやはりコミュニケーションが足りないんだと思います。

扇　"臨床的な需要があるのに、それに対する基礎的な回答がない"というのは、body diffusionの出発点がまさにそうでしたね。

押尾　ええ。なので今回わざわざそういうセッションを作ったのは、そういうコミュニケーションがこれから進まないといけないということでもあるんだと思います。先ほどから話が出ているADCについても、ADC自体に現時点で根拠がないわけですから、バラついて当たり前なんです。

　最近のEBM（evidence-based medicine）の風潮で何でも数値化される傾向にありますが、今のADCは意味がないわけですから、本質がわからないものに対していきなり数値化することは意味がないと思うんです。まずは一番いいパラメータが何かということをやって、その一番いいパラメータを使ったときのthresholdがどうかを検討し、その上で数値化するという順序でやらなければいけないですね。

　私のdiffusionに対する個人的な考えとしては、パラメータを最適化した上で、グレイスケールの画を目で見て判断するのが一番いいと思います。それを最適化するプロセスの中で、bを細かく刻んで測るプロセスは絶対入らなければいけませんが、それは診断のための道具としてやっているのではなく、あくまで情報をとるための作業なのであって、混同してはいけないと思うんですよ。

　実際の診断に使うのは、最適化したプロトコルで撮った画を目で見て判断するのが正しいと思うんです。そのことをめざしてどういうステップで研究を進めるかということだと思うんですね。先ほど出ていたT2の話は、そのプロセスが落ち着いてきたということです。TEの値って、あまりバラつかないで決まっていますよね。あれは歴史的にさまざまなTEを使ってみて、あの辺のTEがちょうどいいから使っているわけで、その結果として別にT2値を測らなくても、そのTR、TEで信号強度を見れば診断ができるところまできたんですが、diffusionはまだそうなっていないですから。そうなるまでは数値化は必要でしょうが、ADCが不十分なことはもうわかっているわけです。

高原　なるほど。そういうことですか。

扇　ADCよりもdiffusionの信号の方が診断する上で大切だということをわれわれも実感していますので、押尾先生にそのようなコメントをいただけるのはありがたいことですね。

押尾　T2とdiffusionの減衰との組み合わせ、T2が長くてdiffusion

が遅い組み合わせが diffusion で高信号になるわけですが、普通はそういう組み合わせはないですから。
竹原 まさにそうですね。
押尾 あの幸運な組み合わせがたまたま病巣を光らせるわけですが、あれがどういう組み合わせかと考えると矛盾していて。そこで optimize しようがなかったわけです。それが今回わかってきたということは非常に大きいことで、これからそういう方向に向かって新しいシーケンスが出てくるのが楽しみというか。僕も頑張って作ります。
扇 いろいろなお話をしているうちにアッという間に時間が過ぎてしまいました。今回も多岐の面にわたって興味深い貴重なお話をうかがうことができて、本当によかったと思います。本日は先生方、お忙しいなか誠に有難うございました。

(2009 年 4 月 23 日、Sheraton Waikiki にて収録)

参考文献

1) Cukur T et al : Fat suppression for non-contrast-enhanced peripheral angiography : Phase-sensitive versus IDEAL SSFP. Proceedings of ISMRM 17th Scientific Meeting and Exhibition : 1883, 2009
2) Cukur T et al : Non-contrast-enhanced flow-independent peripheral angiography with magnetization-prepared IDEAL. Proceedings of ISMRM 17th Scientific Meeting and Exhibition : 427, 2009
3) Okuaki T et al : Estimation of fat fraction considering T_2^* decay in liver after SPIO injection. Proceedings of ISMRM 17th Scientific Meeting and Exhibition : 4092, 2009
4) Yokoo T et al : Spectrally-modeled hepatic fat quantification by multi-echo gradient-recalled-echo magnetic resonance imaging at 3.0T. Proceedings of ISMRM 17th Scientific Meeting and Exhibition : 209, 2009
5) Takehara Y et al : Improved contrast enhancement of experimentally induced rat hepatocellular carcinoma using new blood pool contrast agent dendrimers DTPA-D1G1c(OH). Proceedings of ISMRM 17th Scien-tific Meeting and Exhibition : 2077, 2009
6) Du J et al : Ultrashort TE spectroscopic imaging (UTESI) of the short T2 tissues in the musculoskeletal system. Proceedings of ISMRM 16th Scientific Meeting and Exhibition : 332, 2008
7) Shulman RG : Brain energy and brain work. Proceedings of ISMRM 17th Scientific Meeting and Exhibition : Mansfield Lecture, 2009
8) 押尾晃一、原田雅史、井田正博、高原太郎、宮崎美津恵、扇 和之：〔座談会〕エキスパートが語る様々なMRI 最先端トピックス．映像情報 Medical(臨増)40(14)：54-67，2008
9) Hynynen K : MR-HIFU : The potential for combined imaging and therapy. Proceedings of ISMRM 17th Scientific Meeting and Exhibition : 578, 2009
10) Bongartz GM and Lee VS (moderators) : What did we learn from NSF? Proceedings of ISMRM 17th Scientific Meeting and Exhibition : Plenary Lecture, 2009
11) Takahara T et al : Fat suppression with slice-selection gradient reversal (SSGR) revisited. Proceedings of ISMRM 17th Scientific Meeting and Exhibition : 4092, 2009
12) Jespersen SN et al : The diffusion tensor reveals gray matter architecture. Proceedings of ISMRM 17th Scientific Meeting and Exhibition : 1356, 2009
13) Imperati D et al : Diffusion diffraction patterns in different cells. Proceedings of ISMRM 17th Scientific Meeting and Exhibition : 1370, 2009
14) Harkins KD et al : Experimentally measured intracellular water at very short diffusion times. Proceedings of ISMRM 17th Scientific Meeting and Exhibition : 449, 2009
15) Walker L et al : Statistical assessment of the effects of physiological noise and artifacts in a population analysis of diffusion tensor MRI data. Proceedings of ISMRM 17th Scientific Meeting and Exhibition : 458, 2009

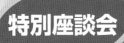

特別座談会

エキスパートが語る
さまざまなMRI最先端トピックス
〜さらなる進化をとげた拡散強調画像、そして7Tの今後の行方〜

今年のISMRMはストックホルムでの開催となりました。学会に参加され、発表された各先生方にご印象をうかがいながら、MRIのさまざまな話題に関して話を進めていければと思っております。　　　　（扇）

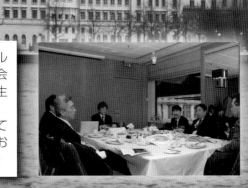

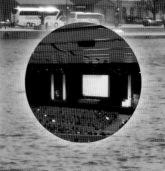

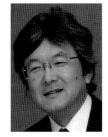

押尾晃一
慶應義塾大学医学部
放射線診断科

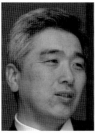

長縄慎二
名古屋大学大学院
医学系研究科
高次医用科学講座
量子医学分野
（放射線医学）

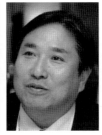

高原太郎
東海大学工学部
医用生体工学科

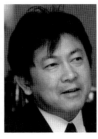

青木隆敏
産業医科大学医学部
放射線科学教室

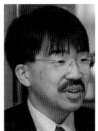

椛沢宏之
GEヘルスケア・ジャパン
株式会社 研究開発室

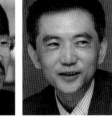

扇　和之
日本赤十字社医療センター
放射線診断科

※記載の座談会出席者所属名は2010年4月のISMRM 2010（スウェーデン・ストックホルム）開催当時。

MRI研究のヒント〜座談会に学ぶ

ISMRM 2010（ストックホルム）にて開催。7T 装置が ISMRM として、そしてこの座談会としても初めて実質上のメインテーマとなった。さらに内耳、3D variable flip angle FSE、金属アーチファクト対策、骨関節領域、DKI、regional excitation と話題が続き、最後は diffusion の詳しい話で締められている。

7Tの今後の行方 ～"Can 7T go clinical?"

扇 まずは椛沢さんいかがですか？　今回の学会のご印象は…。

椛沢 私自身が 7T 装置の研究に従事していることもありまして、水曜日の午後にあったディベートの"Can 7T go clinical?"が非常に面白かったですね[1]。

長縄 たしかにあのディベートは面白かったですね。Rinck 氏というフランスの方が No 派で、7T のいろいろな否定的意見をいっていました。1.5T と 3T のしっかりした比較対照試験もなく、エビデンスもない状況で 3T 装置が普及しはじめているのに、そこへさらに 7T 装置かい、と。今は全世界的にみて医療経済が破綻している国も多い中で、7T が臨床的に普及していくかというと、それは No ではないかといっていましたね。

扇 今は 3T 装置でも B_1 inhomogeneity をコントロールするのにやっとという状況なのに、そこへさらに多額のコストを注ぎ込んで 7T というのも、"コスト-ベネフィットのバランス"がとれるかというと、医療経済的には無理があるという意見もたしかに説得力がありますね。

長縄 そうなんです。一方で Yes 派の意見としては、過去の歴史をみれば、1.5T も 3T も登場したときは"そんなもの使いものにならない"という意見があったけれど、結局ここまで普及しているじゃないかということですね。

扇 なるほど。

椛沢 いろいろな議論があって面白かったですが、少なくとも現在の状況としては、7T 装置は PhD が研究をして仕事をするためにあるんだという意見で、それは誰が客観的にみても明らかな状況なわけですね。企業や大学が予算をとって 7T 装置でいろいろなチャレンジをしているわけですが、それがいつになったら臨床に降りてくるのかというのは、いまだみえていない気がします。いずれにしても研究面では"3T から 7T へ"はチャレンジする内容がかなり多いです。

長縄 特に RF の送信系は大変そうですね。

扇 ええ。7T 対策は、3T 対策の延長みたいな面もありますよね。

椛沢 ありますね。

扇 7T が臨床に降りてこられるかどうかのキーとして、マルチトランスミットのテクノロジーがこれからどこまで発達するかにもよりますね。

椛沢 7T 装置を使用した個人的な感想でいいますと、7T の頭部は 3T の腹部よりもちょっとキツイかなという感じですね。サイズ的にもそういうサイズですし……。

長縄 いい表現ですね。

扇 それは高周波とか定常波という意味ですね。

椛沢 ええ。RF の波長からみても、だいたいそんな感じですね。

扇 7T 装置は、国内では新潟大学で稼働しているんですね。

椛沢 はい。それから近いうちに東北の方の大学でも稼働する予定です。

長縄 いずれにしても、今回の ISMRM では 7T の演題がたくさんありましたね。「7T にあらざれば MR にあらず」という感じの勢いで、もてるものともたざるものとの格差を感じたというか…。

椛沢 ちょうど 10 年位前の 3T と同じような感じですね。

長縄 ただ "Can 7T go clinical?" ディベートでは、それなりに問題意識をみんなで共有できたのかな、という気がしますね。高原先生の施設も私の施設もそうでしたが、日本で 3T 装置の治験をやって…本当は 1.5 T に比べて 3T が有効だというしっかりしたエビデンスを示さなければいけなかったとは思うのですが、結局あのときは安全性と有効性をいちおう示した形にはしたものの、そんなにエビデンスレベルの高いものではなく、ましてや 3T 装置で検査した方が 1.5T 装置で検査するより患者さんの予後がよくなるとか、とんでもないエビデンスが出るわけでもなく、結局はそういう状態でここまできているわけです。そういう状況で今は 3T がどんどん普及している。まあ"しっかりしたエビデンスを示す"といいましても、1.5T と 3T とを同じようなバージョンの装置で同じようなコイルを使って randomized control trial をやって…ということは現実

的にはむずかしいですから。
　"Can 7T go clinical?"ディベートでもパラシュートのエビデンスはないだろうといっていましたね。つまりパラシュートをつけて飛び降りた人と、つけないで飛び降りた人とで生存率を比較するということはできないだろうと。それと似た部分がありますよね。ただし磁場強度を増やしてお金をかけるにあたっては、やはり何らかのしっかりした有効性を示していかないといけないんだろうなというコンセンサスは、あのディベートの中でできたような気がしますね。

高原　たしかにそうですね。

押尾　ただ高磁場のメリットはストーリーとしてある程度はわかっていたわけで、3Tに関しても、S/Nのアドバンテージがフルには生かせないことは最初からわかっていたわけです。脳のイメージングであればアドバンテージが出ることも、ある程度わかっていた…。

長縄　おっしゃるとおりだと思います。ただその"有効性"は物理的な有効性ではなく、臨床的に患者さんのmanagementに影響を与えたとか、患者さんへの予後に有意に影響を与えたとか、そういうことが厚生労働省から求められるんですね。

椛沢　"Can 7T go clinical?"ディベートでも、MRI装置メーカが製薬メーカと同様に投資をして本当にそこまでの有効性を高磁場は示せるのか？　ということが議論されていましたね。

長縄　ええ。実際にわれわれが3T装置の治験をやったときも、薬と同じように有効性を示すようにということでした。画像診断装置でそこまで求められるわけです。

扇　単に3D TOF MRAで脳の血管の描出能が向上するというレベルでは駄目ということですね。

長縄　そうなんです。単に"描出能が向上する"だけではなく、最終的に"患者さんの予後に影響を与える"ことを示すわけですから、ものすごい症例数が必要ですし、年数もかかるわけです。

押尾　それに対して「意味がない」という議論はないのですか。

長縄　ええ。それに対して「違うんじゃないか」といえるほどわれわれの力は大きくないんです。

扇　そういう内容を、こういう座談会で発信することも大切なことですね。

長縄　単に"画がきれいに撮れるから"というだけでは許してもらえない世界なんですね。

高原　ただ、高磁場を使ったらアルツハイマーのearly signがわかるんじゃないかと…そういうことが証明されたら一気に7Tは正当化されますよね。

長縄　いわゆる"キラーアプリケーション"という言葉を使っていました。

押尾　たしかに「susceptibilityでphaseをみてアルツハイマーのプラークを」という演題が出ていましたね。それで一気に片づくんじゃないですか。

長縄　そうですね。ただプラークを早くみつけることで、本当にアルツハイマーの認知予後がよくなるかどうかは、またディスカッションが必要なんですね。1.5Tや3Tに対して7Tが余分に加算をとれるには、そこまで要求されてしまうんです。

押尾　ただphaseだとS/Nと違って7Tの価値が比例して出てきますから、S/Nのメリットとは全然違いますね。

長縄　いや、私も7Tに関して本当はYes派ですよ。誰かがNo派の役割を果たさないと話が盛り上がらないので、たまたまここでNoの役割を果たしているわけですけれど（笑）。実際には立場的にも心情的にもYes派です。

高原　"Can 7T go clinical?"ディベートに出席して感じたのは、7Tの職場で働いている人があんなにたくさんいるんだなあって。300人以上はいましたね。

長縄　そうですね。あれはたしかにバイアスのかかった聴衆でしたね。陪審員としては平等ではなかったです。

椛沢　たしかにあのディベートでは7Tを使いたがる人が多かったですね。現状で使っていれば、決して使いやすい装置ではないのですが…とにかく7T装置はまだまだチャレンジすることが多くて。

扇　だからこそ学術的な価値はあるんでしょうね。

青木　高磁場の臨床的有用性をすぐに証明するのはとてもむずかしいですよね。1.5T装置と3T装置にしても、臨床の場における歴史が全然違いますから。1.5Tの場合はかなりの歴史があり、臨床に適応したコイル技術なり撮像技術なりが進歩しているなかで、そこで3Tが急に臨床の場に出てきても、なかなか同じ土俵での比較はできないですよね。

押尾　それもちょっと…1.5T装置が出てきたのはあれが最大だから1.5Tだったわけではなく、1.5がoptimalだからっていう議論で

出てきたんですよ。今だに腹部に関してはそうだと僕は思いますが…。

高原 そういえば1T、1.5Tや3Tまでは倍数という感じで出てきたのに、3Tの次は7Tになったでしょう。7Tはもともと実験機の系列で、特殊だなあって思ったんですよ。3Tの次に4.5Tというなら、臨床機で売るためにそうなのかなあと思ったんですけれど。

椛沢 実は7Tの前に…。

高原 4.7Tですね。それももともとは実験系で使っていたんです。

長縄 4Tというのもありましたね。

扇 たしかに臨床家からみれば不思議な感じはしますよね。3Tの次が7Tで、7Tの次が9.4Tでというのは。

椛沢 ええ。ただそれはマグネットのメーカが周波数で…。

押尾 NMRはもともと周波数でやっていたわけですから、逆にそこに1.5T装置をもち込んだGEが特殊なんですね。

椛沢 NMRの世界からみれば、1.5Tの方がむしろ特殊だったんですね。

押尾 あれは大論争があって、結論として1.5Tがoptimalということになったんです。GEが論争に勝って1.5Tが主流になったんですね。

扇 そこら辺は裏話としては面白いですね。

内耳と7T

扇 7Tといえば、長縄先生は高原先生と共同で内耳の7Tの演題を発表されていますね[2]。

長縄 以前ECRでヨーロッパに行ったときにユトレヒト大学を訪れて、7T装置で内耳の撮像をさせてもらったんです。ただそのときは7Tだと信号が落ちて内耳はうまく画にならなくて、代わりにSWIなどを撮らせてもらって帰ってきたんです。その後も高原先生と何度かメールのやり取りをさせてもらいながら、「7TでMR cisternographyの画が撮れるだけでも演題になるんじゃないですか」という話をしていたのですが、そのあとユトレヒトの技術の方がB_1の調節などをしてくれて、何とか画が撮れるようになったんです。

押尾 その"内耳の画が撮れなかった"というのはB_1がメインですか？

扇 今回の抄録[2]にはB_1と、あとはB_0と書いてありましたね。

長縄 B_1とB_0、すなわちsusceptibilityの影響も強いと思いますね。とにかく7Tだと最初、内耳は真っ黒でした。

押尾 B_0、静磁場の影響は、生体のイメージングの場合はほとんどがsusceptibilityでそれが磁場強度に比例しますが、側頭骨はそのsusceptibilityが一番大きい部位ですから、描出がむずかしいんです。

扇 そのむずかしい側頭骨で、あえて7Tでの描出を長縄先生が試みられるというのは…。

長縄 名古屋大学では今、鼓室内にガドリニウムを注入してメニエール病を検出する試みをやっていて、鼓室内にガドリニウムを注入すると正円窓からガドリニウムが吸収されて、外リンパだけに分布するんです。

扇 その鼓室内に注入するガドリニウムは原液ですか？

長縄 8倍希釈ですね。等張にするために8倍くらいに希釈して。

扇 生体への影響を懸念しての希釈ということですか？

長縄 ええ。濃ければ濃いほどよく写るとは思うのですが、いちおう16倍希釈もやってみたのですが、とても薄くて写らないんですね。T1強調画像では8倍でも薄くて写らないので、FLAIRを使っているんです。3Tで32チャンネルコイルを使って3次元のFLAIRで撮っていて、現在は0.5×0.5×0.8 mmの分解能ですが、より高分解能にしたいんです。そのために1つは3Tで新しいコイルを作る、もう1つは長期的には7TにてS/Nを稼ぐということを考えているんです。

それから、今やろうとしているもう1つの試みは、鼓室内にガドリニウムを入れるのは侵襲的でオフラベルなものですから、ガドリニウムを静注して出すことなんです。静注して4時間ほど経つと、ガドリニウムが外リンパに移行するんです。

扇 その静注するガドリニウムは通常量でいいのですか？

長縄 通常量だと出にくいものですから、2倍量、0.4 mL/kgを使っているんです。2倍量までは認められていますよね。それですとメニエール病の内リンパ水腫がかろうじて見えるんです。ただ最近のNSFの問題もありますので、できればsingle doseでやりたいということで、3DのFLAIRをいろいろ条件を変えてやってみたらsingle doseでも見えた、という内容を、論文としてちょうどsubmitしたところなんです。ただやはりS/Nは厳しいので、7Tが欲しい

んです。

扇 長縄先生らしいマニアックな内容ですね。

長縄 マニアックではあるのですが、めまいで悩んでいる人は実はとても多いんです。うつ病でめまいを感じる人もけっこういて、そういう心因性のめまいとメニエール病とを鑑別するのは大切なんですね。内リンパと外リンパとを隔てているライスネル膜は、3ミクロンぐらいの厚みで人体用のMRI装置では見えませんので、何らかの外的な薬を入れて内リンパと外リンパを区別しないと、メニエール病の内リンパ水腫の診断はできないんです。

扇 そういう背景からあの演題[2)]が生まれたわけですね。

長縄 ただあの演題に関しては、私は技術的なことは何もしていなくて、高原先生が頑張られたということです。

扇 この演題はおそらく7T装置で内耳が描出された最初のケースということですね。

長縄 ええ。

押尾 シーケンスは何を使っているのでしょうか。

長縄 VISTAです。

扇 他社でいうCubeやSPACEといったflip angle sweepを用いた3D FSEですね。

押尾 7T装置でのSARのリミットの中で、S/Nのアドバンテージはどれくらいありますか？

長縄 特に高磁場ですと、きれいなコントラストのFLAIRを撮るためにTRをかなり長く設定しますので、SARに関してはあまり問題にならないという印象です。

押尾 そうするとアプリケーションとしてはちょうどいいところな

んですね。本当に180度パルスが必要なケースであれば高磁場のアドバンテージはあまり出ないわけですが。実は3Tが出てきたときとちょうど同時ですけれど、シーケンスがSSFPとFSEだけになった時期があって。どちらもSARは高く、flip angleがS/Nにリンクしています。Variable flip angleでうまくいくアプリケーションと、そうでないアプリケーションとがありますから。

椛沢 SSFPと3Tとが同時期だというのは、今いわれて初めて気がつきました。

押尾 Cardiacからみると、ちょうど同時期なんですよ。

3D Variable Flip Angle FSE

扇 3Dでflip angle sweepといえば、青木先生は足関節でCubeを使った3D FSEを2DのFSEと比較された演題を出されていますね[3)]。

青木 ええ。足関節は解剖が非常に複雑ですので、靭帯などを2Dで評価するためには通常3方向必要です。それをCubeで撮像し、今回は2Dの2mmスライスと、3DのCubeの2mm再構成像とを比較検討したんです。

扇 抄録によりますと、3DのCubeの撮像自体は0.6mmで行ったんですね。それをあえて比較のために2mmで再構成して。

青木 はい。定量的にはSNRとCNRで評価し、視覚的な描出能の評価も行って両者を比較したんです。

扇 その定量評価の項目がbone、cartilage、tendon、synovial fluid、fat、muscleということですね。

それから撮像時間は2Dの2mmスライスが11分24秒、3DのCubeが6分50秒と、Cubeの方が短いんですね。

青木 ええ。2Dの方は3方向撮って、その合計が11分24秒ということです。臨床の場では、まずは撮像時間が短くなるというのがCubeのメリットかと思います。そして画質の臨床的な評価を行ってもCubeは2Dとほとんど変わりません。

扇 CubeやVISTA、SPACEといった3D FSEのflip angle sweepがコンベンショナルな2Dと画質で遜色がないというのは、今や一般的なこととらえていいですか。

青木 「膝関節では靭帯や半月板の損傷において診断能が変わらない」という論文が報告されていますね。今回の電子ポスターでは、シーメンスの3D FSEの手法を用いた方法でも、読影者間の一致率が変わらないという結果が報告されていました[4)]。Cubeのreformatした画像と通常の2D撮像とで画質がほとんど変わらないことも臨床的に重要なのですが、Cubeの場合はさらなる利点として、当然ながら"任意の方向から観察できる"というメリットが加わります。

扇 読影コンソール上でMPRができる環境にあれば、当然そういうことになってきますね。

長縄 軟骨を評価するときはどうですか？

青木 膝関節の軟骨に関しても今回の電子ポスターで発表があったのですが[5)]、6つの3Dシーケンスを軟骨の評価で比較していて、画質と病変評価において最も成績がよかったのがCubeなのです。

長縄　それは意外ですね。

押尾　Variable flip angle系シーケンスの場合はコントラストが複雑で、だいぶ前にこの座談会で話題になったTRAPSがそうです。それとジョン・マグラーのvariable angle FSEとは歴史的には別物ですが、結局は同じものに収束してきているんです。要するに一部は縦磁化にいっている。それを少しずつ出してきて、いくらでも信号があるということで……T1がT2に混ざってきているのですが、T2よりも速く、いくらでも引き伸ばせるという。そういう中でT2コントラストが本当につくのかなと思ったのですが、結果として軟骨がちゃんとみえるというのであれば、それはそれで重要な情報ですね。本来のT1、T2ではないのかもしれないですけれど。

扇　膝で軟骨をみることに限れば、FSE系のシーケンスよりもGEでいうMERGEの方がきれいにみえるような気がするのですが…青木先生のご施設ではMERGEは使われていないんですか？

青木　ええ。うちはグラジェントエコー系では多くの場合、通常のT2*強調画像で撮っています。

押尾　そのT2*強調のコントラストに関してですが、いわゆるT2*強調シーケンスで黒いところはT2*が短いですが、白いところは別にT2*が長いわけではないんですね。その白いのは、基本的にはT1なんです。

扇　T2*強調画像の方がT1の影響を受けやすいということですか？

押尾　T2*強調という名前がよくないと思うのですが、あれはグラディントエコーの、GEでいうGRASSのシーケンスにT2*の要素が加わったもので、GRASSのコントラストというのはT2*ではなく、T1とT2の複雑な組み合わせで両方が混じっているんです。

椛沢　TRが短いですしね。

長縄　Flip angleによっても相当変わりますよね。

押尾　Flip angleでproton densityがdominantになったり、T1がdominantになったりします。

扇　T2*強調だと、通常はflip angleを小さくしますよね。

押尾　ええ。それでproton densityに近いとは言うのですが、T1もT2も影響はあるんです。そのときに最初に問題になったのは椎間板で、スピンエコーでみると黒くなるのにGRASSでみると白いです。そういうところがどこから来るかというと、T2とT1とが混じっているからで、そのあたりは臨床側からどっちが欲しいということがはっきりしていれば、先ほどのvariable flip angleでも、これなら大丈夫かそうでないかがあらかじめわかるんです。

扇　大事なポイントですね。

押尾　ええ。読影する側はコントラストの白い黒いでやっていると思うのですが、variable flip angleの場合はそのコントラストが変化するので、「以前のシーケンスと比べてここがちょっと違うぞ」となるんです。そういう意味で一般的には駄目だと言われるのですが、そうではなく、「見たいものに対してコントラストがつくかどうか、そしてそれはどっちから来ているのか」が整理できるといいと思いますね。

長縄　そうですね。

押尾　ですので、シーケンスの中身がわからないと困るんですよ。

長縄　まさにその通りですね。

扇　Variable flip angleの場合はT1が混じってコントラストが変わることが重要なんですね。

押尾　ええ。相当な時間が縦磁化に入っていますので、T1が混じっていて。整理しますと、FSEは最初に縦磁化を横磁化にもっていくと、横磁化のままずっともっていて、そうすると純粋なT2で減衰していく…本当は厳密にはそうじゃないんですが…。それに対してvariable flip angleは、flip angleが小さいところはstimulated-echoで縦磁化にある程度の成分がいくんです。それで常に縦磁化を維持していて横磁化も残っている。その間を行ったり来たりしているのですが、横にいる間はT2で減衰していくし、縦にいる間はT1で減衰していく。その組み合わせなので、その割合でさまざまなコントラストができるんです。

長縄　みたいもののT1値、T2値に応じてflip angle sweepを設計すると、一番ボケの少ない画像が得られるんですね。

押尾　ええ。あのシーケンスが出てきたときに最初に何をやったかというと、脳の白質と灰白質とが一番コントラストがちょうどよくなる、ということで決めたんです。ですので軟骨がどうなるかは、最初の時点ではあまり考慮されてはいないはずなんですね。

扇　今のお話、いかがですか？青木先生。

青木　深いお話ですね。ただ、もしかしたらピントはずれなことをいってしまうかもしれませんが、臨床研究では2DのFSE画像と

variable flip angle の画像とを実際にみて比較しているんですね。たとえば膝であれば靭帯損傷や、半月板や軟骨など。それらを同じ対象で比較して実際に正診率が変わらない、ということが論文化されているのです。実際の臨床では、そこら辺があまり問題にならないのかもしれません。

押尾 問題にならないというか、それはそれで大きな情報ですね。コントラストは純粋な T1 や T2 でいえばはずれているはずですから、その状態でも臨床的に使えるのであれば、その使えるということが大きな情報なわけです。

長縄 それこそ "Can go clinical" ですね。

扇 うまいですね。臨床的に大丈夫、つまり "go" であれば OK ということですね。

青木 そういうことですね。

押尾 ただその検証はいろんな分野でやらないといけませんね。

扇 臨床的に "go" かどうかは、個々の分野で個別に確認しなくてはいけないということですね。そして "Can go clinical" かどうかだけではなく、基礎的な側面での違いも意識しながら臨床的に使っていくことが大切なんでしょうね。

押尾 ずいぶん前の話になりますが、FSE が登場したときがそうでした。コンベンショナルな SE と比較してかなりコントラストが違いましたから。ただ今後も新しいシーケンスが出たら、常に同じ話をくり返していかなければいけないわけですが。

長縄 FSE が出た当時に若い放射線科医だった人は、みんなそれを勉強して知っているんですよ。ところが最近放射線科医になった人は、そういうことをまったく知らないで読影しているんですね。FSE が当たり前に存在するので。

押尾 逆に、そこから SE の画像をみたら、またコントラストが違うわけですよね。

長縄 ええ。"Can 7T go clinical?" ディベートで No 派の人が言っていたのですが、今 MRI の原理をちゃんとわかって読影している人がどれぐらいいるんだろうって。

椛沢 あの意見には私も賛成でした。

長縄 たしかにごもっともだなと思いました。

椛沢 たぶん私くらいの世代が、MRI の進歩についていけた最後の世代だろうと思うんです。私自身が GE に入社したのが 1993 年ですが、あの頃は FSE がちょうど臨床機に載った頃で、何となくちょっとむずかしくなってきたけれど、頑張れば追いつけるくらいの時代でしたよね。その後に EPI や、パラレルイメージングのいろいろな種類が出てきて、SSFP が臨床機に載ってきて。今から入る人は相当「壁」が高いですよ。臨床の先生のみならず、技術者にとても壁が高いですね。

押尾 ただ本当の意味で新しいシーケンスというのは実は少なくて、実用化はされていないけれど学術的にはあったシーケンスはたくさん存在するんです。たとえば SSFP は私が MRI を始める前からあるんですよ。本当に新しいという意味では、先ほどの variable flip angle FSE は新しいです。そこら辺は、製品名から中身がわかるようにしないといけないわけで、ユーザももっとメーカに要求しないといけません。

扇 製品として守秘義務の部分があったとしても、そのシーケンスのコントラストが何かということを、わかるように表示しないといけないんですね。

金属アーチファクト対策

青木 先ほど内耳の話が出ましたが、長縄先生のご施設では、内耳を評価するときは reformat してみられるのでしょうか?

長縄 いえ、基本的には元画像でみます。MPR をするとアイソトロピックでも、やはり少しボケた画像になりますね。おそらく k-space の埋め方で、ボケをスライス方向に逃がしているのではないかと思います。シーメンスだと、スライス・ターボファクタで k-space を Z 方向にも移動しながらというのが…。

押尾 へぇー、そういうのがあるんですか。

長縄 ええ、設定の仕方もいろいろとできるみたいです。

押尾 そういう技術が存在するのは知っていたのですが、製品としてあるという話は今初めて聞きました。実はそういう技術は今学会でもスタンフォードからポスターが出ていて[6]、SEMAC(Slice Encod-ing for Metal Artifact Correction)という技術ですが、整形領域において金属プラントの存在下で信号が消えている場合、T2*強調画像において本当の意味でのT2*というよりは滑らかに変わるグラディエントで消えている部分があり、それは外から逆向きのグラディエントをかけてあげれば信号を回復できるんです。ただそう

やって信号を回復すると、ずれるんですね。そのずれをview angle tiltingで戻す、と。両方の技術を組み合わせる、という内容でした。

椛沢 どちらの技術も昔からある技術ですね。インプラントがあっても信号がとれるという。それはGEの技術なので、ちょっと宣伝になってしまうのですが。

扇 どうぞ。

椛沢 もう1つGEのサイエンティストがやっている技術で、MAVRIC（Multiple-Acquisitions with Variable Resonance Image Combination）という技術があります[7]。先ほど押尾先生がいわれていた技術に近いのですが、広い磁場不均一があってRFの帯域が広くてたたけない場合は、RFの帯域をずらして何個かたたき、後でそれを合成するという技術なんです。

押尾 そこまでは知らなかった。それってキロヘルツオーダですよね。

椛沢 時間はかかってしまうのですが。それで今は時間を短縮するにはどうすればいいかという問題に取り組んでいるんです。

押尾 たしかに金属の周りはキロヘルツオーダのシフトがあるわけで。

青木 その2つの技術を組み合わせることはできるのですか？

押尾 2つというか、厳密には3つなんです。ただ組み合わせると時間もかかるので。

椛沢 その3つのデータを撮って、画を合成するという作業も入りますから。

扇 その3つの技術をもう一度、具体的にお願いします。

押尾 まずsusceptibilityによる、いわゆる$T2^*$の信号のlossが、localにみるとlinearに変わっているような場所があり、そうするとスライスの中で周波数が違うところが出てくるので、スライスの中でお互いにキャンセルアウトして信号がなくなる。それをグラディエントを逆向きにかけて信号を回復するという方法があるんです。でも、それで回復できるのは、実は信号が消えたところは回復できるのですが、今信号があるところは逆に信号が消えるんです。それを何種類か変えていくつかとる、というのが1つ目の技術。数百ヘルツのオーダですが、さらに広いところもあり、そうするとRFの幅から外に出るので、RFの側で外をexciteしないと駄目な場合もある、というのが2つ目の技術。そしてスライスセレクトをかけたときにスライスが選ばれたと思っているのですが、実はそれだけ周波数のシフトがあるので、実はスライスもずれているんです。Z方向にずれた部分がex-citeされていて、それをリードアウトするとX方向にずれるんです。金属の周囲に白い半月状の線が出るという、よくあるアーチファクトで、横方向にずれているからですが、それを元に戻すのが3つ目の技術です。

個人的にはRFという話は今初めて聞いたのですが、あとの2つは10年以上前からある技術です。functional MRIで側頭骨や聴覚がみえないので、その信号を回復する目的で開発されていました。

椛沢 たしかにfunctional MRIが出はじめた頃に、Zシムに関する演題がたくさん出ていましたね。

骨・関節領域の話題

扇 最近はISMRMでも骨・関節領域がかなりトピックスとして目立つ印象ですが、いかがですか？青木先生、今回の学会のご印象は。

青木 全体として、やはり変形性関節症に関連した演題が非常に多いという印象ですね。その理由は、どの演題にもバックグラウンドとして書いてあるのですが、罹患数が圧倒的に多いことです。従来、変形性関節症といえば軟骨のボリュームをみることが行われてきたのですが、近年は軟骨のボリュームではなく性状をみることが主体になってきていて、その性状評価の手法にT2 mapとT1rho（T1ρ）、そして造影剤を使ったdGEMRIC（delayed gadolinium enhanced MRI of cartilage）の3つがあるんです。現時点ではT2 mapが標準的とは思うんですが、今回の学会ではT1rhoに関する演題が非常に増えていますね[8〜18]。

押尾 たしかに今年はT1rhoの演題がすごく多かったですね。

青木 どうしてT2 MapからT1rhoにシフトしているかですが、T1rhoの方が変性をとらえるsensitivityが高いのです。それを証明している演題として、たとえば十字靭帯の術後の症例で軟骨をT2 mapとT1rhoとで経時的に追って変性を評価したら、T1rhoの方がsensitivityは高かったという報告がありました[15]。sensitivityの違いの基礎的な背景は、おそらくみているものが違うということで、T2 mapでのT2値は軟骨のコラーゲンが破綻して水分含量が増えるという現象をみていて、一方でT1rhoは軟骨の基質であるプ

ロテオグリカン（proteoglycan）そのものの濃度をみていて、実際に軟骨に変性が起きる場合、まずプロテオグリカンの濃度が減って、それからコラーゲンの破綻が起きるので、T1rhoの方がsensitivityは高いのではないかという推測です。いずれにしても、今回の学会ではT1rhoにシフトしている印象が非常に強かったですね。軟骨に関しては、あとは7TでのSodiumのMRIですね[19〜27]。

高原 あのSodiumイメージングはすごい差が出るんですよね。

青木 ええ。S/Nは低いですから画はあまりきれいではありませんが、Sodiumはプロテオグリカンの主成分であるGAG（glycosaminoglycan）と関連していて、造影剤を使ったdGEMRICの手法と、みているものは同じようなのです。ですので、dGEMRICと7TのSodiumイメージングとの間に非常によい相関があったという演題も、電子ポスターで発表されていました。ただSodiumのイメージングの場合はS/Nの問題がありますので、臨床的にどう使われるかは未知数ですね。それから電子ポスターの演題ではT1rhoの3Dの撮像も行われていて[13]、軟骨をauto-segmentationして性状を評価するといったところまできているんです。

押尾 T1rhoは基本的にmagnetization prepなので、あとは何でも撮れるんです。ただspin lockは他ではあまり使わないので…これが製品化されれば一気に広まっていくんでしょうね。

扇 広まるかどうかという意味では、製品化の有無という因子は大きいですね。

押尾 T1rho自体は新しい技術ではないのですが、こういう部位で使うことが新しいんですね。

高原 たしかにT1rhoは以前からある技術ですよね。私が1995年にエモリー大学にいたときに、Dixon法のDixon先生も同大学にいらしたのですが、「俺、最近はT1rhoをやっているんだよ」とおっしゃっていて、そういう論文を見せてもらった記憶があります。実は今日また会場でDixon先生に会いました。

押尾 T1rhoやT2 mapといった軟骨情報は、これまでは他の画像ではみえなかった部分なんですよね。普通は他のモダリティでみえているものがMRIでどうみえるかっていう話ですが。ですから一番面白い分野なんでしょう。

高原 ところでUTE（ultrashort TE）は、軟骨の評価にはどのように使うんですか？

青木 軟骨に関しては、骨とのinterfaceである軟骨のcalcified cartilage layerがdual IRを使って白く描出できるという演題が出ていました。calcified cartilage layerは軟骨と骨とのinterfaceという非常に重要な解剖学的位置にありますので、その異常が検出きれば面白いのですが、いまだにUTEでcalcified cartilage layer自体が分離してみえたというレベルですので、OAの発症との関連についてはまだこれからという感じです。

それからもう1つ、UTEはT2値の非常に短い構造をうまく描出できますよね。OAについて今は軟骨が注目されていますが、実際には軟骨だけではなく軟骨周囲の支持組織、あるいは半月板とか、そういうT2値の非常に短い構造と関連している可能性が非常に高いのです。私も驚いたのですが、半月板のコラーゲン線維がUTEで非常にきれいにみえているんです。蛍光顕微鏡と対比していましたが、とてもきれいな画像でしたね。ああいう微細構造がきれいにみえるということは素晴らしいのですが、それを今後どうやって臨床応用していくかが課題になると思います。

押尾 UTEも実は1990年代に出てきた技術なんですね。2Dでのhalf pulseの技術ということですが。アイデアとしては以前からありますから、そのあとはそんなにむずかしいことではない。ただ、臨床側から"こういうものが欲しい"といってくれないと…。今までUTEが欲しいといっていたのは肺をやっていたグループと、アイス・ボールの温度計測くらいでしたので。臨床側から欲しいといっていただければ、基礎的な技術は以前からあるわけですから、そういう動きもないといけないですね。

MRIって、実はほとんどの技術が1980年代から1990年代に開発されていて、本当に新しい技術はとても少ないんです。ちゃんと実用化されたのが最近、というものはたくさんありますが。

青木 私の施設でも軟骨のT2 mapによる軟骨評価を行っているのですが、実は荷重による影響がかなりあって、MRI検査も仰臥位になってすぐに撮像した場合と、40分くらい仰臥位になってから撮像した場合とでは、T2値も変わってくるんですね。

押尾 以前にドーナツが出てきた

時にも話題になっていましたね。座ってとれるので。

扇 たしかダブルドーナツは、もう販売していないですね。

押尾 ええ。でもBrighamにはいまだにありますよ。

高原 そういえばFonar（注：タテ型のMRIを販売している会社）はどうなったんですかね。

押尾 たしかに整形領域に使うには、縦になっていればいいわけで。

青木 荷重以外に、軟骨の部位によってもT2 mapやT1rhoの値が違ってくるみたいです。そもそも軟骨はコラーゲンファイバや軟骨細胞の配列がいろんな方向に向いていて、たとえば脛骨の近位側の骨梁の構造はさまざまな方向を向いているのですが、それと同じように軟骨のコラーゲンもカーブしているんですね。そういう部位によって、T2値やT1rho値が同じ膝の軟骨でもずいぶん違ってくることが、問題点の1つとして指摘されていました。先ほどのT1rhoの3D撮像などを使ってたくさんの症例を積み重ね、部位ごとの標準的な正常値のデータベースをリファレンスとして作っていくことが、正確な診断のためには必要だというお話でした。

扇 貴重なご意見ですね。

押尾 それはdiffusionでもとれたら面白いかもしれませんね。短いTEでは無理ですが、まあ、開発はそういう方向でいくべきだと思いますね。臨床的に"これが欲しい"というのがまず先にあって。

長縄 まずニーズがあって開発が始まる、というのが本来の姿なんでしょうね。ところがたいていは「こんなものがありますよ」という情報がメーカから来て、「じゃあ、何に使おうかな」というパターンが多いというのが現状です。

青木 進行したOAに関しては人工関節置換術を行いますので、そのあとのフォローも重要で、先ほどお話に出ていたSEMAC（Slice Encoding for Metal Artifact Correction）やMAVRIC（Multiple-Acquisitions with Variable Resonance Image Combination）といった新しい金属アーチファクト対策法を用いて、金属の周囲をしっかりと評価することがもう1つの話題でした[6, 7]。

ストックホルムでの学会の印象

扇 演題に関してはほかにいかがですか？

長縄 面白いなと思ったのはユトレヒトからの演題で、7Tでintracranial vesselのwall imagingをやっていたんですね[28]。頭蓋内の血管のwall imagingを頑張ってやっていたところがなかなか面白いと思いました。

高原 あれはたしかにきれいに描出されています。

長縄 職業上、どうしてもきれいな画が載っているポスターに目がいきますね。それ以外には、これもユトレヒトからの演題で、3D MP FLAIRというシーケンスを使って多発性硬化症の皮質病変を評価していました[29]。2068番も同じような内容でした[30]。あの演題の中で僕が少し不思議に思ったのは、7Tでとると脳の表面がFLAIRで白く描出されるんです。

高原 そうなんですよね。あれは鉄の分布ともmyelinationの部位とも一致しているとかいうのですが、いろいろなものに一致しているので、今のところ何が原因なのかわからないみたいなんです。

押尾 phaseでみるとmyelinだというお話が出ていました。

長縄 あとは4087番の演題で、3T装置ですけれど網膜の血流がみえるという演題がありました[31]。本当かなあという気もするのですが、これはみえたら本当にすごいと思います。

高原 そうそう、眼で思い出したのですが、readout-segmented EPI（注：●●ページ「さらなる進化をとげた拡散強調画像」を参照）を使って眼球の拡散強調画像をとるという演題がありました。眼は拡散強調画像だといつも歪みがあって全然みえないのですが、readout-segmented EPIを使うと眼球がちゃんと評価できるんですね。

長縄 個人的に面白いと感じたのは動物の内耳を7Tでみている演題で[32]、かなりinvasiveですが、心臓にガドリニウムを直接注入して内耳を染めているという。内耳奇形のあるマウスと奇形のないマウスとを比べて立体像を作っていたのですが、それがとてもきれいな立体像でした。

椛沢 今回の学会ではアルツハイマー病に関する内容が目につきました。月曜日のPlenaryとか、その後のAdvanced Imaging of Dementia & Neurodegenerative Diseasesとか、かなり注目されている印象でした。このあたりにもresting stateのfunctional MRIを使っていました。従来のfunctional MRIの最大の問題点は、そういう患者さんだと…。

扇 Taskができない。

椛沢 そうなんです。そういう新

しい手法でtaskをしなくても評価できることは重要じゃないかという気がしました。

押尾 あとは最近の話題といえばGPUですね、graphic processor…。

椛沢 Recontructionですね。Reconstructionといえば、今年はchairがソディクソン先生ですから、"Reconstruction challenge"といったreconstructionのセッションが目につきました。

押尾 GPUはここ3年ぐらい、やっている人はやっているのですが非常にむずかしくて、なかなか広まらないですね。みんながやらなきゃいけないことはわかっているのですが。うまく使えばスピードが100倍以上速くなるというんです。

扇 100倍以上！

押尾 コアが128個あるわけですから。でもなかなかむずかしいんですね。いちおう私も自分が使っているマシンにはコアが128個というのを…。

椛沢 やっているんですか！

押尾 やっていますよ。

椛沢 すごいですね。

押尾 でも大変ですよ。Reconstructionも自分でやっていますから、時間がかかるんです。

Diffusion Kurtosis Imaging(DKI)

長縄 1つ教えていただきたいのはdiffusion kurtosis、今回はずいぶん演題が出ていたみたいですが[33〜39]、あれの意味をもう少し…。

椛沢 数学的にいうと、まずガウシアン分布のヒストグラムがあるじゃないですか。あの尖り度の指標ですが、拡散強調画像の場合、まず拡散の分布というのは…。

押尾 今年になれば全部制限拡散だと思っているわけですから、何も制限がなければガウシアン分布になるわけですが、拡散が制限されると、だんだん尖ってくるんですよ。それを数値的に表すのがkurtosisで、拡散制限の度合いを測るパラメータと考えてよいかと思います。

長縄 その測定はbを0と1000と2000と…。

押尾 正確にいうと、bでは測れないですね。qですね。

青木 そういえばたしか今年のRadiology誌に、gliomaのgradeⅡとⅢの鑑別がkurtosisで可能だという論文があったかと思います。

押尾 そういうkurtosisで何かを評価するのは、だいぶ前から行われてはいるのですが、実はそのkurtosisを使ってよい部位と、よくない部位とがあるんですね。実際にはそういうことを知らないで使っている人が多いように思います。

長縄 "いい部位"は白質ですか？

押尾 ええ。Kurtosisがきれいにみえるのは白質です。Kurtosisは、本当に拡散制限があるかどうかだけをみるのであればよいのですが、細胞外成分があればそれだけで崩れるので、使えません。最近は流行りすぎている感じです。

長縄 今年は多くのkurtosisの演題が出ていましたね。

押尾 たしかに多かったですが、使い方として正しい演題は少なかったように思います。一般的にはそんなに使いやすいパラメータではないですから。ただ基礎研究がここ数年の間に急速に進んでいるので、来年あたりにはその臨床的なインデックスが出てくるかと思いますよ。

Regional Excitation

高原 お話ししたかったのがシーメンスのLuncheonでもやっていたregional excitation、自由に3次元的にもFOVを小さく設定できる技術です。

長縄 前立腺だけ励起するとか、ですね。

高原 ええ、あとは特に膵臓に使うといいかと思うんですね。その技術を使うと実は自由な形のexcitationだけじゃなく、自由な形のsaturation pulseを使ったcurved saturationとか、自分の意図した血管だけtaggingできるtwo vessel taggingもできるんです。

長縄 たとえば内頸動脈だけtaggingして、それでASLで撮るとか。

高原 そうですね。Saturationやtaggingに使えるというのは、いわれてみると確かにそうだなあって。

長縄 マルチトランスミットを使ってregional excitationを行えば、より完璧にできるんですよね。

押尾 ええ、ただregional excitationも実は技術的には結構古くて、最初はスタンフォード大学が2D pulseで始めたんです。普通にいうslice-select pulseはスライス方向だけのselectなので1Dですが、それをspatialにとれば2Dになるわけです。それを昔から製品で使っていたのはGEで、スライス方向と周波数方向の2DをEPIではずっと使っているん

す。それを拡張していくと…実はRFパルスがEPIになっているんですが、k-spaceをスキャンするんです。それで3Dは無理ですが、2Dだと実は任意の形にスキャンできるんです。「任意」といってもsingle-shotでスキャンする幅なので、そんなに細かいことはできないんですが。

高原 それはグラディエントを使わなくても撮像できるんですか？

押尾 いえ、spatialに選択するのであれば、グラディエントを使わないといけません。

椛沢 イメージングのk-spaceとは少し違うのですが、k-spaceを操作しながらRFパルスを打たないと選択にならないんですよね。

高原 たしか"グラディエントRF excitation"といっていましたよね。

長縄 ええ。たくさんの送信コイルがあれば、それが可能なんだ、と。

椛沢 その技術自体は押尾先生がおっしゃったように以前からあるのですが、最大の問題点は、むずかしい形を励起しようとするといろんなパターンで励起しなければいけないので、グラディエントをずっと打ち続けないといけなくなるんです。そうするとEPIと同じこと、T2減衰で信号が出なくなるとか、さまざまなデメリットが生じてくるので、それを短くするのが、パラレルトランスミットの1つの使い方といえますね。

技術系の話題

扇 技術系に関してのご印象は椛沢さん、いかがですか？

椛沢 ハードウェアに関しては、"思ったとおりに出るか？"がかなりfocusされている感じでした。

扇 思ったとおりに出る…。

椛沢 ええ、パラレルトランスミットで設計したとおりにRFが出せるかとか、グラディエントが出せるか、といったお話です。具体的にはTransmit TechnologyとかGradients, Shims & Novel Systemsといったセッションがありました。シムは特に7T装置の場合はB$_0$そのものがチャレンジングです。たとえば7Tですと、呼吸をするだけでもシムが変わることがありますので、それをいかにダイナミックに補正していくかというお話です。7Tに関してはほかに安全性の話があり、そのstudy groupに出たのですが、7Tぐらいになると…あまり危険性をあおるような発言はしたくないですが…。

扇 いえ、それはそれで大事なことですから。先ほどのディベート "Can 7T go clinical?" の "No" の理由にもなりますよね。

椛沢 要するにB$_1$のlocal SARの問題で。

扇 "ホットスポット"ということですね。

椛沢 ええ。ホットスポットの話がstudy groupであって、実際に人体を撮像したときにどこにホットスポットが出るかはシミュレーションでしかやりようがないのですが、個々に7T装置に入った人に計算して出したシミュレーションが本当に正しいのかという問題がある。たとえば撮っている間に被検者が動けばそのシミュレーションはくずれますし、呼吸でも変わります。ですので、どうやってmaximumを決めたらいいかについては、実はいまだに答が出ていないんですね。そこら辺はこれからもいろいろな人がさまざまな研究をやっていくんだと思います。

扇 7Tの場合は、パラレルトランスミットは必須でしょうね。

椛沢 均一にとるためには、そうですね。

押尾 ただ安全性は、イメージングとしての均一性とは別次元の話ですよね。

椛沢 安全性に関しては、そうです。パラレルトランスミットのシステムを入れても、必ずしも解決される問題ではありませんね。

押尾 安全性といえば眼球が…パフュージョンがあまりないので、あがるとしたら眼球かな、という話は、そのstudy groupで出ていましたか？

椛沢 眼球自体の話はstudy groupでは出ていませんでした。"パフュージョンを入れれば少し楽になる"という考え方もありますが、それだとあまくなるので、やはりパフュージョンを入れないモデルでsafetyは厳しくしようというお話でした。

扇 もう少し読者のためにわかりやすく…。

椛沢 脳は血流による冷却効果があり、RFパルスはその冷却効果の分だけ多めにいれてもいいだろうという考え方があるのですが、眼球のように血流が少ない部位もありますから、シミュレーションを進める上で頭部全体としてはパフュージョンを考えないモデルで制御した方がいいだろう、ということです。

個人的に面白いと感じたのは、以前からある技術かもしれませんが、画像処理技術を使って外部マーカでmotion correctionをし

ようという演題です[40]。最近の画像処理技術に、たとえば顔がどっちを向いているかを監視カメラでとらえる技術があるかと思うのですが、そういう技術を利用して、縞状、格子状の白黒シールのようなものを貼り、検査中の頭部の動きを3次元的に補正しようという演題でした。

押尾 その技術も以前からありますね。

椛沢 ありますよね。確か押尾先生も以前にやられていたような。

押尾 ええ。僕も昔やっていました。

椛沢 あとはスピンラベリング関係の演題ですが、こちらはpseudo-continuousの技術と7Tの話がほとんどで、7Tでpseudo-continuousをやるときは静磁場不均一でラベル効率がうまく達成できないので、それをどうやってラベルしていくかという話が中心でした。やはり7T装置でそのまま普通にとるとムラだらけのパフュージョンの画しか出てこないので、極端な話、片方はラベルされてもう片方はラベルされないことにもなります。それをいかに正しくラベルするかというお話でした。

扇 その改善策は？

椛沢 たとえば磁場フィールドマップをとり、そのズレに合わせて位相差を励起するときに変えるとか、いろいろとphase shiftを変えて何個かプリスキャンを行い、一番信号が高いところを使うとか、という感じです。

さらなる進化をとげた拡散強調画像

扇 拡散強調画像に関しては高原先生、いかがですか？

高原 今年の日本磁気共鳴医学会で、大会長の巨瀬先生のご厚意でシンポジウムのプランナーをやらせていただくことになったんです。今回のISMRMも拡散強調画像の査読をやっていたのですが、もともと目をつけていたread-out-segmented EPIをプレゼンする人に会えて、「秋の磁気共鳴医学会に日本に来てね」ってというお話をちょうどしたところです。従来のsingle-shot EPIの拡散強調画像だと歪みがあるので、それを何とかしようという試みがいろいろとなされているようですが、その1つにreadout-segmented EPIという手法があり、歪みのないとてもきれいな画像になるんです[41～43]。Readout-segmented EPIはsingle-shot EPIではなく、それをsegmentation化、すなわちmulti-shot化してとるのですが、これまでは位相のエラーが起こってそれが画にならなかった。それが2つのデータをとり、そのうち1つのデータは必ず位相を参照することで位相の制御ができるようになったんです。サンプリングを長くしないので、歪まないこと以外にもT2減衰が少なく、T2により生じていたblurringがグッと減り、非常に鮮明な画、あたかもSPGRのような画になるんですね。

もう1つの話題はSAP、short-axis PROPELLER、つまりshort-axisの方にPROPELLERのサンプリングが入る手法です。read-out-segmented EPIとSAPとは、実は同じグループがやっており、両者の違いを比較して発表していました[41]。

扇 拡散強調画像の新しい潮流ともいうべき手法ですね。

高原 そうなんです。それからもう1つ、私の友人コリンズ先生が発表した内容で[44]、b＝0の画像とb＝700といった画像を使って計算し、b＝2000の画像を作ることが可能になったんです。

扇 へぇー！

高原 彼によると、写したい被写体のADC値の3倍のb値を使って撮像すると、ADC測定のノイズが最も下がることが、過去の研究においてすでに明らかになった、と。そうするとADCの計算が正確になるので、その正確な値を使ってcomputed DWI、つまり計算によりb＝2000などの拡散強調画像を得ることができるというのです。S/Nのよい画像からの類推なのでバックグラウンドノイズが低く、拡散制限の部位だけがしっかりと光ってみえるんです。そうすると今までみえていなかったものが、S/Nが確保された状態で実際にみえてくるんですね。このアプリケーションはpatentを出したそうです。

長縄 それはbを2点から計算するのですか？

高原 はい。もっと点をとった方が正確だとは思うのですが、簡便な点は優れていますよね。OsiriXのプラグインも作ったそうです。OsiriXがあれば自分で勝手にb＝2000の画像も作れちゃうんです。OsiriXで作れるぐらいですから、コンピューティングパワーもあまりいらないんですね。

長縄 面白いですね。Dual energy CTでvirtual non-contrastのCT画像が作れるようなものですね。

高原　そうですね。私はかねてより、ADCの変化をみたいときに「今まで使っていたb＝1000よりも小さい方がいいな」と経験的には感じていたのですが、それだとhigh b valueのdiffusionにはならないので、両方撮ろうと思っていたんです。でもこれだったら1回だけ低めのb値で撮れば…低めのb値といっても、みたい部位によって違うみたいですが、それでとっておき、後から計算してb＝2000の画像を作ればいいな、と思いました。

長縄　後は実際にどこまで正確にそのcomputed DWIが推測できるかでしょうね。slowとfast componentもあるでしょうから。

高原　「Mono-exponentialに計算を行う。しかしbi-exponentialに計算することもできなくはないんだけれど」といっていました。

扇　Bi-exponentialの問題はありそうですが、信頼性が高まってくれば、それはすごいことですね。bi-exponentialといえば、今年は基礎系でも拡散強調画像の進歩がさらにあったようですね。

押尾　ここ何年か、この座談会でずっと拡散強調画像の話をしていて、昨年の段階では来年何が出てくるか楽しみだといっていたのですが、今年は臨床サイドからみたらこれで片づいた、というところまできました。

具体的にどういう状況かといいますと、昨年の段階では「だいたい、diffusionをみているのではない」という話まではきていて、「たぶん制限拡散による細胞膜のdimensionがおもなfactorだろう」と。実はそれはいまだ結論が出ておらず、「細胞膜は水が自由に通る」という人もいるし、「細胞膜にくっついているたん白に水が拘束される」という人もいます。ただ現象からみると、膜を通らないのと同じようにみえるので、現段階では「膜に関しては細胞膜程度のサイズで制限されていて、それによる結果が観測されるようなbi-exponential decayになっている」ということが当たり前のようにいわれる段階まできました。今はbi-exponentialとも、あまりいわれないんですね。要するにコンパートメントとしてのbi-exponentialはもう存在しない。それから昨年は数値計算で、実際に乱数を使ってそれぞれのスピンの動きを追いかけて、という話が出はじめた段階で、1年経ってどうなるかと思ったのですが、今年はもう片づいているんです。みんな当たり前のようにいっていて、今年の話題として新しいのは「細胞内小器官のdimensionがどうなるか」とか、「その他のたん白にくっついたものがどうなるか」とかをみる方向にまで広がっている。Diffusion timeを、今は数十msecですが、たとえば1msec程度にまでに短くすると、細胞膜の影響が消えてDの値でも1以上あるんです。

高原　それは平均変位が細胞膜の距離よりもずっと小さくなるということですよね。

押尾　ええ。そうすると純粋に…。

高原　Dの値が測定できると。

押尾　ええ。Dの値をみていて、癌細胞でも1より大きいと。

高原　今のdiffusion timeでみたときに癌細胞が小さなADCで測定されるのは、どういうことによって起こっていると解釈すればいいんですか？

押尾　たぶん細胞のサイズが小さいということですね。細胞のサイズが小さいと、それによる制限の影響が大きく出やすいということです。

長縄　たしかに小細胞癌や悪性リンパ腫はADCが低いですね。

押尾　細胞サイズが小さいからという話は、実は以前からいわれてはいたのですが、今年になるとそれが当たり前のようにいわれていて。実はもうその先にさらに行っていて、細胞内のもっと細かいものをみるのに1msecのdiffusion timeで、と。以前は無理やりsmall boreで測ったpaperもあったのですが。

今年になって急に流行りだしたのはoscillating gradientで、これだとbは上げられないですが、diffusion timeを短くできるんですね。つまり1msecのdiffusion timeで測れるんです。その1msecのdiffusion timeで細胞内の細かい成分を測るとそれも変化していて、たとえばcell cycleのphaseを薬剤で止めると、それに依存して拡散が変わるという話が出ていました[45]。化学療法でそれを使って効果判定するというpaperもありましたね。たった1年でこういうところにまでくるんですね。

青木　素朴な疑問なのですが、どうして"拡散が細胞の大きさに影響を受けている"ことが証明できたのでしょうか？

押尾　それに関してはいまだ証明されていないといっている人もいるのですが、単純なモデル、たとえば中が均一な水で外側に膜があって動けないモデルを作って数

値計算すると、きれいなbi-exponentialのカーブになるんですね。それが間接的な証拠で、たとえば"axonの径を測る"のも、当たり前のようにそれを使って計測しているということです。

青木 ただ臨床で応用するとなりますと、実際の癌組織は癌細胞以外のものがほとんどで、もっとむずかしい面も実際にはあろうかと思うのですが。

押尾 ええ、ただ科学的なステップは、基本的には下から積み上げていくんですね。それで今年、急に臨床応用の話が出てきたんです。これまではそういう話がいっさい出てきていなかったのが、今年の学会になって急に先ほどの化学療法という話が出てきましたし、脳梗塞の話も今年初めて出てきて、今まではそういう話をする基礎的なデータがなかったわけですが、そこら辺が少しそろって急に臨床の話が出はじめて。来年は臨床応用の話ばかりになると思いますね。そこら辺の具体的な演題をいいますと、まずdiffusionのPulse Sequencesというセッションと、diffusionのBiophysics and Modelingというセッションとが別にありまして、パルスシーケンスのセッションは当然シーケンスの話ばかりですし[46〜53]、Biophysics and Modelingのセッションは先ほどの話にあったモデルを作って数値計算して……という話ばかりです[45, 54〜61]。それからポスター側が1561番からのdiffusionのWhite Matter Modelingです[62〜72]。このセッションはすべてすごかったですね。

扇 昨年の座談会の時点で、拡散強調画像に関してはすごく進歩があったと先生はおっしゃっていましたが、今年はさらにすごかったんですね。

押尾 ええ、今年はさらに進歩があって、どんどん加速していますね。演題数を数えても、昨年よりもセッション自体の数が多いですし、それに全部が前に積み重ねた議論なので、進歩のスピードが本当に指数関数的という感じです。

扇 拡散強調画像は、進歩もexponentialなんですね。

押尾 Exponentialで話を戻しますと、bi-exponentialはもう当たり前になっているのですが、そういうバックグラウンドからするとあくまで結果としてそういうものが出てきているのであって、実際には2つだけではないですね。その先もまだあるわけで、そうすると先ほどの計算でcomputed DWIを…というのも、たぶんあまり意味がないですね。それよりはシーケンスをoptimizeして、今だとbを上げないとみえないものが、bを上げずにみえないかという話が出てくると思うんです。

高原 "Diffusion timeを変えて"ということですか？

押尾 たぶん、そういう方向にいきますね。とにかく今年はそういう細胞膜の制限に関するポスターも、オーラルのセッションもあるし…そういう状況下でサイズの話は当たり前になり、diffusion timeに依存するという話は前から出ていたのですが、oscillating gradientを使って短い時間をみる話は今年の新しい内容だと思います。昨年もシーケンスとしては出ていたのですが、bの値を大きくできないので、そういう用途には使えないと去年までは思われていたんですね。それがサイズだけあればいいということになり、大きいbが必要なわけではない、と。正確には大きなbがいるのではなく、大きなqがいるんですよ。それで小さいものをみるのであれば逆に大きいqは必ずしも必要ないので、bが小さくても大丈夫なわけです。それを両方足して、diffusion timeの短いところをoscillating gradientでやって、長いところは普通のpulsed gradientでやるという感じです。

扇 qというパラメータは臨床的にはなじみが薄いと思いますので、一般読者のためにもう少しご説明いただけますでしょうか。

押尾 ええ、ただ私もq-spaceってあまり好きではないですが…。基本的にはk-空間のkと同じものと考えていいと思います。

扇 Fiber trackingの分野ではq-spaceは、以前から使われていたみたいですね。

押尾 Fiber trackingは形態だけ考えている分野で、単純なモデルで解析ができますから、radiologistというよりは数学者が全然問題なく入ってこられる分野なわけです。ところが昔から生物寄りのdiffusionをやっているradiologistたちは、そういうものを全然受け付けず、一時期は両者の交流が全然なく、使っている言葉もまったく違うという状態がずっと続いてきたんです。それが昨年あたりから「結局は同じことをやっている」という雰囲気になり、今年は本当にそういう状態になりました。それでやっと"diffusionが何か"という話がきちんと始まったという状況です。始まったというか、始まった途端に終わるんですが…。

同時に横一線で進んでいますから。

ということで、来年の学会も拡散強調画像は非常に楽しみですが、来年は臨床応用を視野に入れた（基礎の）演題が出てくると思います。とにかく同じdiffusionでも、脳梗塞のdiffusionと腫瘍のdiffusionとはメカニズムがまるで違いますし、それに同じ腫瘍でも治療効果の判定になるとまた違います。臨床側でも、みているものが違うんですよ。それを同じ言葉で話ができる状況に、そろそろなりつつあるということです。いまだ完全になってはいないのですが。

私自身はパルスシーケンスの人間ですが、具体的に何をみればいいかということがやっと出てくるわけです。拡散強調画像のパルスシーケンスの話もこれからやっと始まると思います。実際の臨床応用を考え出したら、それに応じたパルスシーケンスがやっと出てくるということです。というか、自分としてもそういうものを始めていこうと思っています。

扇　いろいろなお話をしていると、時間が経つのはアッという間ですね。今回もさまざまな分野にわたって大変興味深い貴重なお話をうかがうことができて、本当によかったと思います。本日は先生方、お忙しいなか、誠にありがとうございました。

（2010年5月6日、Sheraton Stockholmにて収録）

参考文献

1) Ladd ME et al：Hot topic debate：Can 7T go clinical? Proceedings of ISMRM 18th Scientific Meeting and Exhibition, 2010
2) Takahara T et al：Imaging of the inner ear at 7T：initial results. Proceedings of ISMRM 18th Scientific Meeting and Exhibition：4448, 2010
3) Hanamiya M et al：3D-FSE-Cube of the foot at 3T MRI：Comparison with 2D-FSE images. Proceedings of ISMRM 18th Scientific Meeting and Exhibition：3258, 2010
4) Notohamiprodjo M et al：3D-Imaging of the knee with an optimized 3D-TSE sequence and a 15 channel knee-coil at 3T. Proceedings of ISMRM 18th Scientific Meeting and Exhibition：3257, 2010
5) Chen CA et al：Cartilage morphology at 3.0T：Assessment of three-dimensional MR imaging techniques. Proceedings of ISMRM 18th Scientific Meeting and Exhibition：3175, 2010
6) Gold GE et al：MRI near metallic implants using SEMAC：Initial clinical experience. Proceedings of ISMRM 18th Scientific Meeting and Exhibition：893, 2010
7) Koch KM et al：MAVRIC imaging near metal implants with improved spatial resolution and reduced acquisition time. Proceedings of ISMRM 18th Scientific Meeting and Exhibition：892, 2010
8) Carl M et al：Classical interpretation of T1rho and T2rho relaxation. Proceedings of ISMRM 18th Scientific Meeting and Exhibition：333, 2010
9) Schairer WW et al：Longitudinal analysis of articular cartilage for microfracture and mosaicplasty procedures using quantitative T1rho and T2 MRI. Proceedings of ISMRM 18th Scientific Meeting and Exhibition：828, 2010
10) Fenty M et al：Quantification of age dependent molecular changes in guinea pig OA model using T1ρ MRI. Proceedings of ISMRM 18th Scientific Meeting and Exhibition：837, 2010
11) Fenty M et al：Longitudinal T1ρ MRI of adults with chondromalacia following arthroscopy. Proceedings of ISMRM 18th Scientific Meeting and Exhibition：3164, 2010
12) Wang L et al：T1rho MRI of menisci and cartilage in mild osteoarthritis patients at 3T. Proceedings of ISMRM 18th Scientific Meeting and Exhibition：3165, 2010
13) Chen W et al：Pseudo steady state fast spin echo acquisition for quantitative 3D T1rho imaging. Proceedings of ISMRM 18th Scientific Meeting and Exhibition：3166, 2010
14) Zarins Z et al：The relationship between T1rho measurements in the meniscus and cartilage in healthy subjects and patients with osteoarthritis. Proceedings of ISMRM 18th Scientific Meeting and Exhibition：3167, 2010
15) Keenan KE et al：Collagen in native, undigested human patella cartilage is predicted by a combination of T2 and T1ρ relaxation times. Proceedings of ISMRM 18th Scientific Meeting and Exhibition：3178, 2010
16) Son M-S et al：Comparison of short echo time T2 and T1rho measurements in menisci from subjects

with osteoarthritis. Proceedings of ISMRM 18th Scientific Meeting and Exhibition：3182, 2010
17) Stanley DW et al：Quantitative reproducibility initial study of T1 Rho at 3T. Proceedings of ISMRM 18th Scientific Meeting and Exhibition：3188, 2010
18) Du J et al：T2 and T1ρ quantification of cortical bone in vivo using ultrashort TE(UTE)pulse sequences. Proceedings of ISMRM 18th Scientific Meeting and Exhibition：3199, 2010
19) Kim J-H et al：High-resolution 1H/23Na MR imaging of knee articular cartilage using dual-tuned knee coil at 7T. Proceedings of ISMRM 18th Scientific Meeting and Exhibition：832, 2010
20) Vogelsong MA et al：Comparison of T1ρ, T2 mapping, and sodium MRI of osteoarthritic cartilage in vivo. Proceedings of ISMRM 18th Scientific Meeting and Exhibition：835, 2010
21) Linz P et al：Sodium concentration quantification in human calf muscle using UTE imaging at 7.0T. Proceedings of ISMRM 18th Scientific Meeting and Exhibition：870, 2010
22) Pilkinton DT et al：Sodium MRI multi-echo sequence for simultaneous ultra-short echo imaging and T2L*mapping at 7T with a 12 channel phased-array coil. Proceedings of ISMRM 18th Scientific Meeting and Exhibition：1002, 2010
23) Trattnig S et al：Sodium imaging of patients after matrix-associated chondrocyte transplantation at 7 Tesla：Preliminary results and comparison with dGEMRIC at 3 Tesla. Proceedings of ISMRM 18th Scientific Meeting and Exhibition：3168, 2010
24) Toms LD et al：Sodium MRI：A reproducibility study in subjects with osteoarthritis of the knee. Proceedings of ISMRM 18th Scientific Meeting and Exhibition：3173, 2010
25) Watts A et al：Improved sodium MRI of the human knee with projection acquisition in the in the steady state at 4.7 Tesla. Proceedings of ISMRM 18th Scientific Meeting and Exhibition：813, 2010
26) Toms LD et al：Sodium MRI：A reproducibility study in subjects with osteoarthritis of the knee. Proceedings of ISMRM 18th Scientific Meeting and Exhibition：3173, 2010
27) Kassey VB et al：Age dependent modulation of aggrecan in human knee cartilage measured via sodium MRI at 7T. Proceedings of ISMRM 18th Scientific Meeting and Exhibition：3189, 2010
28) Zwanenburg JJ et al：Intracranial vessel wall imaging at 7 Tesla. Proceedings of ISMRM 18th Scientific Meeting and Exhibition：1269, 2010
29) De Graaf WL et al：7 Tesla 3D-FLAIR and 3D-DIR：High sensitivity in cortical regions in multiple sclerosis. Proceedings of ISMRM 18th Scientific Meeting and Exhibition：2067, 2010
30) Visser F et al：3D magnetization prepared double inversion recovery(3D MP-DIR)at 7 Tesla. Proceedings of ISMRM 18th Scientific Meeting and Exhibition：2068, 2010
31) Park S-H et al：Human retinal blood flow MRI using pseudo-continuous arterial spin labeling and balanced steady state free precession. Proceedings of ISMRM 18th Scientific Meeting and Exhibition：4087, 2010
32) Szulc KU et al：Anatomical phenotyping of cerebellum and vestibulo-cochlear organ in mice using contrast enhanced micro-MRI. Proceedings of ISMRM 18th Scientific Meeting and Exhibition：4449, 2010
33) Sigmund EE et al：Diffusional kurtosis imaging (DKI)in the normal cervical spinal cord at 3T：Baseline values and diffusion metric correlations. Proceedings of ISMRM 18th Scientific Meeting and Exhibition：1349, 2010
34) Adisetiyo V et al：Diffusional kurtosis imaging assessment of tuberous sclerosis complex. Proceedings of ISMRM 18th Scientific Meeting and Exhibition：1350, 2010
35) Grossman EJ et al：Diffusional kurtosis imaging of deep gray matter in mild traumatic brain injury. Proceedings of ISMRM 18th Scientific Meeting and Exhibition：1351, 2010
36) Bester M et al：Diffusional kurtosis imaging of gray matter in patients with multiple sclerosis. Proceedings of ISMRM 18th Scientific Meeting and Exhibition：1352, 2010
37) Bester M et al：Diffusional kurtosis imaging of the cervical spinal cord in multiple sclerosis patients. Proceedings of ISMRM 18th Scientific Meeting and Exhibition：1353, 2010
38) Jensen JH et al：Effect of gradient pulse duration on diffusion-weighted imaging estimation of the diffusional kurtosis for the Kärger Model. Proceedings of ISMRM 18th Scientific Meeting and Exhibition：1579, 2010
39) Adisetiyo V et al：Diffusional kurtosis imaging assessment of tuberous sclerosis complex. Proceedings of ISMRM 18th Scientific Meeting and Exhibition：2065, 2010
40) Kopeinigg D et al：3D TOF angiography using real time optical motion correction with a geometric

encoded marker. Proceedings of ISMRM 18th Scientific Meeting and Exhibition：3046, 2010

41) Skare S et al：Comparison between readout-segmented(RS)-EPI and an improved distortion correction method for short-axis propeller(SAP)-EPI. Proceedings of ISMRM 18th Scientific Meeting and Exhibition：192, 2010

42) Holdsworth SJ et al：Clinical application of readout-segmented(RS)-EPI for diffusion-weighted imaging in pediatric brain. Proceedings of ISMRM 18th Scientific Meeting and Exhibition：758, 2010

43) Holdsworth SJ et al：Diffusion-weighted imaging of the abdomen with readout-segmented(RS)-EPI. Proceedings of ISMRM 18th Scientific Meeting and Exhibition：1358, 2010

44) Blackledge MD et al：Signal to noise ratio of high b-value diffusion weighted images is improved using computed diffusion weighted imaging. Proceedings of ISMRM 18th Scientific Meeting and Exhibition：4707, 2010

45) Xu J et al：Variation of ADC with cell cycle phases：A study using synchronized HL-60 cells. Proceedings of ISMRM 18th Scientific Meeting and Exhibition：294, 2010

46) Setsompop K et al：Improving SNR per unit time in diffusion imaging using a blipped-CAIPIRINHA simultaneous multi-slice EPI acquisition. Proceedings of ISMRM 18th Scientific Meeting and Exhibition：187, 2010

47) Skare S et al：Diffusion weighted image domain propeller EPI(DW iProp EPI). Proceedings of ISMRM 18th Scientific Meeting and Exhibition：188, 2010

48) Saritas EU et al：Hadamard slice-encoding for reduced-FOV single-shot diffusion-weighted EPI. Proceedings of ISMRM 18th Scientific Meeting and Exhibition：189, 2010

49) Wilm BJ et al：Concurrent higher-order field monitoring eliminates thermal drifts in parallel DWI. Proceedings of ISMRM 18th Scientific Meeting and Exhibition：190, 2010

50) Maier SE et al：Novel strategy for accelerated diffusion imaging. Proceedings of ISMRM 18th Scientific Meeting and Exhibition：191, 2010

51) Shemesh N et al：First experimental observation of both microscopic anisotropy(uA)and compartment shape anisotropy(CSA)in randomly oriented biological cells using double-PFG NMR. Proceedings of ISMRM 18th Scientific Meeting and Exhibition：193, 2010

52) Koch MA et al：*In vivo* pore size estimation in white matter with double wave vector diffusion weighting. Proceedings of ISMRM 18th Scientific Meeting and Exhibition：194, 2010

53) Drobnjak I et al：Optimal diffusion-gradient waveforms for measuring axon diameter. Proceedings of ISMRM 18th Scientific Meeting and Exhibition：195, 2010

54) Harkins KD et al：Determining the biophysical mechanisms of intracellular water diffusion and its response to ischemia in perfused cell cultures. Proceedings of ISMRM 18th Scientific Meeting and Exhibition：295, 2010

55) Kim JH et al：Acute diffusion MRI measurements predict chronic axonal function assessed using eElectrophysiology. Proceedings of ISMRM 18th Scientific Meeting and Exhibition：296, 2010

56) Colvin DC et al：Early detection of tumor treatment response with temporal diffusion spectroscopy. Proceedings of ISMRM 18th Scientific Meeting and Exhibition：297, 2010

57) Nilsson M et al：Apparent exchange rate of water in human brain matter revealed by a novel pulse sequence. Proceedings of ISMRM 18th Scientific Meeting and Exhibition：298, 2010

58) Budde MD et al：Neurite beading is sufficient to decrease the apparent diffusion coefficient following ischemic stroke. Proceedings of ISMRM 18th Scientific Meeting and Exhibition：299, 2010

59) Shemesh N et al：Accounting for free and restricted diffusion processes in single- and double-PFG experiments using a novel bicompartmental phantom. Proceedings of ISMRM 18th Scientific Meeting and Exhibition：300, 2010

60) Fieremans E et al：Monte Carlo study of a two-compartment exchange model of diffusion. Proceedings of ISMRM 18th Scientific Meeting and Exhibition：302, 2010

61) Pajevic S et al：A joint PDF for the eigenvalues and eigenvectors of a diffusion tensor. Proceedings of ISMRM 18th Scientific Meeting and Exhibition：303, 2010

62) Schneider T et al：Optimized diffusion MRI protocols for estimating axon diameter with known fiber orientation. Proceedings of ISMRM 18th Scientific Meeting and Exhibition：1561, 2010

63) Weng J-C et al：*In vivo* mapping of relative axonal diameter of human corpus callosum using q-planar magnetic resonance imaging. Proceedings of ISMRM 18th Scientific Meeting and Exhibition：

1562, 2010
64) Fonteijn HM et al : The extracellular diffusion weighted signal predicts axon diameter distribution parameters. Proceedings of ISMRM 18th Scientific Meeting and Exhibition : 1563, 2010
65) Morgan GL et al : Polynomial models of the spatial variation of axon radius in white matter. Proceedings of ISMRM 18th Scientific Meeting and Exhibition : 1564, 2010
66) Cisternas JE et al : Can axCaliber be extended to estimate axonal radius and orientation at the same time? Proceedings of ISMRM 18th Scientific Meeting and Exhibition : 1565, 2010
67) Farrell JA et al : The effect of beading and permeable axons on water diffusion properties : A Monte Carlo simulation of axonal degeneration and its effect on DTI and q-space contrasts. Proceedings of ISMRM 18th Scientific Meeting and Exhibition : 1566, 2010
68) Hagslätt H et al : Diffusion MRI on undulating versus straight axons : Reduced fractional anisotropy and increased apparent axonal dDiameter. Proceedings of ISMRM 18th Scientific Meeting and Exhibition : 1567, 2010
69) Kingshott CA et al : A new approach to structural integrity assessment based on axial and radial diffusivities. Proceedings of ISMRM 18th Scientific Meeting and Exhibition : 1568, 2010
70) Fieremans E et al : White matter model for diffusional kurtosis imaging. Proceedings of ISMRM 18th Scientific Meeting and Exhibition : 1569, 2010
71) Nilsson M et al : A mechanism for exchange between intraaxonal and extracellular water : Permeable nodes of ranvier. Proceedings of ISMRM 18th Scientific Meeting and Exhibition : 1570, 2010
72) Grinberg F et al : Random walks in the model brain tissue : Monte Carlo simulations and implications for diffusion imaging. Proceedings of ISMRM 18th Scientific Meeting and Exhibition : 1573, 2010

特別座談会

エキスパートが語る
さまざまなMRI最先端トピックス
〜7Tのさらなる進化、
そしてCEST、Zero TE〜

今年はカナダ・モントリオールでのISMRM開催となりました。学会に参加され、発表された各先生方にご印象を伺いながらMRIのさまざまな話題に関してお話を進めていければと思っております。　　　　（扇）

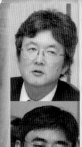
押尾晃一
（慶應義塾大学医学部 放射線診断科）

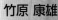
竹原 康雄
（浜松医科大学附属病院 放射線部）

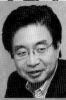
井田 正博
（荏原病院 放射線科）

高原太郎
（東海大学工学部 医用生体工学科）

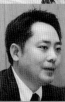
丸山克也
（シーメンス・ジャパン株式会社）

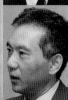
扇　和之
（日本赤十字社医療センター 放射線科）

オブザーバ
高橋 護
（聖隷三方原病院）

※記載の座談会出席者所属名は2011年5月のISMRM 2011（カナダ・モントリオール）開催当時。

特別座談会　エキスパートが語るさまざまなMRI最先端トピックス

ISMRM 2011（モントリオール）にて開催。この前年のストックホルムの座談会で話題となった7T装置が、実用面でどういう問題があるかなど深く掘り下げたディスカッションがなされている。CESTが一般に知られて話題となったのもこの座談会である。UTEがさらに進化した"zero TE"、4D flowと剪断応力、マンガン造影、diffusionに関する旬な話題なども議論されている。

7Tの今年の潮流

扇 まずは井田先生いかがですか？　今回の学会のご印象は…。

井田 昨年のストックホルムでのこの学会では"Can 7T go clinical?"というディベートがあり[1]、7Tがこれから臨床に本当に必要か？　という議論だったと思うのですが、今年のモントリオールではそこから一歩進んだ感じで、weekend educational courseの一番最初から7Tの具体的な使い方のセッションがありましたね。まずは7T装置を使う上での安全性の問題から入ったのですが、会場からも質問がたくさん出て、みなさん使う気満々という感じでした。

扇 7Tの安全性の問題…具体的にはどのような内容だったのでしょうか？

井田 まずは被検者をテーブルに載せてガントリの中に入れるときの問題ですが、テーブルを速く動かして入れると被検者にとっての静磁場が急峻に立ち上がるため、特に7Tの場合はそれによるめまいが問題になるんですね。

扇 高原先生、ユトレヒト大学では、そこら辺はいかがでしたか？

高原 ユトレヒトでも、7Tの場合は最初に被検者をガントリに入れるときは、テーブルははてしなくゆっくり入れていました。7T装置だとガントリの横に立っただけでもめまいがしますからね。

扇 それは内耳への刺激ということですね。

竹原 3T装置でもボアの入り口で頭を振ると、めまいがしますよね。

扇 丸山さん、7T装置でめまいが問題になるのは、最初にテーブルをガントリの中に入れるときの速度が特に重要なんですよね。

丸山 ええ。テーブルが磁場中心に入ってしまえば、めまいは出なくなります。

扇 テーブルを出すときはどうでしょう？

井田 出すときにめまいはあまり感じないと、レクチャーではいっていましたね。

高原 たしかにユトレヒトで被験者になったときも、テーブルを出すときはあまり感じなかったですね。

井田 7Tでもう1つ強調されていたのが、金属的な味覚が出るということです。

丸山 高磁場では昔からいわれていますね。

扇 金属的な味覚というのは、どういう機序で出るのでしょうか。

井田 どうなんでしょう。三叉神経や顔面神経への刺激みたいなものもあるんでしょうかね。

扇 7T装置って、これまでは"遠い存在"として見てきたんですよね。それが今や5、6年前の3T装置みたいな感じになってきて、実際にそれぞれの施設で使いはじめるとpracticalな問題が気になってくる…そういう段階にそろそろ入りつつあるんじゃないかと思うんです。

高原 たしかにユトレヒトでも7Tのプロトコルがルーチンになってきた感じですね。たとえばアムステルダム医療センターからMS（多発性硬化症）の患者さんを迎え入れて、ルーチンのシーケンスが走って、画質もとっても良好な感じで…たしかにまったく普通に運用できています。

扇 この座談会の前に開催されたゲルベ・ジャパンセミナーで、岩手医大に導入されたばかりの7T装置のお話を伺ったのですが[1]、まだ導入されたばかりなので、とりあえずは3Tのプロトコルで撮っていると聞きました。ユトレヒトでは7T専用のプロトコルを組まれているんですね。

高原 はい、そうです。

扇 去年のこの座談会[3]で、GEの椛沢さんが「7T装置は被検者が呼吸をしただけでシミングが変わってくることが研究者にとってchallengingで、今の7T装置は臨床的にpracticalに使うというよりも、その使えるレベルまでどうやってもっていくかという研究のための装置だというニュアンスが強い」とおっしゃっていましたが…その状況からは1歩進んだという感じですか？

高原 そうですね。少し臨床的な方にシフトしてきましたね。

井田 "呼吸でシミングが変わる"

MRI研究のヒント～座談会に学ぶ

というのは、今回の演題でも出ていましたね。

扇 そういうRFマネージメント・テクノロジーが7Tでは一番重要で、最近導入した岩手医大でもPhDやMR physicsの人をたくさん注ぎ込んで…逆にそうしないと現状で7T装置を導入する意味はないというふうにいっていましたね[2]。そういうRFマネージメントがしっかりできて初めて、7TはSWIがいいとか、S/Nが高いからメリットがあるといえるということでした。

井田 あと、7TではそのRFのストラテジーがどうなるかということですね。マルチトランスミットのチャンネルが8くらいでとりあえず落ち着き、やがて16になるだろうという発言をしている人もいました。

扇 そこら辺は丸山さん、いかがですか？

丸山 いまシーメンスでも7Tのパラレルトランスミットのラインナップがあるのですが、やはりチャンネル数は8ですね。

扇 マルチトランスミットのチャンネル数は、2の次は8になるんですね。

丸山 そうです。ただ高磁場でパラレルトランスミットを行う場合は、ホットスポットが問題になりますね。

扇 ホットスポットは毎年この座談会でも話題に出ますね。

丸山 水曜日のeducational courseで"Clinical Applications of Ultra-high Field 7T：Moving to FDA Approval"というセッションがあったのですが、いきなりFDA approvalという感じのタイトルだったんです。まあ実際にはそういう内容ではなかったですが…私はいまJIS（日本工業規格）の原案作成の委員をやっていまして、JISといいましてもIEC（International Electrotechnical Commission）の翻訳なので実際にはIECの委員としてやっているのですが、今その第4版という新しい規格を作成しているんです。そこでマルチトランスミットのSARをどうするかという問題が議論になっており、やはりマルチトランスミットだとホットスポットができてしまうので、技術的にどうシミュレーションするかという演題が今回の学会でも発表されていました。

扇 マルチトランスミットでチャンネル数を増やすほど、ホットスポットの問題も大きくなっていくんですよね。

丸山 そうです。いまはマルチトランスミットでシミングができ、それがズレてしまうと逆にホットスポットということになってしまいますので…。

高原 マルチトランスミットって、基本はホットスポットができないための技術ですが、失敗するとよけいにすごいことになるということですよね。

丸山 ええ。普通はSARって、1度以上は体温が上昇しないように規格を作成するんですが、そのマルチトランスミットでホットスポットができると5度上昇することも…。

扇 5度！　それはすごいですね。

丸山 いまはブタを使って実験をやっているんです。先ほどの新しい規格を作成するのに、そのホットスポットの問題をどうするかで喧々諤々という状態です。SARの制限を10倍くらい厳しくしようという意見もあったくらいで。そういう状況なので、先ほどのFDA approvalのセッション名をみたときにちょっとびっくりしたわけなんです。

井田 ホットスポットも体温上昇が5度とかになると、食道の熱感とか深部臓器は大丈夫かという感じがしますね。

扇 体内異物があったときに、温度が上昇しやすい物質だと検査中の火傷も心配ですね。それから深部臓器に関しては、5度くらい上昇したときにそれぞれの臓器がどうなるかというデータの蓄積も必要になってきますね。

丸山 深部臓器の温度上昇に関しては、人体の場合はパフュージョンがあるので大丈夫じゃないかという見方もありますが、一方で人体自体の温度が上昇しているので、パフュージョンにはあまり期待できないという意見もあるみたいです。

押尾 いや、それは問題にならないんじゃないでしょうか。いまホットスポットで問題になっているのは、ごく一部に温度上昇が起こるという話ですので、それに対してパフュージョンは常に温度を均一に保つように働いてくれるはずです。

扇 そうしますとホットスポットが、たとえば眼球みたいなパフュージョンの少ない臓器に起こった場合が問題なんですね。

押尾 そう思います。

丸山 それからいまの規格だと、パラレルトランスミットは表面コイルに分類されているんですね。

扇 安全面で表面コイルの基準値になっているということですね。

丸山　ええ。このままではまずいということで、変更する方向で検討されています。

井田　7Tのコイルに関しては、頭部ではこれまではバードケージ型のコイルが主流だったと思うのですが、ユトレヒト大学もそうですか？

高原　そうですね。

井田　ところが今回は32チャンネルのフェーズトアレイコイルがMGHの方から呈示されていましたね。はっきりと「7T装置に」とはいわなかったのですが、7Tのところで説明されていました。これから7Tのコイルはフェーズトアレイになっていくのかと感じました。そのときにいっていたのが、「頸部から下で送信はtraveling waveになる」と……educational courseではそういっていたのですが、はたしてそんなに簡単にいくものなんでしょうか。traveling waveは、以前にこの座談会でも取り上げられていましたね。

扇　2年前の座談会[4]でフィリップスの奥秋さんが取り上げていました。

井田　今回もそのtraveling waveを使った演題があったのですが[5]、その発表に出ていた画像の均一性は比較的高いものでした。

高原　僕は拡散強調画像にtraveling waveが使えないかなって思っていたのですが、スピンエコー系はいまだtraveling waveは使えないみたいなんですね。

扇　ユトレヒト大学ではtraveling waveを使っているんですね。

高原　ええ。実験ではやっています。ユトレヒトは7T装置のチームだけでPhDが15人くらいいて、みんなで寄ってたかってコイルを作ったり、修理したりやっていますね。

扇　traveling waveでスピンエコー系はだめなのですか。

高原　ええ。遠くから電波を出すので、flip angleが足りないみたいなんですね。

井田　大きなflip angleは作れないということですね。それからtraveling waveは均一性の長さが30 cmくらいまでなら大丈夫だといっていましたね。だから僕はむしろ頭部用なのかな、と。それからtraveling waveのときは、周囲に均一なファントムを置くといい、ともいっていましたね。

扇　丸山さんのところではいかがですか？

丸山　シーメンスでもtraveling waveをやってはいるのですが、いまだ製品化にはほど遠い感じですね。

扇　高磁場は将来的にはtraveling waveに移行するのでしょうか？

高原　いや、それはまだ全然わからないと思います。

扇　グラディエントエコー系だけは置き換わるかもしれない、という程度ですかね。traveling waveは"均一な送信"というのが本来の目的でしょうから、いまさかんに行われているRFマネージメント・テクノロジーがどこまで発展するかによって、それとの力関係でtraveling waveが生き残るかどうかが決まってくるのかもしれませんね。その送信の均一性の1つの選択肢としてtraveling waveがあるのでしょうが、手法的に目立つので話題になっている側面もあるのかもしれませんね。

井田　あと7T装置に関してはシールドの問題があって、今のパッシブシールドがアクティブシールドの装置になれば、初めてどこの病院でも臨床的に使えるような装置になるんでしょうね。装置の重さ、大きさ、そして5ガウスライン…パッシブシールドだとそこら辺の問題がありますから。

扇　基本的にはいまの7T装置はすべてパッシブシールドなんですね。

丸山　ええ。ですが、今度シーメンスはアクティブシールドの装置を出しました。

井田　岩手医大もパッシブシールドだといっていました。

高原　建屋のスチールがパッシブシールドだと400トン必要で、それがアクティブシールドだと40トンと1/10になるんだっていっていましたね。

扇　400トン！　パッシブシールドだといまだ現実的には結構厳しいですね。

井田　岩手医大も地固めから始めたといっていました。

扇　そういえば先述のゲルベ・ジャパンセミナーで井田先生が印象的なコメントをしていましたね。「3T装置は岩手医大で佐々木先生がやり始めて10年くらい経ち、いまやっと井田や扇先生が臨床現場で3T装置を使えるようになった。いま7T装置を岩手医大が始めて臨床現場で使えるようになるまで、また10年かかるのか。10年経ったら、井田も扇先生も第一線の現場から引退している可能性が高いので、せめて5年くらいで7T装置が臨床現場で使えるようにならないのか」って。そこら辺は丸山さんいかがですか？

丸山　とりあえずテクノロジー的には7Tは毎年どんどん進歩して

いるのですが、むしろ日本国内だと薬事承認がどうなるかがネックのように思います。FDA approvalでもこれからどうなるかというレベルですから。

扇 そうですね。薬事のことを考えれば、5年ではむずかしいでしょうね。

丸山 治験もやらなければいけませんから。

高原 7T装置は検査の歩留まりがすごく悪いですね。

扇 "検査の歩留まり"が悪い…？

高原 よく故障します。1週間に1回は故障するんじゃないですかね。PhDが寄ってたかってその場で修理できるような環境にないと、7T装置を維持するのは厳しいですね。

扇 1週間に1回、そんなに…。

高原 MRI室の電球もよく切れますよ。2週間に1回くらいは電球を替えなきゃいけないですね。アクティブシールドではないこともあるのでしょうが。

押尾 電球は直流ですよね。

高原 いえ、交流じゃなかったですかね。

押尾 よく壊れるというので交流かもしれませんが、昔MRI室の電球は壊れないように直流にするっていう話がありましたね。

扇 パッシブシールドだと、電球に限らずMRI室の中のあらゆるものが壊れる可能性がありますよね。岩手医大でもMRインジェクタはガントリから離せるだけ離して使っているって工藤先生がいっていました[2]。7Tでパッシブシールドとなりますと当然、メーカの保証はないでしょうからね。

井田 7Tを実際に臨床的に使っていくとなると撮影シーケンスもしっかりしてくれないといけないでしょうから、まず頭部に関して話をします。最初に3DグラディエントエコーのT_2^*強調の画が出てきて、磁化率のコントラストがとてもきれいなのでこれでいけるんじゃないかと思ったのですが、実は撮像時間の方が頭部全体を撮るのに20分くらいかかっているんですね。その問題に対しては、segmented な multi-shot の EPI で撮るという演題があり[6]、2〜3分でほとんどそれに匹敵するような画が出るんです。もしかしたら、この領域は multi-shot の EPI がT_2^*系の主体になっていくのかなと感じました。

扇 なるほど。

井田 一方でFSE系の脳のT2強調の画ですが、SARが問題にはなるのでしょうが高原先生のユトレヒト大学から3D FSEの演題が出ていて[7]、リフォーカスのflip angle sweepが120度から30度くらいでした。少しコントラストの強い、プロトン密度強調みたいな画になるのですが、7Tで磁化率がよく強調されていて基底核のコントラストなどはしっかりと出ている感じでした。7TのT1強調に関しては、SEは全然画にならないじゃないですか。それで何となくおさまるのがMP-RAGEで、特に皮質病変に関してはT2強調でCSFに邪魔されるよりはMP-RAGEのT1強調の方がよほどきれいに描出される感じですね。特に多発性硬化症の脱髄病変が7TのMP-RAGEでよくわかるのが、インパクトがありました。

扇 それは3Tを超えるものがありますか？

井田 まだそこまで詳しく3Tと対比されているわけではないのですが、とにかく中枢神経をやっている人間としては、基底核病変の微細構造をみるのもさりながら、やはり皮質に限局した病変がどれだけ見つけられるかに期待しますね。多発性硬化症の皮質病変は認知機能が悪くなる原因の1つといわれていますので、そういう面にも貢献し得るのかな、と。

扇 そういえば昨年のこの座談会[3]でも、7TだとFLAIRで皮質が光って見えるという話が出ていましたね。鉄だかmyelinだかがかかわっている、と。

高原 あれは実際に脳の切片と対比すると、アーチファクトではなく実際に白く光っているのは間違いないみたいです。

井田 そこら辺は postmortem study で解明が進んでいて、皮質に関しては鉄だろう、白質に関してはmyelinの影響だろうということで話が落ち着きつつあります。

扇 実際にそういう演題が今回も

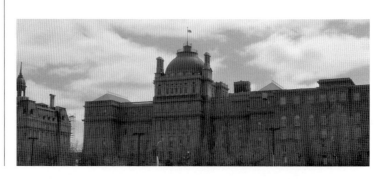

出ていたんですね。

井田 ええ。日本の福永先生の演題[8]と、ロンドンのターナー教授の発表[9]がありました。7TのFLAIRに関しては、MP FLAIR（magnetization-prepared FLAIR）が主流になっていくだろうとeducational courseでは話されていました。

扇 MP FLAIRについては昨年の学会でも演題が出ていましたね[10, 11]。いずれにしましても今回の学会では、7Tの撮像に色んな方向性が見えてきた感じですね。

井田 そうですね。7Tのシーケンスが少しずつそろってきている感じです。個人的にはT2強調画像はSEに戻るのも1つの手かなと思いますね。昔のT2強調のコントラストに戻れますので。ゲルベ・ジャパンセミナー[1]では岩手医大の工藤先生がSEのT2強調画像を出していましたが、結構いい画が出ていました。コントラストは良好なので、あとは撮像時間の問題かなと思います。

扇 ところで今回は井田先生の施設からDLBのneuromelanin imagingの演題を出されていますね[12]。DLB（Dementia with Lewy Bodies；レビー小体型認知症）はアルツハイマー型認知症に次いで多い認知症なんですね。

井田 ええ。

扇 Neuromelanin imagingやDLBについて少しご説明いただけますか？

井田 Neuromelanin imagingはFSEのT1強調画像をthin sliceでmatrixを上げて高分解能にしたもので、melaninを含有する部分が高信号に出るんです。そのneuromelaninの減少をとらえることでDLBやパーキンソン病の診断に役立てようというものです。いままでDLBやパーキンソン病はMRIでは手も足も出なかった領域だったのですが、neuromelaninをとらえることで、同じ認知症であるアルツハイマーとDLBとの鑑別に寄与したり、若年性パーキンソン病の早期診断に役立ったりするんですね。

扇 高分解能でS/Nが必要ということで、そのneuromelanin imagingが3Tだと1.5Tよりもいいんですね。7Tだとさらにいいのですか？

井田 neuromelanin imagingは佐々木先生がやられていて日本でははやっているのですが、実は諸外国ではほとんど撮影されていないんですよ。7Tのneuromelanin imagingの画像は、おそらく佐々木先生が世界で初めて出されるだろうと思いますね。7TのSWIに関しては、もう臨床的な有用性については固まった感があります。これまでは撮像時間の長さが最大の問題点だったのですが、multi-shotのEPIのSWIが登場してきて臨床的に十分に使えるだろうということです。位相はgeometry、方向性とdipolarの石灰化と磁化率変化を見分けられるかという問題が常にあったのですが、QSM（quantitative susceptibility mapping）が登場してきました[13〜17]。

扇 "QSM"ですか…。

井田 要するに磁化率のみを反映したmappingを使って定量的に評価していこうという試みです。石灰化の影響と方向性の影響をなくしたpureな磁化率を反映した情報をmappingした画像です。マクロ標本で鉄だけを見ているような画ができ上がるんです。

扇 新しい動きですね。

井田 ただ問題なのは、位相画像を見ているといろいろなコントラストがあるのですが、それらがQSMでは失われている面がありますね。また先ほどのgeometryの話で、7T装置で3Dグラディエントエコー法によりT2*強調画像を撮ったときに、方向性の影響が出てくるという発表がありました。たしかに実際の画で見たときに、撮影時の頭の角度を変えると内包や、脳梁の大きな線の見え方が全然違ってくるんです。

高原 それはB0との角度の問題なんですね。

押尾 ええ。B0の向きの問題ですね。

扇 7TではそういうB0の向きにも注意が必要なんですね。

井田 あと7Tではsodiumのイメージングが気になりました。

扇 7Tだと画がけっこういいんですか。

丸山 S/Nがいいので分解能が高くなり、昔よりは少し画がよくなります。

井田 分解能もまだ十分とまではいえないんですが、脳腫瘍に応用した発表がありましたね。

丸山 Sodiumもですが、今回は7Tでリンの高分解能のchemical shift imagingをマルチボクセルのスペクトロスコピーで、という演題も出ていました。以前に1.5Tから3Tになったときに、昔できなかった技術が3Tならできるだろうというので試そうという動きがありましたが、今回は7Tになってからリンが再登場していきたいという感じです。

CEST(chemical exchange saturation transfer)

井田 ゲルベ・ジャパンセミナーでもCEST(chemical exchange saturation transfer)を取り上げたのですが[18]、今年のmolecular imagingはみなCESTだといっていますね。以前からCESTというものがあることは知っていたのですが、当時は臨床には何も役立たなさそうだなと思っていたのに、今年は本当に話題です[19〜52]。CESTは内因性の物質を水に対するoff-resonance pulseで選択して、MT(magnetization transfer)のような効果で画像コントラストを作ろうという手法です。今回は人の画も出ていました。たとえば脳のグリオーマで良性であるグレード2以下とグレード3以上とでAPT(amide proton transfer)の入り方に差があるという発表や、脳梗塞の急性期ではペナンブラのところでpHの変化が測定できたり。

押尾 いまの話は造影剤を使ったCESTですか？

井田 いえ、PARACESTではなく直接法でした。

押尾 それは何を見ているのでしょうか？

井田 何を見ているのでしょうね…。

扇 PARACESTというのはparamagnetic agent、すなわちガドリニウム造影剤を使用するのでPARACESTと呼ぶらしいですね。

井田 ええ。ただCESTが臨床に出てくるにはSARの問題などをクリアしなくてはいけないんじゃないでしょうか。T1値の2.3倍くらいのdurationをかけてRFをたたかなければいけないといっていましたから。

竹原 臨床に出てくるまで、CESTはあと5年くらいって僕は聞きました。

押尾 SARもでしょうが、バンド幅を狭くしなければいけないので時間がかかるみたいですね。

丸山 ええ。最初に周波数を変えながら何種類かとっていくところで、バンド幅が狭ければ狭いほどいいということで。

扇 なるほど。

押尾 CESTの基本的なことからお話ししますと、やっていることは昔のMTと同じなんです。ただその選択の対象がスペクトロスコピーでみるような特定のスペクトルを狙ってsaturateするということですね。そのときに、スペクトロスコピーではそこから出てくる信号をそのまま採っているのですが、CESTではその情報を水に移して水の信号として採るところが違うんです。そのためにはバンド幅の狭いsaturation、つまり時間が必要というわけです。中身、シーケンスとしてはMTと同じです。

扇 先ほどCESTが臨床に出てくるまで5年くらいかかるという話でしたが。

押尾 製品化までにそれくらいかかるということだと思います。

竹原 このCESTが臨床に出てきたらFDG-PETがいらなくなるという話もありますが…。

押尾 それはどうでしょうか…今年CESTが話題になっている理由は、内因性のものをみることがこれまでのmolecular imagingと違う点で、水だと大量にあるわけですね。MRIの一番基本的な弱点は感度が低いということだったのですが、大量にあるものを使えばMRIでも使える、と。ただPETと同じような使い方をするのであれば、PETの方がいいだろうと個人的には思いますね。

竹原 感度の問題ですよね。

押尾 はい、そうです。

井田 MTと違って、パルスをきちんと選択的にあてなければいけないじゃないですか。

押尾 ええ。周波数を変えながら複数のパルスを。

井田 そのときに、この画像が本当に正しいかどうかは、どこでわかるんですかね。MTのときはただ信号が落ちればそれでわかっていたわけですけれど。

押尾 そういう内容の演題が今年はたくさん出てきて、それで興味をもったんです。

井田 そこら辺は上手くいきそうですか？

押尾 glutamateがみえたという演題もありました[28、45]。

井田 たしかにそういう発表がありましたね。本当かなあと思いましたけれど。

押尾 一応、その演題では解剖学的な分布が一致していたということでしたね。

扇 グルタミン酸はレセプタなどが神経放射線領域で注目されていますので、本当に見えると素晴らしいですね。

井田 実際にCESTが臨床に登場してきたら、その精度をどうやって判断するのかな、とは思いました。

押尾 そこら辺はこれからということですね。

井田 肝臓のCESTの演題もありました[37]。

竹原　CESTはpHに依存しているというのも面白いですね。
井田　温度にも依存しているみたいです。
扇　そこら辺の特徴も臨床的に応用できそうですね。
井田　MT効果を取り除くことの原理の話があったのですが、これは簡単にできるようなことなんでしょうか？
押尾　ええ。実はそれはウチでもやってみようかと思っているんです。
井田　素晴らしい！
扇　すごいですね。
押尾　私自身、これまではmolecular imagingにあまり興味がなかったんですが、CESTの場合はこれまでのmolecular imagingと違って体内に多量にあるものをみており、しかもある程度specificな情報がとれるということで、これからが面白い技術だと思います。

UTE Imagingから"Zero TE"Imagingへ

井田　今回の学会はdental MRIのセッションで、UTEがさらに進化した"zero TE"imagingという演題が出ていましたね[53、54]。
押尾　ええ。TEを"ultrashort"ではなく"zero"までもっていくということですね。実際にはRFパルス照射前からsamplingを始めているんです。そうすると当然RF pulse照射の部分は信号が採れないのですが、その抜けた部分を後から推定で埋める方法です。
扇　今回の演題[53、54]は"zero TE"で歯のイメージングを行うということですね。
押尾　ええ。TEがμsecオーダでは足りなくて、ゼロにするということです。
高原　面白い！
扇　画期的な発想ですね。
押尾　ええ。今回の学会で初めて見ました。

4D Flow Imaging

扇　今回、竹原先生の施設では4D flow imagingの演題を出されていましたね[55]。
竹原　ええ。スタンフォード大学と共同研究でやっているんです。
扇　4D flowはたしか2004年の京都のこの学会（ISMRM）で初めて登場した手法ですね。
竹原　ええ。実はその京都の学会のときに、スタンフォード大学と共同研究の契約を結んで始めたんです。
扇　"4D flow"というのは、3D PC（phase contrast）のシネということですね。
竹原　そうです。それでflowがわかり血流量が実測できるというのは、evidence-basedなこの時代においては定量評価が可能という意味でも良いのですが、実はそれだけではなく、血流速度が3次元的に全部わかると、剪断応力（shear stress）が出せるんですね。
扇　なるほど。
竹原　剪断応力は血管病変の発症と密接に関係していますから、剪断応力が出せるということは、将来の血管病変の発症を予知できることになるんです。
扇　Velocity（速度）とviscosity（粘稠度）から剪断応力が算出できる、と抄録には書いてありましたね[55]。
竹原　ええ。その剪断応力を3次元的に出すことができて…剪断応力は血流の血管壁、特に内皮細胞に対する摩擦力で、高すぎても低すぎても血管病変が起きてしまう。そのことはmolecular imagingのレベルで証明されています。
井田　先生はそれを腹部の血管でやられているんですね。
竹原　はい。大動脈で。
井田　剪断応力は血管病変の発症において、とても大事な部分ですよね。すべての血管障害の根本に

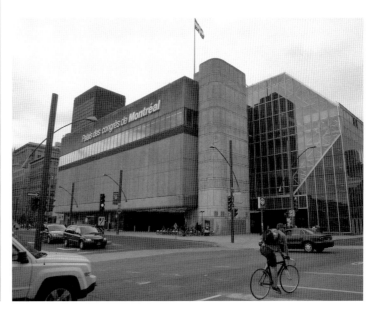

竹原 井田先生は頭部ですね。

井田 ええ。頭部だろうと腹部だろうと、血管病変は全身の疾患ですからね。

扇 剪断応力は高いだけでなく、低くてもだめなんですね。

竹原 大動脈瘤などは剪断応力が低くても発症しやすいんです。大動脈瘤が大動脈弓に起こりやすいのはわかりますよね。あんなに心臓から出たばかりの血流にバンバンさらされているわけですから。でも腎動脈分岐部よりも遠位に腹部大動脈瘤が起こりやすいのは、不思議じゃありませんか？ あんなに刺激の少ない部位にできるなんて。その理由は剪断応力が低すぎるからだとわれわれは考えています。

井田 頸動脈分岐部の後壁も、剪断応力が原因でアテローム硬化性病変による拡張ができやすいんですよね。

竹原 ええ。頸動脈分岐部は乱流が起きるんですね。乱流が起きると剪断応力が下がるんです。

扇 剪断応力が低くても発症しやすいというのは面白いですね。

竹原 人間って、刺激が少なくてもだめになっちゃうじゃないですか。それで乾布摩擦をすると元気になるでしょう。

扇 その"乾布摩擦"は座談会の掲載に使わせていただきます（笑）。

竹原 乾布摩擦を怠っている血管にも動脈瘤ができるんです。そういうことを研究していきますと、血管のどこに病変が起こりやすいかがわかるんじゃないかというわけです。

扇 予防に使えますね。

竹原 そうなんです。「あなたは将来ここに動脈硬化が起こりますよ」といえるのは、すごいことじゃないですか。予知できるということは、予防に使えますよね。それから血管のバイパス手術って、今は血流量を保つことしか考えていないような面があるのですが、それはある意味では間違いなんですよ。たとえばバイパスグラフトを作ったときに、グラフトができたことでその先に新たな血流異常が生じるかもしれないじゃないですか。現に、グラフト手術をした数年以内にグラフトの先に動脈瘤を作っている人も結構いるんですよ。それはflowを無視して血流量を稼ぐことばかり考えているからそういうことになるわけです。バイパスをつなぐにも、つなぎ方というものがあるんです。

扇 貴重なご意見ですね。バイパス手術の術式に大きくかかわってくる、大事な見解ですね。

竹原 術式もですし、あるいは手術をやった方がいいのか、やらない方がいいのかにまでかかわってくる問題です。いま、そういう血行動態の評価をわれわれは 4D flow（3D PC シネ）でやっていて、スタンフォード大学も 4D flow なんですが、一方でウィスコンシンマディソン（Wisconsin-Madison）大学は血行動態評価を PC-VIPR（phase contrast vastly undersampled isotropic projection imaging）を使ってやっていますね[56〜60]。

扇 VIPR は radial scan を3次元的に拡張したもので、それを phase contrast 法でということですね。

竹原 はい。ウィスコンシンも少し前までは 4D flow だったのですが、最近は PC-VIPR の演題を多く出してきていますね。

扇 4D flow にしても PC-VIPR にしても、国内で行っている施設はごく限られていますね。

竹原 ええ。あまり流布しないのは撮像後の計算が長くかかることと、それにグラディエントの負荷が結構すごいですね。

扇 シーメンスはそこら辺を製品化する予定はありますか？

丸山 いま、もうやっています。

竹原 実はウチ（浜松医大）にいた礒田治夫が名古屋大学に移り、シーメンスといっしょに頭部でやっており、近々に製品化できるようになるでしょうね。

扇 4D flow が脳動脈瘤に応用できるようになるとすごいですね[60〜62]。

竹原 ええ。もともとこの 4D flow も礒田が「破裂する脳動脈瘤と破裂しない脳動脈瘤とを見分けたい」とスタンフォード大学からもってきたんですね。

扇 脳動脈瘤の根本にかかわる壮大なテーマですね。うまくいけばノーベル賞なみの研究です。

竹原 うまくいけば、ですね。

扇 話を今回の浜松医大の演題に戻しますが、高橋先生が first author で発表されたんですね。

高橋 はい。

扇 「Hemodynamic Assessment of Kinking vs. Non-kinking Abdominal Aorta」というタイトルでしたが、具体的にお話しいただけますか？

高橋 はい。腹部大動脈瘤が形成されるときに、いきなり大動脈瘤がポンとできるのではなく、まず最初に大動脈の elongation が起きて、そして kinking が起きるんで

扇　まず長くなって、そして蛇行するということですね。
高橋　ええ。蛇行が生じたあたりから血流が変化していくのではないかと推察しています。
扇　そこで剪断応力も変化していくんですね。
高橋　はい。その腹部大動脈の剪断応力は、蛇行して曲がった部分の内側に変化が起こりやすく、streamline を描きますと、曲がった内側のすぐ上流ないし下流に vortex flow（渦流）が起きており、その部分の大動脈壁の剪断応力が低下していくんです。
竹原　その曲がった内側の剪断応力が低下して瘤になると、さらに渦流がひどくなるんですね。
扇　悪循環ですね。
竹原　ええ。そこら辺の血流変化は、実はすでに流体力学の分野で証明されているんです。工学部の分野では水道管やプラント工事などで流体力学が必要ですが、基本的にはそれが生体に置き換わるだけです。MRI の場合は、それを in vivo でやるのがミソです。工学部の先生たちは流体力学としてコンピューターを使ってやるのですが、生体の場合はそう簡単にはいきません。人間の体って、1人1人違いますから流体力学だけでは不十分で、in vivo でやらないとだめなんです。In vivo で計測できる唯一の装置が MRI なんですね。
井田　たしかに流体力学のパイプだと、パイプの形がずっと同じままで計算したりしますものね。生体だと血管内皮の損傷が起きて…。
扇　elongate したり kinking したりもするわけですからね。

マンガンとカルシウムチャンネル

竹原　今回の学会でもう1つ興味をもったのはマンガンですね。動物実験レベルでマンガン造影の演題が脚光を浴びていました。日本の磁気共鳴医学会でも、明治鍼灸大学におられた青木伊知男先生（現：放医研）が以前から脳 MRI のマンガン造影の発表をされていたのですが、それが今回の ISMRM でかなり注目されています[63, 64]。
扇　マンガンですか。
竹原　どうして注目されているかといいますと、神経伝達速度をこれでみられるのではないかということです。マンガンってカルシウムチャンネルにのっかるんですね。もちろん人間では使えませんが、たとえばアルツハイマーの動物モデルで、治療薬の研究に結びつけられるんです。
扇　なるほど。
竹原　マンガンを点鼻でたらすと、嗅神経から大脳皮質にいくのに、動物のアルツハイマーモデルだと伝達速度が遅くなるらしいんです。それをバイオマーカとして、定量的に。
押尾　それはカルシウムチャンネルの話なんですか。
竹原　カルシウムチャンネルなのか、あるいはシナップスなのか。
井田　マンガンが神経に沿っていくというのは、たしかマクロで入っていくのが見えるところからきた話なんですよね。カルシウムチャンネルにのるということは、axonal transport みたいなところにものるという考え方でいいんですかね。
押尾　僕はそこは axonal transport にのるという理解でいたのですが、それより前に、何で軸索内に入るかが不思議だったんです。
井田　そうですよね。グリア細胞に入るというならわかりますが。
押尾　そこら辺がカルシウムチャンネルなのかな、と。

今年の拡散強調画像

扇　whole body diffusion と関わりますが、高原先生は今回、月曜日午前の weekday educational course で「Whole-body DWI: does it have a role in oncology?」というタイトルでお話をされていますね[65]。
高原　ええ。あのレクチャー後に多くの人から質問を受けたので、それなりにインパクトはあったんだなって感じたんですが。
扇　従来の whole body diffusion に何か新しい内容も盛り込んだんですね。
高原　そうです。これまでの論文を review して、たとえば FDG-PET と比較してどうか、とか。
扇　FDG-PET と diffusion を比較すると、どうなんですか？
高原　現時点では7つほど論文が出ており、study の内容もそれぞれに違うので、まだ確固たる結論を誘導するには至っていないのですが、1つに diffusion の場合は specificity が足りないという報告が散見されます。でもそのほとんどはリンパ節の評価の問題ですね。一方で骨転移に関してはADC が非常によいという結果が出ていて、しかもヒストグラム解析をやると治療効果の判定にかなり有用だという内容を角谷先生らが発表していて、その研究内容は

今回のシーメンスのLuncheonでも出ていましたし、原稿がRadiologyにもアクセプトされたみたいです。その一方でリンパ節はまだspecificityが低いので、結局はdiffusionだけではstagingが行えない。リンパ節の問題を克服するにはUSPIOが確実に必要なのですが、ゲルベがワンショット可能な新しいUSPIO製剤を開発中で、まだ入手はできないんです。その代わりに3年前に出た論文でVasovist（正式名：gadofosveset trisodium）というblood pool agentの陽性造影剤を使うと、良性のリンパ節は染まるけれども悪性のリンパ節は染まらない、という報告があったので、そのVasovistを使ってラットで拡散強調画像をやってみたらたしかに良性と悪性のリンパ節で造影効果が違っており、STIRを使ったdiffusionだと良性のリンパ節は消えるのですが、悪性のリンパ節（メタ）は信号が残るという結果だったんです。

扇　陽性造影剤とdiffusionとを組み合わせるんですね。

高原　ええ。最初はshort T1 agentなのでT2 shorteningも起こして良性リンパ節が消えるのかと思ったのですが、どうもそちらがメインではなく、STIRで撮っているので脂肪と同じくらいのT1値になった、染まったリンパ節が消えるみたいです。

扇　FatSatのdiffusionで撮ると、良性のリンパ節は消えないんですね。

高原　そうです。あまり消えません。

扇　なるほど。

高原　Vasovistは認可はされているので、倫理委員会を通してぜひそれを人で使ってみたいと思っているんです。本当はUSPIOが欲しいですけれどね。そこら辺の造影剤がうまく組み合わせられるようになったら、diffusionでリンパ節もかなりいけるぞ、と。骨転移はすでにdiffusionがあれば骨シンチもいらない状況で、FDG-PETも骨転移は苦手ですから、リンパ節も造影剤を使ってdiffusionでうまく評価できるようになれば、diffusionが一気にmain streamにおどり出る。

扇　他のMR画像と相補的に使うのではなく、diffusionだけで完璧をめざそうという姿勢がすごいですよね。基礎系に関しては、diffusionはいかがでしたでしょうか？

押尾　まず去年と比べて今年がどうなったかという話ですが、去年あたりがdiffusionの基礎のピークで、今年は演題の数が減っていました。だいたい、基礎系は一段落したのかなと。

扇　昨年のこの座談会[3]では、diffusionがそろそろ臨床に出てくると押尾先生、おっしゃっていましたが。

押尾　ええ。昨年の段階ではそう期待したのですが、実際に今年の学会では臨床の方にはほとんどいっていません。一方で、基礎の方もほとんどコンセンサスができてきた感じですね。ADCが変わるとかanisotropyが出るとかいうのは、全部制限拡散だけで説明がつく方向で来ているんですね。それが白質であればあまり問題はなくて、たしかに水は通らないだろうな、というのがあるのですが、それを腫瘍でやろうとすると水はすでに相当通っているはずなので、同じことがいえるかが問題だったと思うのですが、そちらには今年はあまりいっておらず、基礎研究をやっている人は白質の方にいっている感じでした。臨床の方にはほとんどいっていないのですが、例外としてskeletal muscleの演題がいくつか出ていて[66,67]、垂直方向のdiffusionを測り、筋肉のサイズとだいたい合うという話でした。

扇　骨格筋って、anisotropyという面では白質と似たところがありますよね。

押尾　似ていますね。

井田　ただ、axonと筋線維とではサイズが全然違いますよね。

押尾　サイズは違いますね。diffusion関係で他に面白かったのは、実は去年も少し出ていたのですが、MPGを2方向続けてかけ、その角度を変えていくという演題がありました[68,69]。いろんな名前があって、たとえばdouble wave vector diffusionとか呼ばれているのですが、イメージとしては灰白質にデンドライト（dendrite：樹状突起）の構造があり、それは線状構造なのですが、方向はランダムです。そうすると、1方向にかけただけではanisotropyは出てこないのですが、2方向をほぼ同時にかけると線状構造なのか球状構造なのかの区別がつくんです。どっちを向いているかというのはわからないですが。そこからさまざまな応用が出てきて、これからが楽しみな技術だと思います。

技術系の話題 〜MR-PETとTim 4G

扇　丸山さんは今回の学会のご印象はいかがでしたか？

丸山　はい。まずパラレルトランスミットに関して、火曜日の午前中に"Parallel Transmission in Three Dimensions"というセッションがあり、たとえば3D spokes pulseを用いて3次元でB₁の不均一を補正しようという演題だとか[70]、パラレルトランスミットもだんだん洗練されてきている感じですね。私は実はスペクトロスコピーが専門で、これまでは頭部のプロトンのスペクトロスコピー主流でNAAやCrをみたりしていたのですが、最近は体幹部で脂肪を評価しようという流れがありまして[71]。

扇　肝臓のNASHなどへの応用ですね。

丸山　そうです。同じ体幹部のスペクトロスコピーという点ではbreastのスペクトロスコピー。今回は7Tのbreastのスペクトロスコピーという演題が出ていました[72]。

扇　それは7Tでのメリットといいますが、めざすところは。

丸山　まずは7Tで体幹部のスペクトロスコピーがとれるのかというところで。

扇　その入り口がbreastだったということですね。

丸山　breastのスペクトロスコピーでは、1.5TでもB₀の不均一が問題になりますので。

扇　それを7Tで、というのは随分challengingですね。

井田　3Tではbreastのスペクトロスコピーはもうちゃんとできているのですか？

丸山　やれないことはないです。

井田　まだそういう段階ですよね。

丸山　Breastに関しては、1.5Tの方がむしろ安定している感じですね。

井田　7TのbreastはCESTでも演題が出ていましたね[73, 74]。マッピングはきれいな画でした。

丸山　あとはMR-PETでmotion correctionをするという話で[75]、MRIとPETの両方でmotion correctionをやるんです。

扇　シーメンスはMRIとFDG-PETのhybridスキャナ(MR-PET)を発表しましたよね。mMR(molecular MR)という名前でMRIとFDG-PETを同時にデータ収集できるんですが、そのMR装置側とFDG-PET装置側の両方でmotion correctionを行うんですね。

竹原　MR-PETって、吸収補正(attenuation correction)もできますか。

丸山　できます。

扇　MR-based attenuation correctionですね。PET-CTのCTではなくMR-PETのMRIで吸収補正ができるというのは、放射線被ばくの低減という観点からもいいですね。

丸山　MRIの吸収補正はDixonとultrashort TEを使っています。

扇　骨で囲まれる頭部の吸収補正のultrashort TEを使ったりするんですね。たしかdetectorも従来のフォトマルとは違う、MRIの磁場で使用可能な新しいPET detectorを開発されたんですよね。

丸山　ええ。detectorの大きさもちょうどいい感じで、MRIのボアが従来の60 cmから70 cmになったのですが、10 cm広がった部分に新しいPET detectorが入るんです。MR-PET装置としての最終的なボアが60 cmになるのですが、実際にはRFコイルとグラディエントコイルとの間にPET detectorを配置してあります。

扇　よく製品化までこぎ着けましたよね。すごいですね。

井田　そのMR-PETで、MR装置を3Tにしたこだわりはどういう理由でしょうか。

扇　いまのMR-PETは3T装置だけなんですね。

丸山　そうです。

井田　日本ではいまだに3Tに対してアレルギーを示す病院経営者も少なからずいますので。

丸山　当初、MR-PETは頭部専用を念頭に開発されていましたので、3Tはそういう経緯も関係しているのかもしれません。

扇　ところでシーメンスは一般商用機の製品としてはTim 4Gを出していましたね。"4G"というのは4th generation、第4世代ということで、多チャンネル化がさらに進んだみたいですね。

丸山　はい。最上位機種が128チャンネルで204個のコイルエレメントがつけられます。

高原　すごい。

丸山　もう10年近くアレイシステムを使っていますが、頭部とボディのコイルを組み合わせられるとか、背中のコイルは寝台にあってあとは前からだけコイルを載せればよいというのが第1世代、撮る部位によってコイルを自動選択してくれるのが第2世代。先ほどIngeniaの話で私が大きくうなずいた理由も「ウチと同じだ」ということです。

扇　それでうなずかれていたんですね。第3世代がTimCTですか？

丸山　そうです。テーブルを一定の速度で動かしながら撮るというTimCTが第3世代ですね。そして

今回が第4世代で、コイルが小さくなり、それに比例して数も増えていくということです。

扇 いろいろなお話をしているうちにアッという間に時間が過ぎてしまいました。今回もさまざまな面にわたって興味深い貴重なお話をうかがうことができて、本当によかったと思います。本日は先生方、お忙しいなか誠に有難うござ いました。

（2011年5月12日、Holyday Inn Select Montreal にて収録）

参考文献

1) Moderator：Mark E. Ladd：Hot Topic Debate：Can 7T Go Clinical? Proceedings of ISMRM 18th Scientific Meeting and Exhibition, 2010
2) 工藤興亮：超高磁場7T-MRIの初期経験と今後の展望．Guerbet Japan Seminar at ISMRM2011，モントリオール，2011
3) 押尾晃一、長縄慎二、高原太郎、青木隆敏、椛沢宏之、扇　和之：〔座談会〕エキスパートが語る様々なMRI最先端トピックス～さらなる進化を遂げた拡散強調画像、そして7Tの今後の行方～．映像情報Medical（臨増）42(14)：40-59, 2010
4) 押尾晃一、竹原康雄、吉岡　大、高原太郎、奥秋知幸、扇　和之：〔座談会〕エキスパートが語る様々なMRI最先端トピックス～本質が見えてきた拡散強調画像～．映像情報Medical（臨増）41(14)：36-52, 2009
5) Paska J et al：Safety evaluation of a multiple-channel traveling-wave system at 7T. Proceedings of ISMRM 19th Scientific Meeting and Exhibition：1902, 2011
6) Zwanenburg JJ et al：Fast high resolution whole brain T2*-weighted imaging using echo planar imaging at 7T. Proceedings of ISMRM 19th Scientific Meeting and Exhibition：11, 2011
7) Visser F et al：Whole brain high-resolution T2w 3D TSE at 7Tesla with a tissue specific non linear refocus pulse angle sweep：Initial results. Proceedings of ISMRM 19th Scientific Meeting and Exhibition：4242, 2011
8) Fukunaga M et al：Investigation of magnetic susceptibility contrast across cortical grey matter and white matter. Proceedings of ISMRM 19th Scientific Meeting and Exhibition：12, 2011
9) Stueber1 C, Tuener R et al：Iron, ferritin, myelin, and MR-contrast：Proton-induced X-ray emission (PIXE) maps of cortical iron content. Proceedings of ISMRM 19th Scientific Meeting and Exhibition：2573, 2011
10) de Graaf WL et al：7 tesla 3D-FLAIR and 3D-DIR：High sensitivity in cortical regions in multiple sclerosis. Proceedings of ISMRM 18th Scientific Meeting and Exhibition：2067, 2010
11) F. Visser et al：3D magnetization prepared double inversion recovery (3D MP-DIR) at 7 Tesla. Proceedings of ISMRM 18th Scientific Meeting and Exhibition：2068, 2010
12) Ida M et al：Neuromelanin imaging in dementia with Lewy body (DLB). Proceedings of ISMRM 19th Scientific Meeting and Exhibition：4106, 2011
13) Deistung A et al：High resolution quantitative susceptibility mapping at 9.4T. Proceedings of ISMRM 19th Scientific Meeting and Exhibition：2363, 2011
14) Liu et al：Quantitative susceptibility mapping of cerebral microbleeds. Proceedings of ISMRM 19th Scientific Meeting and Exhibition：2662, 2011
15) Fan AP et al：Regularized quantitative susceptibility mapping for phase-based regional oxygen metabolism (PROM) at 7T. Proceedings of ISMRM 19th Scientific Meeting and Exhibition：4472, 2011
16) Rudko DA et al：Susceptibility mapping in rat deep brain structures using UHF MRI. Proceedings of ISMRM 19th Scientific Meeting and Exhibition：4477, 2011
17) Li W et al：Susceptibility mapping of human brain reflects spatial variation in tissue Composition. Proceedings of ISMRM 19th Scientific Meeting and Exhibition：4478, 2011
18) 高橋昌哉：MRIによる分子のイメージングの基礎～CEST. Guerbet Japan Seminar at ISMRM2011，モントリオール，2011
19) Liu G et al：CEST MRI for monitoring bacteriolytic tumor therapy. Proceedings of ISMRM 19th Scientific Meeting and Exhibition：661, 2011
20) Wang S et al：Amide proton transfer (APT) MR signal as a novel imaging biomarker for characterizing radiation necrosis in rats. Proceedings of ISMRM 19th Scientific Meeting and Exhibition：705, 2011
21) Kogan F et al：CESTrho：A new method for studying chemical exchange at intermediate exchange rates. Proceedings of ISMRM 19th Scien-

tific Meeting and Exhibition : 706, 2011
22) Keupp J et al : Respiratory triggered chemical exchange saturation transfer MRI for pH mapping in the kidneys at 3T. Proceedings of ISMRM 19th Scientific Meeting and Exhibition : 707, 2011
23) Jin T et al : Water-metabolite hydroxyl proton exchange studied using spin-locking and chemical exchange saturation transfer approaches. Proceedings of ISMRM 19th Scientific Meeting and Exhibition : 708, 2011
24) Lin CY et al : Detection of paraCEST agents with reduced MT interference using frequency labeled exchange transfer(FLEX). Proceedings of ISMRM 19th Scientific Meeting and Exhibition : 709, 2011
25) Keupp J et al : Parallel RF transmission based MRI technique for highly sensitive detection of amide proton transfer in the human brain at 3T. Proceedings of ISMRM 19th Scientific Meeting and Exhibition : 710, 2011
26) Wei W et al : Examining the accuracy of dual echo B0 map for field inhomogeneity correction with the application of gagCEST in articular cartilage at 3T. Proceedings of ISMRM 19th Scientific Meeting and Exhibition : 711, 2011
27) Chuang KH et al : MRI detection of brain glucose uptake using gluco-CEST. Proceedings of ISMRM 19th Scientific Meeting and Exhibition : 712, 2011
28) Singh A et al : Dependence of CEST effect from amine protons of glutamate on pH. Proceedings of ISMRM 19th Scientific Meeting and Exhibition : 713, 2011
29) Walker-Samuel S et al : Assessment of tumour glucose uptake using gluco-CEST. Proceedings of ISMRM 19th Scientific Meeting and Exhibition : 962, 2011
30) Fenty M et al : Feasibility of CEST imaging on the guinea pig stifle at 9.4T. Proceedings of ISMRM 19th Scientific Meeting and Exhibition : 2766, 2011
31) Haris M et al : Chemical exchange saturation transfer effect from phospho-creatine(PCr) and adenosine-tri-phosphate(ATP). Proceedings of ISMRM 19th Scientific Meeting and Exhibition : 2767, 2011
32) Scheidegger R et al : Quantitative modeling of invivo amide proton transfer measurements in the human brain indicates a dominant signal contribution from proteins with short T2 relaxation times. Proceedings of ISMRM 19th Scientific Meeting and Exhibition : 2768, 2011
33) Scheidegger R et al : Amide proton transfer imaging with continuous wave dual frequency saturation can detect the amide proton peak in the z-spectrum acquired at 3T. Proceedings of ISMRM 19th Scientific Meeting and Exhibition : 2769, 2011
34) Varma G et al : Optimization of pulsed-gagCEST at 3.0T. Proceedings of ISMRM 19th Scientific Meeting and Exhibition : 2770, 2011
35) Singh A et al : Chemical exchange transfer imaging of creatine. Proceedings of ISMRM 19th Scientific Meeting and Exhibition : 2771, 2011
36) Haris M et al : High resolution imaging of myo-insitol in Alzhemier's disease pathology. Proceedings of ISMRM 19th Scientific Meeting and Exhibition : 2772, 2011
37) Cai K et al : CEST MRI of human liver at 3T. Proceedings of ISMRM 19th Scientific Meeting and Exhibition : 2773, 2011
38) Yan K et al : Identification of endogenous proteins correlated with amide proton transfer(APT) imaging contrast using proteomic analysis. Proceedings of ISMRM 19th Scientific Meeting and Exhibition : 2774, 2011
39) Varma et al : Keyhole chemical exchange saturation transfer. Proceedings of ISMRM 19th Scientific Meeting and Exhibition : 2775, 2011
40) Jones CK et al : 3D whole brain pulsed CEST acquisition at 7T. Proceedings of ISMRM 19th Scientific Meeting and Exhibition : 2776, 2011
41) McVicar N et al : Computational modeling and optimized detection of PARACEST contrast agents with echo planar imaging. Proceedings of ISMRM 19th Scientific Meeting and Exhibition : 2777, 2011
42) Singh et al : Modeling MT effect of bound water pool and its use in correction of CEST contrast for MT asymmetry. Proceedings of ISMRM 19th Scientific Meeting and Exhibition : 2778, 2011
43) Desmond KL et al : Two-pool compartmental modeling of balanced SSFP and CEST. Proceedings of ISMRM 19th Scientific Meeting and Exhibition : 2779, 2011
44) Singh A et al : Optimized CEST imaging of intermediate to fast exchanging agents in in-vivo situations. Proceedings of ISMRM 19th Scientific Meeting and Exhibition : 2780, 2011
45) Cai K et al : MRI of glutamate modulation in-vivo. Proceedings of ISMRM 19th Scientific Meeting and Exhibition : 2781, 2011
46) Chappell MA et al : Quantitative model-based analysis of amide proton transfer MRI. Proceedings of ISMRM 19th Scientific Meeting and Exhibition : 4490, 2011

47) Tee et al：CEST sensitivity functions based sampling schedule. Proceedings of ISMRM 19th Scientific Meeting and Exhibition：4491, 2011

48) Zaiss M et al：Enhancement of endogenous CEST effects by optimizing pre-saturation pulse train properties. Proceedings of ISMRM 19th Scientific Meeting and Exhibition：4492, 2011

49) Sun PZ et al：Simulation and optimization of pulsed RF irradiation scheme for chemical exchange saturation transfer(CEST)MRI? demonstration of pH-weighted pulsed-CEST MRI in acute ischemic stroke animal model. Proceedings of ISMRM 19th Scientific Meeting and Exhibition：4493, 2011

50) Zhang B et al：Center-corrected gagCEST assessment of intervertebral disc degeneration. Proceedings of ISMRM 19th Scientific Meeting and Exhibition：4494, 2011

51) SUN PZ et al：Characterization of iopamidol chemical exchange saturation transfer(CEST)MRI for ratiometric imaging of pH. Proceedings of ISMRM 19th Scientific Meeting and Exhibition：4496, 2011

52) Flament J et al：In vivo LipoCEST CA accumulation around U87 mice brain tumor demonstrated by in vivo CEST MRI and ex vivo fluorescence microscopy. Proceedings of ISMRM 19th Scientific Meeting and Exhibition：4497, 2011

53) Zwick S et al：Towards dental MRI：Zero TE imaging of compromised equine teeth. Proceedings of ISMRM 19th Scientific Meeting and Exhibition：2610, 2011

54) Weiger M et al：High-resolution ZTE imaging of human teeth. Proceedings of ISMRM 19th Scientific Meeting and Exhibition：2612, 2011

55) Takahashi M, Takehara Y et al：Hemodynamic assessment of kinking vs. non-kinking abdominal aorta. Proceedings of ISMRM 19th Scientific Meeting and Exhibition：3290, 2011

56) Frydrychowicz A et al：Validation of 4D velocity mapping using 5-point PC-VIPR for blood flow quantification in the thoracic aorta and main pulmonary artery. Proceedings of ISMRM 19th Scientific Meeting and Exhibition：575, 2011

57) Nett EJ et al：Acclerated dual Venc phase contrast VIPR in healthy volunteers. Proceedings of ISMRM 19th Scientific Meeting and Exhibition：1222, 2011

58) Roldan-Alzate A et al：4D MR velocity mapping using PC VIPR to investigate the hemodynamics of acute pulmonary hypertension in a dog model. Proceedings of ISMRM 19th Scientific Meeting and Exhibition：1326, 2011

59) Roldan-Alzate A et al：4D MR velocity mapping using PC VIPR to quantify blood flow in portal hypertension. Proceedings of ISMRM 19th Scientific Meeting and Exhibition：728, 2011

60) Chang W et al：Calculation of wall shear stress in intracranial cerebral aneurysms using high resolution phase contrast MRA(PC-VIPR). Proceedings of ISMRM 19th Scientific Meeting and Exhibition：3307, 201

61) Isoda H et al：Comparison of hemodynamics of intracranial aneurysms between MR fluid dynamics using 3D cine phase-contrast MRI and MR-based computational fluid dynamics. Neuroradiology 52：913-920, 2010

62) Isoda H et al：In vivo hemodynamic analysis of intracranial aneurysms obtained by magnetic resonance fluid dynamics(MRFD)based on time-resolved three-dimensional phase-contrast MRI. Neuroradiology 52：921-928, 2010

63) Bennett KM et al：Detection of altered axonal transport a mouse model of neurofibromatosis using manganese enhanced MRI. Proceedings of ISMRM 19th Scientific Meeting and Exhibition：241, 2011

64) Bertrand A et al：In vivo neuronal transport impairment reflects the level of abnormal tau in a mouse model of tauopathy：A track-tracing MEMRI study. Proceedings of ISMRM 19th Scientific Meeting and Exhibition：2232, 2011

65) Takahara T：Whole-body DWI：Does it have a role in oncology? Proceedings of ISMRM 19th Scientific Meeting and Exhibition：Educational Course；Oncologic Body Imaging, 2011

66) McHugh DJ et al：Probing tissue microstructure using oscillating diffusion gradients in the human calf. Proceedings of ISMRM 19th Scientific Meeting and Exhibition：1147, 2011

67) Azzabou N et al：Evaluation of B1 receive non-uniformity correction techniques for quantitative musculoskeletal NMR imaging. Proceedings of ISMRM 19th Scientific Meeting and Exhibition：1148, 2011

68) Ozarsla E et al：The effects of cross-sectional asymmetry and anisotropy of the pore space on double-PFG MR signal. Proceedings of ISMRM 19th Scientific Meeting and Exhibition：1991, 2011

69) Jespersen SN et al：The displacement correlation tensor from double wave vector diffusion experiments encodes information about pore microstructure and ensemble properties. Proceedings of ISMRM 19th Scientific Meeting and Exhibition：

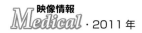

1995, 2011
70) Khalighi MM et al：Parallel transmit using 3D spokes RF pulses for improved B1+ homogeneity over 3D volumes. Proceedings of ISMRM 19th Scientific Meeting and Exhibition：207, 2011
71) Sharma P et al：In vivo application of breath-hold single-voxel 1H spectroscopy for T2-corrected hepatic lipid measurement：Evaluation of accuracy and reproducibility. Proceedings of ISMRM 19th Scientific Meeting and Exhibition：806, 2011
72) Luttje MP et al：B0 shimming in the human breast for 7 Tesla MR spectroscopy. Proceedings of ISMRM 19th Scientific Meeting and Exhibition：1035, 2011
73) Chan KW et al：Imaging of glucose uptake in breast tumors using non-labeled D-glucose. Proceedings of ISMRM 19th Scientific Meeting and Exhibition：551, 2011
74) Dula et AN al：Chemical exchange saturation transfer(CEST)MRI of the breast at 3T using amide proton transfer(APT). Proceedings of ISMRM 19th Scientific Meeting and Exhibition：3090, 2011
75) Ullisch MG et al：A robust MR-based rigid-body motion correction for simultaneous MR-PET. Proceedings of ISMRM 19th Scientific Meeting and Exhibition：650, 2011

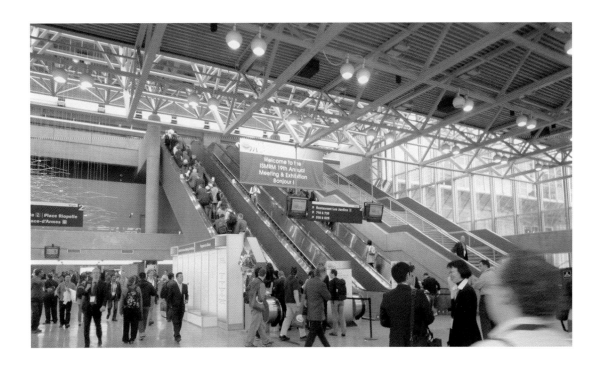

映像情報メディカル
― 出版書籍のご案内 ―

www.eizojoho.co.jp
ウェブサイトからもご購入いただけます

ROUTINE CLINICAL MRI 2018 BOOK
本体 ¥4,250＋税

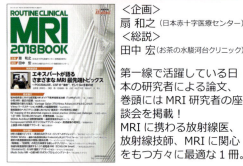

<企画>
扇 和之（日本赤十字医療センター）
<総説>
田中 宏（お茶の水駿河台クリニック）

第一線で活躍している日本の研究者による論文、巻頭にはMRI研究者の座談会を掲載！
MRIに携わる放射線医、放射線技師、MRIに関心をもつ方々に最適な1冊。

Multislice CT 2018 BOOK
本体 ¥4,250＋税

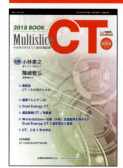

<企画>
小林泰之（聖マリアンナ医科大学）
陣崎雅弘（慶應義塾大学）

最新機器の使用経験から、テクノロジーの紹介、臨床への応用など、Multislice CTの最新情報がすべてわかる増刊号。診断を変えるDual Energy CT！必読の一冊。

脳外科医の欲する 脳神経画像診断
本体 ¥7,000＋税

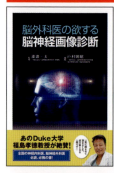

<監修>渡邉一夫（脳神経疾患研究所）
<編集>戸村則昭（脳神経疾患研究所附属 総合南東北病院）

脳血管疾患、脳腫瘍、頭部外傷、感染症、機能的疾患に至るまで、脳・神経疾患全域を網羅した脳外科医と神経放射線科医との合作による、まさに神経学、脳外科臨床実戦の「虎の巻」。

新・放射線治療ポケットマニュアル
本体 ¥1,500＋税

<監修>中山秀次／徳植公一
（東京医科大学）

本書は、2011年に発行した「放射線治療ポケットマニュアル」の改訂版。日常の臨床に利用しやすいように、現在の標準治療をコンパクトに紹介。常時携帯し、折にふれて参照しやすいよう、白衣の胸ポケットに入れられるサイズ。
■ポケット判
　（天地155×左右90mm）
■仕様：96頁、2色刷り

Breast Imaging MOOK
本体 ¥5,000＋税

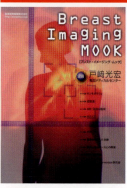

<企画>
戸﨑光宏
さがらウィメンズヘルスケアグループ
／乳腺科部長
相良病院附属ブレストセンター
／放射線科部長

本書は、乳腺の画像診断から癌治療まで、乳腺診療に従事する方々にとって明日からの診療に役立つ乳腺画像診断の決定版。

映像情報メディカル
定価 月刊1,900円＋税
年間購読 29,000円＋税
（月刊12冊＋増刊2冊／年）

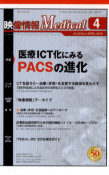

近年、X線、CT、MRI、超音波、核医学をはじめ各診断モダリティの進歩・普及に合わせて、医療おけるICTやAIの活用など画像医学の裾野は急速に拡がっています。毎号、各分野のスペシャリストによる最新の知見を集約。臨床論文から技術論文まで、幅広く取り上げています。

【お問い合わせ】
産業開発機構株式会社　映像情報メディカル編集部
［TEL］03-3861-7051　［FAX］03-5687-7744　［E-mail］sales@eizojoho.co.jp

最新刊のご案内

心臓血管画像 MOOK 5

- 監修／児玉和久（大阪警察病院名誉院長／日本大学客員教授／尼崎中央病院心臓血管センター長）
- 企画／平山篤志（日本大学医学部内科学循環器内科部門）
  栗林幸夫（慶應義塾大学放射線診断科）
  山岸正和（金沢大学医学部循環器内科）
  小松　誠（尼崎中央病院心臓血管センター）

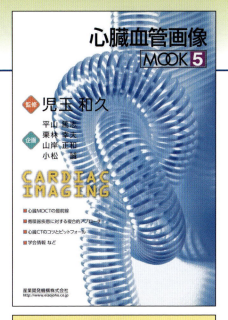

・2012年3月15日発行
・本体価格：5,000円（＋税）
・B5判正寸
・本文156頁（カラー図多数）
・ISBN 978-4-903940-72-4

【CONTENTS】
- 巻頭言／児玉和久
- 第1章　心臓MDCTの最前線
  ・320列CTと64列CTとの比較／田中良一ほか
  ・デュアルエナジーをDiscovery CT 750HD（HDCT）で活かす／山田　稔ほか
  ・2管球CTはメリットをもたらしたか／吉村宣彦ほか
  ・MDCTとCAG／今井敦子ほか
  ・冠動脈を見るCT vs. IVUS／大塚雅人
  ・MDCTとOCT／船田竜一ほか
  ・MDCTと血管内視鏡／小松　誠
  ・血管内視鏡とOCT：血栓の検出頻度の違い／大下　晃ほか
  ・MDCTをPCIに活かす／大井邦臣ほか
  ・PCIにおけるslow flowの予測因子とは？／高山忠輝ほか
  ・造影剤の投与法を考える／小松　誠ほか
  ・心臓CT低侵襲の展望～sub-mSvの心臓CT／小松　誠ほか
  ・X線被ばく量軽減について／新沼廣幸
  ・心臓CTにおける逐次近似再構成法／立神史稔ほか
  ・当施設における心臓CTでの乳腺被ばく低減の工夫／宮地和明ほか

- 第2章　循環器疾患に対する複合的アプローチ
  ・3D画像診断に生かせる他分野の理論：「形の数理」／廣　高史
  ・不安定プラークのバイオマーカ：sLOX-1／久米典昭
  ・早期冠動脈プラークの予測指標としての血清シスタチンCの有用性／今井敦子ほか
  ・DESと血管内視鏡／松岡　宏ほか
  ・ACSと血管内視鏡／川上秀生ほか
  ・血管内視鏡とOCT／松岡　宏ほか
  ・内視鏡が診断に不可欠であった症例／今井敦子ほか
  ・慢性冠動脈疾患患者のアウトカム改善に向けた心筋血流SPECTのエビデンスの構築／諸井雅男
  ・心房細動アブレーションの展望／竹中　創
  ・医療情報の展望／松村泰志
  ・心不全の新しい分類を臨床にどのように活用するか／坂田泰史
  ・拡張期心不全の問題点／岩野弘幸ほか
  ・造影剤腎症をどのように評価するか／金森弘志

- 第3章　心臓CTのコツとピットフォール
  ・心臓CTの染まりとプラークのCT値／小松　誠ほか
  ・安定した画質を得るための心臓CT撮影のコツ①／藤沢康雄
  ・安定した画質を得るための心臓CT撮影のコツ②／鎌田照哲
  ・この画像にだまされるな～MDCTピットフォール集①／小松　誠ほか
  ・この画像にだまされるな～MDCTピットフォール集②／小倉一郎ほか

- 第4章　学会情報など
  ・世事評論／児玉和久
  ・第6回SCCT学会記／小松　誠
  ・SCCT研究会学会記／鎌田照哲
  ・第110回日本シネアンジオ研究会 開催報告／小松　誠

産業開発機構株式会社
〒111-0053 東京都台東区浅草橋2-2-10　カナレビル1F
TEL. 03-3861-7051（代表）　FAX. 03-5687-7744（G4）
E-mail：medical@eizojoho.co.jp　URL=http://www.eizojoho.co.jp/

コラム

論文や学会抄録作成における英語のエッセンス
～文章のスタイルと接続詞～

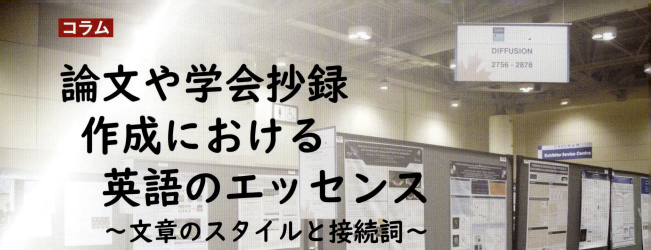

● 好ましい文章のスタイルとは？

　論文や学会抄録作成のエッセンスに関して筆者の最も思い出に残るレクチャーは、2003年の北米放射線学会での併設セミナー「Seminar in Chicago」における「How to write a paper that will be accepted for publication」というレクチャーである[1]。Radiology誌の編集委員長を長年務められたStanley S. Siegelman先生がお話しされたもので、「良いpaperというものは一連の流れがとてもスムーズである（The good paper tends to flow smoothly）」と述べられていた。また「論文のボリュームはその内容に応じた分量でconciseでなければいけない」とも話されていた[1]。

　論文でも学会抄録でも「自分の書いた文章から査読者が上手くポイントを拾い上げて読み取ってくれるだろう」と勝手に期待するのではダメである。まさに「立て板に水を流す」ように（The good paper tends to flow smoothly）、「査読者がサクサクと理解できるように、論文や抄録を書く側が積極的に分かりやすく書く」ということが重要である。「読んでいて何を書いているのか分からない文章が2～3行続いたら、その先は読まないでrejectする」という査読者もいるくらいである。特に日本人が英語で論文や学会抄録を書く時は、英字新聞や受験の英文和訳問題に出てくるような複雑で長い文章表現は避け、とにかくシンプルで分かりやすい文章表現を心がけることが重要である[2]。

● 接続詞を上手く活用する

　前述した「シンプルで分かりやすい文章」あるいは「査読者がサクサクと理解できる、立て板に水を流すような文章」を書く鍵となる1つが、接続詞（ここでは特に文章どうしの関係を示す表現を指す）の活用である。日本語でも、たとえば画像診断報告書を記載するのに「文章A。文章B。文章C。」とただ単に文章を羅列するよりも、「文章A。**それに対して、**文章B。**これらの観点からは、**文章C」と文章どうしの関係を示す表現を上手く用いた方が「読み応えのある文章」になる。それは英語の文章を書く時も同じである。ある文章の最初に「On the contrary, ～」と入れただけで、読み手（査読者）はOn the contraryの次にどういう趣旨の文章がくるのかが想像つく。これは「査読者がサクサクと理解できるように、書く側がリーダーシップをとる」ことに繋がる。読んでいる査読者にとっても、文章が理解しやすくて好都合ということになる。これらの文章どうしの関係を示す表現（transitional words, transitional phrases）を手持ちのカードとして持っておくことは重要であり、以下に代表的なtransitional wordsとtransitional phrasesを示す[2]。

■transitional words(文献2:P140より引用)
　accordingly, afterward, again, also, and, before, beforehand, besides, but, consequently, eventually, finally, first(second, third, forth, …), further, furthermore, gradually, hence, here, herein, however, indeed, last, later, likewise, meanwhile, moreover, nevertheless, next, nonetheless, notwithstanding, nor, now, otherwise, similarly, soon, still, then, therefore, thus, too

■transitional phrases(文献2:P140より引用)
　after all, as a result, at the same time, even so, first of all, for example, for instance, for this purpose, for this reason, generally speaking, in addition, in brief, in consequence, in contrast, in fact, in other words, in reality, in short, in spite of, in spite that, in sum, in the first place, in the meantime, in the past, of course, on the contrary, on the other hand, on the whole, to sum up, to this end

参考文献

1) 扇　和之：もう一つのRSNA.「特集Close up! RSNA 2003」. Rad Fan 2(1)：28-35, 2004
2) 三木幸雄：放射線科医のための英語論文の書き方〜"hard to follow"にならないためのコツ. 臨床画像19(1)：138-143, 2003

文責：扇　和之(日本赤十字社医療センター　放射線診断科)

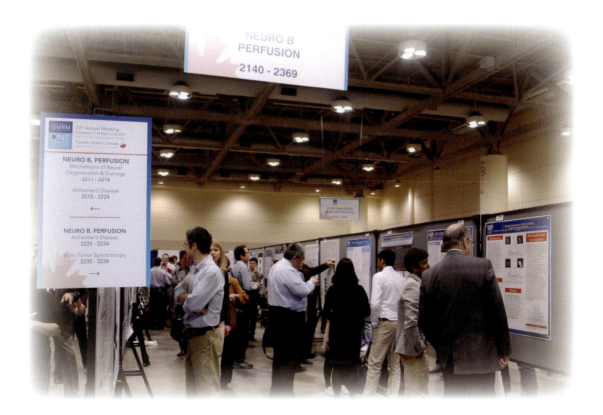

エキスパートが語る
さまざまなMRI最先端トピックス

～Compressed Sensing、そして無限に深い拡散強調画像の世界～

特別座談会

今年はメルボルンでのISMRM開催となりましたが、学会に参加され、発表された各先生方にご印象を伺いながらMRIのさまざまな話題に関して話しを進めていければと思っております。（扇）

押尾晃一
慶応義塾大学医学部
放射線診断科

井田正博
荏原病院
放射線科

高原太郎
東海大学工学部
医用生体工学科

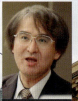
岡田知久
京都大学医学部
放射線治療科

米山正己
八重洲クリニック

尾藤良孝
株式会社日立製作所
中央研究所

扇　和之
日本赤十字社
医療センター
放射線診断科

※記載の座談会出席者所属名は2012年5月のISMRM 2012（オーストラリア・メルボルン）開催当時。

エキスパートが語るさまざまなMRI最先端トピックス　特別座談会

ISMRM 2012（メルボルン）にて開催し、compressed sensing が最も話題となった座談会。QSM に関しても詳しい議論が展開されている。続いて MSDE、中枢神経領域、TDI、ADC のヒストグラム解析とディスカッションが進み、最後に無限に深い拡散強調画像の世界が語られている。

Compressed Sensing

扇　それではまずは岡田先生いかがですか？　今回の学会のご印象は…。

岡田　今回の学会で最初に time table をみた時に、初日の最初の Plenary Lecture が compressed sensing だったので、私個人は「どういう話しになるのかな」と非常に期待をしていました。それで…開祖とまではいいませんが、この道のパイオニアである Donoho 先生が compressed sensing の基本的なコンセプトについてお話しをされていました[1]。Compressed sensing を実際にどうやって使っていくかということは未だこれからなのでしょうが、今後が楽しみです。

高原　Compressed sensing に関しては未だあまり一般的にしられていない技術なので、概念について岡田先生にご説明いただいてはどうでしょう。

扇　いいですね。それではまず岡田先生、「compressed sensing とは何か？」ということを端的に説明してもらうとどうなりますか？

岡田　私は今の Plenary Lecture での Donoho 先生の喩えがその答えに一番ピッタリとしていて……つまり出来上がった画像が JPG なら圧縮できるのであれば、それを最初の撮像の段階で圧縮してデータ収集できるんじゃないかということですね。

扇　圧縮(compressed)してデータ収集(sensing)するということですね。

岡田　ええ。別に k-space の全部の点を採らなくても間引いて採取して、その間引いたデータから元の画像をほぼ再構成できるのではないかという Donoho 先生のお話しでしたね。

扇　「数倍（〜数十倍）レベルで速く撮れる」という意味では、Transmit SENSE、すなわちパラレルイメージングが登場した時と似たような感覚もあろうかと思うのですが、パラレルイメージングでは「速く撮れる」というメリットがある替わりに、「S/N が落ちる」というデメリットがあった訳ですよね。何でも trade-off でしょうから…そういう観点では compressed sensing のデメリットというのは何でしょう？

岡田　そうですね。間引いてサンプリングする分、いろんな所にノイズが出てきますので、そういったノイズが分からない形で出てくるとか…もちろん顕在化することもあるんでしょうが。そういったノイズをいかに抑えるかが再構成での最大の課題になりますね。

扇　「ノイズ対策が必要」ということですね。

岡田　ええ。そのままフーリエ変換すると非常に noisy な画像になってしまいますが、それを compressed sensing の再構成法である"L1 norm（エルワンノルム）[※]"で再構成するとノイズが抑えられて、かなり元の画像に近い感じで表現できるようですね。

扇　なるほど。それでは次に尾藤さん、技術者のお立場から「compressed sensing とは何か？」ということを端的に表現していただくとどうなりますか？　一般読者の方を想定して、分かりやすく述べていただくとすれば…

尾藤　そうですね。まず compressed sensing を技術的にどういうポイントでやっているかという点からお話ししますと、まず compressed sensing というのは仮定を2つ置いていて、1つめが"スパース性"（ゼロ成分が多いという性質）で、もう1つが"ランダム性"ですね。この2つの仮定を置いて、逐次的に再構成を行っていきます。

扇　"スパース性"と"ランダム性"という仮定での逐次再構成ですね。

尾藤　ええ。スパース性という仮定を置いて、L1 norm を逐次再構成の評価式に入れてなるべくスパースになるようにするんです。

押尾　誤差の計測で、普通の最小二乗法が L2 norm を使っているのに対して、compressed sensing では L1 norm を使っているので、

※「norm（ノルム）」というのは一般的にはベクトル間の「距離」を指し、ここでは画像をベクトルとみて「画像間の違いの大きさ」として使用している。

そういう意味でも compressed sensing はちょっと特殊ですね。
尾藤 ええ。そういう仮定を置いて、何度も逐次的に計算して、そして最終的に良い画像に近づけていくという方法になります。
扇 なるほど。技術的なバックグラウンドはわかりましたが、"一般読者の方に分かりやすい説明"という観点からさらに噛み砕いてお話しすると、どうなりますでしょうか。
尾藤 難しいですね。「速く撮るために、k 空間の中で情報量が多く含まれていると思われる所を取ってきて、画像化する」でしょうか。
扇 なるほど。それでは米山さん、「compressed sensing とは何か？」という同じ質問に対して、端的に表現していただくといかがでしょうか？
米山 そうですね。私は一般読者に一番近い立場かと思うのですが、私が聞いていて一番なるほどと思ったのは、普通の SENSE（パラレルイメージング）というのは間引いてわざと折り返した画像をつくって、コイルの感度分布で再構成する訳ですよね。それに対して compressed sensing の場合はランダムに間引くことで折り返しは出ないですが、ノイズだらけの画像になると、そこから"デノイジング"というノイズ除去を何回も繰り返して、最終的にノイズの少ない画像を得ようという手法だと……
扇 最近流行りの CT の被曝低減技術みたいな感じですね。
尾藤 確かに再構成の部分は CT や PET の逐次再構成に使われている方法と同様ですね。

米山 ええ。ただそうやってノイズを除去していく過程で、コントラストも低い部分はもっていかれてしまうので、MRA のようなものには向いているのですが、普通の頭部のイメージングみたいなものには向いていないということみたいです。
扇 分かりやすい喩えですね。押尾先生、いかがですか？
押尾 いま SENSE の話しが出たので、SENSE と対比するのがわかりやすいと思うのですが、compressed sensing もやっていることは SENSE とある意味同じで、収集するデータ量を減らすことでスピードを上げているんですね。そのまま元のデータだけでは再構成できないので、わかっている知識を使って間を埋めるという操作をやっている訳です。それで SENSE の場合はコイルの感度分布を使う訳ですけれど、compressed sensing の場合はゼロが多いという最終的なイメージの形を使うという訳です。そういう最終的なイメージが殆どゼロで、一部しかイメージがないという仮定があるんですね。それで間引いた時にアーチファクトが出てくるのですが、それはゼロであるべき所に出てくるので、ゼロであるべき所がゼロではないことを利用しておさえるという手法ですね。
扇 先ほど岡田先生より Donoho 先生の喩えで「画像が JPG だと 1/10 などに圧縮できるのであれば、それを撮像の段階から圧縮しましょう」といったお話しがありましたが…「撮像の段階から圧縮して、そこから再構成に必要な条件を整えてあげれば、同じような画像が出来上がるんではないか」と

いうわかりやすい喩えでしたが。
押尾 ええ。わかりやすい喩えですが、あくまでそれは analogy であって、実際のプロセスとしては逆だと思いますね。割にこういう制限付きの再構成というのは、どこかがゼロが多いという仮定を置くことが多いのですが、それは普通データ側だったり、途中の変換だったりするんですが、compressed sensing の特殊なところは、最終的な結果がゼロが多いんですね。
尾藤 ええ。それから普通の画像に使う場合は、たとえば 1 階微分してその微分値が高いところに着目するとスパースになるので、それを使ってあげようというお話しですね。たとえば、1 階微分すると境界だけが明るくなり、滑らかに変化しているところは、ゼロに近くなりますので。
押尾 元々の仮定が殆どゼロじゃなきゃいけないところに、そうでないものを使う時は 1 回変換を入れるということですね。
尾藤 はい、何らかの変換を入れるということです。
岡田 再構成もそうですし、実際にデータ収集する時もそうですが、"ランダム性"を凄く重視していると私は理解しているのですが…そのランダム性をどうやって実現していくかという点はいかがでしょうか？ データ収集で一番考えやすいのは、3D の radial で golden angle で振りながらもっていけばいいのかなと…ただ radial だと k-space の中心は dense ですが辺縁がスパースになるので、それに spiral っぽいものを混ぜながらというお話しも出ていたのですが、「compressed sensing はこれ

がいい」というk-space trajectoryは決まっていないんですかね。

押尾 そこらへんは好みの問題で、radialといのは端にいくとスペースが空きますから、そういう面では効率が悪いのですが、ただ反面色々と使いやすいんですよ。一方でspiralだと端も埋まっていくのでその点はいいのですが、いろいろと使いにくいんです。先ほどの話でspiralを使うというのは、spokeの数を任意に変えられるというのが理由で、spokeを増やしても全体に均一に増えていくんですね。

井田 とりあえず簡単なのは、spokeの数を減らしてgolden angleだけにして、仮想的なスパースを造るという感じですか。

押尾 減らすだけなら何でもいいのですが、途中の段階を採りたいというのがgolden angleですね。そこから増やせば、増やしたものも採れるし、少ないのも採れるし…golden angleには減らすという要素自体はあんまり関係なくて、flexibilityの要素がそこにあるという感じですね。

岡田 3Dでしたら、たとえばKxだけなら普通にCartesianで採ってKy、Kzをspiralっぽく採ってcentral densityを高くするという発表もありましたね。

押尾 phase encode方向は自由度が高いというか、格子状の点を自由に採れるので、そういう中でいろいろとやられているんですね。

扇 なるほど。それでは一般的な話しに戻って、compressed sensingがこれからどういう臨床的な方向に応用が進むという点ではいかがですか？

押尾 本当はそういう話しを先にしなければいけないと思うんですね。「どこに使いやすいか？」という話しを先にしないと…これからcompressed sensingが広がっていくという話しも出ていましたが、僕はそうではないと思います。

扇 Compressed sensingにはlimitationがあるということですね。

押尾 ええ。何でもlimitationはある訳で、こういう新しい撮像法は、まずは一番使いやすい所から使っていく訳ですね。そこからだんだん使いにくい所に行くわけで、それを指して「広がっていく」というのはちょっと違うんじゃないかと思いますね。

扇 どういう限界があって、どういう領域だと使いにくいという点はいかがでしょうか？

押尾 そういう訳で基本的には"殆どゼロ"というassumptionがありますが、普通のMRI画像はそうではないわけで…ただ例外がMRAです。

扇 なるほど。

押尾 ですので最初に出てきたapplicationは、そこでMRAに対しては物凄くアドバンテージがあるのですが、それ以外のMRI画像には一般的には使いにくいんですよ。今そこらへんをどうするかというのが議論になっていて、先ほどの微分するという話しもその1つですね。

尾藤 ええ。微分しても"使いにくい"という部分は未だ残りはすると思うのですが…

扇 少し減らすことはできるということですね。

押尾 Compressed sensingに関しては、まずはそういう基本的な認識が必要だと思うのですね。

扇 大事なポイントですね。それでは具体的な臨床応用という面では岡田先生いかがでしょうか？

岡田 ええ。いまお話しのあったMRAという点では、個人的にも興味をもっている基底核穿通枝をcompressed sensingを使って画像化するという演題を1つ見つけました。

井田 それは空間分解能を上げるということですね。

岡田 ええ。

扇 空間分解能を上げてpartial volume effectをなくそうということですね。それで非造影MRAで基底核穿通枝を描出しようと。

岡田 そういうことです。それからMRA以外でも、テーブルを移動しながらbodyを呼吸停止下に50 cmくらいの範囲を2 mm cube近い分解能で撮像するという演題がありました[2]。1回の呼吸停止で腹部全体をカバーできて、冠状断や矢状断再構成もできますので、CTに近いようなスクリーニングができるのかなと。

扇 CTは被曝がありますからMRでスクリーニングできるといいですね。

岡田 ええ。CTに空間分解能ではかなわないかもしれませんが、コントラストはいけると思いますので…ここまで言うのも少し言いすぎかもしれませんが、CTでなく"MR first"の時代がくる可能性はないのかなと。つまりCTではなくMRでまずはスクリーニングしようという発想ですね。1回の息止めが20秒とすれば、間の休みを入れても1分間に1つ、5分の検査時間で5種類のいろいろなコントラストの画像が撮れますので、それでまずはスクリーニング

扇　スクリーニングという点では、胸部の演題も出ていましたね。

岡田　ええ。UTE（ultrashort TE）を併用して肺野のイメージングをという演題が出ていました[3]。これは明確にcompressed sensingというわけではないのすが、variable density 3D radial samplingという形でfree-breathingで撮像していました。撮像時間は5分くらいかかっているのですが、1.25mm cubeの分解能で肺野もかなり奇麗にみえていました。

扇　被曝がないという意味では、特に小児のスクリーニングなどにいいですね。

岡田　そうですね。それから小児といえばStanfordから小児の腹部に関する演題が出ていました[4]。readout方向はそのままにして、k-spaceのky、kz方向をspiralのような格好で中心をdenseに、周りを薄く採るような形にして、compressed sensingを行う場合と行わない場合とで比較するという内容でした。そして"coil compression"という表現をされていましたが、32チャンネルコイルを上手く組み合わせることでさらに再構成時間を短くして、使える所にもっていこうという演題でした。coil compressionを加えると再構成時間を7〜8分から1分以下まで落し込めるんです。ですから臨床で撮像していて、ちょっと待てば画が出てくるという、そういう実際に使えるような感じで奇麗な画像が出ていました（図1）。

扇　本当に画が奇麗ですね。compressed sensingに関して、ほかに何かございませんが？

尾藤　そうですね。私が1つ気になったのは、compressed sensingをスペクトロスコピーに使うという演題ですね[5]。スペクトルというのは元々スパースなので、compressed sensingが使いやすいと思います。通常ですと人のスペクトルを取るのにかなり時間がかかりますので、compressed sensingを上手く使って時間を短くしようということですね。

扇　この演題は"human calf"ですから、下腿のMRスペクトロスコピーに応用したんですね。

岡田　実はこの演題を発表した施設から、前立腺のMRSにcompressed sensingを使うという発表もありまして、本来なら24分くらいかかる撮像が、Compressed Sensingを使うと6分くらいになると言っていました。既にpaperにもなっているみたいです。

扇　Compressed sensing以外に関しては岡田先生いかがですか？

QSM（quantitative susceptibility mapping）

岡田　はい。去年のこの座談会[6]でも話題に出ていましたQSM（quantitative susceptibility mapping）が、今年は去年以上に話題でしたね。QSMはフェローに選ばれたCornell大学のYi Wang先生が開発されたものですか？

井田　いいえ。実際にはQSMにはいくつか方法があるので…YiWang先生がやっているのはCOSMOSという方法ですね。どのQSMも未だかつて臨床機の中で計算できるものはないので、実際の臨床で使われるような段階にはなっていないのですが、COSMOSは一番最初に登場した方法で、角度をいくつか変えながら撮って計算も相当大変なのであまりやられていないんですね。でも一番奇麗な画が出る方法だと私は思っています。COSMOS以外にはマルチエコーで撮ってB_0とB_1も補正しようという方法ですとか、あとシングルエコーでやる方法もあるんです。

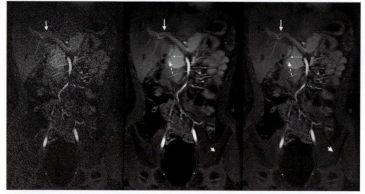

図1
左が従来のパラレルイメージングのみ、中央はパラレルイメージングにcompressed sensingを併用、右はパラレルイメージングとcompressed sensingにcoil compressionを加えた画像で、門脈（矢印）、下部胆管（小破線矢印）、主膵管（大破線矢印）が右の画像で最も良好描出されている（Chowdhury S et al, ISMRM2012 #105より）[4]。

岡田　Yi Wang先生の方法は、7～10個くらいエコーを撮っていましたね。Yi Wang先生も共同演者という形で中国のTongji Medical Collegeから演題が出ていまして[7]、CTで認められた頭蓋内の石灰化をグラディエントエコー法のphase imageとQSMとで検出率を比較し、sensitivityやspecificityがどれだけ違うかという内容で、グラディエントエコー法のphase imageだと検出率が7割くらいなのが、QSMだと9割くらいなるという報告でした。

扇　なるほど。この画像は奇麗ですね（図2）。

押尾　実はsusceptibility mapping自体はそんなに新しいことではなくって…そもそも「susceptibility mappingが何か？」というお話しからしますと、グラディエントエコーの画像というのは位相が回っている訳ですが、localのsusceptibilityの違いというのが一番大きい原因になっているんです。そうすると、たとえばcalciumがあった場合に、calciumの場所だけ位相が回るのではなくって、calciumの周囲にも位相変化が出てくるわけです。それでQSMというのはその全体の画像情報を使って、その元になっている磁化率の分布を計算するんです。計算が凄く難しいので、"ill-posed"と言うのですが、要するに条件が悪いんです。つまり割り算すればいいことがわかっていても、物凄く小さい数で割り算をしなければいけなくって、そうすると少しでもノイズがのっていると、その割り算でノイズが大きくなってしまい、何をみているかわからなくなる。susceptibilityの位相変化もゼロの場所がたくさんあるんですよ。そこも割り算しないといけない…それをどうするかというのがこれまでは解決していなくって…ゼロの場所って空間的に決まっているので、それを空間的にずらすとゼロの場所がずれるんですよね。それがz軸、すなわち主磁場の方向に対して動かすというのがまず無理なので、それでしばらく話しが止まっていたのですが、最近になってそれを数学的に上手く解ける方法が見つかったというわけです。それは純粋に再構成だけの話しです。それでQSMは去年のこの座談会[6]でも話題に出ていたのですが、susceptibility mappingを作れること自体は以前からわかっていたので、その時はあまり注目していなかったのですが、その後になって凄く奇麗な画が出てきたんです。

井田　押尾先生がよくおっしゃっている「ISMRMにはブームがある」というお話しで、SWIの臨床は今年ほとんどなくなって、一方でQSMは去年から出てきました。それが今年の学会になって画像が奇麗になってきたので今年はQSMが流行りだったんだと思います。確かにいまお話しに出たように、石灰化は凄く奇麗にみえるようになりましたね。bloomingがなくなって、血管も走行の方向に影響されない形で描出能が向上するのですが、それがどれだけ臨床に役に立つかというのは未だこれからですね。

岡田　その「QSMがどれだけ臨床に役に立つか？」という意味では、今回1つ演題が出ていました。視床下核をQSMで描出するという内容で[8]…昔から視床下核って皆が興味がありながら、上手くは描出できなかったじゃないですか。それをQSMでやろうという演題でした。

扇　これも画が奇麗ですね（図3）。

井田　ええ。ただ実は視床下核って、従来の高分解能のグラディエ

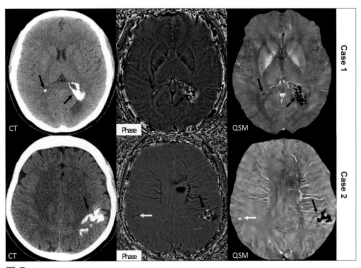

図2
左がCT、中央がグラディエントエコー法のphase image、右がQSM。黒矢印が石灰化で、白矢印はmicrobleedが疑われるparamagnetic lesion（Chen W et al, ISMRM2012 #408より）[7]。

ントエコー画像でも7Tで撮るとかなりみえているんですね。マグニチュード画像で。それで問題なのは視床下核そのものというよりは、視床下核の横を通る神経線維がかなり複雑な斜めの走行をとるので、それが位相画像でみた時に解釈が難しかったんです。それで恐らく一歩進んで次にいくのは視床下核や黒質網様部、その間を結ぶ神経線維がきちんとQSMで評価できるかどうかということだと思うんです。

押尾 それに関しては別の流れがありまして…いまの話しで言えば、susceptibilityの違う所を奇麗に切り分けるのをmappingではできると。そこ迄はできますよね。

井田 ええ。

押尾 それとは別に、血管の外にも位相変化が色々とあるということが、ここ5年間くらい話題になっているんです。

井田 その1つはミエリンですか?

押尾 はい。そのミエリンという所に落ち着くまでに相当色々と議論があって、色んなことが言われてきたんですが…。

井田 今回の学会はミエリンで落ち着いたという感じでしたね。

押尾 そこら辺がこの学会の面白い所で、最初はいろんな説があって、それぞれに根拠を出してくるんですが、それが学会の場でというか、そういうcommunicationで収束してくる…ここで収束したのであれば、そのcommunityではコンセンサスができたということですね。

扇 尾藤さんは今回の学会の印象はいかがですか?

尾藤 ええ。今回の学会はWeek-end Educational Courseから参加したのですが、その中で面白かったのは "tissue property" とか "micro-structures" といった内容ですね。

押尾 そういう内容はトータルのプログラムでそうなっているんですね。メインのプログラムでそういった内容を組んでいるので、その前のWeekend Educational Courseでも同じ内容を…。

尾藤 ええ。ちゃんと最初に勉強してから入れるようにという仕組みですね。tissue propertyでいきますと、いまお話しのあったsusceptibilityとか、マルチコンポーネントのT2やT2*、それからdiffusionが大きなテーマでした。susceptibilityで私が興味深かったのは409番や410番の演題で[9, 10]、方法としてはCOSMOSを使い、鉄とミエリンによる効果を何とか分けたいという内容でしたね。私は工学側なので、「鉄とミエリンを分けることにどういう意味があるか?」というのは実際にはよくわからない面もあるのですが…。

扇 井田先生、どういう意味があるのですか?

井田 中脳から淡蒼球あたりの鉄を含有する神経核には、その中を線維が貫いて走っているのですが…実は黒質と淡蒼球って元々は同じものなのに線維が貫いているから分かれているとか、それから尾状核と被殻は同じものなのに線維が貫いているから分かれているという所があるんですね。そういった所で微細な線維と鉄との解剖関係が分かる可能性があるというのが大きな意味の1つですね。

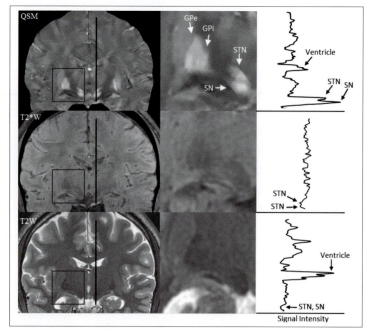

図3
視床下核を含んだ冠状断像で、上段がQSM、中段がT2*強調画像、下段がT2強調画像。左列が元の画像、中央列が四角部分の拡大図、右列が垂直に描いた直線に沿った信号強度のplot。SN:substantia nigra、STN:subthalamic nucleus
(Eskreis-Winkler S et al, ISMRM2012 #424より)[8]。

押尾　実は白質にもsusceptibilityが出てくるのですが、それも最初はミエリンという説と鉄という説があって、それが最近はミエリンだという説に落ち着いたということです。
井田　ええ。それからQSMのもう1つの方向性として、"SWI tractography"というものがあって、未だどれだけのものかはわかりませんが…もしかしたらcrossing fiberの問題が解決できるかもしれませんね。
扇　crossing fiberの問題が解決できれば凄いですね。
井田　実際のSWI tractographyの画が、口演発表の方でいくつか呈示されていました。
押尾　まあ、無理矢理つくればつくれるのでしょうが、未だあくまで研究段階で、ちゃんとしたtractographyの画ができる所まではいっていないと思うんですね。
井田　ただ不思議なのは、susceptibilityがミエリンだといいながら…確かに視放線はよくみえますよね。でももっと太い内包はみえないんですよ。
押尾　そういう意味でもSWI tractographyはまだ研究段階ということですね。
井田　どうしてそういう皮質脊髄路がみえないんでしょうね。
押尾　いま実はそこらへんが基礎領域ではトピックで、鉄に関しては既にモデルができていて、1点に鉄があった時にどんな磁場変化が起きるかというのもわかってきているのですが、ミエリンに関してはチューブ状になっているので、それがどういう磁場変化を起こすのかというのが未だはっきりとわかっていなくって、今回もそ

れに関するポスターがたくさん出ていました。そういうポスターがどうしてたくさん出てきているかというと、それはSWI tractographyをやりたいからということですね。
尾藤　同じくsusceptibility関連の話題では、susceptibilityのテンソルのイメージングという演題が3年くらい前に出ていて、当時は動物の脳をB_0の方向に対してグルグル回してテンソルを計算していました。絶対にこれはヒトには応用できないだろうなと思っていたのですが、今回の学会ではそれを何とかヒトに応用しようという演題が出ていました[11]。テンソルの6要素を計測しようとすると無理なので、meanとanisotropyという2つの要素だけに絞って、COSMOSのように計測しようという内容でした。頭を3回くらい移動して撮れるので、少しは現実味を帯びてきたのかなと。ただsusceptibilityのmeanとanisotropyの要素が何を意味しているのか、そしてそれが臨床的にどういう意味があるのかというのは、未だこれからなんでしょうが。
押尾　「臨床的にどういう意味があるのか」というのは、やはりfiber trackingをやりたいんですよ。しかもangular resolutionが欲しいので、テンソルでは困るんですよ。テンソルだと拡散と同じになってしまうので。拡散で撮るよりはsusceptibilityで撮る方が…
井田　分解能が高い？
押尾　ええ。角度方向の分解能が高いんです。
扇　"angular resolution"ですね。
押尾　多分、xyなら回さなくても

撮れるんですよ。axialだけだったら…でもそれだとfiber trackingにならないので。
井田　実際にはaxialでみていても複雑な位相変化を形成しているので、axialの中にもたくさんangularな情報が入っているんでしょうね。
押尾　ええ。ただ静磁場方向が決まっているので…検出できるのは静磁場の変化だけなんですよ。ですから多分、xy面内の情報しか分からないと思うのですが。
尾藤　ええ。ただ一応、頭の方向を変えて撮っていますので静磁場の方向が変わっているかと。
押尾　それは動物ですか。
尾藤　いえ、ヒトで。
押尾　人でやっているんですか。それは凄いですね。

今年のISMRM

扇　米山さんは今回の学会のご印象はいかがすか？
米山　はい。私なりに今年の学会のトレンドというものを探ってみたのですが、1つには以前のこの座談会[12]でもお話しが出ていましたnear metal imagingですね。インプラント周囲などの金属アーチファクト対策をどうするかということなんですが、今回の学会でもたくさんの演題が出ていました。
扇　臨床的には重要な問題ですね。
米山　ええ。2430番台の演題ですが、その手法がいろいろとあってVAT（view angle tilting）とかSEMAC（slice encoding for metalartifact correction）とかMAVRIC（multiple-acquisitions with variable resonance image-combination）などと呼ばれてい

るのですが、今年はそれらを総称して"multi-spectral imaging"と呼んでいるようでした。各社それぞれ手法を少しずつ変えて最適化しているのですが、もうすぐにでも製品化されてきそうな感じですね。

扇 確かにSEMACやMAVRICは一昨年の座談会[12]でも取り上げられていましたね。

米山 それからもう1つのトレンドがVISTA、Cube、SPACEといった3D FSEに関する演題で、皆さんそれらを臨床現場で使っていると思うのですが、やはり撮像時間が長いのでその間に被検者が動いてしまうという問題があるかと思います。今回はそれに対するmotion correctionの演題がいろいろと出ていました[13~15]。echo trainごとにnavigator echoを入れて補正していくのですが、同じ手法を頸動脈のプラークイメージングに応用するという演題もいくつか出ていました[16~18]（3831、1224、1164番）。

扇 頸動脈のプラークイメージングも同じ手法なんですね。

米山 ええ。echo trainごとにself navigationを行って、prospectiveに修正していくんです。それからVISTA、Cube、SPACEといった3D FSEに関する別の話題としては…これらのシーケンスは再収束フリップアングルをいろいろと変えて信号を採っていくのですが、そうするとdiffusionの影響が少なからずでてくるんですね。そのdiffusion sensitivityがどれくらいあるかという演題を、長年RARE法をやられているHenning先生やScheffler先生のグループがいくつか出していました。1つは、再収束フリップアングルの変化自体にdiffusion sensitivityがどれくらいあるかというお話で、もう1つは、傾斜磁場の影響についての検討でした。具体的には、これらの3DFSE法では3Dでデータを採っているので傾斜磁場の変動も大きいわけですね。さらに、マトリックスサイズを小さくするほど当然傾斜磁場がより強くなるので、それに依存してdiffusionのコントラストがついていくという内容でした。

押尾 b値にすると大したことはないんですが、ただvariable flip angleって縦磁化にいる時間が長いので、普通のFSEに比べてずっとb値が大きくなるんですね。

米山 ええ。それが組織に応じて変わるとも言っていました。

押尾 ただ絶対値は大したことはないので、だからどうというほどの話しでもないのですが、「縦磁化にいるんですが、この程度だ」っていうくらいでいいんだと思います。

米山 なるほど。

扇 米山さんご自身の演題に関してはいかがでしょうか？ 4215番の演題ですね[19]。

米山 はい。今回はMSDE（motion sensitized driven equilibrium）と呼ばれるflowを消すためのMPGをかけたプリパルスの検討で、脳転移検索をGd造影のT1強調画像で行う際に3Dのグラディエントエコー法を使うのが一般的になってきていると思うのですが、それだと血管が高信号になってしまいますよね。それで最近はCubeやSPACEといった3D FSE法ではflow void効果があるので、血管信号を抑制したGd造影像を撮るという方法も報告されているのですが、やはりそれだけでは完全に血管の信号を消すことができないので、残ってしまった血管の信号が微小転移巣と紛らわしいというドクターからのご意見もありまして…それで同時にblack-bloodとbright-bloodの画を撮ってしまえば、消え残った血管があってもbright-bloodの画を確認すれば診断できるのではないかというのが今回の演題の主旨なんです。

扇 撮像時間はどれくらいかかるんですか？

米山 3Dの1mmのisovoxelで、4分くらいで撮れるように作りま

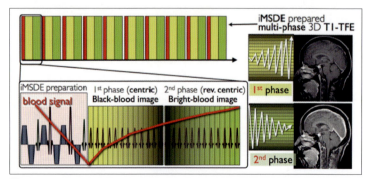

図4
VISIBLEシーケンスのシェーマ。1つのMSDEパルスの後に、black-blood imageとbright-blood imageのデータを連続して信号採取する。iMSDE：improved-MSDE（Yoneyama M et al, ISMRM2012 #4215より）[19]。

した。

扇 素晴らしいですね。そのbright-bloodの画も撮るということで、その分撮像時間は延長するのですか？

米山 いえ。同時にというか連続してデータを採りますので、ほとんど撮像時間は延長しません。

高原 1発MSDEパルスを打って、その後で両方の信号を採るので撮像時間は延びないですね。なかなか凄い方法なんですよ。

扇 "VISIBLE（Volume Isotropic Simultaneous Interleaved Bright- and Black-blood Examination）"と名付けているんですね。面白い方法ですね。

米山 それからMSDEに関しては基本的にdiffusionと同じですので、グラディエントのかけ方が180度パルスを挟んでプラスプラス、あるいは2発の180度パルスで交互にプラスマイナス、プラスマイナスとかけてすべての速度のものを落とすというのが一般的なんですけれども、新しい手法として、acceleration sensitizationといいまして傾斜磁場のかけ方をすべてプラス方向にして…結果的に1-2-1の傾斜磁場配列になるためにflow compensationと同じ効果があるんですね。それで加速度を有するものだけを消すという手法を、去年のこの学会でPriestらのグループが発表しまして[20]、それで今年はその同じグループがacceleration sensitizationを使って下肢の深部静脈の描出を試みていました[21]。また別のグループがそれをASLに応用して頭部で"acceleration selective arterial spin labeling"という発表をしていました[22]。要はacceleration sensitizationを使って、静脈やCSFのcontaminationをなくそうという方向ですね。いま主流のpCASL（pseudo-continuous arterial spin labeling）のラベルと同じくらいの信号を得ることができる方法だと言っていました。

扇 なるほど。

米山 それからもう1つは同じ理屈を使って、IVIMに応用した発表もありまして[23]、"flow compensated IVIM"と呼んでいました。

扇 よく押尾先生が「すべての技術は'80年代に登場している」とおっしゃっていますが、いまのお話も基本的には'80年代～'90年代前半の技術の組み合わせという感じですね。

米山 そうですね。このIVIMの演題も、大きな流れを抑制することでmicrovasculatureを検出しようという方向性みたいです。

扇 米山さんの施設からは、ほかにもいろいろと演題を出されていますね。

米山 ええ。私と同じ施設の中村理宣が、非造影MRAの演題を発表しています[24,25]。4Dの非造影MRAで1回ASLを打った後にTIをいくつか変えて撮っていくのですが、従来ですとそれを1回、1回撮っていって疑似4Dにするのですが、われわれの施設ではLook-Lockerという1回の撮像で多数のTI（多時相）を収集できるシーケンスを使って、経時的にどんどん自動で撮像していけるというのがメリットなんです。

扇 八重洲クリニックは本当にいろいろと新しいtrialをやっていますね。

米山 それで去年はFAIR（flow-sensitive alternating inversion recovery）でラベルした方法を報告したのですが、今年の演題ではラベリングの方法を変えてSTAR（signal targeting with alternating radiofrequency）を使った演題[24]と、pCASL（pseudo-continuous arterial spin labeling）を使った演題[25]を報告させていただきました。STARは選択的に血管をラベリングできるのがメリットで、pCASLの方はより高いS/Nが得られるというのがメリットになります。

中枢神経領域の話題

扇 井田先生は今回の学会のご印象はいかがですか？

井田 ええ。今回は少し変わった観点からものをみて、先ほどのVivian Lee先生の「From Science to Society」でもお話しに出ましたが、実は神経放射線領域のMRIは凄く進歩しているようにみえるのですが、患者さん側からの観点に立つと、アルツハイマー病は診断できていない、変性疾患もほとんど診断できていない…実は2/3くらいの疾患はMRは診断できていないんです。それでまずアルツハイマーからいきますと、日本ではvolumetryだけで終わってしまっている所がありますが、ここ数年間はこの学会ではconnectivityとスペクトロスコピーがアルツハイマーは主流で、connectivityに関してはこれが臨床に降りてくることはないなという感じですが、スペクトロスコピーに関しては動物実験の演題でGABAとglutamineとglutamateが有意に下がることを、かなり奇麗なデータで証明されていました[26,27]。

このこと自体は以前から言われてはいるのですが、ほかにもmyo-inositolについても言われていて、それが今年はこの3つでアルツハイマー病が診断できるんだということがはっきりしてきました。それから同じくスペクトロスコピーに関しては、in vivoの演題でMCI（mild cognitive impairment）、即ち薬効が期待できるアルツハイマーの初期状態ですが、そのMCIの5症例でGABAに有意な低下があったという演題がありましたので[28)]、もしかしたらスペクトロスコピーがいけるのかなという感じですね。それからアミロイドのイメージングに関しても沢山の演題が出ていましたが、ほとんどは実際には「矢印を指されれば、そこの信号が落ちているのかな」という程度の画ばっかりだったのですが、そういう中で17.2Tの実験機でマウスを使ったアミロイドのイメージングの演題があり[29)]、いままでみた中では一番奇麗にアミロイドを描出していました。それでも自分がアルツハイマーになるまでにはこういうことは臨床では無理だろうなと思っていたら、Gd-DOTA、すなわちマグネスコープを静注して、なおかつ薬剤を使ってBBBを開かせると、アミロイドプラークの中にガドリニウムが入るんだという演題がありました[30)]。その傍証として脳室内にGd-DOTAを入れると、やはり同じようにアミロイドプラークが染まるんだというお話でした。

扇 それはGd-DOTA以外でも細胞外液Gd造影剤だったら大丈夫なんですかね。

井田 そうなんだと思います。また、自分が専門の脳梗塞に関しては、CEST（chemical exchange saturation transfer）に関する演題で、APT（amide proton transfer）を使って超急性期の脳梗塞を拡張異常が出現する前にpHを描出しようという演題がありました[31)、32)]。そうしたら、ちょうど昨日のGuerbetのJapanese meetingで梅尾先生が奇麗なAPTの脳梗塞症例を出していましたね[33)]。

扇 昨日の梅尾先生の症例も奇麗でしたね。

高原 CESTは、撮るのにどれくらい時間がかかるんですか？

岡田 梅尾先生の所は2Dで撮られているみたいなので多分2～3分くらいだと思うのですが、ウチ（京都大学）では3DのWIPのシーケンスで6～7分くらいです。

井田 それからもう1つ面白かったのが動物実験の演題で[34)]、免疫学的に正常なマウスと免疫抑制されたマウスにそれぞれ脳梗塞を作ると、免疫が抑制されたマウスは一度病巣が正常に戻るんです。血管が詰まった状態なのに…発表者に質問して確認したところ、「本当だ」って言っていました。ですからもしかしたら、ヘタに免疫能が残っていると、その脳梗塞の修復機能で脳がやられてしまうということみたいです。

高原 面白いですね。

井田 その観点からは脳梗塞に対する治療の選択肢の1つとして、免疫抑制がありうるのかなあと。それから脳にはマクロファージがないというのがわれわれの教わっていることですが、大阪大学からUSPIOの動物実験の演題が出ていて[35)]、USPIOで標識したLPS細胞を静注すると経時的にUSPIOが脳の中に入っていって、washoutされるところを奇麗に画像化されていたので印象的でした。貪食細胞って脳の中にないと言われていたのですが、外から入れると脳の中に入っていくんだなということがわかって…やはりMRIって生きている人の病態生理を描出するのにいい方法だよねって感心しました。

高原 何か治療に応用できそうな感じですね。

井田 それからCESTに関しても面白い演題が出ていて[36)]、アンフェタミンを静注して脳の中の変化を経時的にAPTで追っていくという動物実験ですが…これはPARACESTと言っていいんでしょうかね。

扇 イッテルビウムやユーロビウムといったparamagnetic agentを用いたのがPARACESTですよね。

井田 そうですね。アンフェタミンはparamagnetic agentではないですね。演題タイトルには"pharmacological"MRIと書いてありますね。それでアンフェタミンを静注してAPTで追っていくと、線条体では信号変化がなかったのですが、大脳皮質ではCEST効果があったという内容でした。

扇 抄録をみると、経時的に追うので"dynamic CEST imaging"と表現してありますね。面白いですね。

井田 こういう"pharmacological"なCESTも発展していくかもしれませんね。それからもう1つ話題になったのはsodiumのイメージングにSWIをやったら差が出たので、もしかしたらsodium（Na）のイメージングに

SWIを組み合わせば、細胞内と細胞外の液の構成がわかるんじゃないかという演題が出ていました[37]。Naって、細胞内と細胞外とで明らかに濃度差がありますよね。

尾藤 その演題は私も興味をもちました。水でみると全体のsusceptibilityをみてしまうのに対し、細胞外だけ観察したいと。細胞外の方が細胞内の10倍くらいNaの濃度があるので、Naをみれば細胞の内外がわかるのではないかというお話しですね。細胞内の評価は他の代謝物質でみるという方法もあると思うのですが、細胞外のプローブとしてNaを使うというのはなかなか面白いなと思いました。

井田 Naの拡散強調画像ってできるんですか？

尾藤 理論的には可能なのですが…スピン1/2のプロトンよりも、Naはもっと速く減衰しますので、非常に短いTEが必要になってきます。上手く信号が取れるかどうかが問題だと思います。

井田 そこにUTE(ultrashort TE)を使うというのはいかがですか？

尾藤 そうですね。ただ拡散強調をかける時間が必要ですので…

押尾 縦磁化でやるというのはどうですか？

尾藤 ええ。そういういろいろな方法があるかとは思いますが、いまの普通のdiffusionで計測するのは難しいと思います。

TDI (track-density imaging)

高原 シーメンスのユーザーズミーティングで、super-resolution track-density imagingという内容を話されていましたね。"DTI(diffusion tensor imaging)"ではなくて"TDI(track-density imaging)"という方法ですが、とにかく凄い画像でした。2.3 mmの分解能のTDIの画像から120ミクロンの分解能の画像を造り出すことができるんだという信じられないお話しでしたね。DTIだったら原理としてtensorを計算してそれを追っていくんだけれど、TDIの場合はtensorではなく"streamline"というものを追っていくんですね。その時に周りのいろいろなものをreferenceにすると、精度よくできて、その120ミクロンの画像ができるんだと言っていました。

岡田 画が印象的でしたね。

高原 はい。それでさらに面白かったのは、そのTDIのデータを1つ採れば、それを元にしていろんな画像をsuper-resolutionにできると言っていて、FA mapとかADC mapとかfunctional MRIの画像とか…PETの画像ですらTDIのデータを元に"track-weighted imaging(TWI)"としてsuper-resolutionにできるんだといって、実際の画像も示してくれました。

扇 シーメンスはMRIとFDG-PETのhybridスキャナ(MR-PET)をもっているので、PETもできるというお話しなんですね。TDIのデータを使った手法をsuper-resolution TWI-FC(functional connectivity)(図5)、TWI-FA、TWI-ADC、TWI-PETのように呼んでいました。そのTDIは一般演題にも出ていましたね[38]。どこまで実用的になるかどうかは未だ未知数でしょうが、ある意味で画期的な手法ですね。

高原 「少ないデータから高精細画像を類推できる」という点では、先ほどのcompressed sensingと

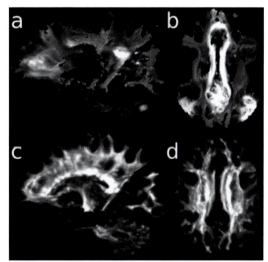

図5
上段が矢状断(a)および横断(b)のsuper-resolution TWI-FC(track-weighted imaging-functional connectivity) map、下段がその高分解能FC mapを計算する基本データとなる矢状断(c)および横断(d)のTDI(track-density imaging)map(Calamante F et al, ISRM2012 #139より)[38]。

似ている面もありますね。とにかくtractographyのデータを使うことで細部の情報まで類推できるというのは凄いなと思いました。

ADCのヒストグラム解析

扇 拡散強調画像に関しては高原先生、いかがでしたか？

高原 ええ。拡散強調画像は今回の学会で有難いことにSunrise Educational Courseなどで2回もお話しをさせていただいて[39,40]、とても幸せな感じですが…whole bodyのdiffusionはここにきて急に科学的になってきた感じです。それが日本から発信されていないのは残念ですが、骨転移を治療前と治療後とで同じ位置にVOI設定して、その時にADCの平均値ではなくってヒストグラム解析すると良いことが示されました。ROI(VOI)の平均値という1つの数値で表すとオーバーラップするんですけれど、全体のADCの分布というヒストグラムで表すと、確かにその分布の形が違うということが分かるんです。その分布は正規分布しないで偏っていますよね。"skewness"という言葉を使って、右側がなだらかだったらpositive skewness、左側がなだらかだったらnegative skewnessと表現するのですが、そういうカーブの形が治療前と治療後とで違うのです。そのカーブの形をみるだけで、治療が効いているのか効いていないのかが類推できる可能性もあるようです。骨転移だったら治療前と後とで同じROIを設定できますが、普通の腫瘍の場合、腫瘍自体が治療後に縮小してしまうと、治療前の同じスライス位置に同じROI設定できなくなりますね。そういう時はvolumeでsegmentationして、そのsegmentした全体のADCヒストグラム解析を行うんですね。これまでROIの平均値でやっていた時は「悪性だったらここにROI設定」のような恣意的操作が加わる可能性がありましたが、ヒストグラム解析だと全体を客観的に表すので、そういう恣意的操作も入りにくいんですね。

扇 全体のADCを客観的に解析するという点で、一歩進んだ拡散強調画像の評価方法ですね。ADCのヒストグラム解析はRadiologyやAJNRにも頭頸領域でglioblastomaなどの応用に関する文献が出ていますね[41〜44]。

高原 はい。前回と今回とで同じROIを使うためにコピーしますが、元の画像がずれていると駄目じゃないですか。それをstationごとにキチンと直すことを発表しているグループもいて[45]、信号強度も均一化することを検討したりしていました。

扇 米山さん、いま大きくうなずいていましたが…。

米山 ええ。高原先生が喋った後のClinical Intensive Course で Oncology Body Imagingというセッションがあったのですが、腫瘍の治療効果の評価に1つは造影剤を用いたpermeabilityをみるという手法と、もう1つがdiffusionによるADCのヒストグラム解析の話しがされていました。そのヒストグラムの尖度もkurtosisと呼んでいましたが、治療の評価にもその尖度が大事と話されていました。シーメンスがそこら辺をもう製品化していて"オンコトリー

ト"と呼んでいるみたいです。

高原 そう、oncontreat。フィリップスも同じようなソフトを開発していて、ブースに展示していましたね。それから拡散強調画像といえば、readout-segmented EPIの演題が耳下腺[46]や乳腺[47]などで出ていましたが、綺麗でしたね。耳下腺の演題は京都大学からでした。

無限に深い拡散強調画像

扇 拡散強調画像に関しては、他に尾藤さんいかがですか？

尾藤 ええ。拡散強調画像の技術って'80年代から'90年代にそのほとんどが出来上がっているのですが、その当時はin vitroとかex vivoでやっていたのが、最近はそれがin vivoになってきているという…喩えがあっているかどうかわかりませんが、"ルネサンス"みたいな感じなのでしょうか。

押尾 昔から言っていることですが、MRの基礎技術はそのほとんどが'80年代後半に出ているんですよね。特にdiffusionはここ5年くらいの進歩が物凄いですが、これまでその基礎技術がなかったわけではなくて、'80年代にあった技術なんですが途中で空白があって、その先がいま進んでいるんですね。だからルネサンスという喩えになるんです。

尾藤 ええ。たとえば'80年代後半から'90年代初めはカエルの卵や酵母を対象にNMR装置を使ってdiffusionを撮っていたのが、それがいまは完全に違う世界にきていて、さらに最近7Tが登場してきて昔in vitroやex vivoで撮っていたのと同じようなレベルのもの

が見え始めてしまったと。たとえば DKI（diffusion kurtosis imaging）のように少し臨床に近い演題[48, 49]ですとか、double wave vector のように restricted diffusion を扱った演題[50]などがそうです。DKI の演題は stroke では、axon の beading、すなわち軸索がビーズ状に変化していくのが DKI で表現されているのではないかと。それから double wave vector では細胞のサイズなどを測ろうというものですね。

押尾 double wave vector は細胞のサイズというか形状をみるというものですね。白質だと神経線維が揃っているので anisotropy が出るのですが、実は灰白質も中身は dendrite で線状構造なんです。白質では anisotropy は出ないのですが、double wave vector を使うとそういう線状構造だという情報が採れるんですね。

扇 随分と先の話しになるかもしれませんが、double wave vector が臨床に降りてくればさまざまな大脳皮質病変の解析が進むかもしれませんね。

尾藤 それ以外にも ADC の周波数解析をしている演題が興味深かったです。

扇 押尾先生ご自身では、今回の学会のご印象はいかがですか？

押尾 ええ。ここ数年、僕はこの座談会では拡散強調画像の話しばかりをしてきたのですが…そもそも一番最初は 2006 年のシアトルの ISMRM で、この時 diffusion のコントラストメカニズムのポスターは 1 つ出ていただけなんですよ。その演題は HeLa cell の細胞内の D 値を diffusion time を変えて測ったという内容で…HeLa cell って悪性なんですが、細胞内を測ると 1.5 くらいあったと。要するに ADC が低いのは良悪性ではなくて、細胞のサイズで決まると言ったのがそのポスターで、それを皮切りに拡散強調画像の基礎の演題がどんどん増えて、オーラルセッションもできましたし、ポスターセッションもできたという感じだったのですが、そういう勢いは一昨年までで、去年は拡散強調画像の演題が殆ど出ていなかったんです。基礎の方は終わったといいますか、コンセンサスがほぼ得られたので、今度はそれが臨床にいって欲しかったですが、それが去年は演題が出ていなかったんです。何も演題が出ていなくて少し不安だったのですが、今年は多少臨床寄りの演題が出てきました。臨床的に使われている diffusion の画像で見えているのは細胞のサイズ、すなわち外側の細胞膜で水の動きの制限が一番効いているというのが現在の大体のコンセンサスなのですが、一方で細胞膜は水が通ることもわかっていて、量的にも diffusion と comparable なくらいに動いているという話しもあるんです。そういう中で放医研の小畠先生の演題[51]なんですが、これはアクアポリンのある細胞とない細胞とを作って、実際にそれを測ったという内容です。それで細胞膜を水が通るという影響も多少はあるのですが、やはり細胞膜で水の動きが制限されるのも確かだという内容ですね。それから細胞のサイズということは大体のコンセンサスですが、悪性の細胞では核のサイズも目立つので、それは本当に関係ないのかということを細胞膜と核膜をモデルにして、それが diffusion にどれくらい効いているかというシミュレーションをした演題も出ていました[52]。実はこのことは去年までのコンセンサスでいえば当たり前の話しで結論は分かっているのですが、それをこういう直接的な形で証明してきたという内容です。細胞膜の dimension だと普通の diffusion 画像で差がついてくるのですが、核の dimension だと普通の diffusion では差が見えないで、diffusion time を極端に短くしないと見えないと。それを OGSE（Oscillating Gradient Spin Echo）を使ってシミュレーションをしたということですね。それから現実的な組織をみていくと細胞のサイズは色んなものが混在している訳で、そういう違うサイズの細胞が混在した時にどうなるかというのをシミュレーションした演題もありました[53]。そうすると当然 ADC が連続的に分布したような結果が出てくるわけですが、それを全体として bi-exponential で fit するとどういうパラメータが出てくるかというポスターですね。こういう演題がいろいろと出てくると、生物系の研究者の理解が進むのではないかと思います。それから voxel 内のランダムな血流は diffusion と区別がつかないと昔から言われてきているのですが、実際に細胞のサイズをみると血管の走行というのはそれほどランダムではないので、exponential で扱うと exponential からは外れているという演題も出ていました[54]。

扇 今回、押尾先生も diffusion の演題を出されていますね。

押尾 ええ。bi-exponential fitting をした時の curve fit の良し悪

しではなくて、パラメータが本当に正確かどうかという観点から見たらどうなるか？ というのが私の演題[55]で、最初はそう思って始めたのですが、いまどんどん発展していまして、新しいモデルを考えないといけない状態までできて…一応そのモデルはできているんですが、多分来年のISMRMで発表できると思います。やはり似たようなADCが連続的に分布するようなモデルで…そうすると先ほどkurtosisが同じような形になってきたというお話があったのですが、log plotすると普通のexponential curveというのは直線的な減衰になります。それに対してbi-exponentialだと少し上向きにcurveがなるのですが、それを級数展開をした時の1次の項がexponentialで、2次の項にkurtosisが入ってくるんです。ほかにもモデルはありまして、Gaussianで分布したモデルも提案されていて、そうすると大体1次の項が平均になって、2次の項が標準偏差になってくるんです。いま私が提案しようとしているモデルも、大体2次までで表現できるので、要するにほとんど同じものになっているんです。ただ解釈が違うだけという状態になってきています。たとえばkurtosisが出てきた時に、kurtosisが大きいとか小さいというので組織がどうなっているというのはわかりにくいのですが、それをADCの分布でどうなっていると言われれば、直接cell sizeに関係しているという前提に立てば翻訳がしやすくなりますね。先ほど話しに出ましたADCのヒストグラム解析というのは同じような方向性で、ROIの中にいろいろな部分があるので、それをヒストグラムにしてしまえば全体が眺められると。KurtosisやGaussianのモデルはROIでなくvoxelの中の話しで、voxel内にADCが物凄く小さい所と大きい所が実はある。それを評価できるかという話しになっていくんだと個人的にはそう思います。

岡田 基本的な質問になりますが、細胞のサイズが大きいと拡散はしやすくなるということですね。

押尾 そうです。ADCが大きくなるということです。実際にはextra-cellular spaceのdiffusionというのも足し算で混ざっていますし、perfusionも混ざってはいるのですが。

高原 そういうものも混ざっているので、正確には分からないんですよね。

押尾 正確にはわからないですが、それを分布として捉えれば、興味があるのは小さい方だけで、大きい方はいくらあっても関係ないですから。ADCのヒストグラムはそういう所に注目してみればいいわけで…ですからヒストグラムにkurtosisというのはあまり意味がないと思いますね。それよりはどこらへんのコンポーネントが大きいかというのが重要ですね。ADCでいうと2を超えたらperfusionだろうとか。

井田 繰り返しになりますが、実際の腫瘍に置き換えますと、悪性腫瘍は細胞のサイズが小さいということですね。

押尾 ええ。"細胞密度が高い"というのは多分、核の数が多いということで、そうすると単位面積で割り算すると細胞のサイズが小さいということだと思います。

井田 そうすると脳梗塞の時はどう解釈するんでしょうか。

押尾 脳梗塞の時は細胞のサイズではなくって、beadingです。beadingで軸方向に存在していた拡散が制限されるんです。

尾藤 ええ。軸索がビーズ状になって膨らむとその分だけ軸索の他の部分が細くなって、閉じ込められるようにして拡散が制限されるんです。

押尾 ええ。2010年のこの学会で、NIHからそういう演題が出ていました[56]。あの演題で急性（図6）期梗塞の拡散制限はaxonだということが分かったという内容でしたね。

井田 それはaxonal flowの問題ですか。

尾藤 axonal flowも効いてくると思います。ただ基本的にはaxonが締め付けられて細くなって、軸方向の拡散が悪くなるんで

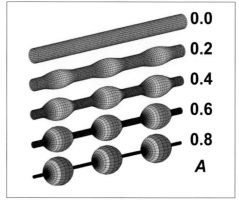

図6
脳梗塞の際にneuriteがビーズ状になる（beading）際のbiophysical model（Budde MD et al, ISMRM2010 ♯299より）[56]。

井田　急性期脳梗塞の拡散制限は、軸索方向の拡散が主因ということですね。

尾藤　シミュレーションで入れられているaxonと少し外側も入れたモデルから推測できる範囲ではそうのだと思います。

井田　MRって、そういう病態生理までみられるのが醍醐味というか、本当に面白いですね。oscillating gradientなんかは、ある意味で電子顕微鏡ですよね。

扇　「生体をそのままの状態でみることが可能」という点では、ある意味で電子顕微鏡を超えているのかもしれませんね。

いろいろなお話しをしているうちにアッという間に時間が過ぎてしまいました。今回もいろいろな面にわたって興味深い貴重なお話しを伺うことができて、本当に良かったと思います。本日は先生方、お忙しいなか誠に有難うございました。

参考文献

1) Donoho D：Compressed Sensing：Overview. Proceedings of ISMRM 20th Scientific Meeting and Exhibition, Plenary lecture, 2012
2) Zenge MO et al：Continuous table movement MRI in a single breath-hold：Highly undersampled radial acquisitions with nonlinear iterative reconstruction and joint coil estimation. Proceedings of ISMRM 20th Scientific Meeting and Exhibition：14, 2012
3) Johnson KM et al：Free breathing ultra echo time lung imaging with variable density 3D radial sampling. Proceedings of ISMRM 20th Scientific Meeting and Exhibition：627, 2012
4) Chowdhury S et al：Clinical performance and validation of a compressed sensing contrast enhanced MRI with fast image reconstruction. Proceedings of ISMRM 20th Scientific Meeting and Exhibition：105, 2012
5) Furuyama J et al：Accelerated echo-planar correlated spectroscopic imaging in the human calf muscle using Compressed Sensing. Proceedings of ISMRM 20th Scientific Meeting and Exhibition：8, 2012
6) 押尾晃一、竹原康雄、井田正博、高原太郎、丸山克也、高橋　護、扇　和之：〔座談会〕エキスパートが語るさまざまなMRI最先端トピックス～7Tのさらなる進化、そしてCEST、Zero TE～．映像情報Medical（臨増）43(14)：36-55，2011
7) Chen W et al：Quantitative susceptibility mapping (QSM)of intracranial calcification：Comparison with gradient echo(GRE)phase images and CT. Proceedings of ISMRM 20th Scientific Meeting and Exhibition：408, 2012
8) Eskreis-Winkler S et al：Improved subthalamic nucleus visualization using quantitative susceptibility imaging. Proceedings of ISMRM 20th Scientific Meeting and Exhibition：424, 2012
9) Schweser F et al：Disentangling contributions from iron and myelin architecture to brain tissue magnetic susceptibility by using quantitative susceptibility mapping(QSM). Proceedings of ISMRM 20th Scientific Meeting and Exhibition：409, 2012
10) Argyridis I et al：Quantitative magnetic susceptibility mapping of the developing mouse brain. Proceedings of ISMRM 20th Scientific Meeting and Exhibition：410, 2012
11) Li X et al：Mapping magnetic susceptibility anisotropies of white matter in vivo in the human brain at 7 Tesla. Proceedings of ISMRM 20th Scientific Meeting and Exhibition：414, 2012
12) 押尾晃一、長縄慎二、高原太郎、青木隆敏、椛沢宏之、扇　和之：〔座談会〕エキスパートが語るさまざまなMRI最先端トピックス～さらなる進化を遂げた拡散強調画像、そして7Tの今後の行方～．映像情報Medical（臨増）42(14)：40-59，2010
13) Skare S et al：Motion correction of a new T1-w Propeller sequence(SE-prop). Proceedings of ISMRM 20th Scientific Meeting and Exhibition：2458, 2012
14) Loktyushin A et al：High temporal resolution 3D motion correction of MP-RAGE with cylindrical sampling and parallel reconstruction. Proceedings of ISMRM 20th Scientific Meeting and Exhibition：2459, 2012
15) Lin W et al：Blind retrospective motion correction of MR images. Proceedings of ISMRM 20th Scientific Meeting and Exhibition：2461, 2012
16) Zhang Q et al：A Motion Monitorred SPACE Sequence for Isotropic Cardotid Wall Imaging. Proceedings of ISMRM 20th Scientific Meeting and Exhibition：3831, 2012

17) Klix S et al：Accelerated black-blood imaging using self-calibrated split-echo FSE（SCSE-FSE）imaging. Proceedings of ISMRM 20th Scientific Meeting and Exhibition：1224, 2012
18) Dyverfeldt P et al：Motion-compensated TSE imaging of the carotid arteries using FID-based navigator gating. Proceedings of ISMRM 20th Scientific Meeting and Exhibition：1164, 2012
19) Yoneyama M et al：Simultaneous bright- and black-blood imaging acquisition for contrast-enhanced brain metastasis screening. Proceedings of ISMRM 20th Scientific Meeting and Exhibition：4215, 2012
20) Priest AN et al：Acceleration dependent vascular anatomy for non-contrast-enhanced MRA（ADVANCE-MRA）. Proceedings of ISMRM 19th Scientific Meeting and Exhibition：90, 2011
21) Priest AN et al：Non-contrast-enhanced vein imaging in the deep veins：Impact of velocity patterns and improved image quality. Proceedings of ISMRM 20th Scientific Meeting and Exhibition：1210, 2012
22) Schmid S et al：Acceleration selective arterial spin labeling. Proceedings of ISMRM 20th Scientific Meeting and Exhibition：577, 2012
23) Wetscherek A et al：Flow compensated IVIM as a tool to probe microvasculature. Proceedings of ISMRM 20th Scientific Meeting and Exhibition：2012, 2012
24) Nakamura M et al：Vessel-selective non-contrast enhanced time-resolved MR angiography using PULSER prepared 4D T1TFE in intracranial arteries. Proceedings of ISMRM 20th Scientific Meeting and Exhibition：3877, 2012
25) Nakamura M et al：Non contrast enhanced 3D volumetric time-resolved MRA combining multiple phase pCASL（CINEMA-pCASL）. Proceedings of ISMRM 20th Scientific Meeting and Exhibition：3878, 2012
26) Tiwari V et al：Impaired glutamatergic and GABAergic function at early age in APPswe-PS1dE9 mice：Implications for preclinical diagnosis of Alzheimer's disease. Proceedings of ISMRM 20th Scientific Meeting and Exhibition：994, 2012
27) Tiwari V et al：Altered neuronal and astroglial metabolism in APP-PS1 mouse model of Alzheimer's disease. Proceedings of ISMRM 20th Scientific Meeting and Exhibition：996, 2012
28) Sailasuta N et al：Reduced cerebral GABA in patients with amnestic mild cognitive impairment（aMCI）may predict progression to Alzheimer's disease（AD）. Proceedings of ISMRM 20th Scientific Meeting and Exhibition：1002, 2012
29) Petiet A et al：Amyloid plaque detection in a mouse model at 17.2 Tesla. Proceedings of ISMRM 20th Scientific Meeting and Exhibition：998, 2012
30) Santin MD et al：Rapid *in-vivo* imaging of amyloid plaques using μ-MRI Gd-staining and ultrasound-induced blood brain barrier opening. Proceedings of ISMRM 20th Scientific Meeting and Exhibition：923, 2012
31) Lin T et al：Study of pH-sensitive magnetization transfer imaging in hyperacute brain infarction using a clinical 1.5 Tesla scanner. Proceedings of ISMRM 20th Scientific Meeting and Exhibition：931, 2012
32) Huang AJ et al：Initial application of pH-weighted imaging with pulsed CEST to image an acute ischemic stroke patient. Proceedings of ISMRM 20th Scientific Meeting and Exhibition：1007, 2012
33) 栂尾 理：CESTの臨床応用. Proceedings of ISMRM 20th Scientific Meeting and Exhibition, Japanese meeting（Guerbet Japan Seminar）, 2012
34) Lyczek A et al：Differences in the evolution of Ouabain-induced stroke between immunocompetent and immunodeficient mice as detected by T2-weighted MRI. Proceedings of ISMRM 20th Scientific Meeting and Exhibition：889, 2012
35) Mori Y et al：Visualization of immune cell dynamics in mouse brain with 11.7 T MRI. Proceedings of ISMRM 20th Scientific Meeting and Exhibition：911, 2012
36) Huang SM et al：Pharmacological MRI by dynamic CEST imaging. Proceedings of ISMRM 20th Scientific Meeting and Exhibition：2336, 2012
37) Liu C et al：Probing intra- and extracellular magnetic susceptibility in the brain. Proceedings of ISMRM 20th Scientific Meeting and Exhibition：417, 2012
38) Calamante F et al：Super-resolution track-weighted functional connectivity（TW-FC）：A tool for characterizing the structural-functional connections in the brain. Proceedings of ISMRM 20th Scientific Meeting and Exhibition：139, 2012
39) Takahara T：Diffusion imaging：Technical considerations. Proceedings of ISMRM 20th Scientific Meeting and Exhibition, Hot Topics in Body MRI, 2012
40) Takahara T：Whole body diffusion imaging. Proceedings of ISMRM 20th Scientific Meeting and

Exhibition, Sunrise Educational Course, 2012

41) Pope WB et al : Recurrent glioblastoma multiforme : ADC histogram analysis predicts response to Bevacizumab treatment. Radiology 252 : 182-189, 2009

42) Kang Y et al : Gliomas : Histogram analysis of apparent diffusion coefficient maps with standard- or high- b-value diffusion-weighted MR imaging correlation with tumor grade. Radiology 261 : 882-890, 2011

43) Pope WB et al : Apparent diffusion coefficient histogram analysis stratifies progression-free survival in newly diagnosed Bevacizumab-treated glioblastoma. AJNR 32 : 882-889, 2011

44) Nave RD et al : Whole-brain histogram and voxel-based analyses of apparent diffusion coefficient and magnetization transfer ratio in celiac disease, epilepsy, and cerebral calcifications syndrome. AJNR 28 : 479-485, 2007

45) Blackledge MD et al : A fast and simple post-processing procedure for the correction of mis-registration between sequentially acquired stations in whole-body diffusion weighted MRI. Proceedings of ISMRM 20th Scientific Meeting and Exhibition : 4111, 2012

46) Umeoka S et al : Utility of high-resolution readout-segmented diffusion weighted imaging of the parotid gland. Proceedings of ISMRM 20th Scientific Meeting and Exhibition : 3685, 2012

47) Bogner W et al : Readout-segmented EPI improves the diagnostic performance of diffusion-weighted MRI breast examinations at 3 Tesla. Proceedings of ISMRM 20th Scientific Meeting and Exhibition : 2982, 2012

48) Fieremans E et al : Direct evidence for decreased intra-axonal diffusivity in ischemic human stroke. Proceedings of ISMRM 20th Scientific Meeting and Exhibition : 3600, 2012

49) Cheung JS et al : Diffusivity/kurtosis mismatch in acute ischemic stroke : Potential indicator of reversible ischemic injury. Proceedings of ISMRM 20th Scientific Meeting and Exhibition : 3607, 2012

50) Koch MA et al : Double wave vector diffusion weighting in Wallerian degeneration. Proceedings of ISMRM 20th Scientific Meeting and Exhibition : 3564, 2012

51) Obata T et al : Effect of cell membrane water permeability on diffusion-weighted MR signal : A study using expression-controlled Aquaporin4 cells. Proceedings of ISMRM 20th Scientific Meeting and Exhibition : 1830, 2012

52) Walters B et al : DWI contrast between healthy and malignant tissue using OGSE's. Proceedings of ISMRM 20th Scientific Meeting and Exhibition : 1836, 2012

53) Lee CY et al : The relation between distribution of effective diffusivity and multi-exponential models in a varying microstructure : A Monte Carlo study. Proceedings of ISMRM 20th Scientific Meeting and Exhibition : 1839, 2012

54) Murphy PM et al : Does attenuation of perfusion in diffusion weighted-MRI behave as exponential decay or as damped oscillation? Proceedings of ISMRM 20th Scientific Meeting and Exhibition : 1861, 2012

55) Oshio K et al : Reliability of bi-exponential parameter estimation. Proceedings of ISMRM 20th Scientific Meeting and Exhibition : 3583, 2012

56) Budde MD et al : Neurite beading is sufficient to decrease the apparent diffusion coefficient following ischemic stroke. Proceedings of ISMRM 18th Scientific Meeting and Exhibition : 299, 2010

特別座談会

エキスパートが語る
さまざまなMRI最先端トピックス

～MR安全性の変革期、そしてdiffusionとIVIM、susceptibility tensor imaging～

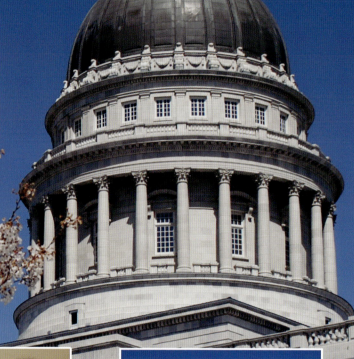

今年はソルトレイクシティでのISMRM開催となりましたが、学会に参加され、発表された各先生方にご印象を伺いながらMRIのさまざまな話題に関して話しを進めていければと思っております。（扇）

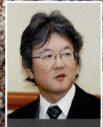

押尾晃一
慶応義塾大学医学部
放射線診断科

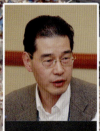

黒田　輝
東海大学情報理工学部
情報科学科

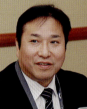

高原太郎
東海大学工学部
医用生体工学科

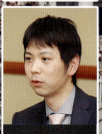

本杉宇太郎
山梨大学医学部
放射線科

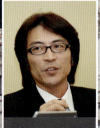

青山信和
神戸大学医学部附属病院
医療技術部放射線部門

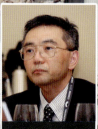

扇　和之
日本赤十字社
医療センター
放射線診断科

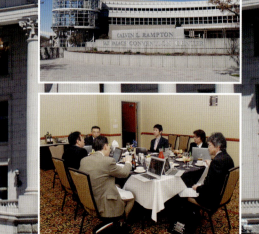

※記載の座談会出席者所属名は2013年5月のISMRM 2013（米ユタ・ソルトレイクシティ）開催当時

ISMRM 2013（ソルトレイクシティ）にて開催。冒頭で英文抄録を上手く作成するコツについて語られ、続いて MR elastography、USPIO、CSF の 4D flow、Time-SLIP、高速撮像法とディスカッションが進む。また IVIM fitting model に関して詳しい議論がなされ、さらに「共焦点顕微鏡と拡散現象」という非常に興味あるテーマが取り上げられている。最後の方では susceptibility tensor imaging、および MRI 安全性の話題が登場する。

今年の ISMRM

扇　黒田先生はこの学会の AMPC（annual meeting program committee）の委員でいらっしゃいますが、そのお立場からまずは学会の全体の流れなどに関してコメントをいただけますでしょうか？

黒田　今回の ISMRM は 20 周年を終えたということで、まずはこれまでの足跡を振り返って、そしてさらにその先を展望しようというのが今年の学会の位置付けです。最初の Opening Remarks でもありましたように、今年はメインテーマを "Panning for Gold" と題して、この 20 年間の MRI の進歩を振りかえろうということでした。

扇　"Panning for Gold"、つまり"金を篩（ふるい）にかける" ということですね。

黒田　そうやって金を篩にかけるようにしてこの 20 年間、いかに苦労して良い技術を見つけてきたかということですね。まずはそれを振りかえろうと。今年の会頭は Garry E Gold で臨床の先生です。会長の Thomas M Grist も臨床の先生ですので、両方が臨床ということで PhD が会頭だった去年とは違った味付けが出たんだろうと思いますね。

扇　会頭によって学会の味付けが変わるんですね。

黒田　ええ。学会の中身を順にお話ししていきますと、まずこの学会では月曜日の朝に非常に重要なことをやっていまして、その "Welcome & Awards" は朝の 7 時半からですから、なかなか出席者が少ないこともあるのですが…。

高原　でも今年の "Welcome & Awards" は、たくさんの人が出席していましたね。日本人は少なかったですけれど。

黒田　そうですね。残念なことに日本人の出席はいつも少ないですね。"Welcome & Awards" では、まず Gold Medal と Fellow の授賞式をやっています。Gold Medal では今年は Thomas Dixon、Chien Ho、Mitchell Schnall の 3 名の先生が授賞されていました。また Fellow は Basic Science の分野で宮崎美津恵先生を含め 9 名、Physics で 4 名、Cardiovascular の分野で 3 名の計 16 名が授賞されていました。どの分野から選出するというのは、どうも理事会で決められているみたいですね。会員数が多いですので、まず分野を絞って、そこから contribution の高い人を選出するというスタイルのようです。

扇　なるほど。それから黒田先生、今年の Guerbet Japan Seminar[1] で抄録を書くコツについて話されていましたよね。それに関して読者のために少しお話しいただいてもよろしいでしょうか？

黒田　はい。Guerbet Japan Seminar では "KEYS FOR GETTING BETTER SCORES" というスライドで説明させていただいたのですが（図1）、ISMRM の抄録を書くコツを私が個人的に纏めたものです。このスライドで 6 つのポイントを挙げましたが、順に述べ

KEYS FOR GETTING BETTER SCORES

① Write in "normal" English
→Highest factor for rejection of abstracts from Japan

② Methodological novelty or clinical merit is the most important factor of acceptance
→Especially for basic science abstract, methodology is the key

③ Findings must be supported by data
→Basis for science

④ Be honest, don't be arrogant
→Avoid exaggeration of your own work
→Again, basis for science

⑤ Don't divide your work into too small subjects
→Possibly considered as a "duplication"

⑥ Fill up the format
→Make full use of the space to describe your work as clearly as possible

図 1　ISMRM の抄録を書くコツ（文献[2]のスライドより）

ますとまず、①正しい英語で書くこと。文法的に間違えていたり、シックリこない文章で書かれていますと、スコアが低くなる傾向にあります。それから演題をアクセプトされるには、②方法論の新しさ、あるいは臨床的有用性というのが重要で、少なくともどちらか1つがないとアクセプトは厳しくなります。特に基礎系の演題では方法論の新しさが重要ですね。また、③抄録で結論づけることにはエビデンスが必要ですから、その結論がデータでサポートされていることが重要ですね…それはjournalでももちろんそうですが。それから、④誇張した表現を避けて、正直に書いた方がよい印象を与えます。また、⑤1つの仕事を細かいサブタイトルに分けてたくさん出すというのも、避けた方が賢明です。そのうちのいくつかはrejectされることになります。ただし1つの演題の中に何でも詰め込むというわけにもいきませんので、ちょうどいい頃合いのreasonableな感じでいくつかのpaperに分けるというのがポイントです。1つの目安としましては、大きな結果を伴うような内容をオーラルで発表して、それに付随する方法論などをtraditional posterやE-Posterで発表するというパターンは受け入れられやすいですね。それから最後に⑥抄録の書式フォーマットをそれなりの密度でしっかりと埋めるというのも非常に重要です。スカスカな抄録は悪い印象を与え、スコアは低くなる傾向にあります。正しいフォーマットで密度高く必要なことが書かれているということが重要です。

押尾　ただ最近はその「抄録スペースをしっかりと埋める」というのがいきすぎている傾向にあって、詰め込みすぎの抄録が多いように思いますね。最近その傾向が強いというのは、昔のこの学会の抄録と見比べると歴然だと思うのですが。

扇　確かに昔はもっとスカスカの抄録がたくさんありましたね。

押尾　抄録は中身の問題、密度の問題であって、量の問題ではないと思うんですね。

本杉　ただ抄録がしっかりと書いてあると、演題を聞きにいけなかった時もしっかりトレースできるのでいいですね。

押尾　ええ。ですので密度をしっかり書いてあることが重要で、量の問題ではないと思います。

本杉　ちなみに抄録に画像やグラフはあった方がいいですか？

黒田　ええ。それは明らかにそうです。

押尾　画像やグラフはあった方がいいですね。情報量が全然違いますからね。

本杉　タイトルも大事ですよね。E-Posterをみる時にタイトルがバーッとリストで並んでいると、そのタイトルが面白そうなものに目が留まりますね。回りくどいタイトルだとスッと頭に入ってこない。

押尾　タイトルは重要ですよ。タイトルとイントロダクションではとんど中身は決まりますね。

高原　製品がいいと外見もちゃんとできているみたいなね…タイトルは大事ですね。

扇　それでは演題の中身についても順にお話を伺っていきましょう。青山さんは今年の学会のご印象はいかがですか？

青山　ええ。私はcompressed sensingがもっと臨床応用されていればいいなと思ったのですが、compressed sensingなどの高速技術が、イメージングだけではなくって、解析の方に応用されて限られた時間内にいいデータがとれるような…心臓のT1マッピングですとか、そういうところに高速技術を応用するという流れが今年は出てきたのかなと感じました。それからT1ρに関しては、これまでは整形領域への応用が殆どだったのですが、今回は頭部へ応用するという演題が出ていました[2]。アルツハイマー病に応用できる可能性を探るために、3T装置で健常ボランティアのT1ρマッピングを作成してreproducibilityを評価するという内容でした。

扇　アルツハイマー病もいろいろな角度から研究されていますよね。

本杉　アルツハイマー病を含めた認知症疾患は患者数が多いですから、研究者の数も半端じゃないですね。

子宮の蠕動

高原　1つ面白かったのは京都大学からの発表で[3]…子宮の蠕動運動をFSE法でみるという発表が以前からありますよね。あれは今まではsagittalで撮っていたんですけれど、今回の演題ではそれをcoronalで撮ってみたという内容なんです。どうしてcoronalで撮ったかというと、排卵する側とそうでない側とで子宮の蠕動運動が違うかもしれないということを調べたんです。それで結局は排卵側と子宮蠕動との間に有意差は得

られなかったのですが、副次的に新しい知見が得られて、実はsagittalで撮った時よりもcoronalで撮った方が子宮の蠕動運動が見やすいということがわかったんです。

扇 なるほど。この演題のFig.でsagittalとcoronalを比較すると、coronalの方が子宮蠕動の様子が分かりやすいですね（図2）。

MR elastography

黒田 MR elastographyは今朝のMansfield lectureが素晴らしかったですね[4]。

本杉 そうですね。感動的でした。古典的な医学診断を触りにして、どうやって画像診断が進歩してきたかということ、そしてその中でMR elastographyが今どこに位置付けられていて、今後どういうところに発展しそうかということを非常に分かりやすく明確にreviewしてくれました。これまで肝臓のMR elastographyが発展してきて、線維化をみるという意味での有用性はestablishされたと。それ以外にも頭部領域への応用や、心臓で肥大型心筋症を評価するですとか…

高原 本当にMR elastographyは印象的でした。物凄い広がりをみせそうですよね。脳、乳腺、心臓、肺、筋肉だとか…

扇 心臓は正確なデータは採れるんですか？

本杉 ええ。2年くらい前からMayo Clinicのデータが出ていますね。心電図同期を併用して、肝臓のelastographyと同様に外部加振装置を使って揺らすとDr. Ehmanはいっていました。あとは動脈壁の硬さをみて動脈硬化を直接測るですとか…それから乳腺ですね。臨床的有用性の検討はこれからだといっていましたが、乳腺にも応用できると。そういう肝臓以外の有用性はこれから研究が進んでいくのだろうと思いました。

高原 肺だと吸気と呼気とで振動の伝わり方が違うとかね。それから脳のMR elastographyは、"pillow driver"という枕のような薄いdriverを使って加振するんですよね。

本杉 そのpillow driverの実物が今回の機器展示で出ていましたね。

高原 中枢神経領域だとアルツハイマー病やALSではstiffnessが下がるといっていました。MR elastographyは是非やりたいなと思いました。

黒田 加振装置が今回は枕型になっていましたが、以前は歯にかませて振動を伝えていたんですね。そこら辺の加振の仕方で結果がどう変わるかという議論はあまりないのでしょうか。

本杉 加振の仕方で多少は変わる可能性はあると思いますが、基本的には波がきちんと伝わってさえいれば理論的には同じ結果が出るはずです。

高原 ところで、MR elastographyから得られる情報は伝播速度と波高とがあって、通常は伝播速度を使ってstiffnessを計算しているのですよね。もう1つの波高の情報はS/Nを決めるだけじゃなくて、viscosityを表していると聞いて、それはとっても重要なことだなと思いました。たとえば拡散強調画像でADCが低い時に、その粘稠度が高いからそうなのかどうかが波高の情報を使えば分かるということですよね。今はMR elastographyって、専らstiffnessの方で議論されていますよね。

本杉 そうですね。MR elastographyってあるモデルを使って波を解析するわけですが、その解析をする時にいろいろな前提条件を入れているらしくて、そのモデルではstiffnessとviscosityは一緒に出るはずなんですが、viscosityの値が安定しないらしいんです。それでMayoのグループは

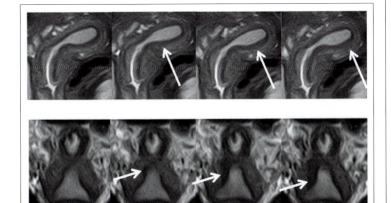

図2
FASE法（single-shot FSE法）を用いた子宮のシネ撮像で、上段がsagittal、下段がcoronalの画像。上段のsagittalよりも下段のcoronalの方が子宮蠕動（矢印）が分かりやすい（Shitano F et al, ISMRM2013 #4132 より）[4]。

本杉 viscosityを無視してstiffnessだけを出しているみたいなんです。

高原 なるほどね。

本杉 stiffnessといっているのは本当はelasticityなのですが、そこをstiffnessといっているのは、ある意味ごまかしているような感じなんですね。ただ今年はMayoのグループからviscosityも測ったという発表が出ていましたね。肝臓の線維化をみるのはstiffnessなのですが、炎症をみるのにはviscosityが有用ではないかという話が出ていました。

扇 MR elastographyで振動を与えるのは体表からだけではなく、体腔内コイルみたいに突っ込んでより確実に対象臓器の近くから振動を与えるという選択肢はないのですか？

本杉 それは1つの選択肢としては面白いかもしれませんね。あとは集束超音波みたいに音波を集束させて内部で揺らすという試みを千葉大学の菅先生のグループがなさっていますね。

高原 それは凄いね。集束する時に目標部位にちゃんと合わせられないですかね。

扇 その検証から多分研究テーマになるでしょうね。Non-invasiveでいいですね。

黒田 治療の世界では"MRARFI (MR acoustice radiation force imaging[5])"といって、音圧測定をMRIでやっているんです。音圧に比例する位相の変化をみて、音圧の高いところをイメージングで出そうと。そうすると超音波のパワーを上げなくても集束超音波の治療前にきちんと治療部位に当たっているかどうかが分かるという、そういう使い方をしていますね。

本杉 なるほど。

黒田 MR elastographyは肝臓に関して、biopsyがなくてもいいくらいの勢いで話されていましたが、あれに関して本杉先生はどう思われますか？

本杉 そうですね。線維化をみるためだけのbiopsyでしたら基本的には必要ないと思います。ただbiopsyには硬さ以外の意味もありますので…炎症をみるですとか、たとえばNASHの診断には組織がないとできないことになっているんですね。そういう臨床的な基準が変わってこないとbiopsyは必要ないと公にはいえないのですが、今後はそういう方向に流れていくのだと思います。

黒田 たとえばMR elastographyが米国で標準診断になったら、それが日本でもやられる可能性があると思いますか？

本杉 あると思います。ただ一番のネックはavailabilityですね。

黒田 そうですね。加振装置が高いですからね。システムとして6,000万円くらいするんですよね。

本杉 正確には知りませんが、標準診断に採用されるくらい普及させるには値下げも必要かもしれませんね。

USPIO

高原 今年の演題でもう1つ凄いなと思ったのは、浜松医大の竹原先生が発表していたUSPIOの演題[6]です。USPIOはone-shot IVで使用できるP904ですけれど、それを使ったウサギでの基礎実験という内容です。まずVX2 tumorを植えたウサギにリンパ節転移をおこさせて、転移リンパ節とそうじゃないリンパ節とにこのUSPIOを投与したのですが、そうすると物凄く新しい知見が得られたんです。どういうことかというと、今までNew England Journal of Medicineの論文などでは、「micrometastasisがあった時にmetaのところには貪食する細胞がないから鉄が入りませんよ、周りのmetaがないところは正常だから鉄が入りますよ」っていう説明をしていたんです。腫瘍が全部リンパ節で置き換えられたら鉄が入らないからT2*強調画像や拡散強調画像でリンパ節が白くみえると、ただmicrometastasisだとほとんどが鉄が入ってしまうので、信号が低下して見逃しがおこるよと。これまではそういわれてきたのですが、今回の演題でウサギの実験でやってみると実は癌の中にもマクロファージがあって、そこにも鉄が入ってしまうと。ただその鉄の入り方が弱いので信号があまり抑制されないでリンパ節が白く光るんです。それでどのリンパ節に鉄が入らないかというのを調べたら…micrometastasisがあると周りの残りの部分が癌細胞をやっつけようとして反応性にリンパ組織が増殖しますよね。実はその部分がリンパ節の細胞だらけになって鉄が入らなくなるんです。つまりこれまでNew England Journal of Medicineの論文などでいわれていたこととは、全く違った結果が得られたんですね。

本杉 凄いですね。ただそれは逆の見方でいわせていただくと、大きな癌の原発巣があった場合に、周りのリンパ節に同じような反応性増殖が起きるかもしれないです

ね。その個々のリンパ節にmetaがなくても、その反応性増殖で鉄が取り込まれないという現象が起きるかもしれないということですか。

高原 そうですね。実は竹原先生もそれと同じことをいっていて、その検証をこれからやるとおっしゃっていました。あとは炎症が起こったリンパ節とかね。それも反応性増殖で鉄が入らない可能性があるかもしれないですね。ただまったく鉄が入らないというよりはある程度は入るかもしれませんから、その信号強度の落ち方で区別するようになっていくかもしれませんね。いずれにしても凄く面白い内容でした。

脳脊髄液の4D Flow

扇 黒田先生は共同演者として、今回の学会にもいろいろと演題を出されていますね。その一部をご紹介いただけますか？

黒田 はい、1つ紹介させていただきますと、東海大学の脳外科の先生と一緒にやっている仕事の演題なのですが[7]、脳脊髄液に対して3D phase contrastで流れを経時的に追って速度マップを作ろうと…その脳脊髄液の動きをみることで水頭症をはじめとしたさまざまな疾患の病態分類ができないだろうかという発想ですね。ただその流れが分かっただけでは十分ではないので、そこから乱流の程度を計算したり、pressure gradientを求めることで圧力勾配がどう分布しているかということを求めるといった内容です。たとえば脳室内に膜様構造物があった時に、それをスピンラベリングしても膜を超えてスピンがトラベルすることはありませんが、4D PCで圧力勾配を求めれば膜様構造物を介して圧力が伝搬している様子を画像化することができます。そうすると膜様構造物があってCSFの交通自体はないんだけれども、動きとしては圧力の伝搬によって動いていると。その状態によって病態がどう変わるかというのをみたいということですね。今回の演題でデータとして出したのはarachnoid cystの症例と[7]、膜様構造物による中脳水道狭窄の症例です。この2症例と健常例とを示したのですが、2症例いずれも膜様構造物を介して圧力の伝搬がみえたということです。今はこれを臨床的にどう解釈していくかということをやっている最中です。この演題はtraditional posterだったのですが、先ほどもお話にありましたstudy groupに拾い上げられてオーラルの発表をstudy groupでやったというケースです。

扇 4D PCは血管ではよくやられていますが、CSFへの応用は新しいですね。

黒田 ええ。今回も血管への応用に関しては、たくさんの演題が出ていました。大動脈弓のshear stressをみるのに、4D PCでの圧力勾配から計算するですとか…血流の世界では速度の分布を4Dでだすというのがほぼ当たり前になってきていますね。問題はその次で、乱流が起きているのをきちんと表現できるかとか、圧力勾配の計算を今はNavier-Stokes方程式でやっているのですが、このNavier-Stokes方程式は管が硬いことを前提としていますので、弾性をもった動脈にそのまま応用した場合にはその近似がどれくらい崩れているかといったあたりが、これから評価していかなければいけない内容ですね。

Time-SLIPとQuick 3Ds

扇 青山さんは今回ご自身で発表されていますね[8]。

青山 はい。Time-SLIPを使った3T装置での肺静脈の演題なのですが、これまで1.5T装置ではTime-SLIPで肺動脈と肺静脈とを明瞭に区別できていたのですが、3Tでは1.5Tでやっていたような拡張期にBBTIでタイミングをずらして撮る方法では肺静脈は十分には描出されないんです。それで収縮期近くをみると左房へ戻ってくる時に肺静脈が残る相があって、それで収縮期でデータ収集しようということを考えまして、tagをどこに当てようかと思ったのですが、最初は肺動脈と同じように心臓に当てないようにしながら割と真ん中にtagを当てていたのですが、そうするとinflowを収縮期で捉えている割には肺動脈が邪魔になって戻ってくる肺静脈を捉えられなかったんですね。それでtagを末梢側に移動させてinflowではなくて、もう1発IR pulseを打ってoutflowになるようにして、そのtagから出てくる血液が左房に戻ってくるのを捉えた方が収縮期に集まりやすいので、そこにBBTIを合わせると少しずつ描出されるようになったのです。ただ最初は肺動脈を意識しすぎて物凄く細いtagを末梢に当てていたのでチョロチョロとしかみえなかったのですが、末梢からoutflowで戻ってくる血液を捉

えるのであれば別に肺動脈と同じところに大きくtagを当ててもいいんじゃないかということで…1本tagですからtransverseでみたときは斜めにかけて心臓をはずして、sagittalでみたときも斜めにかけて心臓をはずすような形で捉えてやると。それで最初は3cmくらいだったtagを6cmくらいにすると、割に強い信号が帰ってくるようになりました。それで奇麗にみえるようになったというのが私の今回の発表です。

扇 tagのかけ方が、かなりデリケートで詳細な検討ですが、それにしても肺静脈がselectiveに見事に描出されていますね(図3)。Tag pulseを繊細にかける技術はまさに職人芸で、日本のお家芸という感じがします。肝動脈のTime-SLIPの演題も神戸大学から出ていましたが、それも画像も奇麗でしたね[9]。青山さんはほかにも共同演者として色々と演題を出されているようですが…

青山 ええ、その中の1つで大野良治先生が発表された演題を紹介させていただきます[10]。大野先生はnon-small cell lung cancerの患者さんを対象に、MRIの全身撮像でstagingを行うというお仕事を以前からSTIRなどを使ってされていたんですが、今回は東芝の3T装置を使って他社でeTHRIVEやLAVAなどと呼ばれている"Quick 3Ds"と、"Enhanced Fat Free"という脂肪抑制pulseを2発当てて広い範囲で均一に脂肪を抑制する技術を使って、両者を組み合わせたGd造影のQuick 3Ds with Enhanced FatFreeの有用性を確認した発表です。metaなどの全身検索に関して、PET-CTに匹敵、ないしそれを凌駕するだけの診断能が3T装置で得られたという内容になっています。

高速撮像法の進化と多様化

扇 本杉先生がGuerbet Japan Seminarで話された高速撮像の内容[11]も面白かったですね。まずは4084番のGRASP(Golden-angle RAdial Sparse Parallel) imagingを用いた肝臓のパフュージョンの演題です[12]。

本杉 ええ。このGRASPが今年出ている高速撮像の演題の中では、一番進んだ撮り方なのかなと思いますね。radial scanをgolden angleで回していくので、任意の隣り合ったspokeから画像再構成ができるんです。Compressed sensingとparallel imagingとを用いて3秒の時間分解能で、空間分解能も1.6×1.6×3mmという驚異的なものでした。

扇 その次に紹介してくれた演題がDISCO(Differential Sub-sampling with Cartesian Ordering)ですね[13]。

本杉 DISCOはkeyhole imagingの延長線上にある手法で、k-spaceの真ん中を採って、端を採って…その端を採る時にrandomに間引いてsamplingするという方法です。時間軸方向にview sharingするのは、従来通り端をview sharingするのですが、ランダムに間引いてあるので、アーチファクトが分散されて画像が良くなるのが利点です。view数を減らせば時間分解能を3〜5秒ほどにまで上げることができるようですが、この演題は呼吸同期を使って呼気のところだけ採るのが主旨でしたので時間分解能は求めていませんでした。

黒田 interventionの世界でコメントしますと、集束超音波で急速な組織の加温をする際に、なるべく速い温度計測が欲しいんです。その時に温度を測っている面が超音波のビームに完全に垂直であれば、温度場がほぼ軸対称になるので、spokeを1本か2本程度とれば温度のprofileがほぼ推定できるんです。そうするとradial scanの1次元で撮れば済むので、それによって高速化しようという話があります。さらに温度場というの

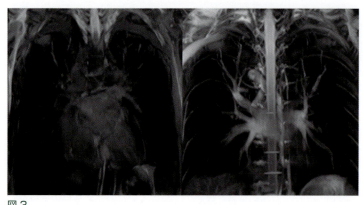

図3
3T装置を用いたTime-SLIP法において、tag pulseを工夫することで肺静脈が明瞭に描出されている(Aoyama N et al, ISMRM2013 #4479より)[9]。

は割と空間周波数としては低いGaussian型の関数をしているので、真ん中の領域だけとるようにすればかなりスピードが上げられるという演題もありました[14]。

押尾 それこそcompressed sensingの一番使いやすいところですね。

拡散強調画像とIVIM

扇 本杉先生も共同演者を含めていくつかご発表がありますが、その中でまず4168番の演題からお伺いしましょう。

本杉 はい。これは基本的にはGEヘルスケアの若山さんがやったお仕事なのですが、低いb値で撮った画像から高いb値の画像を合成してあげようという発表です[15]。たとえばbを0と500でdiffusionを撮るとしますよね。そのADC値から逆算してbが2000などの画像を合成してあげようというものです。それ自体はもう論文が出ているのですが。

高原 それってcomputed DWIのことですよね。

本杉 そうです。ただ低b値の画像がないとパフュージョンの影響が無視されていることになるので…。

扇 それでIVIMということですね。

本杉 ええ。そのIVIMで採ったデータからfitしてみてあげたらどうだろうというのがこの演題の主旨です。

扇 なるほど。

本杉 特にb値が500以下になると、やはりIVIMでfitしてあげないと奇麗な画は出てこないですよという内容ですね。ただこの手法は少ないb値で画像を撮っておいて、そこから色んなb値の画像をみられるというのが本来のconceptなのに、bi-exponentialでfitするために沢山のb値を撮るのはどうなのかという疑問もありますが、学問的な意味では面白いですね。

高原 computed DWIって本当に凄いと思いますね。

押尾 それに関して去年のこの座談会でいい損なったので一言いわせてもらうと、元々生体ではbi-exponential decayというかnon-Gaussianなdecayをするということは分かっているんです。そうすると曲がったものに対して2点をとって、計算というのはそれを直線で伸ばしているんです。そうすると曲がっていることの情報が飛んでしまう訳で…そもそもhigh b-valueがいいというのは、その遅い成分がみえてくるからいいということで、その情報はやはり大きいb値をとらないとないんですよね。computed DWIの話をしている時に、そのことが落ちているように思いますので。

高原 そうですよね。そのlimitationは意識しておかないといけませんね。ただ実際に僕らが臨床現場でやっている時に、たとえば前立腺癌を評価する時にb=2000とかにすると、凄くTEがのびてノイズだらけの画像になって困っているんですね。そういう時にb値が0と1000の画像から2000の画像がつくれて、本来の2000の画像とあまり差がなければ、0と1000の画像だけに集中してもっとNEXを増やしたりして、もっとよくみえる可能性もあるんですね。

扇 そのとおりなんですが、そうやってcomputed DWIをやっている時に、一方で大事な情報が飛んでいるということを意識しておくことも大切なんですね。それから今回の学会では本杉先生ご自身もIVIM fitting modelの演題を出されていますね[16]。

本杉 ええ。少しマニアックな内容なのですが、最近IVIMに関する論文が増えていてbodyでdiffusionというとこのIVIMでfittingするのが当たり前になってきてい

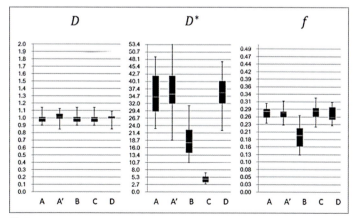

図4
A, A', B, C, Dの各IVIM fitting modelにおけるD, D*, fの値（詳細は本文を参照）（Motosugi U et al, ISMRM2013 ♯4169より）[18]。

るんです。それでどの論文もそれぞれ結果を出してきているのですが、そこで使われている fitting の model が何種類かあって…大きく分ければ4つあるんです。私の抄録の結果のグラフに A, A', B, C, D とあると思うのですが（図4）、B の fitting model を使っている人は今のところいなくて、実質上は A, A', C, D の4つになるんです。それでまず D というのはちょっと特殊でベイズ理論を使って推定するという方法で、これはニューヨークのグループしかやっていないんです。A は5年ほど前に IVIM モデル解析の火付け役になった Radiology の論文で使っている方法で、b=200以上で1回直線 fit して、残りの2つを非線形で fit するという方法です。A' というのは3つの factor をはじめから非線形で fit させるという方法ですね。そして C が b=200以上で非線形で fit させておいて、それを y 軸の交点まで延ばしてその交点と b=0 の値の比が f の比になるというところを使ってまず f を求めて、その f と D から D* を求めるという方法です。ですからこの C の方法は結局線形 fit を3回やっていることになります。そうすると fitting model の種類によってこれだけ結果が違ってくるよという話です。D の値はどの IVIM fitting model でも殆ど同じなんですが、D* の値が fitting model によってかなり変わってきて、f を先に求めてしまうと D* がかなり underestimate されてしまいますよと…まあ、これを underestimate というのか、どっちが正しいのかは誰も分からないのですが、他の fitting model の方法に比べると D*

がかなり低くなってしまうという訳です。ただこの f を先に求める方法は簡単なので、最近よくやられていて Radiology にも2本くらい論文が出ているんですね。今後どの方法が主流になるかは分かりませんがその評価にどの IVIM fitting model を使ったかで、結果をみるには見方が違ってくるんですね。

扇 その内容を MD で発表している本杉先生は凄いですね。

黒田 素晴らしいですね。ただその議論というのは、「dual exponential の場合は local minima がそこら中にある」ということを、基本的に差し置いた議論なんですね。

本杉 local minima ですか…。

押尾 ええ。今の話は基本的には non-linear optimization ですので、graphical にはへこんだところが所々にあって、そこの底を探すというイメージですよね。

本杉 ええ。

押尾 それでその穴が1つしかなければいいのですが、bi-exponential ってその谷がたくさんあることが分かっているんです。そうするとその穴に一旦落ちたら、ほかがみえなくなるので、パラメータ推定が難しいんですね。実は去年僕が出した poster がまさにそれで[17]、その議論は今回の演題では入っていないんですねという話です。

黒田 こういう方程式を解く時には、最小値（minima）がそこら中に（local に）あって、大局的な最小値と局所的な最小値とを見分けるのが難しいんですね。一旦局所的な穴に入ってしまうと、そこから這い上がることができないよう

になっているんです。その問題があって、最初から一番大きい大局的な穴に入るにはどうしたらいいかというのが実は最も議論として重要なんですね。

本杉 その点について詳しく検討はしませんでしたが、残差平方和を3次元的にシミュレーションしてみると、いくつも穴がそこら中にあるというよりは、何か穴が線状に並んでいる感じなんですね。

押尾 ええ、そんな感じですね。

黒田 本杉先生、素晴らしいですね。

押尾 去年僕が出した poster では、parameter space を全部スキャンしてエラーの分布を可視化したのですが[17]、ただ線状に並んでいるというよりは、細い谷が斜めに並んでいて凄く複雑な形をしています。

黒田 いかに独立な変数だけでこの方程式と等価なものを記述するかというのが実は一番ホットなところなんですね。それから1つ質問なのですが、IVIM の議論の時に capillary の走行が random に近いといっていますが、それが腫瘍と正常組織とで同じなんでしょうかというのがいつも気になっているのですが。

本杉 それは誰も分かっていないでしょうし、それを拡散の方程式で近似していいのかどうかというのも…Le Bihan 先生が最初にいってみんなそれに飛びついているわけですけれども、それも大きな議論のテーマの1つですね。モデルとしてはいろいろと問題もあるのでしょうが、今までの diffusion でみえなかったところをみようとしている点では面白くって、特に perfusion に近いものを造影

剤を使わないでみれるというところに臨床医が興味を惹かれて盛り上がっている感じですね。
黒田 まあ、それで診断がちゃんとつくのであれば、それはそれでいいんでしょうね。
高原 これから実際にどれくらい役に立つかでしょうね。
本杉 ええ。演題は役に立ったところだけ発表があるのでしょうが…再現性の問題などもあるので簡単ではないかもしれませんね。

心臓のDTI

扇 今回の学会では心臓のdiffusion tensor imaging（DTI）の画が随分、奇麗になったなと感じました[18]。この575番の演題のfiber trackingの画も大変奇麗ですね（図5）。これだけ奇麗なデータが採れると、臨床応用の可能性はたくさんありそうですね。
本杉 この図5をみると…内層と外層とでfiberの色が違いますね。心筋線維の走行の違いを表しているのでしょうか。
扇 佐久間先生もGuerbet Japan Seminarでお話しされていましたが[19]、胎児の心臓の発達をFAやtractographyで評価する演題とか[20]、健常ボランティア成人での収縮期から拡張期までのtensorの違いを評価する演題など[21]、心臓のdiffusionが進化したなと感じました。

共焦点顕微鏡と拡散現象

高原 長崎大学の歯科放射線科の先生が発表していた演題が凄く面白くて、共焦点領域の中で標本の細胞の外や、細胞の膜の上や、核の中や、核の膜などの拡散係数をピンポイントで測れるんです[22]。
本杉 直接、測れるんですか？
高原 直接、測れるんです。それでいくつかのサイズの細胞を用意しておいて、それらの細胞に対してapoptosisやnecrosisを起こさせて、どういうふうにADCが変化するかを検討しているんですね。それを計算するのに…特定のソフトを使うと膜の領域がこれだけとか分かるソフトが今ありますよね。
本杉 ありますね。
高原 そう、そのソフトを使って2次元での全体の面積に占める細胞の割合を計算したりとか、細胞周囲の長さも測れるんです。ある一定の面積において含まれるすべての細胞の周囲長の総和は、細胞が大きくなると（一定面積での）細胞の数は減少するので、細胞周囲長の総和は小さくなりますよね。
扇 数学的にそうですね。小さい細胞がたくさんあった方が、細胞周囲長の総和は長くなりますね。
高原 そうですね。それでapoptosisやnecrosisを起こしてそれを調べてみると、apoptosisでは細胞がそのまま縮小するのでADCは低下するんです。そしてnecrosisでは細胞の膜が壊れるのでADCが上昇するんですね。
押尾 そこまでは特に新しいことではないですね。
高原 膜の近くにある水分子は動きが悪くなるので、膜が増えるとADCが低下するという仮説がある訳ですが、そのADC低下は細胞の直径、あるいは面積、膜の長さ（細胞周囲長）のどれにより強く依存するのかということが、この手法だと分かるんじゃないのかなと思いました。共焦点顕微鏡を用いて、その中をどれくらいの速度で通過するかということで拡散係数が分かるということなんですね。apoptosisやnecrosisが起こった時のADCをMRIで計測して、その時に細胞にどういう状況が生じたかを共焦点顕微鏡で調べるという、新しい視点の面白い発表でした。
扇 細胞のapoptosisとnecrosisを対比している点が新しい感じですね。

拡散強調画像と骨腫瘍

高原 骨腫瘍に対する拡散強調画像の研究というのが進んでいて、特にロンドンでは何百例という症例数でやられていていろんなことが分かってきたのですが、拡散強調画像で骨腫瘍の評価をする時にバックグラウンドの骨髄の信号が

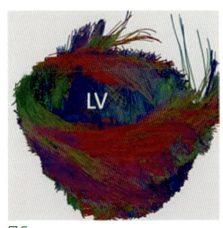

図5
健常ボランティアにおける左室壁のfiber tracking
(Wei H et al, ISMRM2013 # 575 より)[20]。

邪魔になって評価がやりにくい時ってありますよね。そういう時にも客観的に評価できるように病変部の信号を筋肉の信号で割って"muscle-normalized SI"と呼んでいましたけれど、そのmuscle-normalized SIとADC、それにfat fractionが分かるmDixonを使ってwater/fat ratioと…その3つの指標（muscle-normalized SI、ADC、water/fatratio）を使って、悪性の骨腫瘍があるかどうかの判断と、悪性骨腫瘍の種類もある程度類推できるという発表があって[23]面白かったですね。ADCだけじゃなくって、全部で3つの指標を使って診断に迫るという、かなり科学的な感じになっていました。そういう面では日本はちょっと遅れているなとも感じました。それからautomatic segmentationを使った時のreproducibilityの演題も出ていましたね。Semi-automatic segmentation、すなわちautomaticでやった後に放射線科医がちょっと動かす手法でやった場合はADCで15％くらいの誤差なんだけれど、T1 volumeだと40％くらい誤差があるんですね。T1 volumeって、ちょっと閾値を変えるとグッと大きさが変わるので、まだ課題が多いといっていましたね。volumeに関してはreliabilityに乏しいってその発表に書いてあったので、逆にそういうところまで気をつかえるようになったんだなって感心しました。

本杉 治療効果の判定をSemi-automatic segmentationでやっているポスターもあって、放射線科医の手だけでやった結果と比べるとSemi-automatic segmentationの方が遥かにいいので、「ほら放射線科医はこんなにいい加減だ」という発表もありましたね。機械でアシストしてもらった方が一致率が明らかに上がるという…。

高原 なるほどね。

脂肪肝と消え残った脂肪 〜ADCへの影響

本杉 肝が線維化をするとADCが低くなるということが分かっていて、実は脂肪肝でもADCが低くなるという話があるのですが、それは炎症があってNASHになりかかっているからだと推測されていました。それに関して今年ハッとさせられた演題がありました。Wisconsin大学のScott Reederらのグループからの発表で[24]、脂肪肝でADCが低くなるのは炎症でも線維化でもなくて"消え残りの脂肪"をみているんだと…。

押尾 やっぱり、そうですよね。実は脂肪のADCってほとんどゼロで、ほとんど減衰しないんです。なので脂肪がボクセル内に入っていると、ADCが見かけ上低くなるんですね。それでその脂肪を消すわけですが、消え残ることがあって…。

本杉 chemical shiftをゼロの方からみていった時に、まずここに脂肪のピークがありますよね。そして次に水のピークがあるじゃないですか。それでdiffusionを撮る時はwater excitationかChem SATで撮って、それで脂肪の信号は抑制されるんですけれど、水のピークの反対側にもう1つ脂肪のピークがあるんですね。脂肪肝になるとここのピークが無視できなくなり、それもdiffusionでb値を上げれば上げていくほど、水のピークはどんどん下がっていくのに、その脂肪のピークはADCがゼロのまま。つまり高いb値では消え残りの脂肪の信号が効いてくる…ですので見た目のADCがunderestimateされるんです。

黒田 それは巨大な分子が残るからですね。

本杉 ええ。それをMRSでdiffusionをやってみて、水と脂肪を別々に比べてみると脂肪肝であっても水のdiffusionは変わらないというのが今回の発表でした。

黒田 いわゆるspectroscopic diffusionですね。異なる意味でね。

本杉 脂肪の混入というのはdiffusionの時はいつも基礎的なところでいわれている部分なのですが、頭部だと脂肪の割合が変わらないので、ずっと無視されてきたじゃないですか。でも肝臓の場合は脂肪の量が上がったり、下がったりするので…。

押尾 実は無視していたわけではなくって、昔から90度でFatSatをかけると脂肪が残るというのは分かっていたんですよ。どうしてか分からないけれど90度だと残る…実はそれに関しては以前に黒田先生と一緒にMRMにpaperを書いたのですが[25]、110度くらいかけないといけないんです。最初それはT1かと思ったのですが、実はT1ではなくてOH基のピークの問題で、CH2基をsaturateしてもOH基が残るんです。ところがOH基が残ってもCH2基が反転するまでもっていくと（すなわちRFパルスを110度くらいかけると）cancel outして見かけ上、消えたように見えるんです。そういうpaperを黒田先生と書いたのですが、あれは何年前ですかね。

黒田　1998年のMRMですね[26]。随分前になりますね。

Single-shot EPI以外による拡散強調画像

高原　拡散強調画像に関しては、"diffusion-prepared bSSFP"という演題が出ていました[26]。シーメンスの装置を使って腎臓の拡散強調画像を撮るという内容だったのですが、"diffusion-prepared"って呼んで本当にいいのかなって思ったのですが、それはb=400で撮っていました。single-shot EPIで撮った時のADCとこの方法で撮った時のADCとに殆ど違いがないから、よく撮れたよという発表だったんですね。本当かなあという感じなのですが、この発表ではMPGを何軸かけたということは書いていなくて…昔シーメンスでMPGを1軸かけたdiffusion-prepのSSFPでMR neurographyをやった発表があって、基本的にはそれと同じような感じなんですが、「b=400まで出るんだ」という感じでしたね。普通はそんなに高いb値はかけられないので…。

本杉　高いb値が使えないというのはどうしてですか？

高原　大きなグラディエントをかけるといろんなアーチファクトがその後ろに出るらしいんですね。だから今ウチのフィリップスで使っているのはb=10くらいしか出ないんです。でもそういうlow bでも、流れているものを消すのには役に立ちますね。CSFを消したりとか…あとはiMSDE (improved motion sensitized driven equilibrium)を使って脳転移検索のGd造影像で造影される血管を消したりとか、頸動脈のblack-bloodをやるときにiMSDEを足して完全に消えるように使ったりとか、あるいは逆にシネMRIで流れを描出するとか…いろんな範囲に応用できますね。

黒田　そのiMSDEのシネMRIは今回、高原先生のところからposterで発表されていましたね[27]。そこら辺は今後どう臨床応用していくかというのがポイントですね。

高原　そうですね。今考えているのはiMSDEを使って小児の膀胱尿管逆流を描出したりですとか、あとつくばの那須先生がやっているのはMRCPで囊胞性腫瘤と膵管との連続性の有無をみるのに使ったりしていますね。それ以外にもクモ膜囊胞の交通性に使ったりですとか…本当にいろんなところに応用できますね。

押尾　diffusionはsingle-shot EPIでないとあまり実用的ではないのですが、diffusionの困るところはまさにそこにあるわけで、すなわちsingle-shot EPIの欠点がdiffusionの欠点になる訳です。それで今年はsingle-shot EPI以外の方法でdiffusionを撮ろうという演題が割に目立ちましたね。そういう試みは最近いろいろと出てきています[28, 29]。SSFPはsingle-shotに近くって、diffusion sensitizationが1回で済むんですね。このdiffusion-prepared bSSFPというのは初めてみたのですが、あと面白いのは昔のPSIFですよね[30]。

扇　PSIFといえば、昔'90年代の半ばにMR cholangiographyで使われていましたね。

押尾　ええ、また流行りはじめています。去年の日本の磁気共鳴医学会でも結構演題が出ていましたよ。PSIFという名前ではないですが、"diffusion-weighted SSFP"という名前で出ていました。EPIとコントラストはまるで違うので、使いにくいといえば使いにくいのですが、そういう動きは確かにありますね。そういうものを使ってhigh-resolutionのdiffusionを撮ろうという。Line scanも昔からありますし、そういう中から本当に使えるものが出てくるんだと思います。

高原　PSIFはプリパルスとして使うということですか？

押尾　いえ、PSIF自体がdiffusionコントラストをもっているんですね。diffusion preparationというのは今回初めてみたのですが、こういうのも当然あっていいと思います。

Microstructureに迫る〜Susceptibility Tensor Imaging

扇　押尾先生は今年の学会のご印象はいかがですか？

押尾　ええ。今回の学会はいろんな人と話しても低調で面白いものがないという意見だったのですが、僕も全体の印象としてはそう思います。そういう中で去年ブレイクしたQSM (quantitative susceptibility mapping)を使った演題はたくさん出ているのですが、今日の午後に"Microstructure By All Means"というセッションがあって、要するにmicrostructureをMRIでどうやってみるかという内容なのですが、その中でもsusceptibility tensor imagingの演

題が凄かったですね[30]。

黒田 その susceptibility tensor imaging だと何が分かるんですか？

押尾 基本的には diffusion の tensor と同じなのですが、たとえば tractography でしたら angular resolution が diffusion よりもいいんですよ。それに single-shot EPI を使わないで gradient-echo sequence ですから…。

黒田 なるほど。

押尾 Susceptibility mapping というのは、susceptibility の 0 次の分布をみているだけですよね。それがミエリンになると管状の構造をもっているので、susceptibility と向きでもう 1 つ情報が増える…要するに tensor になるんです。それを理論的にキッチリ理解しようという方向にきていて、それがもう演題として出てきている…出てくるなとは思っていたのですが、やっぱり凄いですね。元々は向きの情報が入ってくると、磁場の方向を変えないと情報がとれないと思われていたのですが、それをしないでパルスシーケンスで向きを変えないでとれる…それさえできれば 3 次元の tensor が撮れると。もう画まで出していますから（図 6）。この演題 1 つで、今回の学会の印象が変わりましたね。これだけでもいいかなって…。

高原 この図 6 をみると、普通の diffusion の DTI みたいな感じですもんね。

押尾 ええ。まあみているものは同じはずなので…ただ、今日ちょっと話題になったのは diffusion の tensor はミエリンは必要ないはずだという話で、小脳は gray matter にミエリンがほとんどないらしいのですが、それでも diffusion なら track はできると[31]。ところが susceptibility tensor imaging だとそれはできないんですね。ただ別の paper だと susceptibility の anisotropy がなくても、構造で…。

高原 ミエリンがなくても、構造によって susceptibility に方向性があるかもしれないということですか？

押尾 ええ。そういう感じの発表もありましたが、それが本当かどうかはまだ分かりません。それから 1 つ前の 705 番の演題も面白くて[32]、これは T2* といういい方をしていますが、gradient-echo での減衰が exponential じゃないんですよね。その減衰の仕方が向きというか構造の主磁場に対する方向によって減衰の仕方が変わる。それをある程度予測できるところまでモデルを作ったという内容です。

高原 結局 susceptibility tensor imaging が何に役立つかといいますと、角度分解能が高いですとか、gradient-echo で歪みがなくなったりするということですか。

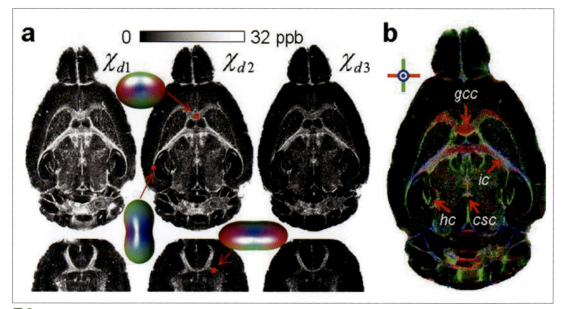

図 6
マウス脳の susceptibility tensor imaging（Liu C et al, ISMRM2013 ＃ 706 より）[32]。

押尾　まあ、直接のapplicationはそこにあるのですが、今回はそれが理解できたということが一番大きくて、そうするとその先にどういうものが出てくるのかということはまだ分からないですね。

扇　話は変わりますが、diffusionに関しては毎年この座談会で"今年のtrend"のようなお話を頂戴しておりますが、それに関してはいかがでしょうか？

押尾　ええ。それに関してはdiffusionでずっといっている基礎の話は大体片付いて、臨床にいつ降りてくるかというのを毎年みているんですけれど、今年は臨床の方はあまり面白くなかったですね。基礎と臨床の連携ができていないというか、その成果が活かされていないと思います。ですから…まあ、自分でやっていますので今度の秋の磁気共鳴医学会あたりに出しますが…。

高原　その秋の先生のご発表をみれば、今度僕らが何をやればいいかが分かるんですね。

押尾　ええ。少し具体的に話をすると、ADCの分布によるモデルをずっと考えていて、その枠組みの中で何かいいものがないかと思って…パフュージョンが評価できるかとか、腫瘍が評価できるかとか、そういうことに注目してやってきたのですが、その具体的なモデルを提案するということです。

MR安全性の変革期

黒田　今回の学会では、MR安全性に関しては割とセッションも発表も数が多くて、充実していたように感じました。最近メドトロニックのペースメーカがPMDAを通って、次にバイオトロニックの製品も通ったのですが、そろそろそういうペースメーカを埋め込んだ患者さんが出てきているという状況の中で、いかにactive implantのMR安全性を評価するかということについて相当な議論がなされています。実は国際規格であるISOの中でtechnical specがすでにできていて、それを礎にしてどういう試験をするかという議論が盛んになされています。そういう中でMRIの安全性を考えるのに、逆にMRIを使って安全性自体の測定をしようというという考え方があって、代表的なのはRFによるheatingをMRIの温度計測で評価するといった内容です。たとえば4428番の演題などがまさにそうなのですが[33)]、MRでthermometryができることを使って、電波がどれくらいの発熱を生み出しているかを計算しようというものです。iPhoneなどのcell phoneが耳にくっついている時の温度分布を、これまではすべてシミュレーションで評価していたのですが、この演題ではMRI装置を使って実測で温度計測をして、どれくらいの温度上昇があったかを評価していました。

高原　それでiPhoneは壊れませんか？

黒田　ええ。壊れるかもしれませんが、基本的には携帯電話をradiateしている最中にMRIは撮れませんから、先に携帯電話をradiateさせておいて、その後でMRIを撮るんです。実際にはradiateする前に1枚撮って、そしてradiateさせた後にもう1枚撮って、両者をサブトラクションするというやり方です。

高原　なるほど。

黒田　今回の学会では、そういう内容の演題が随分と出てきました。

高原　ちなみにその検討でiPhoneの温度は実際にかなり上昇するんですか？

黒田　この演題のデータによれば付近の温度上昇は0.4度で、安全性上はほぼ問題ないという結果です。実は計算によっても温度上昇が少ないことは分かっているのですが、それを実際に裏付けた格好になっています。こういう感じでMRIを使ってMR安全性の評価を、少なくとも温度上昇に関してはできるということですね。臨床現場に出てきているのは今、心臓ペースメーカだけですけれど、人工内耳はすでにapproveされましたし、いずれdeep brain stimulatorですとか末梢系の刺激装置もMR対応のものが出てきますので、こういった評価は十分にやっておかなければいけないという、そんな時代になってきましたね。

扇　これまで"MRIの禁忌"とされてきたものが、心臓ペースメーカを皮切りにどんどんapproveされてくるという…1つの時代の変革期ですね。

　いろいろなお話しをしているうちにアッという間に時間が過ぎてしまいました。今回も多岐にわたって興味深い貴重なお話しを伺うことができて、本当に良かったと思います。本日は先生方、お忙しいなか誠に有難うございました。

参考文献

1) 黒田　輝：本年のISMRMについて. Guerbet Japan Seminar at ISMRM2013, ソルトレイク, 2013.4.22
2) Andrews T et al：Test-retest reproducibility of T1 rho mapping in brain at 3T. Proceedings of ISMRM 21th Scientific Meeting and Exhibition：1250, 2013
3) Shitano F et al：Evaluation of uterine peristalsis at coronal plane of cine MRI：Comparison with sagittal plane and correlation with ovulation side. Proceedings of ISMRM 21th Scientific Meeting and Exhibition：4132, 2013
4) Ehman R：MRI and mechanobiology：Emerging science at the intersection of engineering and medicine. Proceedings of ISMRM 21th Scientific Meeting and Exhibition, Mansfield lecture, 2013
5) Elena K et al：Towards Improving Predictive Capabilities of MR-ARFI for Transcranial Focused Ultrasound Therapy. Proceedings of ISMRM 21th Scientific Meeting and Exhibition：707, 2013
6) Takehara Y et al：Potential of newly developed USPIO P904 in detecting lymph node metastasis. Proceedings of ISMRM 21th Scientific Meeting and Exhibition：1868, 2013
7) Hirayama A et al：Visualization of pulsatile CSF motion separated by membrane-like structure based on four-dimensional phase-contrast (4D-PC) velocity mapping. Proceedings of ISMRM 21th Scientific Meeting and Exhibition：1213, 2013
8) Aoyama N et al：Influence of slice-selective tag thickness for non-contrast-enhanced pulmonary MR venography based on ECG-gated 3D time-spatial labeling inversion pulse (Time-SLIP) technique. Proceedings of ISMRM 21th Scientific Meeting and Exhibition：4479, 2013
9) Kanata N et al：Non-contrast MR hepatic arteriography using 3T-MRI and Time-SLIP：Initial experiences. Proceedings of ISMRM 21th Scientific Meeting and Exhibition：4471, 2013
10) Ohno Y et al：Comparison of the utility of whole-body MRI with and without Quick 3D and double RF fat suppression techniques, PET/CT and conventional examination for assessment of recurrence in NSCLC patients. Proceedings of ISMRM 21th Scientific Meeting and Exhibition：4112, 2013
11) 本杉宇太郎：腹部MRの現状とISMRM 2013. Guerbet Japan Seminar at ISMRM2013, ソルトレイク, 2013.4.22
12) Chandarana H et al：Free-breathing dynamic contrast enhanced compressed-sensing imaging for reliable estimation of liver perfusion. Proceedings of ISMRM 21th Scientific Meeting and Exhibition：4084, 2013
13) Saranathan M et al：Free breathing abdominal DCEMRI with high spatio-temporal resolution. Proceedings of ISMRM 21th Scientific Meeting and Exhibition：4085, 2013
14) Gaur P et al：Direct reconstruction of proton resonance frequency-shift temperature maps from k-space data for highly accelerated thermometry. Proceedings of ISMRM 21th Scientific Meeting and Exhibition：1805, 2013
15) Wakayama T et al：Synthesized diffusion weighted imaging in liver：Comparison between conventional ADC and IVIM fitting models. Proceedings of ISMRM 21th Scientific Meeting and Exhibition：4168, 2013
16) Motosugi U et al：Comparing the results of intravoxel incoherent motion diffusion-weighted imaging calculated by different estimation methods. Proceedings of ISMRM 21th Scientific Meeting and Exhibition：4169, 2013
17) Oshio K：Reliability of bi-exponential parameter estimation. Proceedings of ISMRM 20th Scientific Meeting and Exhibition：3583, 2012
18) Wei H et al：In vivo diffusion tensor imaging of the human heart with free-breathing in healthy volunteers. Proceedings of ISMRM 21th Scientific Meeting and Exhibition：575, 2013
19) 佐久間　肇：心臓MRの現状とISMRM 2013. Guerbet Japan Seminar at ISMRM2013, ソルトレイク, 2013.4.22
20) Mekkaoui C et al：Diffusion MRI tractography of the developing human fetal heart. Proceedings of ISMRM 21th Scientific Meeting and Exhibition：481, 2013
21) Vallespin SN et al：Time-resolved In vivo cardiac diffusion tensor MRI of the human heart. Proceedings of ISMRM 21th Scientific Meeting and Exhibition：479, 2013
22) Eida S et al：Differentiation between apoptotic and non-apoptotic cell death using diffusion-weighted MR. Proceedings of ISMRM 21th Scientific Meeting and Exhibition：3130, 2013
23) Amlani A et al：Relationships between diffusion weighted signal intensity, ADC and water/fat content of malignant bone marrow. Proceedings of ISMRM 21th Scientific Meeting and Exhibition：3447, 2013
24) Taviani V et al：Single-voxel diffusion-weighted

MR spectroscopy for fat-corrected ADC measurement. Proceedings of ISMRM 21th Scientific Meeting and Exhibition：597, 2013
25) Kuroda K, Oshio K et al：Optimization of chemical shift selective suppression of fat. Magn Reson Med 40：505-510, 1998
26) Nguyen C et al：In vivo high resolution renal diffusion MRI：Diffusion-prepared balanced steady state free precession(Diffu-prep bSSFP). Proceedings of ISMRM 21th Scientific Meeting and Exhibition：4151, 2013
27) Endo K et al：Flow sensitive cine MR imaging using improved motion sensitized driven equilibrium(iMSDE). Proceedings of ISMRM 21th Scientific Meeting and Exhibition：3172, 2013
28) Foxley S et al：Diffusion imaging of post-mortem human brains：DW-SSFP at 7T provides improved crossing fibre estimates. Proceedings of ISMRM 21th Scientific Meeting and Exhibition：3022, 2013
29) Niwa T et al：Cerebrospinal fluid flow detection on diffusion-weighted reversed fast imaging with steady-state precession. Proceedings of ISMRM 21th Scientific Meeting and Exhibition：3097, 2013
30) Liu C et al：Susceptibility tensor imaging in the p-space without any rotation. Proceedings of ISMRM 21th Scientific Meeting and Exhibition：706, 2013
31) Wu D et al：Localized *in vivo* high resolution HARDI reveals complex microstructure in the mouse brain. Proceedings of ISMRM 21th Scientific Meeting and Exhibition：707, 2013
32) Chen WC et al：Investigating the orientation dependence of non-linear GRE phase evolution in White Matter using a high resolution geometric magnetic susceptibility WM model. Proceedings of ISMRM 21th Scientific Meeting and Exhibition：705, 2013
33) Alon L et al：Mobile phone RF safety testing using magnetic resonance imaging. Proceedings of ISMRM 21th Scientific Meeting and Exhibition：4428, 2013

特別座談会

エキスパートが語るさまざまなMRI 最先端トピックス

～心臓MRIの現況、そしてNODDI、MR fingerprinting、diffusion～

今年はミラノでのISMRM開催となりましたが、学会に参加され、発表された各先生方にご印象を伺いながらMRIのさまざまな話題に関して話しを進めていければと思っております。（扇）

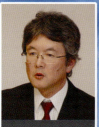
押尾晃一
慶應義塾大学
医学部放射線診断科

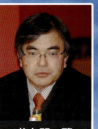
佐久間 肇
三重大学大学院
医学系研究科
放射線医学講座

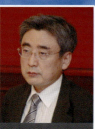
竹原康雄
浜松医科大学
医学部附属病院
放射線部

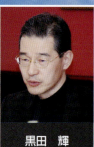
黒田 輝
東海大学情報理工学部
情報科学科

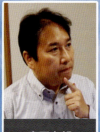
高原太郎
東海大学
工学部医用生体工学科

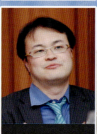
堀 正明
順天堂大学
医学部放射線診断学講座

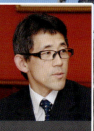
渡邉英宏
国立環境研究所
環境計測研究センター

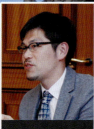
鎌形康司
順天堂大学
医学部放射線診断学講座

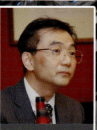
扇 和之
日本赤十字社
医療センター
放射線診断科

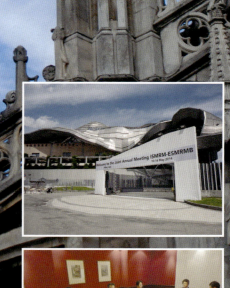

※記載の座談会出席者所属名は2014年5月のISMRM 2014（イタリア・ミラノ）開催当時。

> ISMRM 2014（ミラノ）にて開催。佐久間先生にご出席いただき、心臓MRIの現況が詳細に論じられている。またNODDIやグラフ理論などについても詳細なディスカッションがなされ、MR fingerprintingが一般に知られて話題となったのもこの年である。diffusionに関してはADCのガンマ分布、そしてADCとT2のscatter plotが興味深く語られている。さらに4D flow、MR neurography、computed DWI、multi-band EPIと選択励起についても議論されている。

今年のISMRM

扇 今回の学会では黒田先生関連でいくつか演題をご発表されていますね。それに関してお話を伺ってまいりたいと思います。まず2324番の演題[1]…これはMR endoscopeの演題ですね。

黒田 はい。内視鏡の先端部分にMRのコイルを付けて、胃の内腔側から胃壁のMR画像を撮ろうという内容です。抄録ではそこまで載せてはいないのですが、最近の実験ではブタのin vivoで潰瘍モデルを作って、潰瘍の画がMRでみえるようになりました。

扇 敢えてMR endoscopeまで使って胃壁をみようという…そこら辺のモチベーションについてはいかがでしょうか？

黒田 MRが軟部組織の識別能に優れているということはわかっているわけですが、体の深部にあって壁が薄い管腔臓器というのはMRの検査対象にあまりなっていないですよね。そういう管腔臓器における病変がMRでどれくらいみえるのかを探りたい、さらにそれが胃の腫瘍や潰瘍を評価するのに役立って、たとえば腫瘍の浸潤の度合い…粘膜下層までいっているのかどうかといったstagingにも役立つようにできないか、ということで進めています。

扇 そこら辺の評価に関しては、いまEUS（超音波内視鏡）もありますよね。高解像度のプローブを使えば現在でもかなり評価できるかと思いますが…。

黒田 ええ。EUSとの一番の違いは、ESDなどの内視鏡的切除の際にヒアルロン酸を注入するわけですが、いざ切除をしようとした時にヒアルロン酸による超音波の吸収が大きいために、その奥がみえなくなるんですね。ところがMRの場合は、ヒアルロン酸を注入した後もその奥の組織をみることができます。それからもう1つは、MRだとGd造影剤を静注して胃の筋層から粘膜下層を貫く動脈をみることもできるんですね。そうするとESDの際に動脈を損傷してしまうような合併症を避けられるのではないかと…ここら辺はいま神戸大学の消化器内科の先生方と一緒に研究をやっています。現在は動物実験の段階で安全性の試験も並行して行っていまして、それらをクリアーしてから実用にもっていきたいという感じです。

扇 承知しました。それからもう1つの演題が、2341番で肝のMR guided FUSに関するものですね[2]。

黒田 はい。集束超音波で肝腫瘍を治療する時に、呼吸の動きをtrackingして、その呼吸に追従して超音波を照射しつつ、かつ温度分布を計測したいわけです。すでに2Dに関してはsagittalで画像を撮って門脈の断層像を追って、1本1本の門脈がどう動くかというのをみれば、肝の動きと変形が分かるということをpaperにしています[3]。

扇 「呼吸性の動きをtrackingする」といえば、当院で行っている定位放射線治療、サイバーナイフの時に患部にgoldを埋め込んでそれを目安に追従するということをやっていますが…。

黒田 そうですね。ただそれと大きく違う点は、goldマーカなどを置かずに完全にnon-invasiveな状態で追従するということですね。血管だけを"natural marker"とすることで行うことが特徴なのですが、今回のわれわれの発表の趣旨は、それを2Dではなく3D化するにあたって、血管のY字状の分岐をいくつかピックアップして、その分岐点と分岐の先にある血管の接続性の構造を前もって知っておいて、その情報を使うことによって上下方向の変形と左右方向の偏位および変形を分けられないかということです。この演題タイトルにもありますように"three-dimensional"なvessel trackingをするというのが趣旨の内容になっています。まだ健常ボランティアで加温をしないでやっている段階ですが、集束超音波の治療に使えるレベルにもっていきたいと思っています。

扇 素晴らしいですね。

心臓MRIの現況

扇　心臓のMRIはこの座談会でも毎年話題になっていますが、特に昨年のソルトレイクシティの学会では印象的な発表がいくつかなされていました。1つは左室壁のfiber trackingの演題で[4]、心筋線維の走行がfiber trackingでここまで奇麗にみえるのかという感じでした（図1）。そして胎児の心筋発達をDTIで評価するという演題[5]も大変な話題でした（図2）。心臓はとにかく注目だなあという話になりまして、来年の座談会では佐久間先生に直接お越しいただいて是非お話を伺いたいという意見がでたのですが、今年こうやって佐久間先生にご出席いただくことができました。

佐久間　そうですね。まず心臓のdiffusionに関しては今年の学会でもいくつかのセッションが組まれていましたが、実際に心臓のdiffusionを患者さん対象に行っている施設はかなり限られていて、MGHの先生とそこに留学していた台湾のMing-Ting Wu先生らのグループが主にやってこられたんですね。

扇　日本国内の学会でここまで奇麗な心臓diffusionの画をみることはないように思いますが…。

佐久間　ええ、撮り方がかなり特殊ですね。加速度など高次のmotion compensationを行うだけでは不十分で、stimulated echoを使って心拍動にきれいに合わせて、しかも動きの少ない拡張期にビシッと合わせて撮るという…その調整が難しいんだと思うんですね。

押尾　心臓のdiffusionのどこが難しいかといいますと、まずMPGというのはmotionをencodeするgradientですから、基本的には動きがあったらメチャクチャになるわけです。ですので、心臓を撮るというのは根本的に難しいわけですね。それをどうやって撮るかという方法に色々あるわけですが、stimulated echoを使うというのは相当なclever ideaですね。

扇　clever idea…。

押尾　ええ。ものすごく特殊な撮り方なんですよ。それで今日みた演題[6]は、Cedars-Sinai Medical CenterのDebiao Li先生のところからの発表なのですが、prep pulseでdiffusion-weightingをして、あとはSSFPで撮るという方法ですね。あれはそのためにシーケンスをかかなければいけないので、そこが大変なんですが。

佐久間　いまDebiao Li先生のお話がでたところで、少し話が外れてしまうのですが…これまでいくつか心臓のシーケンスを作ってきた研究の流れの中で"鍵になる施設"というのがあって、まずはいまのDebiao Li先生がCedars-Sinai Medical Centerに移る前のNorthwestern Universityですね、その時に非常にインパクトのある仕事をされていて、先ほどGold Medalの授賞でお話にでましたRobert M Judd先生とMDのRay-

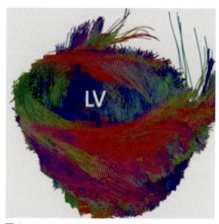

図1
健常ボランティアにおける左室壁のfiber tracking（Wei H et al, ISMRM2013 ♯ 575 より）[4]。

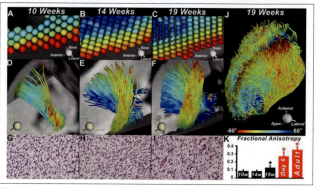

図2
胎児の心筋発達のDTIによる評価。左から順に在胎10週、14週、19週。上段（A, B, C）が左室側壁のsupertoroids、中段（D, E, F）が同tractography、下段（G, H, I）が同病理組織像。10週では心筋線維はほぼisotropicであるが、19週では明らかにanisotropicになっている。右上（J）は在胎19週における左室壁全体のtractography、右下（K）は各々の発達段階におけるFA値（Mekkaoui C et al, ISMRM2013 ♯ 481 より）[5]。

mond J Kim先生もこの時にNorthwestern Universityにおられました。このRobert M Judd先生とMDのRaymond J Kim先生は"御二人でセット"という感じで、遅延造影MRIのシーケンスをかいた人とその臨床的有用性をNew England Journal of Medicineに示した人ということになります。それでNorthwestern UniversityからDuke Universityに移動した時も2人一緒に移られたわけですね。一方でDebiao Li先生の方は冠動脈MRAや血流計測をされていて、私も20年近く学会でおつきあいさせていただいています。それでDebiao Li先生がNorthwestern UniversityからCedars-Sinai Medical Centerに移られた時に、Northwestern Universityからエンジニアもドカッと移ったみたいなんですね。ですので、今年の演題をみていましても、Cedars-Sinai Medical CenterのDebiao Li先生のところの演題が一番インパクトのある演題が多いですね。その1例として、今年の879番の演題[7]がある意味で技術の粋を尽くしていて凄いなという感じです。sparse samplingを使いこなして…perfusion MRIって、普通はsaturation pulseを使ってT1強調画像を撮りますよね。そうすると収縮期から拡張期までいろんなphaseの画が撮れますので、dark rim artifactというGibbs artifactがでてきて、それがperfusion MRIの限界なのですが、今回の彼らの演題では同期をしないんですね。心電図同期や呼吸同期をしない…それがCedars-Sinai Medical Centerの最新のアプローチですね。同期をかけずに3〜4枚という複数枚のsparse samplingの画を同時に撮るのですが、これは同期も要らないし、dark rim artifactも消えるということで画期的な方法ですね（図3）。まさに時代を変えるインパクトのある撮り方だと思います。

扇　この図3をみますと、sparse samplingの方は"Continuous Ungated Golden-Angle Radial Sampling"と書いてありますね。

押尾　ええ。実はこれは少し前からでている方法で、ある一定のgolden angleといわれている角度でradial samplingすると、それが360度で割り切れない値なのでcontinuousに撮っていくと、どこか1箇所を切り取ればイメージができ上がるという方法ですね。

佐久間　こういう技術がこれまで心臓perfusion MRIの弱点だったところを克服する鍵になっていて、この演題は凄く面白かったですね。いま心臓はCTで4Dのperfusionができますから、このままでは「心臓のperfusionに関しては、MRIはCTに負けるな」という感じだったのですが、そこからMRIがもうワンステップ上がるという意味でもこれは重要ですね。

扇　"心臓perfusionの転換期"という意味で重要な演題なんですね。

佐久間　ええ。それに彼らのやり方というのは統一性があって、たとえばコロナリーもself-navigationで撮り続けるという…今回の656番の演題がそうですね[8]。この演題は3T装置でGd造影剤も使っていますが、whole heart coronary MRAを心電図同期や呼吸同期をしないでself-navigationで撮っていますね（図4）。これもsparse samplingを使っているんですが、実際には10分間くらい連続撮像して、そのうちの何分間のデータを再構成に使うかという話で、効率が上がってくれば3分間でも十分な画質ということになるんでしょうが…Gd造影剤を静注してから時間が経つと動脈コントラストが落ちてきますから、そのデータを捨てた方がいいのか、それともkspaceを埋めるだけ埋めた方がいいのか、あるいは両者をハイブリッドにした方がいいのか…そこら辺はこれから色々とでてくるかとは思うのですが、いずれにせよそういう新しい流れがでてきて迫力が増してきましたね。

扇　なるほど。大きな潮流で

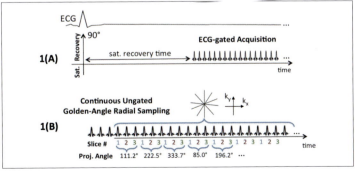

図3
上段の1(A)が心電図同期を用いた従来のsamplingで、下段の1(B)が心電図同期を用いないsparse sampling(Sharif B et al, ISMRM2014 # 879より)[7]。

ね。ほかに心臓関係でのご印象はいかがですか？

佐久間 そうですね。先ほどThomas M Grist先生のMansfield lectureでPC法を用いた冠動脈血流計測の話がでましたが、私がUCSFにいた20年くらい前に同じようなことをやっていたので懐かしくて面白かったですね。

扇 それからMOLLI（Modified Look-Locker Inversion-recovery）に関しては、今年のISMRMでは演題が少なかったように感じましたが…。

佐久間 そうですね。MOLLI自体は決して下火ではないのですが、すでにISMRMで技術的な学会発表をするテーマではなくなったという感じですね。SCMRやRSNA、AHAなどの臨床系の学会では非常に多くの臨床的な研究発表がなされていますが。

押尾 要するにISMRMはscienceをやる学会ですので、根本的な問題があるうちは皆でいろいろとやるんですが、scientificに答えがでたら一斉に離れます。そこから先は他のグループに渡すという感じですね。"他のグループ"というのは要するにclinical studyということだと思います。clinical studyにPhDが要らないということではないのですが。

佐久間 欧米ではかなりclinicalなことまでPhDがやりますね。RadiologyやCardiologyの中にPhDがいて…そういう臨床系のPhDがいて、心臓用のシーケンスをかいたり精度を検証したりしてカスタマイズしていますね。

扇 同じPhDでも、基礎研究のPhDとは仕事の内容が違うんですね。

佐久間 現在のMOLLIに関するclinicalな仕事は、再構成も含めた技術ではなくって開発されたいろいろな部品をどう組み合わせるかという…いわば「レゴのブロックをどう並べ替えるか」という感じですね。ブロックそのものは変わっていないのですが。それに対してISMRMのPhDの先生たちはブロックの構造自体を研究するという感じですね。そこら辺は同じPhDでも奇麗に仕事が分かれています。ですから、今年はISMRMとEuroCMRの日程が重なっているのですが、あまり問題にはならないんですね。研究しているphDの分野がちがうんでしょうね。

扇 ところで三重大学ではMOLLIは使われていますか？

佐久間 ええ。遅延造影をやる時は、全例にMOLLIをやっています。

扇 臨床的な有用性としてはいかがでしょうか？

佐久間 そうですね。びまん性の疾患では遅延造影でみえないものがMOLLIではみえます。正常か？少し異常か？少し線維化が残っているのか？…そういうものがみえますね。そして造影前のT1値がわかるので、遅延造影の細胞外液分画とは別の情報が得られて画像診断報告書の記載内容が変わってきますね。

扇 なるほど。

4D Flow

扇 それでは竹原先生にお話を伺っていきたいと思いますが、まずご自身の施設からのいくつかの演題のうち、腹部大動脈のatheromaの演題[9]からお聞かせください。

竹原 はい。血流の"流れの異常"が動脈硬化の原因になるという話で、実は2006年から4D flowを使ってこのテーマに取り組んでいるんです。

扇 "4D flow"自体、先生が最初に取り組まれた2006年頃に比べて一般的になってきましたね。最近、いくつかのメーカで商品化もされているみたいです。

竹原 ええ、そうですね。まず4D flowの説明からしますと、心電図同期をかけて"心電図時相の中での時間軸"ということで"時間軸＋空間の3D"で4D flowという話ですね。その血流の「"流れの異常"が

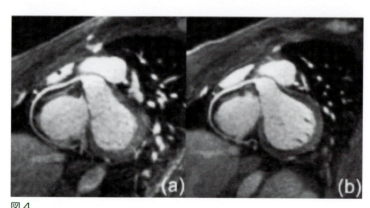

図4
心電図同期や呼吸同期を使用しないself-navigationのwhole heart coronary MRA画像（Pang J et al, ISMRM2014 ♯656より）[8]

あるところに動脈硬化が生じる」ということはすでに生理学的にはいわれているものですから、それを4D flow を使って検証したという演題です。拡張期の wall shear stress と OSI(oscillatory shear index)とが…OSI は wall shear stress の"揺らぎ"なんですが、そういうプラスになったりマイナスになったりという揺らぎが激しいところに動脈硬化が起こるということですね。頸動脈などでもそうだと思うのですが、そういう揺らぎが激しくて乱流になるところに動脈硬化が起きやすいですよね。そういう裏付けが 4D flow でとれましたよという内容です。

扇 なるほど。それから肺高血圧症に関するご演題もありましたね[10]。

竹原 はい。肺高血圧症疑いの患者さんに右心カテをやって、肺高血圧症と wall shear stress との関係を調べた発表ですね。肺高血圧症になると流れがおかしくなるということです(図5)。

扇 それからもう1つ、聖隷三方原病院からも演題をだされていますね[11]。

竹原 ええ。その演題は運動負荷をかけると、腹部大動脈が動脈硬化になりにくい…つまり程よい exercise をすると wall shear stress も OSI も anti-atherogenesis 効果があるという内容ですね。

扇 予防医学的な見地からもいい結果ですね。

竹原 はい。それから今回驚いたのは、もう8年間この 4D flow の発表をしていて、これまであまり相手にされていなかった感じがあるのですが、先ほどもお話にでました Thomas M Grist 先生の Mansfield lecture では、Wisconsin-Madison University からの PC-VIPR(phase contrast vastly undersampled isotropic projection imaging)を前面に押しだしていましたね。

扇 "PC-VIPR"は、VIPR を phase contrast 法でということですね。

竹原 ええ。PC-VIPR は non-Cartesian の 4D flow ですね。それに対してわれわれの今回の発表は Stanford University と一緒にやっている Cartesian の 4D flow なんです。その「non-Cartesian と Cartesian の両方のデータを比べました」という演題もありましたが[12]、その発表は Wisconsin-Madison University と Northwestern University との共同研究なんです。

扇 それは凄いですね。

竹原 肺動脈でその 4D flow の比較をやっているんです(図6)。

扇 両者の比較という点では、いかがなんでしょうか？

竹原 私どもも Wisconsin と共同研究で PC-VIPR も使用しています。一般的な話をしますと、non-Cartesian である PC-VIPR の場合は、撮像範囲を大きくすると辺縁部のデータが不正確になってしまうんですね。ですので、腎動脈など撮像対象が focus されている場合は PCVIPR を使っていますね。大動脈など広範囲に撮りたい場合は Cartesian でやっています。

扇 4D flow はデータの再構成に時間がかかるということはないですか？

竹原 再構成時間はかなりかかりますね。転送時間を含めてDICOM にもっていくまで1時間くらいかかります。

扇 1時間…でも昔よりは短くなったんですね。以前は一般商用機では計算が不可能なくらいかかっていたみたいですから。

竹原 ええ。昔よりは計算は短くなりました。それから別の演題で 4D flow の repeatability に関して

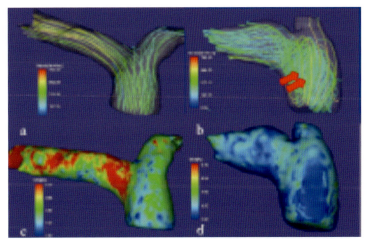

図5
上段(a, b)が streamline image、下段(c, d)が wall shear stress image で右(b, d)が肺高血圧症、左(a, c)が肺高血圧症でない症例。肺高血圧症の streamline image では、拡張した main PA trunk に helical flow が認められる(Terada M, Takehara Y et al, ISMRM2014 #3841 より)[10]。

検討した演題がありました[13]。こちらは Wisconsin-Madison University からで PC-VIPR についてだけですが。

扇 この演題は腹部で門脈などを検討しているんですね。

竹原 はい。それから 4D flow は"流れ"を扱っているということで、流体力学という観点から CFD(computational fluid dynamics)と比較したという演題もありました[14]。CFD はシミュレーションになるわけですが、その CFD といえば実測値である 4D flow とを比較したという内容です。

扇 その CFD のシミュレーションも生体に近い弾性を再現しているんでしょうか?

竹原 それはやっていないんですね。それをやるには物凄い手間暇がかかるんです。工学部の先生方には、この CFD のシミュレーションを金科玉条のようにしておられる方もいるのですが、実は CFD では生体の弾性は再現していないのが一般的です。むしろ 4D flow は実測値な訳ですから、こちらの方が真実なんだということだと思うのですが…ただ「証拠をみせろ」といわれると、CFD の結果をみせるしかないわけです。まあ、いずれにしましても 4D flow は技術的にも成熟していますし、Mansfield lecture でも取り上げられましたし、これからが楽しみだという感じです。

黒田 CFD に関しては 2490 番の演題もありまして[15]、これは CFD と 3D PC-MRI の実測データとを組み合わせて、3D PC-MRI の実測データを CFD の計算に反映させようという内容です。ただこれも近似で、壁が軟らかいという弾性を CFD の方では反映されていないんです。実は私も CSF でそういう試みをやろうとしているのですが、なかなかモデル化には至っていないんですね。ファントムを作るにも難しくて、その validation をやりようがないというのが現状で、どう validation するかということ自体が 1 つのテーマになっている状況です。

押尾 昔から MRI の宿命というか、「一番測れるのが MRI」というものが実は沢山あるんですよ。今回の学会でも「MRA が gold standard になった」というのが Plenary Session でありましたよね。実は昔から皆そう思っていたと思うんですが……だってほかにないんですから……でもそうなるまでには時間がかかるという。いまの 4D flow の話もまさにそうで、CFD よりも直接測定した方が正確なのは当たり前なんですよ。

黒田 まさにそうだと思いますね。しかし paper をだすと、「validation はどうしているんだ」ってきかれるんですよ。CFD を金科玉条のように考えている人がいるとしたらそれは少しおかしいのではないかと思います。実測しているんだから、それを信じるべきだというマインドも必要ではないかと思います。

NODDI

扇 今年の ISMRM では NODDI の演題が急に増えており、注目株でした。NODDI は neurite orientation dispersion and density imaging の略で、要は神経突起イメージングということですね。intracellular space, extra-cellular space そして CSF の 3 コンパートメント・モデルということのようですが…。

鎌形 はい。NODDI は所謂、神経突起イメージングで、神経突起(neurite)は樹状突起(dendrite)と軸索(axon)からなります。従来から神経突起の密度やばらつきは発達や加齢に相関するといわれています。また神経突起の形態は多発性硬化症(Multiple sclerosis; MS)、筋萎縮性側索硬化症(amyotrophic lateral sclerosis; ALS)やアルツハイマー病などのさまざまな病態で変化するともいわれているのですが、神経突起は 3 次元に広がっている構造ですので定量化するのが難しく、これまで神経病理学的にもあまり検討がなされてこなかった分野でもあります。

扇 なるほど。

鎌形 そこで神経突起を何とかイメージングできないかということでこの NODDI が考案されたようです(図7)。従来の拡散テンソル画像や diffusion kurtosis imaging (DKI)では fractional anisotropy (FA)や mean kurtosis といったパ

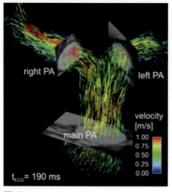

図6
肺動脈中枢側における 4D flow の particle trace 図(Francois CJ et al, ISMRM2014 #503 より)[12]

ラメータがあります。特にFAは感度も高くてさまざまな神経変性疾患ですとか、またADCは腫瘍ですとか…ある程度、感度も特異度もよくて診断に寄与できるんじゃないかといわれているのですが、一方でmean kurtosisなどの変化が実際に何をみているのかというのが実はno validationで「誰も知らない」という感じで、そこが多分、NODDIを開発した一番の動機じゃないかと思います。FAの変化がneurite densityによるのか、それともneurite orientation distributionのdispersionによるのか…せめてその2つの成分に分けようというのがこのNODDIだと思うんですね（図8）。

扇 月曜日のゲルべ・ジャパンセミナーでも鎌形先生がおっしゃっていましたが[16]（ゲルべ・ジャパンセミナーを参考文献として引用）、FA自体が非特異的な変化なのでこれを複数のパラメータに分けて考えようと…1つがVic、すなわちintra-cellularのvolume fractionでいわゆる神経突起イメージングに相当し、もう1つがOD（orientation dispersion）、そしてVisoがCSF volume fraction mapですね。

鎌形 はい。NODDIにおいて新たにみられる画像というのがNDI（neurite density imaging）とODI（orientation dispersion imaging）、そしてCSFのvolume fractionをみるためのViso、この3つですね（図9）。

扇 このNODDIを使った実際の症例をみていきたいと思いますが、先生がゲルべ・ジャパンセミナーでも紹介されていました4448番の演題、これはlow grade gliomaの症例ですね[17]。

鎌形 ええ。この4448番のFig. 1をみていただきますと、NODDIがかなりいけるという印象ですね（図10）。

扇 この演題では"clinically feasible NODDI"というタイトルで、multi-band EPIを併用しているようですが…。

鎌形 元々、最初に報告されたNODDIの原法というのがmulti-bvalueで4 pointで撮るというものでしたが[18]、それでは撮像時間が25〜30分くらいかかってしまうということでこの演題ではmulti-band EPIを併用して約5分で撮像しています。

扇 Multi-band EPIというのは同時多断面励起かつ同時多断面データ収集ということですね。それで撮像時間を短縮しようと…このNODDIという新しい撮像法に関して、堀先生はいかがですか？

堀 ええ。たとえば多発性硬化症でも白質だけでなく皮質にも病変が及んでいるということが病理的にもわかってきていて…その皮質病変を何とか評価する方法がないかという話になっているのですが、従来の拡散強調画像で皮質にFAの有意差があったといっても、2mmとか3mmのボクセルで撮ってある中に皮質とCSFが入っていて、それでFAに有意差があったといっても信頼性に乏しい訳です。ところがNODDIだと「CSFが必ずボクセルに混在していますよ」という前提で解析しますので、皮質病変の評価にいいと思うんですね。それも皆がNODDIに飛びついた理由の1つだと思います。

扇 なるほど。

堀 それからDKIがここのところ流行っていたのですが…実は今日の夕方、NODDIを開発したHui Zhang先生と話をしたのですが、Zhang先生も「DKIは何をみているかわからない」というんですね。kurtosisは病変を検出する感度は高いのですが、ただ実際にそれが何をみているかというとそれに対するモデルがないと。

扇 モデルがない…。

堀 ええ。そもそもそれに対応する病理組織的なモデルがないので、Zhang先生も「NODDIがDKIよりも優れているのは、何をみた

Neurite Orientation Dispersion and Density Imaging (NODDI)

- 近年、新たな拡散イメージング解析として**Neurite Orientation Dispersion and Density Imaging (NODDI)** が提唱され、脳内の軸索・樹状突起の密度や方向のばらつきを推定しようという試みがなされている

- NODDIは拡散の微細構造環境にintra-cellular, extra-cellular, CSFという3コンパートメントモデルを想定している。MR信号より得られる全ての正規化されたsignal Aは各コンパートメントのv: volume fractionを用いて以下の式に定義される[18]。

$$A = (1 - v_{iso})(v_{ic}A_{ic} + (1 - v_{ic})A_{ec}) + v_{iso}A_{iso}$$

$A = normalized\ signal, v = volume\ fraction$
$ic = intra\ cellular\ compartment,\ ec = extra\ cellular\ compartment,$
$iso = CSF\ compartment$

図7

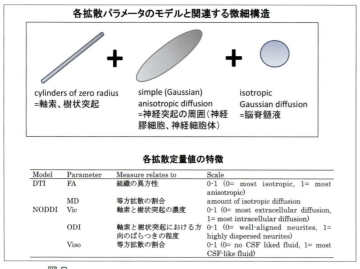

図8

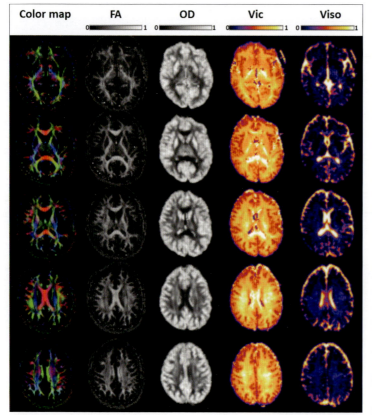

図9
向かって左よりFAのColor map、FA map、OD（orientation dispersion）、VicおよびViso。FAとODはどれくらい神経線維にバラつき（dispersion）があるかを示し、FAが高いとdispersionが下がるため、FAとODとは反比例の関係にある。Vicはintra-cellularのvolume fractionでいわゆる神経突起イメージングに相当し、一見するとFAと似たコントラストを示すが部分的にコントラストが異なる。VisoはCSFのvolume fraction map。

いのかモデルがはっきりしている点だ」といっていました。

扇 NODDIの実際の臨床的な有用性を考えた時に、現時点で応用できる疾患の可能性としてMS、ALS、アルツハイマー病などを鎌形先生がゲルベ・ジャパンセミナーで挙げていましたが[16]…。

鎌形 そうですね。今回の学会でいきますと1942番の演題[19]、これはアルツハイマーモデルのマウスを用いてpathological correlationも行っているのですが、先ほど堀先生もおっしゃっていました皮質のアミロイドβ沈着をNODDIで捉えることができるのではないかという内容ですね。いままではアルツハイマー病で皮質を評価しようとしたら、萎縮をみるしかなくって…。

扇 volumetryで評価するというVSRADの世界ですね。

鎌形 ええ。ただ萎縮が始まっているのはすでにclinicalな時期であって、アルツハイマー病の前の段階であるMCIの時期、さらにpreclinicalなstageで発症を予測しないと意味がないんです。そのpreclinicalな時期から皮質変性を定量して、診断に寄与できればいいなと思っています。

扇 アルツハイマー病を早期から捉えるのに、NODDIが有望な可能性があるということですね。

鎌形 そう期待しています。

渡邉 そのpre-clinicalな時期からアルツハイマー病が捉えられることに関してもう少し教えていただきたいのですが…。

鎌形 1942番の演題[19]においてアルツハイマーモデルのマウスを用いてpathological correlationをしますと、tauの沈着ですとか、

アミロイドβの deposit を信号変化として捉えているので…。

押尾　その"信号"というのは何が変化しているんですか？

鎌形　NODDI において、皮質病変の neurite density imaging の信号が定量値として変化しているんです。

押尾　そもそも"neurite density"というのは何をみているんですか？

黒田　NODDI は基本的にモデルフィットみたいですね。

押尾　ああ、モデルフィットなんですか。

黒田　ええ。パラメータを仮定してフィットしているんです。この Hui Zhang 先生の原著[18]によりますと、パラメータが6つあります。①intra-cellular volume fraction、②intrinsic free diffusivity、③concentration parameter of Watson distribution、④mean orientation of Watson distribution、⑤isotropic volume fraction、⑥isotropic diffusivity…この6つのパラメータを入れたモデルフィットですね。ですので、先ほどのお話の信号変化は、推定値ということになります。

押尾　ええ。そこを…どういう操作をしているものかということを聞きたかったんです。そうなると元データとして何を使っているかというのが重要ですね。元データは読みにくいかもしれないけれど、一番情報を含んでいる。それを読みやすい形に組み直したということですね。

堀　NODDI に関しては single-shell diffusion の演題もいくつかありまして、まず 2048番 は多発性硬化症の脳病変で b=1200 の 61 軸からいまの6つのパラメータを推測しているという内容ですね[20]。それから 1716番 は多発性硬化症の頸髄病変で b=711 で 30 軸、b=2855 で 60 軸とってすべてのデータからモデルフィットしたものと、b=711 の 30 軸だけのデータからモデルフィットしたものとを比較したという内容です[21]。どうしてこういうことを検討しているかといいますと、いままでの臨床のプロトコルでは、たとえば b=0 と b=1000 で 30 軸とったりするわけですが、そういうデータで NODDI ができないかということだと思うんですね。こういう NODDI のような解析法って、ISMRM に来ると毎年色んなものが提案されるわけですが、こちらもその度に自分の病院のプロトコルを変えるわけにはいかないので、そのままのプロトコルでいい解析法がないかなと思っていたんですが…そういう面も NODDI に皆が飛びついた理由の1つかもしれません。

渡邉　昔のデータを使っても NODDI ができる可能性があるということですね。

堀　ええ、その可能性はあると思います。去年 Neuroradiology 誌で問題になったのですが、ある疾患において「kurtosis が FA や ADC より感度がよかった」という報告をした時に、「その FA や ADC はどういうデータから計算したんだ」という話になったんですね。たとえば kurtosis を b=0, 1000, 2000 で撮影して、そこから直線的にフィッティングしたのかカーブでフィッティングしたのかとか、それとも b=0 と 1000 だけなのかとか…それによって診断能は変わってくるわけだから、そこをはっきりさせないといけないといった意見が Neuroradiology 誌の letter で出てきたんです。そういうこともありますので、従来のデータと比較するのに NODDI が b=0 と 1000 だけでできるとい

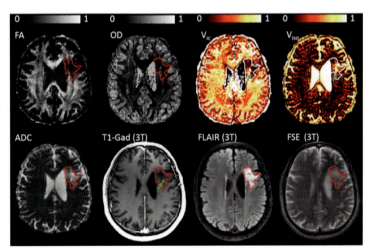

図10
low grade glioma（赤囲み線）の症例における 7T で撮像した NODDI/DTI および 3T で撮像したルーチン画像。Gd 造影 T1 強調画像（下段左から2番目）で造影増強されている部分（緑矢印）が、Vic すなわち神経突起イメージング（上段右から2番目）でも明瞭に確認しうる（Wen Q et al, ISMRM2014 ＃4448 より）[17]。

グラフ理論など

扇 鎌形先生がゲルベ・ジャパンセミナーでお話された中で、グラフ理論（graph theory）の内容も大変面白かったですね[16]。ノード（節点、頂点）と、それらのノードをつなぐエッジ（辺、枝）という概念、そしてそれを山手線などの路線図に例えて、ノードが駅、エッジが線路だとおっしゃっていました。そのグラフ理論を脳内ネットワークの解析に応用しようという凄く興味ある内容でしたが…もう少しそこら辺に関してコメントをいただけますでしょうか？

鎌形 そうですね。脳内に限らず人体のネットワークは、なるべく効率よく回るようになっていて…社会学的な言葉でいうと"small world network"というんですが…。

扇 small world network？

鎌形 はい。その原点は、アメリカの全人口から無作為に2人を選びだして、その2人を平均して6人の知人を辿ると、その2人に行き着くんだそうです。日本語でいうと「世間は狭い」ということになるんですが…グラフ理論では、ノードという点と、それらの点をつなぐエッジという線は、なるべくノードどうしが互いに近く、そしてそれを結ぶエッジが短い方が効率よくいくわけです（図11）。その概念は元々functional MRIのfunctional connectivityで先にやられていたんですが、それをDTIを使ってstructural connectivityを評価しようというものです。

扇 structural connectivity…。

鎌形 ええ。DTIの解析にそういう新しい流れがあります。実際の演題でいきますと、まず2672番がそうでこれは側頭葉てんかんへの応用なのですが[22]、抄録に示されていますグラフの上段2つがclustering coefficientとcharacteristic path lengthになります。"clustering coefficient"というのはノードがどれくらい集まっているかということで…。

扇 ノードどうしが、どれくらい"cluster"を形成しているかということですね。

鎌形 はい。それでcharacteristic path lengthというのはノードどうしをつなぐエッジの長さになります。Path Lengthが短い方が、脳内ネットワークが効率いいということになります。

扇 側頭葉てんかんではそれがどうなるんでしょうか？

鎌形 この演題によりますと、側頭葉てんかんではノードのclusterの具合が低下して、Path Lengthも長くなって脳内ネットワークの効率が悪くなります。また結びつきの強さを表す"Strength"や全体的な効率を表す"Efficiency"も低下しています（図12）。

扇 それからゲルベ・ジャパンセミナーで鎌形先生がもう1つご紹介いただいたのが、0073番の演題で、新生児の男女で、脳内ネットワークがどう違うかを検討したという内容もありましたね[23]。

鎌形 ええ。男女間で多少差があることが示されていました。

扇 今回、順天堂大学からは脳腫瘍のヒストグラム解析に関する演題もありました[24]。

堀 ええ。脳腫瘍をADCで評価するのに、ROIをバーンって置いて「平均値で有意差がありました」というのも不正確なので、ADCのヒストグラム解析を行うという内容です。そこに実は先ほどのmulti-band EPIもかかわっていて、multi-band EPIを使うと短い時間で撮像できる分、それだけ空間分解能を上げることができるので、1.5 mm^{2}くらいで撮ってヒストグラムの解析精度を上げて、腫瘍の内部性状を評価したり周囲への浸潤を評価したりできるといいなと思っています。

MR neurography

扇 今回の学会での、高原先生の

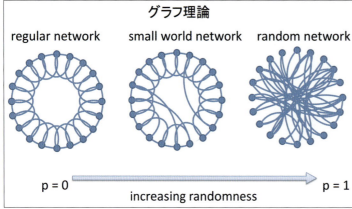

図11

ご印象はいかがですか？

高原 はい。まず MR neurography に関しては、educational course になっていたのがビックリで、そこで「diffusion-weighted MR neurography 自体はあまり役に立たないよ」という感じだったのですが、でもその後で米山さんらがやった「MSDE（motion-sensitized drivenequilibrium）で diffusion-prepared をして SSFP で高分解能の撮像をやる手法は本当に役に立つんだ」といって腕神経叢などの疾患でたくさんの症例でやっていて、それは凄く驚きました。こんなに神経が奇麗にでるんだって感じで…会場にたくさんの人もいて、盛り上がっている感じでした。

扇 その "diffusion-prepared" というのは血流信号を消すために low b でということですね。

高原 ええ。それから MSDE に関しては、今回 GE から "slice-selective MSDE" という演題がでていて[25]、たとえば肝臓の撮像をする時に black-blood と同じように少し離れたスライスに MSDE のパルスがかかった撮像をすると、そこから black-blood 化した血液がやってくるので実際のスライスには MSDE による信号の劣化がないので良いという内容でした。

Computed DWI

扇 拡散強調画像に関してほかにいかがですか？

高原 ほかには computed DWI が面白かったですね。computed DWI は個人的にも物凄くインパクトがある方法だと思っています。

扇 高原先生の施設ではルーチンに computed DWI を使っているんですね。

高原 ええ。ウチでは b＝0 と b＝1000 とから b＝1500 の画像をルーチンに作っていて、b＝1500 で十分に違った世界になるんですね。前立腺癌などに非常にいいんですよ。computed DWI はロンドンの人が考えた方法なので、今回の学会ではヨーロッパからたくさん発表があるのかなって思ったら、実際には全然少なくて、2つしか演題がでていなかったんですね。日本からは神戸大学から演題がでていて、computed DWI で前立腺癌の診断をするのに2つの b をどういう組み合わせにするといいかという内容で[26]（#3575）、「b を 0, 100, 500, 1000 でいろいろと組み合わせてみたら、b が 500 と 1000 の組み合わせから b＝2000 の画像を作るのが最もよかった」という結果でした。

扇 それは低い b よりも高い b の方が、perfusion の影響が排除できるからということですか？

高原 そういうことだと思います ね。もう1つの演題が 4057 番で[27]、computed DWI を乳癌に応用したイギリスからの発表なのですが、それが信じられないような話で、「直接撮像した b＝1150 の感度はわずかに 17.7％ だったのが、computed DWI の b＝2000 だと感度が 82.4％ になる」という驚くような結果だったんですね。

扇 俄かには信じがたい結果ですね。

高原 そうですね。

扇 こういう発表がでてくると、基礎系の先生方から「邪道だ」という声も聞こえてきそうですが…。

高原 そうなんですけど…でも臨床現場では物凄く役に立つんですよ。今回の ISMRM であまり演題がでていないとうことは、日本は論文を書くチャンスがあるんじゃないかなと思いました。

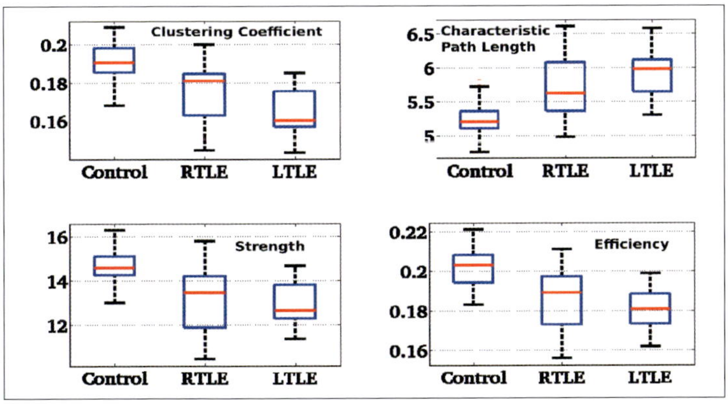

Multi-band EPI と選択励起

扇 拡散強調画像以外に関しては、高原先生のご印象はいかがで

図12
左上のグラフがノードがどれくらい集まっているかという "clustering coefficient"、右上グラフがノードどうしをつなぐエッジの長さである "characteristic path length"、左下グラフが結びつきの強さを表す "Strength"、右下グラフが全体的な効率を表す "Efficiency"。いずれも側頭葉てんかん（TLE）では Control 群に比して有意差が認められる（Lemkaddem A et al, ISMRM2014 #2672 より）[22]。

すか？

高原 ええ。まずmulti-band EPIに関しては腹部でも演題がでていて[28]、それなりに撮像時間が短くなっていたのですが、問題なのはmulti-band EPIだとTRが短くなるんですね。そうすると腹部で腫瘍のイメージングとかには使えないかなあと思いました。癌はT1が長いので、TRを短くすると信号が抑制されるんですね。撮像時間が短くなっても、癌がみえなければ駄目かなって感じました。

扇 選択励起に関してはいかがですか？

高原 そうですね。選択励起に関してはGEがFOCUS（2D spatially selective excitation）をdirect coronal DWIに使っている演題がありました[29]。direct coronal DWIって、冠状断で撮るのに折り返しがこないように位相エンコードを左右にしなければいけないのですが、そうすると左右は肩まで入れるので左右径が長くなり、位相エンコードの数も結構とらなければいけなくって、歪むんですね。ですので、高いSENSE factorを使わなければいけなくなって、そのぶん画質が悪くなっていたんです。左右方向に歪むと、脊髄がつながらなくなって嫌だったのですが、FOCUSで選択励起をすると折り返しアーチファクトを考えなくてもよいので、上下方向に位相エンコードをとることができて、そうすると1つのstationで上下方向は左右方向よりも短くとっているので位相エンコード数が少なくなって歪みが少なくなり、それに歪み方向も上下になるので、脊髄や神経がstation間でつながるようになるんですね。「これはなかなかいいかも」って思いましたね。こういうところにも選択励起が使えるんだなって。

腸管壁運動のカラーマップ

扇 それ以外のご印象はいかがですか？

高原 そうですね。クローン病のシネMRIに関する演題が面白かったですね[30]。炎症で腸管壁が厚くなっているところは壁運動が悪くなるわけですが、その壁運動をシネMRIで定量化できれば経過観察にもいいのですが、腸管壁の運動をグリッドで検出して解析できるらしくって、それをカラーマップしてくれるんです（図13）。これは臨床的に使えるなと思いました。

MR fingerprinting（MRF）

扇 渡邉先生は今回の学会のご印象はいかがですか？

渡邉 はい。まず全体的な印象ですが、しっかりと着実に進んでいる分野と、それから一方ではcompressed sensingのようにワッとでてきて未だワサワサしていてまとまりのない新しい分野があって…その両者が今回の学会では混在しているなという印象を受けています。

扇 具体的にはいかがでしょうか？

渡邉 まず"しっかりと着実に進んでいる分野"といいますのは、脂肪抑制ですとか、RFパルスの技術ですとか、あるいはスライスの多次元励起や動きの補正、そしてMRSといったところは昔から脈々と続いてきた分野だと思うのですが…一方で"新しい分野"といいますのは、先ほどのcompressed sensingや今回の学会で注目されているMR fingerprinting（MRF）ですね。

扇 MR fingerprintingは本当に今回の話題でしたね。今年の学会だけで26演題でていたみたいです。

渡邉 MRFはCase Western Reserve UniversityのDan Ma先生が最初に報告した技術で、原著となる2013年のNatureの論文[31]の前に、2012年のこの学会で発表されています[32]。

扇 なるほど。最初にこの学会で報告されたんですね。

渡邉 はい。この時の発表は、「quantitative MRIを撮りましょう」ということで、「M_0とT1と

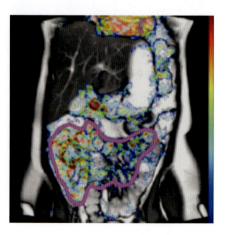

図13
小腸の壁運動を示すカラーマップ。赤色が動きが速く、青色が動きが遅い部分を表す（Menys A et al, ISMRM2014 #860より）[30]。

T2を速く測りたい」というのが大きな目的です。普通に測ると時間がかかりますので、どうやって速く測るかといいますと、TRとFAをランダムに変えていきながらまず沢山の画像を撮ります。

扇 MR fingerprintingではよく「n回撮る」といいますが、実際には何回くらい撮るんでしょうか？

渡邉 たとえば500回とか、それくらいの回数を撮ります。でも時間は十数秒で撮れるらしいです。

扇 十数秒…そんなに短い時間で撮れるんですか。

渡邉 内容としてはTRとFAをランダムに変えて撮っていくことで、その撮れた画像から結果的に1ピクセルの信号変化…時間方向の信号変化をだします(図14)。そのピクセルでどういう信号変化がでるかということを"dictionary"という膨大なデータのテンプレートと照らし合わせて、「こういう動きをしているからここのM_0とT1とT2はこうだろうと」求めるんですね。

扇 そういう意味で"fingerprinting"というんですね。「dictionaryというテンプレートと照らし合わせること」を"指紋照合"になぞらえているんですね。

渡邉 はい。MR fingerprintingでは原則はbalanced SSFPを使っているようですが、他のシーケンスでもできますし、M_0とT1値、T2値以外にもプロトン密度など色々なものが計測できます。

押尾 perfusionみたいに時間的に変化するものは駄目ですが、時間で変化しないものなら計測できますね。

渡邉 そうですね。いろいろなものが測定できそうですが、その他の例として、B_1とT1の分布を高速に求めようという演題もありました。後で述べますように、B_1 shimmingのためにB_1分布を測定する必要がありますが、これに応用しようということだと思います。

扇 MR fingerprintingに関しては、本当に今年はいろいろな演題がでていましたね。

渡邉 はい。いくつか紹介しますと、まず26番…これは開発者であるDan Ma先生ご自身からの発表ですが[33]、押尾先生が昔この学会で勾配コイルの音を使って音楽を作るという……。

扇 "Sounds and Visions"ですね。

渡邉 ええ。この演題ではMR fingerprintingでのTRとFAを変えることで音楽を奏でようというものです。

扇 MR fingerprintingは検査時の音がうるさいようですので、その検査音を被験者にとってよりcomfortableにしようという試みですね。そのTRやFAを音楽のように意図的に変えても"ランダム性"は保たれるのでしょうか？

渡邉 ええ。そうなんだと思います。

押尾 いま"ランダム"というのが問題になっているのですが、本当にランダムなものはないので…実はMR fingerprintingのreconstructionは何をやっているかと

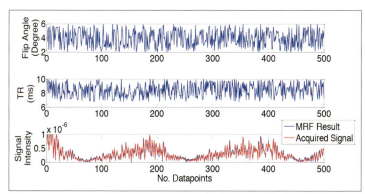

図14
MR fingerprintingでは、上2段のようにFAとTRをランダムに変化させて撮像し、その画像から下段のように時間方向の信号変化をだす(Ma D et al, ISMRM2012 #288より)[32]。

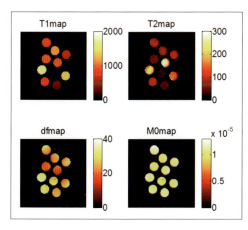

図15
MR fingerprintingのファントム実験で得られたT1 map, T2 map, M_0 map およびoff-resonance map (Ma D et al, ISMRM2012 #288より)[32]。

いうと、相関をとっているんですね。その相関がゼロになって欲しいんですよ、ランダムというよりは。ですので、音楽であっても自己相関がノイズになって乗ってくるだけですね。そこら辺の"TRやFAの入力の最適化"というのが、いまちょうど問題になっているところです。

渡邉 そのMR fingerprintingの入力の最適化については27番の演題[34]ですとか、あとはポスターでは1469番[35]などで発表されていました。

押尾 その1469番の演題[35]は、実際のposterではdictionaryがどういうものかがわかりやすかったですね、抄録のPDFには載っていないですが。いろんなパラメータに対応する線が縦にずらっと並んでいて、それぞれに信号の変化が記録されているのですが…要するに"一致"を検索するではなくって、"相関"なんですよ。相関をとるだけなので、画像を完全に撮る必要がなくって、それで高速撮像をしている…そのままだと画になっていないのですが、相関をとると結果としてでてくるものが画になっているんです。

渡邉 あと、MR fingerprintingは「1ピクセル単位でM_0やT1、T2を求める」というのが先ほどまでの話だったのですが、開発者であるDan Ma先生のCase Western Reserve Universityからの演題で、ピクセル内のtissueの分布を検討したという発表もありました[36]。それ以外にもMR fingerprintingを腹部に応用した演題[37]ですとか、シーケンスとしてbalanced SSFPでなくFISPを使ったという演題[38]やASLでやったという演題[39]、あるいはMR fingerprintingでADCを算出しようという演題[40]もありました。

扇 いろんな検討がなされているんですね。

渡邉 ええ。登場したばかりの分野で…先ほどいった"未だワサワサしている軟らかい分野"ですので、「やりやすそうなところから片っ端にやっていこう」という感じなんだと思います。そういう感じでいま発表がどんどんでているのですが…きっと何年かしたら「本当に使えるかどうか」がわかっていくんだろうなと思っています。

技術系の最近の潮流

扇 MR fingerprinting以外に関して、今回の学会での技術系の潮流はいかがですか？

渡邉 ええ。今回の学会は、私は土曜日のeducational courseからでているのですが、"MR Physics for Physicists"というcourseがあって、そこでどういうことをやっているかといいますと、午前中は量子力学や緩和の話から始まって…ここら辺は安定した内容で落ち着いて聞けるんですが、午後は静磁場B_0や高周波磁場B_1の話になって…ここら辺になると少し"ワサワサした軟らかい領域"なんですね。

扇 B_0やB_1はワサワサしていますか？

渡邉 B_0はそうでもないんですが、B_1はワサワサしていますね。どういうことかといいますと、たとえば送受信兼用コイルを遣っている場合、つまり送信と受信とで同じコイルを使っている場合でも、「送信のB_1と受信のB_1とは分布が異なる」ということがわかってきています。送信のB_1が"B_1プラス"、受信のB_1が"B_1マイナス"ってそれぞれ呼ばれているのですが、これまで1.5T装置くらいまでは「送信と受信とは同じ分布だ」と考えていたのですが、それは送信と受信の分布の違いが無視できるくらい小さかったからです。生体内では誘電率の影響で高周波磁場の波長が短縮しますが、静磁場強度が高くなると、高周波磁場の波長と測定対象が同等になります。3Tの腹部ですとか、7Tの頭部がこの場合に相当しますが、この状況では、同じコイルで送受信を行っていても送信と受信の分布の違いが問題になってきます。その時に「S/Nがどう変わるか」ということが検討されていました。

扇 なるほど。

渡邉 それから3Tの腹部や7Tでは誘電率による波長短縮の影響でB_1が不均一になるということが問題になっていますが、それを解消する方法がマルチトランスミットですね。マルチトランスミットはご存知のごとく「マルチコイルを使って各々のコイルの位相と強度を変化させて、B_1プラス（送信）を均一にコントロールしよう」というものです。その話は7Tを扱う上で大切でこの学会でもここ何年か演題としていろいろとでていたのですが、今年はそれに関する演題が少なかったですね。

扇 それは「もう決着がついた」ということですか？

渡邉 いいえ。決着がついたというよりは、少しわからなくなってきているのかなあという印象をもっています。そういうB_1-shimming の演題で私が気が付いたのは 1453 番くらいでした[41]。それからもう 1 つ、7T は浅い FA は印加できるのですが、深い FA は B_1 の不均一や SAR の問題でなかなか難しいのですが、7T を深い FA に応用しようとした演題もでていました[42]。それから深い FA が難しいという意味で 7T でのスピンエコーは難しいのですが、これが撮れるという演題もありました[43]。

扇 B_1 に関する演題はそんなところですか。

渡邉 はい。B_1 以外で目についたのは、固体の NMR の応用に関する演題で[44]、基礎的な話になってしまうのですが、「magic angle spinning で信号が変わってくる」というのは関節領域においてよくいわれていますが、固体の NMR において双極子-双極子作用を打ち消すことによって、T2 を延ばしてあげてスペクトルを奇麗にしてあげようという方法があります。それが magic angle spinning なんですが、もちろん in vivo で spinning ができるわけではないので、それを打ち消す方法として "Doubly Tilted Rotating Frame (DTRF)" という方法を使った発表です[44]。その方法を使うことで「$T2^*$ が 2 msec だったのを 23 msec まで延ばすことができた」と記載されていて、これがどういうことに応用可能かといいますと、たとえばミエリンなどの水や脂質は非常に T2 が短いと思うので、そこら辺のものがこの方法を使うことで T2 を延ばしてあげてイメージングできれば観測域に引っかかっていいのではないかと思いました。

扇 それ以外にはいかがですか？

渡邉 ええ。あとは 340 番の演題で[45]、これは脳の gray matter, white matter, CSF の分画に関する発表で、普通はこの 3 者の分画には "SPM" という方法を使うのですが、この演題では「T1 分布の profile をとってヒストグラムで分画する」という方法です。先ほどいった SPM の方法だとテンプレートを使うので疾患の応用には難しいのかなと思っていたのですが、この T1 のヒストグラムを使う方法だと疾患の応用にいいのかなと思いました。

Diffusion の現況と将来

扇 今回の学会のご印象ですが、押尾先生はいかがでしょうか？

押尾 ええ、今回は diffusion に絞ってお話しますが、まず自分の演題が 2612 番で[46]、去年の日本の磁気共鳴医学会でも同じような発表をしたのですが、まずこの演題で対象として一番考えているのは腫瘍です。どうして腫瘍の diffusion かというと、たとえば脳の diffusion などは既に相当分かってきていて、理論で全部片付いているわけです。ところが腫瘍の diffusion だけが未だに訳が分からないといわれているのですが、それは 1 つにはボクセル内に色んなものが混じっているからで、そうするとモデルを使って理論的に何かをするということがやりにくいんです。この 2612 番の発表[46]では最初からボクセル内に色んなものが混じっていることを考えに入れて、連続的に ADC が分布していると仮定しています。それは特に新しいことではなくっていろんな人が提案しているのですが、今回は現実的に使える分布がないかということで、いろいろと試したらガンマ分布が一番実態に近そうだと…ガンマ分布って実は放射線科としては馴染み深いもので、静脈から造影剤をボーラスで入れて体の中をまわってでてくるというあの形がガンマ分布ですね(図 16)。その形の分布をしていると仮定すると、モデル上でそのままそれに対応する減衰の形というのが計算できます(図 17)。今回やったのはその減衰の形でいままでの方法と同じようにカーブフィッティングをして…そうするとガンマ分布のパラメータがフィッティングの結果としてでてきて、その最終結果として分布が得られます。今回の poster では ADC が 1 より小さいところの面積と、3 より大きいところの面積の 2 つを測っています。ADC が 1 より小さいところはターゲットになる腫瘍の小さい細胞成分に相当し、3 より大きいところは diffusion というよりは perfusion だろうと…もっと情報を取りたいという考えもあるのですが、これまでの経験から普通に b を変えてとっている範囲ではこれくらいしかとれないだろうと思います。一応それを前立腺で試してみて、割に奇麗な結果がでています。IVIM なんかでいわれていたような形が奇麗にでてくるということです。そもそも IVIM の問題点は 2 つの成分に分けているところに無理があって、それで上手く合わないのもあって…それを細胞と perfusion と言い切るにはあまりに粗いモデルであろうと思います。今回の演題も目的は同じなのですが、その分布をいきなり求めて…一旦分布が求められてしまえ

ば、小さいところが細胞だというにはそれほど無理はないだとうと。それが今回の自分の発表です。
扇 なるほど。
押尾 それから佐久間先生に前回この座談会に出席いただいたのはマイアミだったと思うんですが[47]、実はその時にも diffusion の話がでて「"T2 shine-through" といっても、一体何をみているのかT2とADCだけでも訳が分からない。だったら scatter plot すればいいだろうと。多分来年あたりにそういう演題がでるんじゃないか」という話をしたんですが、そのあとそういうことをやる人がずっといなくって、あれから10年近く経って今年やっとそういう演題がでているんです。
扇 何番の演題でしょうか？
押尾 1076番なんですが[48]、この演題もそうで何故かみんな前立腺癌でやるのですが、前立腺だけでやってもあまり面白くないんですよ。前立腺癌と他の癌とを並べたら違った形がでてきて面白いと思うのですが…要するに前立腺癌はT2が短くでADCが低いですよね。普通の癌はT2が長くてADCが低いので、両者を並べれば違った形がでてくると。そういう話がscatter plot すると簡単にみえるというのと、それからこの発表でいっているのは悪性度が高いとADCが低い側に scatter plot が飛び出すという（図18）…当たり前といえば当たり前なのですが、要はそういう形に持ち込めるということです。この発表は前立腺癌なのであまり面白くないのですが、もう少し訳が分からないような腫瘍でやれば、本来ならわかりにくかった情報がとれるのではないかということです。ついでにもう少しコメントしますと、この scatter plot は下がADCの軸なんですが、これを projection というか下に足してしまえば、ヒストグラムになりますね。「裾がのびている」といったヒストグラムの形になる訳です。そういう形にこれからなっていきそうな気がしますので、自分でもやってみようと思います。
扇 面白い話ですね。
押尾 ええ。それに実はもう一段階あって、scatter plot 上にカーソルを置くと、画像上でその分布を示してくれるという…これは道具としては面白いと思いますね（図19）。
佐久間 scatter plot 上にカーソルを置くと、画像上でその分布を示してくれる…interactive でいいですね。実は心臓の MRI 読影が遅延造影から MOLLI などに変わったら、そういうソフトが必要だということをいま実感しています。横軸が T1 で縦軸が ECV（extra-cellular volume fraction）といった application が要りますね。
押尾 ええ。これはそういう感じに一般化できるんですよ。それから話題は変わるのですが、先ほどの computed DWI の話は動機としては理解できるのですが、やはりあれで落ち着くとまずいと思うんですね。やっぱり何をみている

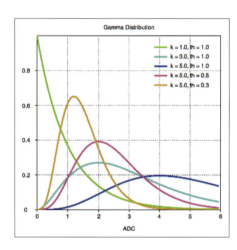

図16
さまざまな形状母数(k)および尺度母数(th)におけるADCのガンマ分布(Oshio K et al, ISMRM2014 #2612より)[46]。

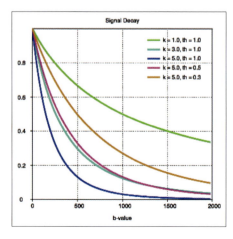

図17
さまざまな形状母数(k)および尺度母数(th)におけるb-valueと信号減衰(Oshio K et al, ISMRM2014 #2612より)[46]。

かわからないところに戻るわけで…「ADCだと凄くみにくい」というのは確かなので、ADCに替わるもう少し純粋な情報が、わかりやすいコントラストで得られるパラメータが欲しいんですね。
高原 そうですね。
押尾 そういうものを考えていくのが本来の方向だと思うわけですよ。そういう方向性でないと、先ほども話にでた「途中でプロトコルがひっくり返る」ということが起きますね。「もっとこっちの方がいい」といったら、またひっくり返りますから…やはり最初から目指す方向を決めてそっちに行かないと。
扇 そうですね。
押尾 特にdiffusionはその傾向が強いですから、わからないといわれた期間が長すぎて、わからないもので固定しかけていたので…それがやっと最近になって相当わかってきたので、もう少しそちらの方向にいまやらないといけないなと思っています。

扇 大変貴重なご意見を有難うございます。今回も多岐にわたっていろいろと興味深い貴重なお話しを伺うことができて、本当に良かったと思います。本日は先生方、お忙しいなか誠に有難うございました。

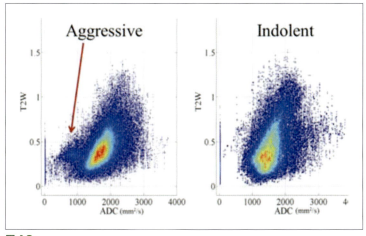

図18
前立腺癌の悪性度の高い症例(左:Aggressive)と高くない症例(右:Indolent)におけるscatter plotで、縦軸がT2強調画像の信号強度、横軸がADC。悪性度の高い症例では、ADCが低い側にscatter plotが飛び出している(矢印)(Ozcan A et al, ISMRM2014 # 1076より)[48]。

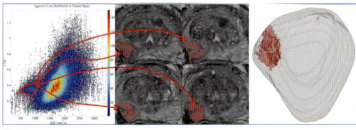

図19
前立腺癌の症例において、左がscatter plot(縦軸がT2強調画像の信号強度、横軸がADC)、中央がT2強調横断像、右が前立腺全体の●3D画像。scatter plot上の位置が画像に反映されている(Ozcan A et al, ISMRM2014 # 1076より)[48]。

参考文献

1) Takahashi A et al : Multi planar reconstruction technique for MR-endoscope system based on scope tip tracking with gradient field sensor. Proceedings of ISMRM 22th Scientific Meeting and Exhibition : 2324, 2014

2) Matsumoto T et al : Analysis of three-dimensional liver deformation under free breathing based on branching structure of potral vein for MR-guided focused ultrasound surgery. Proceedings of ISMRM 22th Scientific Meeting and Exhibition : 2341, 2014

3) Kokuryo D et al : Evaluation of a Vessel-Tracking-based Technique for Dynamic Targeting in Human Liver. Magn Reson Med 67(1) : 156-163, 2012

4) Wei H et al : In vivo diffusion tensor imaging of the human heart with free-breathing in healthy volunteers. Proceedings of ISMRM 21th Scientific Meeting and Exhibition : 575, 2013

5) Mekkaoui C et al : Diffusion MRI tractography of the developing human fetal heart. Proceedings of ISMRM 21th Scientific Meeting and Exhibition : 481, 2013

6) Nguyen C et al : In vivo 3D high resolution cardiac diffusion weighted MRI using motion compensated diffusion-prepared balanced steady-state free precession approach : Preliminary application in hypertrophic cardiomyopathy patients. Proceedings of ISMRM 22th Scientific Meeting and Exhibition : 2427, 2014

7) Sharif B et al : Artifact-free non-ECG-gated first-pass myocardial perfusion MRI : Continuous acquisition for all-systolic imaging. Proceedings of ISMRM 22th Scientific Meeting and Exhibition : 879, 2014

8) Pang J et al : High-resolution whole-heart contrast-enhanced coronary MRA in 5 minutes with self-navigation and 100% gating efficiency. Proceedings of ISMRM 22th Scientific Meeting and Exhibition : 656, 2014

9) Sugiyama M, Takehara Y et al : Hemodynamic abnormalities reflected by low diastolic wall shear stress and high OSI as potential determinants of lower abdominal aortic atherosclerosis. Proceedings of ISMRM 22th Scientific Meeting and Exhibition : 2540, 2014

10) Terada M, Takehara Y et al : Potential hemodynamic biomarkers of pulmonary arterial hypertension measured with an aid of three-dimensional cine phase contrast MR imaging. Proceedings of ISMRM 22th Scientific Meeting and Exhibition : 3841, 2014

11) Takahashi M, Takehara Y et al : Athero-preventive hemodynamic changes of the abdominal aorta after mild leg stretch & bend exercise assessed with 3D cine phase contrast MRI. Proceedings of ISMRM 22th Scientific Meeting and Exhibition : 3859, 2014

12) Francois CJ et al : 4D flow assessment of pulmonary artery flow and wall shear stress in adult pulmonary hypertension : Results from two institutions. Proceedings of ISMRM 22th Scientific Meeting and Exhibition : 503, 2014

13) Alzate AR et al : Repeatability of 4D flow MRI quantification of venous and arterial flow in the abdomen. Proceedings of ISMRM 22th Scientific Meeting and Exhibition : 242, 2014

14) Alzate AR et al : Comprehensive analysis of total cavo-pulmonary connection hemodynamics with in vivo and in vitro 4D flow MRI and computational fluid dynamics. Proceedings of ISMRM 22th Scientific Meeting and Exhibition : 3840, 2014

15) Rispoli VC et al : Computational fluid dynamics simulations guided by 3D PC-MRI data. Proceedings of ISMRM 22th Scientific Meeting and Exhibition : 2490, 2014

16) 鎌形康司：中枢神経の今年の見どころ．Japanese Meeting in ISMRM2014，ミラノ，2014.5.12

17) Wen Q et al : Clinically Feasible NODDI Characterization of Brain Tumor in 5.5 minutes Using Multi-band EPI at 7T. Proceedings of ISMRM 22th Scientific Meeting and Exhibition : 4448, 2014

18) Zhang H et al : NODDI : Practical in vivo neurite orientation dispersion and density imaging of the human brain. NeuroImage 61 : 1000-1016, 2012

19) Colgan et al : Neurite orientation dispersion and density imaging(NODDI)to investigate tau pathology in a TG4510 mouse model of Alzheimer's disease. Proceedings of ISMRM 22th Scientific Meeting and Exhibition : 1942, 2014

20) Magnollay L et al : An investigation of brain neurite density and dispersion in multiple sclerosis using single shell diffusion imaging. Proceedings of ISMRM 22th Scientific Meeting and Exhibition : 2048, 2014

21) Grussu F et al : Single-shell diffusion MRI NODDI with in vivo cervical cord data. Proceedings of ISMRM 22th Scientific Meeting and Exhibition : 1716, 2014

22) Lemkaddem A et al : Structural graph analysis of left and right temporal lobe epilepsy using diffusion spectrum imaging. Proceedings of ISMRM 22th Scientific Meeting and Exhibition : 2672, 2014

23) Schmithorst VJ et al : Sex differences in structural and functional network topology are present at birth : A multi-modal graph theory study. Proceedings of ISMRM 22th Scientific Meeting and Exhibition : 73, 2014

24) Nishikori A, Hori M et al：Histogram analysis of diffusion metrics in evaluation of brain tumors：Clinical applications. Proceedings of ISMRM 22th Scientific Meeting and Exhibition：4099, 2014

25) Fung MM et al：Pulsatility artifact suppression using slice-selective motion-sensitized driven-equilibrium(MSDE)：A feasibility study. Proceedings of ISMRM 22th Scientific Meeting and Exhibition：2172, 2014

26) Ueno Y et al：Computed diffusion-weighted MR imaging for prostate cancer detection：Optimization of b-value combinations for generating high b-value images. Proceedings of ISMRM 22th Scientific Meeting and Exhibition：3575, 2014

27) O'Flynn EAM et al：Evaluating the diagnostic performance of computed diffusion-weighted MR imaging in the detection of breast cancer. Proceedings of ISMRM 22th Scientific Meeting and Exhibition：4057, 2014

28) Martirosian P et al：Multiband-accelerated diffusion-weighted MR imaging of the abdominal organs：Initial experiences. Proceedings of ISMRM 22th Scientific Meeting and Exhibition：2269, 2014

29) Fung MM et al：Coronal whole body diffusion imaging with 2D spatially selective excitation(FOCUS). Proceedings of ISMRM 22th Scientific Meeting and Exhibition：2238, 2014

30) Menys A et al：Changes in global small bowel motility in response to inflammation in Crohn's disease. Proceedings of ISMRM 22th Scientific Meeting and Exhibition：860, 2014

31) Ma D et al：Magnetic resonance fingerprinting. Nature 495：187-192, 2013

32) Ma D et al：MR fingerprinting(MRF)：A novel quantitative approach to MRI. Proceedings of ISMRM 22th Scientific Meeting and Exhibition：288, 2012

33) Ma D et al：Using Gradient Waveforms Derived from Music in MR Fingerprinting(MRF)to Increase Patient Comfort in MRI. Proceedings of ISMRM 22th Scientific Meeting and Exhibition：26, 2014

34) Cohen O et al：Magnetic resonance fingerprinting trajectory optimization. Proceedings of ISMRM 22th Scientific Meeting and Exhibition：27, 2014

35) Wong ML et al：Optimization of flip angle and TR schedules for MR fingerprinting. Proceedings of ISMRM 22th Scientific Meeting and Exhibition：1469, 2014

36) Deshmane AV et al：Validation of Tissue Characterization in Mixed Voxels Using MR Fingerprinting. Proceedings of ISMRM 22th Scientific Meeting and Exhibition：94, 2014

37) Chen Y et al：Magnetic resonance fingerprinting (MRF)for rapid quantitative abdominal imaging. Proceedings of ISMRM 22th Scientific Meeting and Exhibition：561, 2014

38) Jiang Y et al：MR fingerprinting using FISP. Proceedings of ISMRM 22th Scientific Meeting and Exhibition：4290, 2014

39) Wright KL et al：Theoretical framework for MR fingerprinting with ASL：Simultaneous quantification of CBF, Transit Time, and T1. Proceedings of ISMRM 22th Scientific Meeting and Exhibition：417, 2014

40) Jiang et al：Simultaneous T1, T2, diffusion and proton density quantification with MR fingerprinting. Proceedings of ISMRM 22th Scientific Meeting and Exhibition：28, 2014

41) Boulant N et al：On variant strategies to solve the Magnitude Least Squares optimization problem in parallel transmission RF pulse design and under strict SAR and power constraints. Proceedings of ISMRM 22th Scientific Meeting and Exhibition：1453, 2014

42) Yetisir F et al：Local and global SAR constrained large tip angle 3D kt points parallel transmit pulse design at 7T. Proceedings of ISMRM 22th Scientific Meeting and Exhibition：1454, 2014

43) Trampel R et al：The gray-white contrast in spin-echo imaging at 7T. Proceedings of ISMRM 22th Scientific Meeting and Exhibition：1490, 2014

44) Grenier et al：NMR signal acquisition in the Doubly Tilted Rotating Frame. Proceedings of ISMRM 22th Scientific Meeting and Exhibition：1527, 2014

45) Ahlgren A et al：Automatic brain segmentation using fractional signal modelling of a multiple flip-angle spoiled gradient-recalled echo acquisition. Proceedings of ISMRM 22th Scientific Meeting and Exhibition：340, 2014

46) Oshio K et al：Interpretation of diffusion MRI data using a gamma distribution model. Proceedings of ISMRM 22th Scientific Meeting and Exhibition：2612, 2014

47) 押尾晃一、佐久間 肇、竹原康雄、高原太郎、新本 弘、扇 和之：〔座談会〕エキスパートが語るMRIのTrendとFuture Direction～ISMRM2005の印象を含めて～．映像情報 Medical(臨増)37(14)：28-42, 2005

48) Özcan A et al：Aggressiveness biomarker for prostate cancer in ADC-T2W MR feature space. Proceedings of ISMRM 22th Scientific Meeting and Exhibition：1076, 2014

論文作成における統計エッセンス
～データの種類と統計手法～

● データの種類

研究でデータを扱う際には、そのデータの種類が重要である。何故ならばデータの種類によって使用する統計手法が異なるからである。データの種類は以下の4つに大別される[1、2]。

①連続データ(continuous data)

連続的な値をもつデータであり、一般的にいえば身長や体重、画像診断の分野でいえばCT値やADC値が連続データである。また統計学の分野においては「データ(data)」、「変数(variable)」、「尺度(scale)」は基本的に同義の用語であり、連続データは別名、連続変数(continuous variable)、連続尺度(continuous scale)、間隔尺度(interval scale)などとも呼ばれる。

②二値データ(binary data あるいは two-state data)

データが「1か0」に二値化されたものである。「yes(1), no(0)」、「腱の断裂あり(1), なし(0)」、「病理組織の結果が悪性(1), 良性(0)」、「拡散強調画像での判定が悪性(1), 良性(0)」といった具合である。別名、二値変数(binary variable)、二値尺度(binary scale)とも呼ばれる。

③順序データ(ordinal data)

3種類以上のデータ(2種類であれば二値データ)が、互いに順列を有するデータである。たとえば胃癌の病期のstage Ⅰ, Ⅱ, Ⅲ, Ⅳや画像診断スコアのexcellent(4), good(3), fair(2), poor(1)などがそれに相当する。別名、順序変数(ordinal variable)、順位尺度(rank scale)などとも呼ばれる。

④名義データ(nominal data)

3種類以上のデータ(2種類であれば二値データ)が、互いに順列を有さないデータである。たとえば一般的には血液型や背番号、画像診断の分野でいえばMRI装置のメーカみたいなものがそれに相当する。別名、名義変数(nominal variable)、名義尺度(nominal scale)とも呼ばれる。

たとえば「拡散強調画像で悪性腫瘍の有無を判定し、病理組織の結果と対比する」というstudyを想定する。このstudyでは説明変数(独立変数)が「拡散強調画像での判定が悪性か否か」という二値データとなり、結果変数(従属変数)も「病理組織の結果が悪性であったか否か」という二値データとなる。ところが似たような内容でもstudy designが「拡散強調画像の撮像で得られたADC値と、ある悪性腫瘍の病期(stage Ⅰ～Ⅳ)との相関を調べた」であれば、説明変数はADCという絶対値、すなわち連続データとなり、結果変数はstage Ⅰ～Ⅳという順序データとなる。さらに「5種類のメーカのMRI装置で同様のパルスシーケンスを走らせて、撮像時の検査音(dB)を計測した」というstudyであれば、説明変数はMRI装置のメーカという名義データになり、結果変数は検査音の実測値(dB)という連続データになる。

統計エッセンス

表1 データの種類と使用する有意差検定の例

		結果変数のデータの種類			
		二値	順序	名義	連続
説明変数のデータの種類	二値	カイ二乗検定	カイ二乗検定	カイ二乗検定	t検定
	順序	カイ二乗検定	カイ二乗検定	カイ二乗検定	分散分析
	名義	カイ二乗検定	カイ二乗検定	カイ二乗検定	分散分析
	連続	ロジスティック回帰	ロジスティック回帰	ロジスティック回帰	回帰分析
	複数	ロジスティック回帰	ロジスティック回帰	ロジスティック回帰	重回帰分析

※文献1)より改変して引用

● データの種類と使用する統計手法

説明変数(独立変数)がどういう種類のデータで、結果変数(従属変数)がどういう種類のデータかという組み合わせによって、使用する統計手法は異なってくる[1,2]。有意差検定を例にとれば表1のようになる[1]。研究は1つの論文の中で「一度に二兎は追わない」というのが原則なので、説明変数には複数というケースが存在するが(たとえば「ADC値とT2値から腫瘍の良悪性を推定する」など)、結果変数が複数ということは原則として存在しない。

参考文献

1) 西内　啓：世界一やさしくわかる医療統計．秀和システム，2011

2) 奥田千恵子(訳)：たったこれだけ！統計学．金芳堂，2009

文責：扇　和之(日本赤十字社医療センター 放射線診断科)

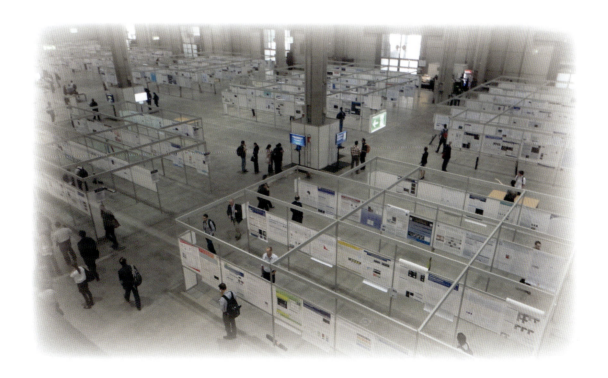

特別座談会

エキスパートが語る さまざまなMRI最先端トピックス
~big data、parametric mapping、microstructure、そしてMUSE~

今年はトロントでのISMRM開催となりましたが、学会に参加され、発表された各先生方にご印象を伺いながらMRIのさまざまな話題に関して話しを進めていければと思っております。(扇)

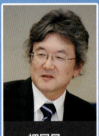
押尾晃一
慶應義塾大学
医学部放射線診断科

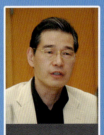
黒田 輝
東海大学情報理工学部
情報科学科

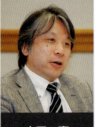
山田 惠
京都府立医科大学
放射線科

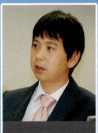
本杉宇太郎
山梨大学医学部
放射線科

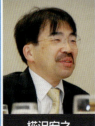
椛沢宏之
GEヘルスケア・
ジャパン株式会社
研究開発部

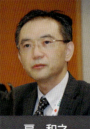
扇 和之
日本赤十字社
医療センター
放射線診断科

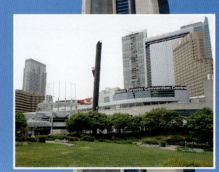

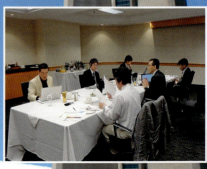

※記載の座談会出席者所属名は2015年5月のISMRM 2015(カナダ・トロント)開催当時。

エキスパートが語るさまざまなMRI最先端トピックス　特別座談会

ISMRM 2015（トロント）にて開催。この頃マスコミなどで話題となっていた"big data"とMRIとの関わりについてディスカッションがなされ、また最近関心が高まっている implanted device の現状、MR elastography、高速イメージングが論じられている。さらに MR fingerprinting を含めた parametric mapping への方向性が語られ、microstructure の評価として"VERDICT"、"texture analysis"や"CLARITY と呼ばれる脳の透明化技術（clearing technique）"などが議論されている。最後に LORAKS や MUSE といった期待の技術が興味深く語られている。

Big Data

黒田　今年の初日の Plenary Session は "big data" というテーマでした[1]。big data という言葉は最近マスメディアにはよく登場しますが、イメージデータも基本的には大容量データになりがちなのですが、それを世間でいっている big data という言葉とちゃんとリンクさせて、どういうものか整理しておこうというのが今回の Plenary Session の趣旨であったと思います。基本的には big data といった時には、ただおびただしい数のデータというわけではなくて、互いに関連性のあるデータセットのことを指していると。たとえば今回の Plenary Session で話がでたのは connectome（コネクトーム）のためのデータですね。

扇　connectome って、神経系のさまざまな要素の接続状態を表した詳細な神経回路図みたいなものですね。

黒田　ええ。tractography での神経線維の接続や、可能であれば functional MRI などによる cortex での機能、それらがどういうふうに互いに接続しているかというのを、ことごとく遍くデータとしてみようという考えなんですね。そうすると元のデータセットが EPI で diffusion tensor で、それを元に tractography を計算して、しかもそれを connection とともにデータにしていくとペタバイト（petabyte：PB）程度の膨大なデータになっていくんですね。

扇　テラバイト（terabyte：TB）の1,000倍がペタバイトということですね。

黒田　はい。そういうことを指して "big data" といっているのだという、そんな話がでていました。そうすると世間で big data、big data といっていますけれども、それがわれわれにとってどれだけ身近なものかが感覚的にわかってくるのですが、まだ通常の radiology で検査している範囲のデータ量はどうも "big data" とはいわないらしいんですね。

椛沢　グーグルで扱っているデータサイズはこれくらいで、MRIで扱っているデータサイズがこれくらいだから、普通の MRI 画像のデータは "big data" でなく "large data" としかいわないんだって、その Plenary Session ではいっていました。

扇　"large data" だと普通にいう "大容量データ" という感じで、"big data" はより膨大な容量ということですね。

黒田　感覚的にはテラバイトくらいが "large data" で、ペタバイトくらいが "big data" という感じですかね。

扇　初日の Plenary Session からそういう情報科学的なテーマを取り上げるというのは、なかなか斬新ですね。

黒田　そうですね。これは実は去年のAMPCのプログラム委員会で、取り扱うかどうかを議論していたのですが、全会一致で入れようと決まりました。やはり世間でグーグルなどが扱っていることが、われわれの扱っている MRI データとどういう位置関係にあるのかということを知りたいという願望があったみたいです。

山田　それはアルツハイマー病のADNI（Alzheimer's Disease Neuroimaging Initiative）を意識したような、大きなデータという意味ですか？

黒田　そうです。ADNIも話題にあがっていました。

扇　読者向けに ADNI について説明をお願いいたします。

山田　はい。ADNI は Alzheimer's DIsease Neuroimaging Initiative の略ですが、簡単にいいますと多くの人から検査データや画像データを集めてそれを開示できるような状態で蓄積して、それに対して研究者が皆でアクセスして解析しましょうというものです。

本杉　データをオープンにするということですね。

山田　そうです。いままでだと自分の施設だけでデータを解析していた訳ですが、それをオープンに

して共有することで研究の促進に繋がります。これまでの研究は個別の施設間の競争で成り立っていたのですが、データを共有して広く人類のため使おうという大きなパラダイムシフトですね。

黒田 ええ。その Plenary Session では、仮に約33,000施設の ADNI データがあるとすると、それがペタバイトのオーダーになるんだという話でした。

Implanted Device の現状

黒田 学会2日目の Plenary Session は "MR Imaging of Patients with Implanted Devices" というテーマで[2]、これはまさに MR 対応ペースメーカの出現によって重要性がにわかに上がっている領域です。device を埋め込んだ患者さんをどう扱うかということでこれも AMPC の皆が是非にということで決まったテーマです。

扇 implanted device への関心が高まっているんですね。

黒田 はい。歴史的にはまず passive な、すなわち電源を持っていない implant に対して MRI の検査が安全かどうかということが専らの議論だったんですが、そのことをきちんと整理するために ASTM（American Society for Testing and Materials）という規格ができ、それである程度カバーしていたんです。ところが最近は active な、すなわち電源をもった implant が増え、これまでは禁忌とされてこういった implant も MRI でスキャンしたいということで、新しい規格を作らないといけないとなりました。そこで ISO（International Standard Organization）と IEC（International Electrotechnical Commission）が共同して、能動的な implant に対する規格を作ったんですね。それもまだどんどん revise されていくべき incomplete な内容なのですが、それがある程度、いまは機能しているということです。

扇 ペースメーカ以外にも神経刺激装置ですとか、MR 対応のものがでてきていますね。

黒田 そうなんです。deep brain stimulator はメドトロニック社が開発したものが薬機法で承認されました。また心臓だけではなく、中枢神経の device や末梢神経の刺激装置などもでてきて…要するに電源（device 本体）と線（リード）と、それが組織に繋がっているという構成のものが増えてきたんですね。

扇 安全性もですが、それらの画像アーチファクトという面ではいかがでしょうか？

黒田 ペースメーカのリード線周辺の心筋や、あるいは胸壁の device 本体がアーチファクトを引くことはあります。ただし心臓ペースメーカを入れている方が、たとえば脳の MR 画像を撮りたいという場合には問題ないということがあります。必ずしも device のある位置が MR 検査の対象だとは限らないということです。それに関連してもう1つ重要なこととして、RF に関しては device 本体やリード線が存在する部位が発熱源になりますが、勾配磁場に関しては、isocenter のあたりは実は勾配磁場が小さく isocenter から20〜30 cm 離れたところが勾配磁場の振幅が大きく、しかも勾配磁場のベクトルの向きが静磁場と同じ向きから外れてくるために、そこで起きる物理現象の予測がなかなか難しいということがあります。それで結局、振動ですとか勾配磁場によって誘起される信号が心臓をペーシングしてしまうとかですとか、そういったことが問題になっていて、そちらの面からは必ずしも FOV の中が危ないわけではなく、むしろ FOV の外の方が危ないということになります。

扇 そういう「FOV の外が危ない」という認識は、臨床現場で MR 検査に携わるスタッフにとっては重要ですね。

押尾 その磁場の軸が違うというのは、グラディントというのは z 方向の成分を作ろうとしたものですが、実は xy 成分も含んでいるという話ですね。

黒田 そうです。

押尾 その話はイメージングではあまり表にでてこないのですが、あるのははっきりとわかっていて、z 方向以外の磁場成分が問題になるということですね。

黒田 はい。それが device に垂直に交わったりするので、意図していない心刺激を起こしたりするということです。

本杉 それは device の方向が関係あるということですか？

黒田 ええ。方向が関係あります。たとえばペースメーカを鎖骨の下に埋め込みますよね。そこから静脈の中を通して心臓にリード線を導く場合というのは、基本的には xy 面内にリード線と device 本体と組織の面ができるわけです。そこに磁束が交わった時に一番ループに誘導起電力を生じるのはどういう角度かといいますと、xz 面に垂直な方向、すなわち y 軸

方向の磁場のベクトルが一番危ないということになります。それはしかしFOVから外れてこないと起きない現象なんですね。z＝0の付近はz方向にしか磁場のベクトルが向かないように勾配磁場の向きを作るんですよ。

本杉 なるほど。

黒田 われわれが画を作る時にはそれしか使いませんが、実際にはそうじゃないものも物理的には生じているということですね。

本杉 その2日目のPlenary Sessionの最後の方で、臨床の先生が「何百例も経験していると中にはペーシングが止まって不快感を訴える患者さんもいるので、MR対応といえどもモニタリングはしっかりとやらなければいけない」と強調されていました。

黒田 はい。あのセッションで問題になっていたのは"unintended cardiac stimulation"、すなわち意図しない心刺激の話と、それから"power-on reset"すなわちマグネットに入れたとたんにdeviceがリセットされて意図したモードとは違ったモードでペーシングしてしまうという現象ですね。そういうのが問題になっていました。

扇 そういえば"MR対応"という表現に"MR compatible"という用語は使わないようになったんですよね。

黒田 そうです。"MR compatible"ではなく、"MR conditional"ですね。"MR対応ペースメーカ"の英語は"MR conditional pacemaker"ということになります。使用する用語はMR safe、MR conditional、MR unsafeの3つになりますが、ほとんどの能動deviceは"MR conditional"で承認されています。"conditional"という意味は、「ある条件下においてはMR検査をやってよいが、そこから外れた条件下では検査をしてくれるな」という意味なんですね。それに対して"MR safe"というのは「いかなる条件下においても発熱その他の事象を生じずに安全である」という意味で、たとえばナイロンの棒のようなものですね。

扇 プラスチックですとか。

黒田 ええ。それから"MR unsafe"というのは、MR装置に入れるだけで明らかな危険を生じるようなもの…たとえば鉄のボルトのようなものですね。そのMR safeとMR unsafeの間のものをすべてMR conditionalと呼んでいるんです。ですから結局「0か1かその間か」という分け方をしているということです。

本杉 そうしますと従来のペースメーカはMR unsafeになるんでしょうか？

黒田 それに関しては実はたくさん議論があるのですが、たとえばあるメーカのペースメーカは最近MR conditionalで承認されたのですが、実は何もリード線に関しては変更を加えておらず、本体のみに変更を加えていたのですが、それでも承認されているんです。すなわちこれまで禁忌とされていたペースメーカも、MR検査をやってみると実はそんなに危なくなかったというものが存在しうるのです。

本杉 そうしますと最初に承認されたメーカのMR対応ペースメーカは一体何だったんだろうという感じがしますが…。

黒田 いえ、そのメーカのMR対応ペースメーカはかなり変更を加えています。リード線の抵抗を大きくして、RFによって誘導電流が生じた時にそれによる発熱が生じにくくしているんですね。それに対して、後から出てきたメーカのMR対応ペースメーカはリード線の変更をしていないのですが、最初にでたメーカのものと同程度の発熱しか実は生じなかったということで承認を得ています。でも本体の部品は非磁性に変えていますので、そこはかなりの変更を加えています。

本杉 なるほど。

黒田 そういうわけで、これまで禁忌といわれていたdeviceも、実はそんなに危なくないものがあったということも最近わかってきています。

本杉 そのどの機器がMR conditionalで、その機器がMR unsafeだというようなリファレンスはあるのでしょうか？

黒田 それは能動機器については割と整理がついているんですね。2012年に最初のMR対応ペースメーカが承認された時に厚生労働省とPMDA（Pharmaceuticals and Medical Devices Agency：医薬品医療機器総合機構）とが能動機器についてはかなりstudyをしているからなのですが、むしろ危ないのはその前に出てきていた受動機器、すなわちpassive なimplantで、危ないかどうかすらもわからないものが実はおびただしい数あるんです。

扇 危ないかどうかすらもわからない？

黒田 はい。すなわちMRIに関する試験を一切していなくて、MR対応のことについて添付文書にまったく書かれていないものがた

くさんあるんです。それからMRIに関する試験をしていないのに、"MRI禁忌"と記載されているものもあります。

扇 それらは主にはpassiveなimplantということですね。

黒田 はい。それから一方ではちゃんとMR対応の試験をして、どの条件までは安全かということを記載した添付文書もあります。それらがいまは混在しているというのが現状ですね。

扇 メーカの姿勢に大きく依存しているんですね。

黒田 ええ。メーカの姿勢に依存していますし、それからどの時代に発売されたかという時期にも依存しています。

扇 なるほど。

黒田 実はそれを受けて昨年（2014年）、青木茂樹先生らと一緒に厚生労働省の班研究をやりまして…要するにどういう網かけをするべきか、それから網かけをした際にMR対応についてどういう記述をするべきかというsuggestionをしたんですね。その中で一番重要視したのは、MRIに関する試験をしていないのであれば「試験をしていない」と書いてくれということと、試験をしたのであれば「MR safe なのか MR conditional なのか」を明らかにして、MR conditionalの場合は撮像してもよい条件をすべて明らかにしてくれということでした。

扇 その人体に対して「MR safe なのか MR conditional なのか」という判断は、メーカだけでは結構難しいような気もしますが…。

黒田 そうですね。ですから今後は試験機関にそういう依頼がでてくるでしょうし、厚生労働省の方もメーカに対するその辺の通知をきちんとやらなければいけないという状況になってきています。

扇 implanted device は臨床現場でも非常に大事な問題ですよね。よく主治医から「こういうimplanted device が入っている患者さんでMR検査は大丈夫ですか？」という質問を受けますが、「添付文書も必ず確認してくれ」と返答しますので…添付文書がしっかりしていないと、MR検査の安全性に大きく影響しかねないですね。

黒田 ええ。現状ですと添付文書をみても書いていなかったり、あるいは理由もなく禁忌と書いてあったりとか…日本ではそういう動向なんですが、実はアメリカでも状況はほぼ同じで、すべてのdeviceに対してそういう添付文書を付けるべきなのか、あるいはdeviceの種類を絞るべきなのかというのはまさにアメリカでもFDAの中で議論しているところなんです。実は今年の3月にアメリカのFDAとで打ち合わせをしたのですが、そこではできるだけharmonizeして同じ基準の中でやっていこうという話になりました。というのも日本は輸入しているdeviceもたくさんありますので、同期したほうがいいだろうという考えからなんですね。だいたい世界的にはそういう状況です。まさに2日目のPlenary Sessionの"MR Imaging of Patients with Implanted Devices"というテーマはそういう動きを受けてということですね。そして初日のPlenary Sessionの"big data"というテーマにしても、最初の2日間のPlenary SessionはMRIの中の特定の技術やハードウェアなどに狭くfocusしたというよりは、むしろ広く視野を広げて情報技術ですとか、他分野の医療との関わりの中でMRIを捉えているというのが私の印象ですね。

扇 他分野の医療との関わり？

黒田 deviceを使っている患者さんについて考えると、そのdeviceによって何らかの治療をされているわけで、そういった治療を行っている臨床科とMRI検査という関わりになっているんですね。これまで放射線科だけで議論してきたことが、deviceを埋め込む臨床科と情報をやり取りしないと安全な検査ができないというふうに…。

扇 先ほど話にでましたdevice本体やリード線の方向と磁束が交わる時の角度の問題も、本来であればdeviceを埋め込む臨床科のドクターも知っておいた方がいいわけですよね。

黒田 もしdeviceを埋め込む時に自由度があるのであれば、そうかもしれません。

扇 それから黒田先生は共同演者として、今回の学会にも色々と演題を出されていますね。その一部をご紹介いただけますか？　まず1837番の演題、これはMagna Cum Laudeを受賞されていた演題ですね[3]。

黒田 はい。traditional posterで、ちょうど先ほど話題になっていました勾配磁場による発熱がRF磁場による発熱に比べて一体どれくらい小さいのかということを検討した演題です。RF heatingというのは常々話題になるのですが、勾配磁場による発熱は周波数が低いのであまり問題にされていなく

て、じゃあどれくらいの周波数になるとRF heatingに対して無視できないくらいになってくるのかといいますと、具体的なグラフがあるのですが…。

扇 それが1837番のFigure 2ですね(図1)。

黒田 ええ。これは計算機シミュレーションなのですが、周波数を250 Hzから2,500 Hzまで変化させて温度上昇をみたんですが、2,500 Hzまで周波数を上げてもRF磁場に対して1%くらいの温度上昇しかなく、非常に小さく無視できるものだということです。

扇 なるほど。それから4057番も温度計測に関する演題ですね[4]。

黒田 はい。日本医科大学整形外科の高橋謙治先生らと一緒にやっている仕事で、変形性膝関節症の疼痛緩和のためにレーザーによる温熱療法を適応する場合があるんですが、これまでは膝の温度をモニターせずにやっていましたので、実際にどれくらいの温度まで温めれば疼痛緩和が得られるのかという基礎的な実験をしたものです。具体的にはブタの摘出膝関節から軟骨を取り出して、水のプロ

トンの磁気共鳴周波数をパラメータにしてレーザー加温による温度上昇を調べたという内容になっています。

MR Elastography

扇 本杉先生は今回の学会のご印象はいかがですか?

本杉 はい。まずはMR elastographyですが、今年からMR elastographyのstudy groupが立ち上がりました。つまりこれまではそれぞれの施設で独自にMR elastographyをやっていたのが、皆で集まってやっていこうということです。今回のstudy groupは60名くらい集まっていたと思います。

扇 Mayo Clinic以外の施設からも集まっていたということですね。

本杉 はい、顔ぶれを見る限りMR研究が盛んな各国からの参加があったと思います。それからstudy group以外にもMR elastographyのセッションや演題がいくつかあったのですが、一番興味を引いたのは、Mayo Clinicのグループが複素弾性率の解析を一歩すすめて、弾性率(elasticity)だけ

でなく粘性率(viscosity)の解析を行った発表です。

扇 複素弾性率?

本杉 MR elastographyでいう弾性率は、複素弾性率の実部です。従来はこの実成分を弾性率として肝線維化の関係から臨床的有用性が論じられてきました。しかし近年MR elastographyで肝臓の線維化を評価する時の限界として交絡因子(confounding)が沢山あることが明らかになってきました。

扇 交絡因子?

本杉 たとえば肝臓の中に炎症があると、線維化がなくても弾性率が高くなります。あるいは門脈圧が高くなると線維化がなくても弾性率は高くなる。そうしますと、弾性率だけで評価していると線維化なのか、炎症なのか、それとも門脈圧が高いのかがわかりません。そこで、複素弾性率の虚部も一緒に評価して解析できるものは全部解析しようという考えです。そうすると肝臓の炎症や門脈圧の亢進というのを区別できるという初期検討の結果が発表されました。まだ動物実験の段階ですが、389番の演題にでていました[5]。

黒田 MR elastographyでしかわからない情報という観点ではいかがでしょうか? つまりT1やT2、その他の普通のMR画像ではわからないものをMR elastographyで知りたいということがあろうかと思うんですが…。

本杉 そうですね。先ほど述べました肝臓の線維化はMR elastographyでしかわからない情報だと思います。肝臓の線維化はかなり進行すればT1強調像、T2強調像でも変化がでてきますが、初期の段階から次第に線維化していく過

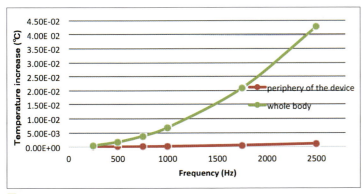

図1
計算機シミュレーションにより周波数を250 Hzから2,500 Hzまで変化させた時の、MR対応ペースメーカ周辺(赤線)および全身(緑線)の温度上昇(Horinouchi S, Kuroda K et al, ISMRM2015 ♯1837より)[3]。

程を評価できるのはMR elastographyだけですね。

黒田 どれくらい初期の段階からわかるのでしょうか？

本杉 肝臓線維化の病理学的なステージングシステムとして、ヨーロッパで使われているMETAVIRスコアというのがあります。繊維化のない段階をF0、進行した肝硬変をF4として、全部で5段階の評価をします。MR elastographyの測定結果をそのスコアと比べてみると、スコアが上がるにつれてMR elastographyの測定値が階段状に奇麗にあがっていきます。つまり初期の線維化からMR elastographyで評価できるということになります。

黒田 なるほど。

本杉 MR elastographyの臨床的な有用性はきわめて高いと思います。ただ1つ課題がありまして、超音波でも同じようなelastographyができるんですね。検査として簡便な超音波elastographyに対する優位性をいかに示せるかが今後の課題です。これまでの論文では超音波のelastographyよりもMR elastographyの方が正確だという傾向はでているようですが、それが臨床的にどこまで意味があるかという…。

扇 手軽さやコストまで考えると、そこまでの優位性があるかということですね。

本杉 そういうことです。

扇 MR elastographyはパテントの問題があって値段も高いみたいですので、これからどれだけ一般の病院に流布していくかが注目されますね。肝臓の線維化以外に関しては、MR elastographyの演題はいかがでしたか？

本杉 まず2517番の演題ですが、これはMR elastographyで動脈瘤の硬さを計測したという内容です[6]。市販のdriverを使っていましたね。それから変わり種で面白かったのは1061番の演題で[7]、普通は肝臓のMR elastographyは専用のシーケンスの1つ追加して撮像されます。腹部MRIでは沢山のシークエンスが撮像されますが、その1つにdual echoのT1強調像があります。最近はさらにそれが進化していて、Dixon法を使って脂肪率を定量化できる訳ですが、このシークエンスを撮像するときにMR elastographyの時に一緒にデータをとってしまおうという演題です。3次元のMR elastographyをとる時にMSG（motion-sensitizing gradient）のパルスを3方向に入れなければいけませんが、それを打つ時にTEを変えてマルチエコーのように使って、MR elastographyと同時に脂肪と水のデータもとってしまおうという内容です。

扇 肝臓のMRI検査で撮像される、多くのシーケンスの1つを省略できるというのはいいですね。

本杉 ええ。

押尾 MR elastographyに関しては、脳のfunctional MRIに応用してactivationをみたという演題がいくつかありましたね[8,9]（2526番、2530番号）。まだこれからという感じですが。

高速イメージングの現況

本杉 今回の学会でもう1つ面白かったのは、高速イメージングですね。高速イメージングはこれまで同様に色々と演題があったのですが、呼吸停止ができない患者さんに対してダイナミックMRIをやろうというのが話題になっていました。具体的にはまず聖隷浜松病院の増井先生の演題で[10]、これはnavigatorの呼吸同期をやって、呼気のところだけDISCO（Differential Sub-sampling with Cartesian Ordering）のシーケンスを走らせてデータ収集するという内容で、かなり奇麗な画像がでていました。

椛沢 Young Investigator Awardを受賞した32番の演題も同じような内容で、呼吸停止のできない小児に対して用いていました[11]。

本杉 それから568番の演題[12]、これはシーメンスユーザからの演題なのですが、compressed sensingを用いてgolden angleのradialでデータ収集し自由呼吸下でひたすらとり続けていくと…その後で3DでとったK-spaceの1本だけを1Dのフーリエ変換で解析して、信号の変化をみるんです。そうすると時間軸で信号が変化していて、その変化は呼吸だろうということで、呼吸の動きをイメージのデータそのものから抽出して、その呼吸の位相に合わせて並べ替えて再計算させるという方法です。

扇 面白いですね。

押尾 ええ。でもそれは以前からやられている方法ですね。

本杉 ええ。それが臨床例で奇麗に画像が得られましたという発表でした。

押尾 似たような内容で、小児の肺に高速イメージングを応用したのが1454番で[13]、neonatal ICUで、当然呼吸はとまりませんしCTもやりたくない、そこで3D radial UTEで肺をとるという演題でなかなか凄い画がでていました。

押尾 そもそも肺のMRIをとるだけでも大変なんですが、それを自由呼吸下で…これマグネットは特殊な小さいものを使っているらしいんですが、それがneonatal ICUに置いてあるらしいです。

扇 それから今回、本杉先生のご施設からたくさんの演題をだされていますが、その中から一部をご紹介いただけますでしょうか。

本杉 はい。それでは150番の4D flow MRIの演題[14]です。ウィスコンシン大学ではPC-VIPR（phase contrast vastly undersampled isotropic projection imaging）という独自のシークエンスを用いて4D flow MRIをやっていますが、胃食道静脈瘤の破裂リスクを4D flow MRIで評価しようという演題です。肝硬変患者さんの静脈瘤の破裂リスクは、従来は内視鏡で評価されます。しかし、肝硬変患者さんが年間に静脈瘤を発生するのは約7%程度とされています。つまり内視鏡をやっても空振りが多いというか、所見がない可能性が高いのです。そこでMRIを静脈瘤のリスクの層別化に使えないかという発想がでてきます。肝硬変の患者さんにはHCCのスクリーニングでMRIをやるわけですから、その時に胃食道静脈瘤の破裂リスクを一緒に評価してあげれば効率がよいということです。

扇 なるほど。

本杉 通常は門脈の血流はsplenoportal junction（上腸間膜静脈と脾静脈との接合部）から肝門部に向かってだんだん増えていきます。ところが、胃食道静脈瘤の破裂リスクが高い人では、門脈の血流が肝門部に向かってだんだん減っていったのです。つまり胃冠状静脈を通って門脈血流が胃の方に流れていくからです。それを4D flowで測定した肝門部とsplenoportal junctionとの門脈血流比が、内視鏡で評価した静脈瘤破裂リスクとよく相関したという発表です。

MR Fingerprintingと Parametric Mapping

扇 山田先生は今回の学会のご印象はいかがですか？

山田 ええ。僕は昨年ミラノのISMRMをスキップしてしまったので、この学会でMR fingerprintingの話を初めて聞いて、椅子からズリ落ちそうになるくらいビックリしたんです。まだ若手だった頃にSENSEが登場して凄くビックリしたんですが、あれ以来の驚きですね。こんなcrazyなアイデアを考える人間がいるんだなと。「パラメータをランダムに与える」というアイデアが、常識を桁外れに覆した発想ですね。

本杉 本当にそうですね。物事をまったく反対方向からみていますよね。僕もとても驚きました。

扇 MR fingerprintingに関しては、去年のこの学会が28演題だったのが、今年は50演題以上になってMR fingerprintingが臨床に降りてきたような演題が増えましたね。実際の臨床応用という意味では3429番の演題などがそうですが[15]、胎児のT1 map、T2 mapをMR fingerprintingで算出したという内容でした。

本杉 私も去年MR fingerprintingの演題を聞いて凄く驚いたのですが、一方でscientistの中にはこのMR fingerprintingを批判的にみている人もいて、僕のいるラボでも再現性に疑問をもっている人はいました。

扇 それは正確に計測できるかということですか？

押尾 それはdictionaryの作り方ということですね。

本杉 そうですね。dictionaryの作り方と、あとはシーケンスの組み方で、どれだけ再現性をだせるかが今後の課題だといっていました。シーケンス自体はそんなに難しくはないんですよね。

椛沢 ええ。TRを変えたりとか、固有の面倒くささはあるかもしれませんが…。

押尾 dictionaryを作るのが一番大変ですね。

椛沢 そうです。そこが一番大変です。

山田 あるメーカではもうすぐ提供できるらしいですよ。

押尾 それはだそうと思えばだせますよ。それは書こうと思えば僕も書けます。

扇 シーケンスは書こうと思えば書けますが、dictionaryが大変ということですね。

押尾 はい。

本杉 それからパラメータをいくつまでもってくるかですね。最初はT1、T2、プロトンという感じでしたけれど、ADCとか…。

押尾 dictionaryって、たとえばパラメータが2つあったら、2次元を埋めなければいけない…256×256を埋めなければいけないのですが、3次元だったらさらにもう1つ次元が増える。その点を全部埋めるようなdata setをもたなければいけない。そういう作

業が大変なんですね。
本杉 その data set をどれくらい間引きするかですね。
押尾 それは最終的に何が必要かによりますね。それから外れたらみえないわけですからね。難しいというのはそういうことです。
本杉 いまは T1、T2 も下の方は細かく決めていますが、500 msec 以上になったら 500、800、1,200…って飛び飛びになっていますね。そういう飛び飛びの幅でも大丈夫かという…そういう議論もしないと駄目ですね。
押尾 要は何か欲しいかということですね。そういう議論を先にしないと駄目です。
黒田 先ほどの big data の話にも結び付きますが、table を各施設で共有して皆がそれを引けるようなものが出てくるとよろしいということになるんですかね。
押尾 ええ。そうならないと使えないですね。
山田 昨日 CSMRM(Chinese Society for Magnetic Resonance in Medicine)の meeting に参加しました。そこで司会をしている綺麗な女性がいたのですが、会場にいた友達が、「彼女が Nature に MR fingerprinting の原著[16]を発表した Dan Ma 先生だよ」と教えてくれました。それで実は今日、その Dan Ma 先生を会場で見つけたのでインタビューをしてみたんです。彼女いわく「私は大学院生として仕事をしただけで、MR fingerprinting は指導してくれた上司の Mark A Griswold 先生の業績だということは絶対に忘れないで欲しい」という謙虚なコメントをいただきました。
扇 黒田先生はそこら辺のご印象に関してはいかがですか？
黒田 ええ。私の印象では MR fingerprinting もさることながら、それを含めた parametric imaging というか parametric mapping という括りで演題が増えてきているような気がします。
押尾 MR fingerprinting は基礎的な面ではもう終わっていますので、application の方に向かっているということですね。
黒田 ええ。MR fingerprinting は、その parametric mapping の処理の仕方の 1 つのように捉えられています。
押尾 そうですね。
黒田 パラメータを求める時に dictionary をベースにするのか、式へのフィッティングをベースにするのか、それとも両方を併用するのかということで手法の派生はありますが、大きく括れば parametric mapping ですね。たとえば interventional MRI の温度の測定に parametric mapping を使うというような話もでています。
押尾 parametric mapping という意味では、たとえば ADC map なんかもそうですね。それに対応する物理量があるわけではなくて、ある特定のモデルを仮定した時にそのモデルの中でのパラメータとして表現すると ADC というものがでてくると。
黒田 そういう parametric mapping の演題が今年は増えましたね。

CEST

山田 中枢神経系で今回の話題の 1 つは CEST(chemical exchange saturation transfer)ですね。
扇 CEST はゲルベ・ジャパンセミナーでも高橋昌哉先生からお話がありましたが[17]、意外にも今年は APT(amide proton transfer)の演題が少なかったようですね。gagCEST がいま重要なんだということを強調されていました。
押尾 そうですね。gagCEST。
扇 九州大学から演題がでていたんですが[18](317 番)、GAG(glycosaminoglycan)は軟骨や椎間板の重要な構成成分で、gagCEST でその含有量を計測すると T1-rho の値ともよく相関しているみたいです。それから APT に関しては、肺癌に応用した神戸大学[19](3969 番)やテキサス大学 Southwestern Medical Center[20](781 番)の演題も紹介されていました。
山田 CEST で面白いなと思ったのは、ジョンズ・ホプキンス大学からの glucoCEST の演題で[21](782 番)、グルコースを injection してダイナミック MRI を撮るという…そうすると普通の造影剤では染まらないような脳腫瘍にグルコースが入っていって光ってくるんですね。
押尾 1767 番も同じような glucoCEST の演題で[22]、あれの面白いところはグルコースを一般的な造影剤のように使って…いろいろと面白い使い方があるんですが、その中の 1 つとして CEST に使うということですね。
扇 グルコースを普通の造影剤のように使ってダイナミック MRI を撮るという発想が面白いですね。
押尾 それからグルコースのいいところは、大量に使えるということですね。
山田 僕は大抵のテクニックはすぐには信用しないのですが、

CESTに関しては定常性があるというか、ブレがないみたいですね。僕の周りのいろんな人も「CESTは使える」といっていますので、いずれは臨床現場に降りてくる可能性の高い技術だと思いますね。

黒田　CESTで腫瘍のpH変化を測定できますよね。

山田　ええ。あれはいいですね。pHは腫瘍以外にも脳血管障害や糖尿病なんかにも応用できますしね。CESTでのpH評価は是非とも誰かに推し進めて欲しいと思います。

黒田　僕は個人的には温熱療法に関する研究をやっているので、温熱をかける時に酸性に寄っていると温熱増感作用があるんですね。それで腫瘍のpHをみながら温度を測るというのがやりたいことの1つで、そこら辺にCESTが使えるかなと思っています。

山田　なるほど。

Microstructureの評価 ～Q-space Imaging、VERDICT、Texture Analysis、透明化

扇　山田先生のご施設から今回はq-space imaging（QSI）の演題をだされていますね[23]（2778番）。

山田　ええ。ただq-space imagingに関しては、今回はあまり注目されていないみたいです。演題数も今回は1桁しかでていなくって、要は時間がかかりすぎるんだと思うんですね。それに対してDKI（diffusion kurtosis imaging）とかNODDI（neurite orientation dispersion and density imaging）とか…ああいう臨床的に実行可能な時間内でできる手法の演題が増えてきていますね。

扇　そこら辺のQSI、DKI、NODDIに関してなんですが、似たようなモデルフィットを体幹部に応用するVERDICT（vascular, extracellular and restricted diffusion for cytometry in tumors）という手法が、ゲルベ・ジャパンセミナーで神戸大学の上野嘉子先生から紹介されていました[24]。すでにいくつか論文も発表されているみたいです[25, 26]。今回の学会でもInvestigative Radiologyの論文[26]と同じグループから、前立腺癌の骨転移のVERDICT MRIという演題[27]（1148番）がでていました。QSIやDKIのような非正規分布拡散の手法を頭部から体幹部に降ろしてきて、腫瘍のcytometryをやろうということのようです。こういうmicrostructureの評価は最近の流行りですね。このVERDICTは3つのコンパートメントに分けたモデルフィットのようです。

山田　NODDIもそうですが、モデルフィットって何か無理があるような気が個人的にはしますね。結局は直線と丸とsphereにすべてを分類しようというのに無理があるような…。

押尾　まだ脳だとそれが幾分は当てはまるんですが…。

扇　脳以外だと厳しいですか。

押尾　ええ。それに正常ならまだいいのですが、腫瘍になると厳しいですね。それからQSIに関しては、あれは1つの流れであって、diffusionのMRIというのは色々と違うdiffusionがある訳ではなくって、同じものを違う見方をしていると。q-spaceはその1つのアプローチで、たとえばbi-exponentialも1つのアプローチで…ほかにもいろいろなアプローチがあったのが、いまだんだん収束してきているということですね。

山田　どこら辺に収束するという印象ですか？

押尾　それは自分で演題としてだしていますので。

扇　ガンマモデルにということですね。

押尾　ええ。

扇　それからこれもゲルベ・ジャパンセミナーで上野先生が紹介されていたのですが、texture analysis（テクスチャ解析）といって、ピクセル値の画素の距離や列の長さでtextureを評価して、組織の乱雑さ、均質さを数値化する手法が脳でやられていたのが、それが体幹部でも応用されているみたいです。具体的には634番が卵巣腫瘍の拡散強調画像に応用した演題で[28]、乱雑さを表す物理量であるentropyに良性腫瘍と悪性腫瘍とで有意差がでたという内容でした。

押尾　texture analysisは超音波では以前に物凄く流行りましたね。そこから始まって色んなものに応用された時期があって…均質かどうか以外にもいろいろとパラメータがあるのですが、形ではなくってある範囲のtextureで分類しようというのは常套手段ですね。

黒田　工学系では以前から普通にやられている手法ですね。

扇　体幹部の拡散強調画像では新鮮な印象ですが、他の領域では以前からやられているんですね。

黒田　もしやるのであれば、anisotropy mapとの比較が欲しいですね。

押尾　そこら辺に関しては、気になった演題があるのですが、2766番でいま流行りの透明化で

すね[29]。

扇　この 2766番 での演題では、CLARITY と呼ばれる脳の透明化技術（clearing technique）…微細な構造の輪郭を保ちながら脳を透明化するんですね。

押尾　ええ。透明化すると、構造を光学顕微鏡で3次元的に調べられるんです。今回の学会では脳透明化に関する演題がいくつかでているのですが、その中でも特にこの演題が面白くて、構造のテンソルを求めるんです（図2）。

扇　構造のテンソルを求める？

押尾　光学顕微鏡の intensity から輝度のグラディントを求めて、そこから構造のテンソルを求めるんです。それと MR diffusion のテンソルとを比べるんですね。

扇　凄いですね。

山田　実際の解剖構造と diffusion とが一致しているということですね。

押尾　ええ。それを確認しているんです。

扇　さまざまな手法で MRI が microstructure に迫っているという感じですね。

押尾　この演題は構造ですけれど、透明化は試薬で染色もできるので、その染めた構造も3次元的に光学顕微鏡でみることができるんです。透明化はこれから色々と面白いですね。

技術系の最近の潮流

扇　椛沢さんは今回の学会のご印象はいかがですか？

椛沢　そうですね。まず月曜日朝の Lauterbur Lecture は Franz Schmitt 氏という元シーメンスの技術者が話をしましたが、named lecture を技術者の方が話すというのは画期的なことだと思います。

黒田　画期的ですね。

椛沢　あれはわれわれメーカ技術者にとっては励みになります。

黒田　ただシーメンス以外も海外メーカの話は結構登場していましたが、日本のメーカがほとんど話として登場していなかったのは少し寂しい感じでした。

椛沢　そうでしたね。本来ならば MRI 技術の歴史の中で、もっと話として登場すべきでした。内容的には collaboration と open innovation が大事だということを強調していました。

黒田　そこら辺の collaboration と open innovation は日本ではあまり進んでいないですね。

椛沢　ええ。日本の場合は海外とは環境というか土壌が違う面がありますね。

黒田　海外だと人事交流も盛んですね。メーカにおられた方が大学に移られたり、その逆もありますし。

山田　それが日本での MRI 技術の発展を妨げる要因にもなっているのかもしれませんね。

扇　それ以外にご印象はいかがですか？

椛沢　そうですね。先ほども話題にでていました microstructure は最近の流行りだなと、本当に思います。DTI、non-Gaussian、myelination…そういう microstructure をみて、その先には connectome のプロジェクトがあるんだと思うんですね。

扇　土日の education でも microstructure の course があったみたいですね。

椛沢　ええ。今年は educational course の microstructure を早朝から参加していたので、グラフ理論の話などもありました。それから先ほど parametric mapping の話がでていましたが、"定量" というのも流行りですね。quantification というのは常にテーマなのかなと…。

扇　具体的には？

椛沢　具体的には CEST もそうですし T1、T2、ADC、QSM、DSC…何でも入ってしまうんですが、そういった定量化でパラメータをだして、それを治療効果などに使うといった大きな流れですね。メーカとしては次に何を製品化しなければいけないかという視点で、何が次に臨床に降りてくるのかというのを常に見極めていないといけませんので。定量には色んな技術がありますが、やっぱり NMR を知っている人はいろんなことを思いついていますね。僕はイメージングから入った世代な

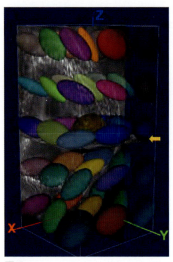

図2
CLARITY と呼ばれる脳の透明化技術を用いた3次元画像に、3Dの構造テンソルを重ね合わせた図（Tian Q et al, ISMRM2015 # 2766 より）[29]。

のでそういう発想があまりないのですが、NMRを知っている人はCESTですとか、それからマニアックなところではOverhauserをイメージングのコントラストにするといった発表もありました[30]（320番）。

黒田 ありましたね。

椛沢 ええ。Overhauser MRIはESR並みの非常に高い周波数を打ってOverhauser効果を出して、それをイメージングのコントラストにするというものなのですが、高磁場でやるとSARの照射が凄いのと、表皮効果でRFが奥に届かないので使いものにならないと思います。ですので、これは多分臨床には降りてこないとは思うのですが、応用としては不対電子や蛋白質の加水分解をみたりするという…これはNMRを知っている人にとっては当たり前ことなのかもしれませんが、イメージングから入った私にとっては斬新でした。

扇 なるほど。

椛沢 今回の学会の印象としては、1つは以前からある古い技術をイメージングに使おうという流れ、そしてもう1つはMRIと関係のない情報技術をMRIに取り入れようという流れ～ネットワーク理論ですとかMR fingerprinting、compressed sensingもそうですし…そういう2つの潮流が技術的にはあるのかなという気がします。

扇 Compressed sensingといえば、共同演者で3D TOF MRAのcompressed sensingの演題を今回ご発表されていますね[31]（4502番）。

椛沢 はい。初期の開発と検討の報告ではありますが、だいぶ実用に近づいてきていると思います。

LORAKS

扇 押尾先生は今回の学会のご印象はいかがですか？

押尾 今回の学会はいろんな人に聞いてみると、あまり面白くなかったというんですよ。その理由は多分、似たような演題がいくつも並んでいて…要するに新しいことをやっていないという印象が前面にでていたという気がします。ただ新しい演題が全然ないかというと、しつこくみているといくつかあったんですが…1つは先ほどのMR elastographyによる脳のfunctional MRIなんですが、それ以外にはLORAKSですね。

扇 LORAKS？

押尾 ええ。low-rank modeling of local k-space neighborhoodsでLORAKSというのですが[32]（2430番）、今回はLORAKSに関する演題がたくさん出ていました。これはこれから流行ると思います。Compressed sensingと似たような考え方なのですが、compressed sensingがvectorを対象にしているのに対して、LORAKSではmatrixを対象にしているんです。いろいろと情報が足りないのをmatrixの形にして…low-rankというのは行列の階数を小さくするということですね。

扇 なるほど。

押尾 sparseというと本当にゼロに近いのですが、low-rankなmatrixというのはみてもわからなくって、1回SVD（singular value decomposition）をした後に下を切るんです。個人的にはそんなに興味があるわけではないのですが、これから流行ると思います。そうするとcompressed sensingが一気に下火になるかもしれません。

扇 それは大きいですね。

MUSE

押尾 それから一番興味があるのはMUSE（multiplexed sensitivity-encoding）ですね。MUSEは凄く応用の広い技術で、最初にでてきたのはNeuroimageのpaperです[33]（Neuroimage 2013）。EPIでdiffusionを撮るのにmulti-shotを使う理由はhigh resolutionが欲しいからなんですが、shotごとにphaseエラーがのってきてghostがひどくて画にならないです。それをMUSEっていうのは…multi-shotのone-shot分というのは実は間引きしたデータでSENSEのデータとまるっきり同じなので、multi-shotなんだけれどそれぞれのshotで1枚づつ画をだせるんです。それを使うとそれぞれが位相情報をもっているので、どんなに複雑な位相でも補正ができて、補正をした上で組み合わせるんですね。結果としてimage qualityの高いmulti-shot EPIの画が得られます。g-factorが問題にならないので、SENSEのdisadvantageもあまりでてきません。

黒田 位相補正は実空間でやるということですか？

押尾 そうです。それが元々のMUSEですが、今回の学会ではoralでPOCSのMUSEという演題がでていました[34]（960番）。

扇 oralの960番の演題…POCSというのはprojection onto convex setsということですね。

押尾　ええ。やっていることはMUSEをもう少し拡張して…普通は位相補正というのはpixel単位で動いたものは補正できないんですが、このPOCSのMUSEを使って位相誤差と位置ずれと位置の回転によるtensorの角度ずれを全部一度に補正をするという内容です。

扇　へぇー！

押尾　そういう意欲的な演題です。multi-shotで物凄くhigh resolutionで、しかも見てわかるようなmotionがあるのに補正ができているんですね(図3)。これはPOCSが上手く使える条件にあるので、いろいろなものを一度に解けるということです。

扇　押尾先生は共著者として3708番のGRASEのPOCS-MUSEの演題にも関わっていらっしゃいますね[35)] (3708番)。

押尾　ええ。GRASEの場合はCPMGのエコーの中をEPIでサンプルしていくわけですが、T2でamplitudeが減っていくのでそれを全部組み合わせてもT2によるghostができる…それがGRASEの問題だったわけですが、MUSEを使うとそれぞれのEPI成分がSENSEを使って画が1枚ずつでてくるんです。そうするとT2はその間でpixelごとのT2を計算すればいいので、それを使って補正をする。そうするとghostの補正ができるだけではなくって、T2 mapもとることができて、しかもTEの値を任意に変えられるんです。

本杉　なるほど。

押尾　そういう感じでMUSEは応用が凄く広いんです。ついでにお話すると、今年(2015年)の9月の磁気共鳴医学会でMUSEの教育講演をしゃべります。

本杉　MUSEって、まだこれから乗り越えなければいけない問題とかあるんですか？

押尾　テクニックとしては完成しています。いまはapplicationを、次に何に使えるかというのを探しているところですね。GRASEというのは問題の質としては異質なのですが、そういうものにもapplyできると。ただ一番使えるのはmulti-shotのdiffusionだと思います。いまsingle-shotを使っている理由はmulti-shotができないからであって、multi-shotができるようになればresolutionが物凄く上がるわけです。

ADCのガンマ分布、Multi-band Imaging

扇　diffusionに関しては、ご印象はいかがですか？　押尾先生関連でADCのガンマ分布モデルの演題が2つ発表されていますね。

押尾　ええ。2923番の方が脊椎[36)]、1609番が腎臓[38)]に関する演題です。腎の演題[37)]は線維化がdiffusionでみえるという話で、肝臓の線維化はdiffusionでみえないことになっているのでそこが面白いのですが、多分ベースラインのADCが腎臓の方が肝臓よりも高いんです。そこからADCが下がってくるのが腎臓だとみえるのですが、肝臓だと最初からADCが低いのでみえないんだと思います。それもガンマモデルで分布として計算して、ADCの1より小さい成分が変化しているんです。

扇　それ以外にご印象はいかがですか？

押尾　あとはmulti-bandですかね。

椛沢　multi-band imagingはたくさん演題が出ていましたね。

押尾　ええ。たくさん出ていました。昔POMP (phase-offset multiplanar)という複数のスライスを一度に励起する技術があったのですが…一度に励起してreadoutすると重なってくるんですが、RFの位相をoffsetすると分けられるんですよ。そうやって、たとえば2枚だったら2NEX必要ですが、その分のSNが増えるなどいろいろといいことがあるんです。その昔流行ったPOMPと今回のmulti-

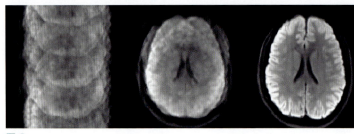

図3
面内motionのあるDTI imageでの位相補正。図左は通常の4-shotのDTI imageで、shotごとの動きによる位相ずれのため顕著なアーチファクトが認められる。中央はphase correctionのみを行いlarge-scale motion correctionを行っていないPOCSMUSEで、アーチファクトが残存している。図右はphase correctionとin-planeのlarge-scale motion correction、およびdiffusion-encoding contrast correctionを行ったPOCSMUSEの画像(Chu ML et al, ISMRM2015 ＃960より)[34)]。

band excitation とはほとんど同じなのですが、重なってきているのを SENSE を使って multi-coil で分ける。そうすると 1NEX で撮れるということです。

扇 たくさんの演題の中で、特に印象深い演題とかはございますか？

押尾 そうですね。特に 2405 番の演題[38]が面白かったですね。これは SENSE なので g-factor が効いてくるんですよ。それを multi-band だと位置ずれを RF パルスでコントロールできるので、RF パルスをランダムに変化させて…そうすると ghost がランダムになるんですけど、g-factor によるアーチファクトが目立たなくなるんです。これはちょっと面白いなと思いましたが、ただ multi-band は技術としてはもう固まっていますね。

黒田 multi-band で私が面白いなと思ったのは 4445 番の演題で[39]、multi-band EPI で CSF の motion をリアルタイムで追いかけて、拍動性と呼吸性のどっちの motion が支配的かというのが位相の変化で分かるという内容です。要するに心電図同期をかけていると拍動性の CSF の動きをみていることになるのですが、心電図同期を敢えてかけないでリアルタイムで追いかけることで、拍動性と呼吸性の両者を分けられるという話です。似たような内容が 1261 番の演題で[40]、こちらは radial の FLASH を使って同じようなことをやっていました。

扇 いろいろなお話しをしているうちにアッという間に時間が過ぎてしまいました。今回も多岐にわたっていろいろと興味深い貴重なお話しを伺うことができて、本当によかったと思います。本日は先生方、お忙しいなか誠に有難うございました。

参考文献

1) Gee JC and Alexander DC(organizers)：Big data：Population-scale imaging. Proceedings of ISMRM 23th Scientific Meeting and Exhibition, Plenary Session, 2015
2) Ennis D(organizer)：MR imaging of patients with implanted devices. Proceedings of ISMRM 23th Scientific Meeting and Exhibition, Plenary Session, 2015
3) Horinouchi S, Kuroda K et al：Comparison of gradient induced heating around an active implantable medical device. Proceedings of ISMRM 23th Scientific Meeting and Exhibition：1837, 2015
4) Shiina A, Kuroda K et al：Feasibility of temperature imaging of knee joint cartilage under thermal therapy using water proton resonance frequency shift. Proceedings of ISMRM 23th Scientific Meeting and Exhibition：4057, 2015
5) Yin M et al：Advanced assessment of liver diseases with magnetic resonance elastography in animal models. Proceedings of ISMRM 23th Scientific Meeting and Exhibition：389, 2015
6) Warhadpande S et al：Estimation of abdominal aortic aneurysm stiffness using MR elastography：Is stiffness superior to diameter? Proceedings of ISMRM 23th Scientific Meeting and Exhibition：2517, 2015
7) Trzasko J et al：Simultaneous MR elastography and fat＋water imaging. Proceedings of ISMRM 23th Scientific Meeting and Exhibition：1061, 2015
8) Holub O et al：Finger tapping experiment observed by brain magnetic resonance elastography. Proceedings of ISMRM 23th Scientific Meeting and Exhibition：2530, 2015
9) Patz S et al：Observation of functional magnetic resonance elastography(fMRE)in mouse brain. Proceedings of ISMRM 23th Scientific Meeting and Exhibition：2526, 2015
10) Masui T et al：Free-breathing dynamic contrast MR imaging using DISCO with navigator technique for the pancreatobiliary regions. Proceedings of ISMRM 23th Scientific Meeting and Exhibition：4109, 2015
11) Cheng JY et al：Free-breathing pediatric MRI with nonrigid motion correction and acceleration. Proceedings of ISMRM 23th Scientific Meeting and Exhibition：32, 2015
12) Feng L et al：Rapid free-breathing dynamic contrast-enhanced MRI using motion-resolved compressed sensing. Proceedings of ISMRM 23th Scientific Meeting and Exhibition：568, 2015
13) Hahn AD et al：Pulmonary MRI of infants in the neonatal intensive care unit：Initial experience with 3D radial UTE. Proceedings of ISMRM 23th

Scientific Meeting and Exhibition : 1454, 2015

14) Motosugi U et al : 4D-flow MRI for risk stratification of gastroesophageal varices in cirrhotic patients. Proceedings of ISMRM 23th Scientific Meeting and Exhibition : 150, 2015

15) Gagoski B et al : Magnetic resonance fingerprinting for fetal imaging at 3T-initial results. Proceedings of ISMRM 23th Scientific Meeting and Exhibition : 3429, 2015

16) Ma D, Griswold MA et al : Magnetic resonance fingerprinting. Nature 495 : 187-192, 2013

17) 高橋昌哉 : Topics of ISMRM2015(分子イメージング). Japanese Meeting in ISMRM2015, トロント, 2015.6.1

18) Togao O et al : Assessment of glycosaminoglycan content in lumbar intervertebral discs with chemical exchange saturation transfer imaging : Comparison with T1-rho measurement. Proceedings of ISMRM 23th Scientific Meeting and Exhibition : 317, 2015

19) Ohno Y et al : Chemical exchange saturation transfer(CEST)imaging for thoracic oncology : Preliminary experience for characterization of thoracic nodule and mass. Proceedings of ISMRM 23th Scientific Meeting and Exhibition : 3969, 2015

20) Ishimatsu K et al : Monitoring therapeutic response on non-small cell lung cancer in chemotherapy by amide proton transfer(APT)imaging in mice. Proceedings of ISMRM 23th Scientific Meeting and Exhibition : 781, 2015

21) Xu X et al : Dynamic imaging of D-glucose at 7T : First experiments in human brain. Proceedings of ISMRM 23th Scientific Meeting and Exhibition : 782, 2015

22) Xu X et al : Dynamic glucose enhanced(DGE)MRI for imaging brain cancer. Proceedings of ISMRM 23th Scientific Meeting and Exhibition : 1767, 2015

23) Sakai K, Yamada K et al : Can we make QSI clinically feasible? : A study of short step QSI. Proceedings of ISMRM 23th Scientific Meeting and Exhibition : 2778, 2015

24) 上野嘉子 : Topics of ISMRM2015(骨盤). Japanese Meeting in ISMRM2015, トロント. 2015.6.1

25) Panagiotaki E et al : Noninvasive quantification of solid tumor microstructure using VERDICT MRI. Cancer Res 74 : 1902-1912, 2014

26) Panagiotaki E et al : Microstructural characterization of normal and malignant human prostate tissue with vascular, extracellular, and restricted diffusion for cytometry in tumours magnetic resonance imaging. Invest Radiol 50 : 218-227, 2015

27) Bailey C, Panagiotaki E et al : Modelling tissue microstructure in bone metastases from prostate cancer using VERDICT MRI. Proceedings of ISMRM 23th Scientific Meeting and Exhibition : 1148, 2015

28) Kazerooni AF et al : Diffusion weighted imaging in accurate classification of complex ovarian masses : A whole-tumor heterogeneity quantification approach. Proceedings of ISMRM 23th Scientific Meeting and Exhibition : 634, 2015

29) Tian Q et al : Quantification of 3D microscopic tissue features in CLARITY data for comparison with diffusion MRI. Proceedings of ISMRM 23th Scientific Meeting and Exhibition : 2766, 2015

30) Sarracanie M et al : Dynamic in vivo free radical imaging with Overhauser-enhanced MRI. Proceedings of ISMRM 23th Scientific Meeting and Exhibition : 320, 2015

31) Takei N, Kabasawa H et al : 3D TOF MR angiography using combined compressed sensing and parallel imaging with coil compression. Proceedings of ISMRM 23th Scientific Meeting and Exhibition : 4502, 2015

32) Haldar JP et al : AC-LORAKS : Autocalibrated low-rank modeling of local k-space neighborhoods. Proceedings of ISMRM 23th Scientific Meeting and Exhibition : 2430, 2015

33) Chen NK et al : A robust multi-shot scan strategy for high-resolution diffusion weighted MRI enabled by multiplexed sensitivity-encoding(MUSE). Neuroimage 72 : 41-47, 2013

34) Chu ML et al : Correction of 3D motion induced artifacts in multi-shot diffusion imaging using projection onto convex sets based multiplexed sensitivity-encoding MRI(POCSMUSE). Proceedings of ISMRM 23th Scientific Meeting and Exhibition : 960, 2015

35) Chu ML, Oshio K et al : Multi-contrast, parametric and artifact-free images reconstructed from gradient-echo and spin-echo(GRASE)imaging data using projection onto convex sets based multiplexed sensitivity encoding(POCSMUSE). Proceedings of ISMRM 23th Scientific Meeting and Exhibition : 3708, 2015

36) Takasu M, Oshio K et al : Clinical application of gamma distribution model for spinal lesions : Initial clinical results. Proceedings of ISMRM 23th Scientific Meeting and Exhibition : 2923, 2015

37) Yamada K, Shinmoto H, Oshio K et al : Diffusion-

weighted imaging using a statistical model as a functional MRI of the kidney: Preliminary Experience. Proceedings of ISMRM 23th Scientific Meeting and Exhibition: 1609, 2015

38) Oh C et al: Caipirinha using the RF pulse modulation with random phase for multiband imaging. Proceedings of ISMRM 23th Scientific Meeting and Exhibition: 2405, 2015

39) Wills H et al: Velocity phase imaging with simultaneous multi-slice EPI reveals respiration driven motion in spinal CSF. Proceedings of ISMRM 23th Scientific Meeting and Exhibition: 4445, 2015

40) Dreha-Kulaczewski S et al: Inspiration drives cerebrospinal fluid flow in humans. Proceedings of ISMRM 23th Scientific Meeting and Exhibition: 1261, 2015

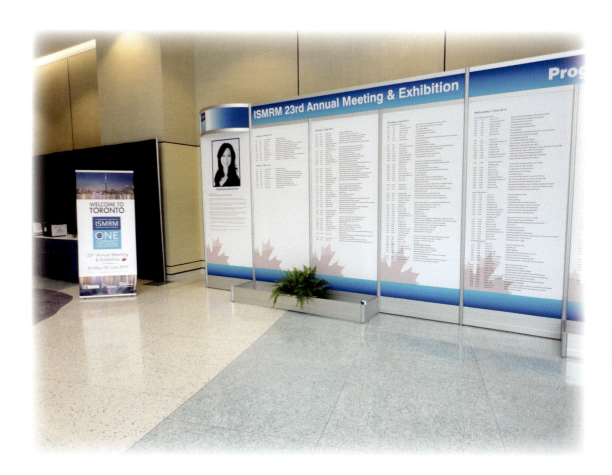

特別座談会

エキスパートが語る さまざまなMRI最先端 トピックス

～日本人の真の国際化、
そしてglymphatic systemと血管周囲腔の不思議な世界

今年はシンガポールでのISMRM開催となりましたが、学会に参加され、発表された各先生方にご印象を伺いながらMRIのさまざまな話題に関して話しを進めていければと思っております。（扇）

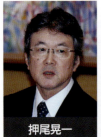

押尾晃一
慶應義塾大学
医学部
放射線診断科

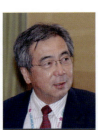

吉岡 大
UC Irvine,
School of Medicine

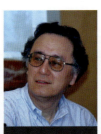

木村浩彦
福井大学
医学部
放射線医学教室

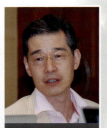

黒田 輝
東海大学
情報理工学部
情報科学科

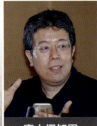

青木伊知男
放射線医学総合研究所
分子イメージング
診断治療研究部

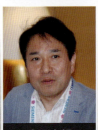

高原太郎
東海大学
工学部
医用生体工学科

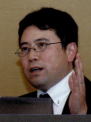

今井 広
シーメンスヘルスケア（株）
ダイアグノスティック
イメージング事業本部

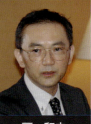

扇 和之
日本赤十字社
医療センター
放射線診断科

※記載の座談会出席者所属名は2016年5月のISMRM 2016（シンガポール）開催当時

特別座談会　エキスパートが語るさまざまなMRI最先端トピックス

ISMRM 2016（シンガポール）にて開催。最初に「日本人の気質と国際化」と題して日本人特有の気質にスポットライトを当てた「学会での心構え」のようなテーマが議論されている。また骨関節領域に関しては吉岡 大先生にご出席いただき、最先端トピックがディスカッションされている。MRSやASLの最新の話題、脂肪の温度計測、そして近未来的なベッドサイドで使用する"single-sideのMRI装置"やPET-MRならぬ"US-MR"などが語られ、さらにGd造影剤の脳内蓄積やpHを感知する新しい造影剤、高速撮像の潮流やcountercurrent heat exchangerのさまざまなディスカッションがなされている。

日本人の気質と国際化

高原　今年は黒田先生がフェローに選ばれました。おめでとうございます。

扇　おめでとうございます。黒田先生、一言お願いいたします。

黒田　はい。有難うございます。こういう賞をいただいて大変光栄に思いますし、これまで支えてくださった人に深く感謝いたします。同時に「こういうことが起きる確率を日本からの参加者の中でもっと上げていかなければならない」と強く思っています。特にジュニアフェローの方を見ていますと、中国の学生さんなどはたくさんいるのですが、日本の学生さんはゼロだったりですとか。

扇　なるほど。

黒田　ジュニアフェローなどにもっと日本人が出てくるようにならないと、いずれ日本は息切れしてくると思いますね。
そういう日本からもっとジュニアフェローが出てくるような状況を、いまのわれわれの世代が作っていかないといけないんだと思います。

押尾　フェローに関して一言コメントさせていただくと、韓国のChang-Beom Ahnがやっと今年フェローに選ばれましたね。CB Ahnというのは実はそういうレベルの人ではまるでなくって、もっと物凄い業績がある人なんです。1980年代から凄く活躍した人で…たとえばspiralを始めたのは彼ですし、その他にもシーケンスをやっている人は何かをやろうとすると最初は全部CB Ahnがやっているというくらい、物凄い人なんです。それが「アジアから誰かフェローを」という推薦で、今年やっとフェローですよ。

黒田　そういう意味では、「評価のされ方が世界的に平等か？」というと、そうでもないということですね。

青木　そうですね。フェローに限りませんが、必ずしも絶対的な評価が行われているわけではなくて、基本的には「誰かが推薦する」という動きがあるかどうかだと思うんですね。そういった意味では、先ほどのジュニアフェローの話も含めて、日本からも積極的に推薦をしていくという動きが必要なのだと思います。

扇　高原先生はいかがですか？

高原　今回はmultiparametric MR imagingという教育講演のシリーズの1つで、diffusionについてmoderatorをさせていただきました。そこで質問した人が本題と関係のない重箱の隅をつつくような内容を話されたのですが…それが日本語だったら「ちょっと本題から外れていますから、そろそろやめましょうか」って言えるのですが、英語だとそれがまだできないので、moderatorをやるにはまだお恥ずかしい限りだなと感じました。

扇　そうなんですか…。

高原　それからmoderatorの席から眺めていると、それぞれの演題の後にバーッと演者のところに質問しに来る人がいるのですが、日本人でそうやって質問に来る人は少ないですね。英語が得意ではないからでしょうが、それでも発表の後に演者に質問しに来る根性があるといいなぁーって思いました。

扇　日本人は確かにそういう人は少ないですね。

高原　ええ。私はよくやるのが自撮りというか、発表した先生に質問にいった時に「写真を1枚いいですか？」といって、一緒に写真を撮るんです。そうすると後でその写真を発表した先生にメールで送ることができるので、そこでコミュニケーションが生まれて、その時に自分の業績とかも少しアピールしたりして…そういうのって意外と大切だなって思います。日本人はコミュニケーションをとらない人も多いので、存在感がなくって論文もあまり引用されなかったりするんです。

扇　先ほどの推薦云々にもつながる話ですね。

青木　本当にその通りだと思います。実は賞の推薦だとか、あるい

はAMPCで「Lauterbur Lectureを誰にしますか？」といった時に…そういった時に、ある日本人の先生が世界の中でどういう立ち位置にいるかというのが分かりにくいことが多いですね。その日本人の先生が、コミュニティの中で非常に高く評価されているということが分かっている場合には推薦がしやすいのですが、そうでない場合は推薦するのに躊躇するというか…そういう「コミュニティの中で高く評価される」というのは、世界の研究者とコミュニケーションをとる中から生まれてくると思うんですね。

扇 コミュニケーションをとる中から生まれてくる…。

青木 ええ。日本の場合は、限られた特定分野に詳しい方は多数いらっしゃるのですが、広い研究分野での国際的なコミュニケーションがそんなに密ではないように感じます。世界と上手くコミュニケーションをとりながら自分たちの立ち位置や水準を確認していくという作業は、まさに会話から生まれてくるんだと思うんですね。私もそんなに英語が得意な訳ではないですが、可能な限り、国際的な議論の輪に参加しておくことは大事なのかなと思います。

高原 そうですよね。もし英語が得意じゃないとしてもdiversityを大切だと思っている人は僕らの発言に耳を傾けてくれますよね。それに演題を聞いて興味があるのに、それを質問しないで帰ってくるのは損だなーって思います。

青木 どうしたらもっと日本人の方が質問しにいっていただけるか…何かencourageするものがあるといいんですけどね。

黒田 こういう議論って、吉岡先生のお立場から見られるとどんな感じなのでしょうか…。

吉岡 そうですね。やはり一般に日本人の方は質問にあまり立たないですし、後から演者の先生に聞きにいくということもあまりなくて、後で会場の外に出て日本人同士で話をしているということが多いように感じますね。

扇 それを「今後どう変えていくか？」という話になりますね。

黒田 決して言葉の問題だけではないですよね。気質の問題が大きいように感じます。

扇 日本人のもつ"謙虚さ"が、こういう時は裏目に出ている感じですかね。

押尾 日本人の普段の環境が、そういうことをやる環境にないんでしょうね。別に英語でなくとも日本語でも、誰かが喋っている時に途中で質問するという環境があまりないですね。

扇 特に大学だと、たとえば教授が話をしている時に、途中でさえぎって質問したりはしないですね。

黒田 特に医学部はそういう感じが強いかもしれませんね。基礎系は割とそういう垣根が低くて、たとえば学会だとわれわれは質問に立ちますし、終わってから演者に質問にいくこともやりますし…基礎系は自分の仕事をアピールするということを重視している人が結構いますね。臨床系の先生方は、学会は勉強しに来られているという感覚をお持ちの方が多いように感じます。

押尾 ええ。なので"国際化"ということはよくいわれるのですが、まずそこから入るべきだと思います。

5分の乳癌スクリーニングMRI

高原 今回、感動した演題の1つが「乳癌のスクリーニングMRIを5分で済ませる」という演題で[1]（6918番）、この領域では凄く有名なドイツのC. Kuhl先生が話をされていたんです。"5分"というタイトルからcompressed sensingなどの高速撮像をたくさん駆使して5分で終わらせるような話かなと思ったのですが、実はそうではなくって大変conventionalな話でした。X線マンモグラフィでは乳癌検出の特異度が低くて数十パーセントのoverdiagnosisがあるともいわれており、なおかつX線マンモグラフィでdetectされるspiculaなどのfibrotic changeは、基本的にregressiveな変化なので成長の遅い（より悪性度の低い）癌を選択的に抽出してしまう問題があるともいわれています。それから超音波検査も、放射線科医が施行した場合に平均で約21分の時間を費やすというデータもあります。ところが今回Kuhl先生が話された乳癌スクリーニングMRIの方法だと、造影前と造影後1分の早期相のみを撮像して、両者のサブトラクションからMIP画像を作るんです。そうすると1画像あたりの読影に放射線科医が消費する時間は平均でわずか2.8秒で、すこし詳しく読影するために元画像を参照しても平均30秒しか消費しないとのことでした。

扇 その乳癌のスクリーニングMRIの撮像は、造影前と造影後1分（早期相）の2つしか行わないんですね。

高原 そうです。そしてMRI検査を可能な限りtime-efficientにす

るために、脂肪抑制も行わないんです。そのスクリーニングMRIを、443例を対象に2年間の前向き研究で行ったら、乳癌の発見率はX線マンモグラフィの10倍以上、超音波検査の4倍以上高いという結果が得られたんです。さらに凄いインパクトがあったのは、実際の発表の中で実際のサブトラクションのMIP画像などをバーッと10例以上聴衆にみせたんですよ。「はい、これある」、「はいこれない」っていって…確かに2.8秒ごとに分かっていくんです。「精査必要！」とか「必要ない！」という感じで…。

扇　あくまで乳癌のスクリーニングなんですね。普通に僕らがやっている精査としてのMRI検査ではなくて…。

高原　ええ。その演題があまりにインパクトがありすぎて、セッションが終わった後に会場の出口で日本人同士が集まって、「多施設共同研究をやろう」って話になるくらい凄かったです。

扇　造影前と造影後1分の2つしか撮像しないというのが凄いですね。

高原　私が思ったのは"simplicity"が凄く大切で、仮に何かの撮像法を開発したとしても最終的に「簡単に使える」というところまでもっていって、初めて世の中を本当に動かせるんだなあということを今回のこの演題で感じました。

黒田　この乳癌スクリーニングMRIのような話は、初日のPlenary Sessionでも"The MR value initiative"という大きなテーマで取り上げられていましたね。要するに「いろいろなmodalityを使った後に精査としてのMRに辿り着く」のではなくって、「最初からMRがいいということが分かっているなら、そのMR検査自体をsimplifyして最初に第一選択としてやるべきだ」という話でした。

扇　乳腺に限らずという"大きな流れ"ということですね。

吉岡　ただ1つ問題なのは、少なくとも米国の場合はそういう簡単なMRI検査だと保険が下りないといっていましたね。ある程度の数のシーケンスがないと…その造影前と造影後1分の2つしか撮像しない場合も、保険の問題があるという話でした。

骨硬化性転移とdiffusion

高原　もう1つ印象に残った演題が、私がmoderatorをやらせていただいたセッションの中で"Multiparametric MRI Therapy Response in Bone"というAR Padhani先生の発表です[2]（6897番）。このPadhani先生はSTIRやT1強調画像とdiffusionとの関係を非常によく観察されていて、放射線科医ならではのまとめがなされていました。multiparametricやmultimodalityの観点から骨転移を幾つかのタイプに分類しているのですが、そのうちCTがosteoblasticで、骨シンチがpositiveになるグループをさらにcentralとperipheralの2つに分けています。骨硬化性転移が発生した時にSTIRでみていると、最初に淡い高信号域ができて、その高信号がperipheralに向かってリング状に広がって、そしてcentralにあまり高信号じゃないところができるんです。その時はperipheralがosteolyticでcentralにosteoblastic な変化が生じてきて、diffusionではperipheralが凄く光っているのですが、centralは光り方が弱くなるんです。実は骨転移のガイドラインには「骨硬化性転移はdiffusionで光らない」って書いてあるんです。でも実際には骨硬化性転移もdiffusionで光るということをわれわれは経験していますし、Padhani先生の発表でも骨硬化性転移はdiffusionで光るということでした。それが治療されていくとdiffusionで光らなくなっていくんですね。

骨関節領域の3Dイメージング

扇　吉岡先生は今回の学会のご印象はいかがでしょうか？

吉岡　先ほども乳癌のスクリーニングMRIでお話に出ました「使えなければ意味がない」という観点では、3DのMSK領域のイメージングっていつも演題には出ているのですが、撮像時間が長いのでなかなか臨床に載ってこないんです。それをどうにか撮像時間を短くして、かつ診断的にも使えるようにしたというというのが1060番と1061番の演題ですね[3~4]。

扇　まず1060番…これはスタンフォード大学からの発表ですね[3]。

吉岡　ええ。通常は3D FSE法で撮りますとETLが長くなるのですが、そうするとT2 decayでblurが生じて画像がボケるので、この演題では"T2 shuffling"といってk-space samplingをランダムにすることでblurを減らすんです。その結果、blurは減ったんだけれどもnoisyな画が出てくるので、そのnoisyな画に対してcompressed sensingをベースに

した reconstruction をすることで noise の少ない良好な画が得られるということです。そうやって短い時間で blur のない 3D の画像を isotropic で得られるという内容でした。

扇 なるほど。k-space の random sampling と compressed sensing の reconstruction を併用するんですね。

吉岡 はい。それで TE をいろいろと変えた画像も…そうすると T2 強調画像とプロトン密度強調画像とが同時に得られるので、3D の画像が複数の TE で得られるということで "4D" と彼らは呼んでいます。

扇 次の演題が 1061 番…これはウィスコンシン大学からの発表ですね[4]。

吉岡 ええ。これも 3D と compressed sensing の併用なのですが、こちらは Cube に compressed sensing を併用したものと、しなかったものとを単純に比較したという内容です。膝関節に応用して、compressed sensing を併用して 30％ほど撮像時間を短くしても、画質にあまり遜色はなかったということです。

押尾 確かに echo の order を randomize するのは、Cube の flip angle には効いてきますね。

骨皮質の bound water と pore water

扇 MSK 領域もここ数年間で随分変遷してきていますね。

吉岡 そうですね。前回、私がこの座談会に参加したハワイの ISMRM の頃は[5]、骨梁の高分解能イメージングが流行りでしたね。骨梁と osteoporosis との関係を議論していたのですが、いまはそういう演題が殆どなくなって骨皮質の演題が増えてきましたね。

扇 骨皮質…。

吉岡 ええ。それは UTE が一般的になってきたからで、"骨皮質の水と骨強度" の話に軸が移ってきています。骨皮質の水には bound water と pore water の 2 種類があって、pore water は隙間にある水なので自由水に近いんです。osteoporosis になると皮質も隙間が広がりますから、pore water が増えて bound water が減るんですが、それを定量化して骨強と比較するという演題が出ていました[6,7]（177 番、262 番）。それがいまの流行りですね。

押尾 UTE はそういうところにはいい適応ですね。

扇 「osteoporosis を骨皮質で評価する」ということ自体が、臨床の一般的な常識からみると新しい感じですね。

吉岡 そうですね。いま一般的には骨密度は DEXA 法でみていますけれど、「それでは不十分なので」という前振りからこの骨皮質の話が始まるんですね。

扇 今回、吉岡先生は聖路加の先生とも一緒に幾つか演題を出されていますね。

吉岡 ええ。2243 番と 2245 番で、いずれも肩関節の 2-point Dixon 法に関するものです[8,9]。

Young Investigator Award

吉岡 実は来年から Young Investigator Award の committee member を依頼されましたので、今年はオブザーバーとして Young Investigator Award の committee に参加しました。

扇 それでは Young Investigator Award の選奨について少しお話を聞かせてください。

吉岡 はい。たくさんの応募がある中で、この ISMRM が開催される時点で既に選奨委員会の方で基礎系 3 名と臨床系 3 名の計 6 名の finalist に絞られています。そしてこの学会では月曜日の午前中にその finalist の候補者の oral presentation をやって、そして同じ月曜日の午後に poster presentation をやります。

扇 それらの 2 つの presentation を聞いた上で、最終的に受賞者を決めるということですね。

吉岡 そうです。火曜日の午後に受賞者を決定して、木曜日の午前中に授賞式があるんです。今年、基礎系は 36 番、臨床系は 39 番の演題が受賞していました[10〜11]。

扇 臨床系と基礎系、それぞれに受賞者がいて、まず臨床の受賞は 39 番ですね。

吉岡 ええ。この演題は睡眠時無呼吸症候群に関するもので、"collapsibility" と呼んでいる気道が collapse する程度を SMS (simultaneous multi-slice) を使ってリアルタイムで評価するという内容です。いままでは 1 スライスしか見られなかったものを、SMS で複数スライスを同時に見て本当にどこが悪いかを評価するということです。

扇 確かに凄く臨床的ですね。"SMS" と呼んでいるからにはシーメンスユーザなんですね。

今井 そうですね。

吉岡 それでこの研究の結論として分かったのは、一番狭窄が強い部位が collapse する訳ではない

ということですね。

高原 どういうことですか？

吉岡 気道の狭い部分がつぶれるのではなくって、その前後にもっとcollapseしやすい部位があるということですね。いままでは狭いところを手術的に切除していたようなんですが、それだと切除しても50%くらいしか治らなかったんですね。

高原 睡眠時無呼吸症候群って、これまではsagittalで撮って舌根が沈下するのをみていたので、sagittalの方がいいように思うのですが、axialの方がいいんですかね？

吉岡 そうですね。この演題ではcollapsibilityの評価に断面積が必要なのでaxialなんですね。

扇 なるほど。axialで断面積の評価が必要なところに、多断面同時励起であるSMSで複数スライスを同時に評価するという…まさに技術と臨床応用がピッタリはまっている感じなんですね。

吉岡 そうですね。

Sparse samplingによる NAA map

扇 木村先生は今回の学会のご印象はいかがでしょうか？

木村 はい。昔からあって、なかなか解決しない問題…たとえばNeuroの領域では脳腫瘍の再発かradiation necrosisかという問題などはmultiparametricでdiffusionだのIVIMだの、そしてMRSと…一杯やっているけれどもまだ完全には解決できていないですね。

扇 そうですね。

木村 私は実はMRSからMRIの研究に入ったのですが、その当時はMRSの解像度が2 cmくらいでした。ですので、大きな病巣であれば腫瘍の再発かradiation necrosisかMRSで大体分かるんですが、2〜3 mmとかの病巣だと難しいので…そういう本当に臨床的に役立つレベルの解像度でMRSが使えるようになったらいいなとずっと思っていました。今回の2356番のposter演題ですが[12]、MRSが数mmの分解能で、しかもNAAのスペクトルのmappingもできるようになったという内容です(図1)。

扇 凄いですね。

木村 ええ。最近話題のSparse samplingを使って、この方法ができるようになったということですね。こういうSparse samplingのような新しい技術がいろいろなところに組み込まれて、いつの間にか臨床にも使えるツールになっていくんですね。

扇 本当ですね。

木村 それから他にもいくつか工夫がなされていて、MRSでみる信号というのはイメージングの信号の1万分の1くらいですから通常は水抑制をやるのですが、この演題で示された方法ではその水抑制をしないんです。そして脂肪抑制もしない。信号の解析から直接NAAのmetaboliteの信号を採るという方法でSparse samplingも加えたら、こういうNAAのmappingというのが有効になってくるんですね。

押尾 1つにはハードウェアのダイナミックレンジが広くなったというのがありますね。そこから先は…要はEPSI(echo-planar spectroscopic imaging)ですよね。今回の学会ではこの演題以外にもEPSIに関するものが沢山出ていて、今年のtopicの1つだと思います。

青木 水抑制や脂肪抑制のパルスを入れないというのは、時間を短くするためですか？

木村 パルスを入れますと、後処理でスペクトルのdistortionを引き起こすんですね。

青木 なるほど。

Hadamard-encoding法 によるASL

木村 私は臨床ではASLをずっ

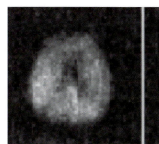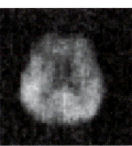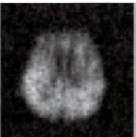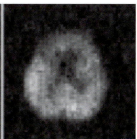

図1
Sparse sampling strategyにより得られたNAA map(Lam F et al, ISMRM2016 # 2356より)[12]。

と追いかけていますので、ASL関連ということで1004番の演題を紹介したいと思います[13]。ASLのCBF mappingで定量化するのに一番の問題は、ASLの到達時間をどう取り扱うか…要するに頸動脈でラベルしてそれがどれくらい時間がかかって脳に到達するかという補正の問題なんです。補正自体は時間をかければ簡単にできるんですが、やはり臨床的に使える時間…数分間くらいでその補正データも一緒に採りたいんですね。そういう方法は実はBeth IsraelのAlsopらが数年前に最初に報告したのですが[14]、その1004番の演題のFigure 1にあるのがsequential multi-delayとHadamard-encoded methodとの比較になります（図2）。上段（a）が単純にPLD (post-labeling delay) を変化させたsequential multi-delay法で、下段（b）がちょっとtrickyなHadamard-encoding法なのですが、Hadamard-encoding法ではラベルとコントロールをいくつかのブロックに分けて、プラス・マイナスの組み合わせもやるんです。そういう組み合わせでたくさん採ったデータを後処理で全部decodeしてやって、ラベル時間（LD）とラベル後の待ち時間（PLD）とを後で複数点作ることができるんです。このHadamard-encoding法が、臨床的にも少しずつ応用できるようになりつつありますね。この方法が時間を最も有効に使って、ASLのCBF値を補正してPETに近い値を出すことができるといわれています。

扇　Hadamard-encoding法は、ゲルベ・ジャパンセミナーでも話題になっていました[15]。ASLも進化しつつあるんですね。

木村　ASLでCBFなどにこだわっているのは、いま臨床でPETとかSPECTとか…核医学のああいう凄い装置を使って脳の血流のhemodynamicsを評価している訳ですが…でもいよいよMRIでOEF (oxygen extraction fraction) みたいな画が本当に出はじめているんですね。

扇　具体的な演題番号などはございますか？

木村　ええ。603番とか600番の演題がそうですね[16,17]。いよいよOEFのmappingがMRでこんなに奇麗に出てくるようになったのかなと（図3）。この図3は、基本的にはQSM (quantitative susceptibility mapping) を使っているのですが、その方法だけだと奇麗にはできないので何か条件を付けていくという…CMRO$_2$ (cerebral metabolic rate of oxygen) が全体では一定になるという条件を置いて画を奇麗にしていくみたいですね。

扇　なるほど。

木村　そして600番の演題[17]の方は、QSMを使っているのではなくて、R2'(reversible-transverse-relaxation-rate)つまりT2を使っています。この演題はposter presentationにも出ていて、そちらのposterにはもう少しやり方が詳しく書いてあったのですが、通常のspin echoではなくてasymmetric echoを使ってそのsusceptibilityでqBOLDという形でやっていくんです。OEFをどのように出すかということなんですが、「R2'自身がデオキシヘモグロビンをもった静脈の領域を反映し、その大きさとOEFが比例する」という単純な原理を上手く利

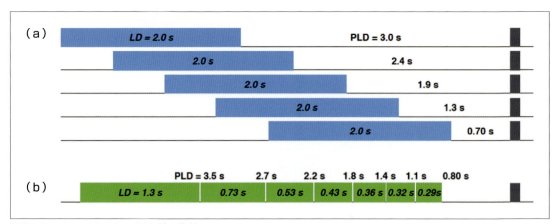

図2　2つのmulti-delay ASL法の比較
(a)がsequential multi-delay法で(b)がHadamard-encoding法(Holdsworth S et al, ISMRM2016 ♯1004より)[13]。

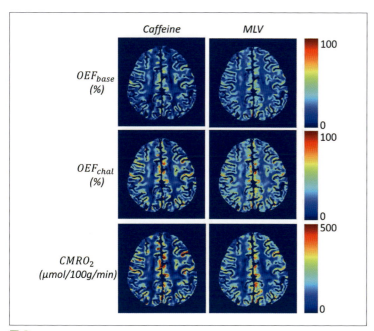

図3
カフェイン投与とMLV(minimal local variance)法から得られたOEF(oxygen extraction fraction)mapのbaselineとchallenge、およびCMRO$_2$(cerebral metabolic rate of oxygen)map(Zhang J et al, ISMRM2016 #603より)[16]。

用しているということのようです。こういうものが安定して撮れるようになると、MRでfunctionalityをみるという世界に一歩近づくなと感じました。

Hyperpolarized ^{129}Xe による脂肪の温度計測

扇 黒田先生は今回の学会のご印象はいかがでしょうか？

黒田 はい。それではまず温度計測に関する551番の演題ですが[18]、これはhyperpolarized ^{129}Xeを脂肪組織に入れて、それを温度計測に使うという話です。通常は水のプロトンの共鳴周波数でみるというのが温度計測で一番よく使われている方法ですが、それは「水分子間の水素結合に依存して遮蔽定数が変わる」ということをベースにしていますので、水素結合がない組織、すなわち脂肪組織に関しては共鳴周波数の変化がないため使えないということになります。そのalternativeがないかということを最近この分野の研究者が色々と取り組んでいます。われわれも脂肪組織に関してはmethyleneのT1を使うことを提案しています。この演題では、それとは違うアプローチの1つとしてhyperpolarized ^{129}Xeが脂肪組織にある程度溶けるので、それの共鳴周波数を使うと脂肪の温度が分かるという内容です。

扇 なるほど。

黒田 実は私も昔Brighamにいた時に、このhyperpolarized ^{129}Xeによる脂肪の温度計測を実験したことがあるのですが、今回の演題ではin vivoで温度が計測できたという話です。Hyperpolarized ^{129}Xeのchemical shiftと温度にはlinearityがあって、しかも温度係数(temperature coefficient)がマイナス0.2 ppm/℃ぐらいです。この値は水のプロトンの温度係数よりも20倍ほど大きい値なんです。ですから脂肪の温度を計測することが可能になるという話ですね。「脂肪の温度を計測するためにhyperpolarized ^{129}Xeをわざわざ使うのか」という議論はあるのですが、scientificには面白い話ですね。

扇 「Hyperpolarized ^{129}Xeを温度計測に使う」という発想が面白いですね。

黒田 ええ。実験動物はネズミで実際のin vivoの画も出しています。全身麻酔をかけて、その時に低下していく体温をsurface coilによるCSIを撮って、温度を測っています。

扇 脂肪の温度計測というのは、具体的にはどういう臨床応用を想定しているんでしょうか？

黒田 まずはbreastですね。breastのHIFU(high intensity focused ultrasound)をやる時に、腫瘍の周囲の脂肪の温度を計測できないと安全な治療ができないんですね。

扇 なるほど。

黒田 ハイパーサーミアでも、またそれよりもう少し温度を上げるablationにしても、皮下脂肪の温度を計測したいapplicationは重要です。

Balanced SSFP による T1 map、T2 map

黒田 実用的なところでお話しますと、balanced SSFPで採った信号からT1 map、T2 mapを作成するという演題がありました[19](695番)。要はSSFPの信号を複

素平面(complex plane)でみると、複素平面上では楕円形を描きます(図4)。楕円形ですから変数が6つ(本質的には5つ)で記述できるんですね。図4を見ていただきますと、横軸が実軸、縦軸が虚軸で、赤と青の2つの楕円があると思うのですが、1つのT1とT2が決まった時に、SSFPの信号がこういう楕円を描きます。関数でfitするとこの楕円を形作っているパラメータが全部分かりますので、それを使ってT1とT2をmappingするというわけです。図4の赤い楕円と青い楕円ではT1とT2の値がそれぞれ変わっていて、これは実測データに対してfitしている様子なんです。これを使うと、1回SSFPの画をオフセットの周波数を振りながら撮っていくと、それによってT1とT2のmappingが一度にできるんです。変数が6つなので、オフセットの周波数を6回変えれば画が撮れるという、そういう話です。

扇 面白いですね。

黒田 Balanced SSFPのコントラストはT2/T1だったわけですけれども、それを分解してT1 mapとT2 mapを別々に出せるというところが画期的だと思います。実はそのアイデアは昔からあって、1987年のMRMにすでに報告があるんですね。

Single-sided MRとUS-MR

黒田 これはまだconceptualな話なのですが、single-sided MRの演題が出ていました[20](490番)。昔からアイデアとしてはあるのですが、いま普通にあるような「ガントリ型のトンネルのマグネットを作って、水平磁場があるところに被検者を寝かせて入れる」というのではなくって、「ベッドサイドで使えるようなsingle-sided MR装置」という発想です(図5)。まず図5aのように馬蹄形の永久磁石を用意しますと、体の中に少し歪みをもった磁力線ができるんです。

押尾 磁力線はflatではないんですね。

黒田 はい。ただ、この演題では近似的にflatと考えられる図7aの緑のareaのみを使って画を作っているんです。

押尾 外からみた感じだとほぼflatにみえる…。

黒田 はい。そうしますとapplicationは割と体表に近い部分ということになります。要はz軸に平行なB_0の成分だけを使っているということになります。

押尾 なるほど。

黒田 その考え方が新鮮で、実はこれまでは「曲がった磁力線をどう扱うか」ということが問題だったんですが、狭い領域に限ればlinearに扱えるので、できるじゃないかという話です。B_0がz軸の方向を向いていれば、B_1は普通のMRIと同じようにそれに対して垂直な面を回転すればいいので確かにできそうだということです。

吉岡 面白いですね。

黒田 ええ。図5cは手首にそのsingle-sided MR装置を実際にくっつけた写真です。それで呼び名として彼らは"MR装置"でなく"MRセンサ"と呼んでいて、固定した装置というよりは、もはや1つのdeviceとしてベッドサイドで使えるといっているんです。

押尾 flatは別に新しくないのですが、こういうのは初めてみました。

黒田 そして体表面だけみるのであれば、USと組み合わせて一緒にみるということも提案してい

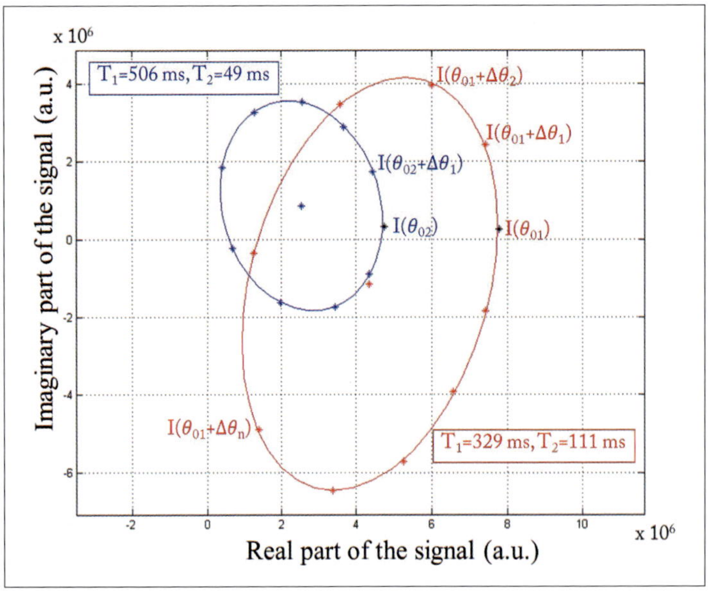

図4 複素平面上での2つの楕円
横軸が実軸(real part)で縦軸が虚軸(imaginary part)(Shcherbakova Y et al, ISMRM2016 #695より)[19]。

した。たとえばUSのドプラとsingle-sided MRを組み合わせて血流を評価するという感じです。図5dと図5eがそのsingle-sided MRとUSを組み合わせた図になります。

扇 PET-MRならぬUS-MRですね。

DBSのリード線配線による発熱特性の変化

黒田 私は体内医療機器のMR安全性に関して委員会などで動いているのですが、それに関連して550番の演題を紹介したいと思います[21]。DBS(deep brain stimulation)のリード線を体内に入れた時に、図6の左のようにDBSのリード線が複雑な軌道を描いている場合と、右のように単純な軌道を描いている場合とで両者の発熱を比べてみると、実は左のようにグニャグニャと複雑な軌道を描いている方が遥かに発熱が小さかったりすることがあると。しかもそういう複雑な軌道の時には、3Tの発熱の方が1.5Tの発熱よりも小さかったということも報告されていました。

押尾 ほう。そうですか。

黒田 発熱がリード線の軌道に依存していることはわれわれも知っていたのですが、極端な例では1.5Tの方が発熱が高くなることを示した例として、こういうシミュレーションの重要性をいうと同時に、3Tの方が必ずしも危ないとは限らないということですね。

押尾 どうして1.5Tの方が発熱が高くなるんですか？

黒田 基本的にどうしてリード線の先端部分が発熱するかといいますと、軌道に対して接線方向の電界成分がどれだけ入ってくるかによるんです。その接線方向の電界成分が入ってきた時に、たまたま1.5Tの波長に対してresonateするような成分が多かったからだということだと思います。

扇 図6の左のように実際のDBSのリード線が複雑な軌道を

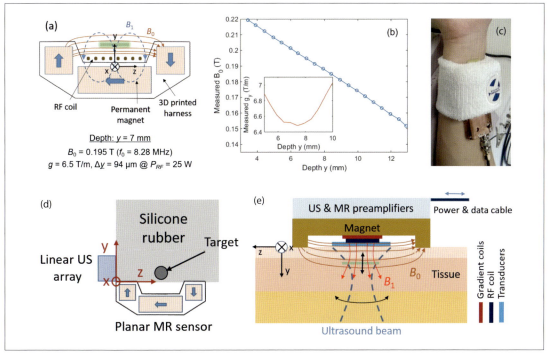

図5

a：Single-sided planar MR装置(MRセンサ)のcross section像。太い青矢印は各々の永久磁石のplarizationを示す。また茶色の線はB_0、青色の線はB_1、そして緑のareaは実際の撮像範囲を示す。静磁場は0.195Tの低磁場。

b：深さ(mm)ごとの観測されたB_0の強さを青色の線、gyのgradientの強さを茶色の線で示す。体表面のみに限定して使用される。

c：手首にsingle-sided MR装置(MRセンサ)を装着した写真。

d、e：Single-sided MRとUSを組み合わせた図。

(Chen C et al, ISMRM2016 #490より)[20]

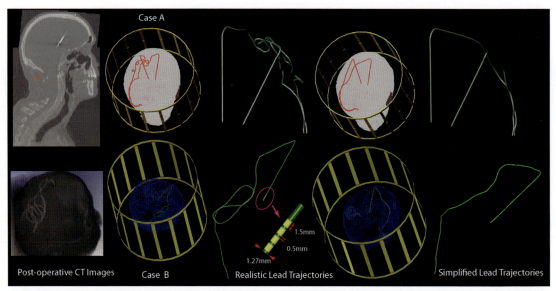

図6
上段の症例A、下段の症例Bのそれぞれにおいて、左はDBSのリード線が複雑な軌道を描いている状態で、右はその複雑な軌道を単純化したもの。各々のケースでSARによる発熱を比較した。下段左の赤丸印は発熱するリード線の先端部分。また左端は実際の患者のCTを示す（Golestanirad L et al, ISMRM2016 #550より）[21]。

描くというのは、どういうシチュエーションなのでしょうか？
黒田 そうですね。たとえばDBSのリード線が長すぎたので最初はcoilingしていたのですが、刺激部位を少し動かした時に臨床医がcoilingから少し引っ張るように配線したと。さらに発信機がついている方もリード線が少し短くなったので少し引っ張ったりしましたと…そうやって最初はcoilingしていたものが両方から引っ張られてこういう複雑な形になってしまうようです。
扇 なるほど。

CEST agentとして観察できる抗癌剤

扇 青木先生は今回の学会のご印象はいかがでしょうか？
青木 そうですね。まず1023番の演題なのですが[22]、これはCESTに関する発表で、抗癌剤そのものの一部にCEST効果をもたせることで、CEST agentとしてみえる抗癌剤を作りましたという内容です。さらにそれが自己会合を起こしてチューブ状になったり…つまり「抗癌剤に特別な何かをくっつける」のではなく、「抗癌剤の構造の一部をCEST造影剤として使った」という演題です。そうすると抗がん剤由来のCEST信号が特異的に得られますので、抗癌剤の分布を可視化することができるということになります。それをマウスを使って、in vivo実験までやって有用性を示しています。
扇 CESTとしては新しい方向性ですね。

^{19}Fによる細胞標識

青木 もう1つ面白かったのが、細胞標識、すなわち免疫細胞や炎症性細胞にMRI造影剤で標識をしてそれを追跡する分野に関する1026番の演題です[23]。この細胞標識の分野では、これまで酸化鉄微粒子（iron oxide nanoparticle）がよく使われてきたのですが、酸化鉄微粒子は磁化率効果によってその周辺の空間も歪みますので、高磁場MRIを使えばかなり拡大してその微粒子をみることができ感度は高いのですが、残念ながら黒い粒々なので空気や血管との鑑別が必ずしも容易ではありません。この演題では高信号に描出されるfluorine-19（^{19}F）で細胞標識したものと、低信号に描出される酸化鉄微粒子で標識したものとを比較して、^{19}Fの方が見やすいですよ、という内容です。

Gd造影剤の脳内蓄積と血管周囲腔の不思議な世界（glymphatic system）

青木 次に紹介する演題が脳へのGd蓄積に関する509番の演題です[24]。Gd造影剤を何度も投与している患者さんの淡蒼球や小脳歯

状核に信号上昇が生じることを、帝京大学の神田知紀先生が最初にRadiologyに報告して[25]、その後も引き続いて神田先生や他の研究者からも相次いで同じような報告がなされています[26]。

その509番はGd造影剤を反復投与した小児の脳内沈着を検討した演題で、Gd造影剤の投与回数に依存して淡蒼球や小脳歯状核の信号上昇が起きているということが示されています。特に放射線や化学療法を行った小児患者では強いGd沈着が生じたということで、そういう放射線や化学療法の治療過程でBBBが破綻するなどして沈着が大きくなるのではないかという考察がなされていました。

黒田 今回は実はISMRMの安全性委員会でも、このGd造影剤の脳内蓄積に関する注意文書を出すということが決まりました。

青木 同じGd造影剤の脳内蓄積に関する内容で511番[27]、512番[28]はバイエル薬品からの発表なのですが、この演題は、ラットを使ってGdの脳への沈着をさまざまなメーカのGd造影剤で比較検討しています。使った投与量はラットということで臨床投与量の25倍です。

扇 25倍！

青木 ええ。そのラットへの25倍投与量でGdの脳への沈着を評価したのですが、あるメーカの直鎖型のキレートを使ったGd造影剤ではきわめて多量のGdが小脳や大脳の特定の領域に蓄積していました。その様子がMRIと切除切片の質量分析イメージングで示されていました。また、昔から使われている別の直鎖型Gd造影剤も一定量の蓄積がみられています。一方でマクロ環型のGd造影剤では、Gd蓄積が少なかったということが報告されていました。ただし質量分析イメージングを使うと、すべてのGd造影剤で蓄積はみられています。

木村 その蓄積はGdがどういう状態でいるのかというのはどうなんでしょうか？「キレートがはずれた状態なのか？」ということなんですが。

青木 それはISMRMの安全性委員会でも議論になっていたようですが、それは「まだ分からない」ということのようです。またそのISMRMの安全性委員会のコメントとして、「重要なことは、現在の通常の臨床でのGd造影剤の使用量では、Gdの脳内蓄積によって有害な生物学的影響あるいは臨床症状との因果関係を実証するデータはありません」とあります。すなわち、臨床のMRIで信号が上昇していても症状や神経学的異常が生じているわけではない、と書いてあります。

押尾 Gd造影剤の脳内蓄積に関しては、514番の長縄先生の演題が面白かったですね[29]。そもそも脳に蓄積するのに、Gdがどこからどうやって入っていくのかという…。

青木 そうですね。それに関しては私の方でシェーマを準備しましたので図7を見ていただきたいのですが、これはNature Reviews Neurologyに掲載されている血管周囲腔（perivascular space）のシェーマです[30]。血管周囲腔にリンパの流れがあって、たとえばこのシェーマだと静脈周囲の血管周囲腔を介して老廃物を排出していますと。アルツハイマー病の原因の1つであるamyloid-βプラークなどもこの血管周囲腔を介して排出されているのではないか、という仮説が最近注目されています。この長縄先生の514番の演題[29]というのは、Gd造影剤を投与して数時間経って撮像すると、血管周囲腔の方にGdが入っていく様子が捉えられているという内容です。これは先ほどのGd造影剤の脳への流入経路、流出経路を観察しているという考え方もできるかもしれません。

扇 この演題はGd造影剤を経静脈性に投与して4時間後に撮像しているというのが凄いですね。

木村 元々は内リンパ水腫をみようと思って撮ったみたいですね。

黒田 その4時間というtime spanが、1日3回入れ替わるといわれている脳脊髄液の流れと割とcomparableな時間だったということみたいですね。

高原 そして図8に示されているように、脳脊髄液腔よりも血管周囲腔の方が濃く造影されているんですね。図7でも使われている"glymphatic system"という用語は"glia"と"lymphatic system"の造語なんですが、これまでは「脳以外にはリンパの流れがあるのが脳にはない」といわれてきたのが、実はこういう"glymphatic system"という老廃物を除去するシステムがあるということが最近注目されてきているんですね。しかも睡眠時に血管周囲腔が開いてこのglymphatic systemが活動的になるということが分かってきているんです。

扇 「睡眠時に血管周囲腔が開く」というのは面白いですね。だから眠ると頭がスッキリするんで

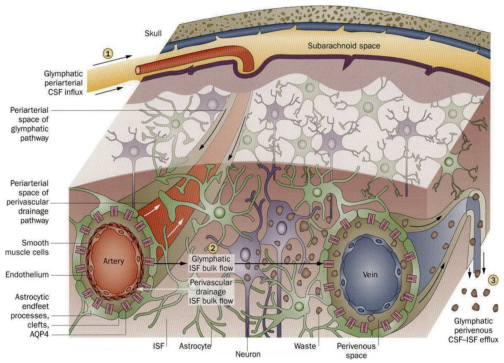

図7 血管周囲腔と脳のリンパ流である glymphatic pathway
astroglial-mediated interstitial fluid(ISF)の bulk flow からなる glymphatic system が細胞外液腔に存在する amyloid-β プラークなどを排出し、アルツハイマー病の発症に寄与している可能性が最近注目されている(Jenna M et al, Nature Reviews Neurology 11：457-470, 2015 より許可を得て転載)[30]。

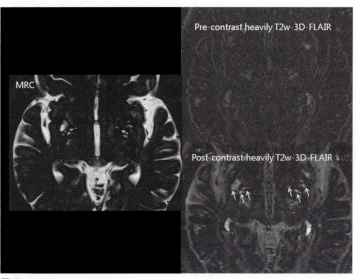

図8
左は MR cisternography。右上の Gd 造影剤投与前の T2 強調 3D-FLAIR では血管周囲腔や他の脳脊髄液腔は低い信号を呈しているが、右下の Gd 造影剤経静脈性投与4時間後の T2 強調 3D-FLAIR では、血管周囲腔(矢印)や脳脊髄液腔は信号が上昇しており、これらの腔に Gd 造影剤が移行していることが分かる。血管周囲腔が他の脳脊髄液腔よりもさらに高い信号を示していることにご注目(Naganawa S, and Taoka T, ISMRM2016 #514 より)[29]。

ね。老廃物が除去されるということで…。

押尾 そうすると blood-brain barrier は何なんだということにもなる訳ですが…。

青木 blood-brain barrier よりも先ほどの blood-CSF barrier の方が物を通しやすいようですね。

押尾 そういう blood-CSF barrier から Gd が CSF に移行して、そして血管周囲腔から脳の奥に入っていくということですね。このタイミング(Gd 造影剤の脳内蓄積が注目されている時)で、こういう演題がでてくるというのは凄いですね。

高原 このセッションの座長が、「これから2〜3年は面白くなるね」っていっていました。

木村 凄いですよね。Gd 造影剤

が開発された当初は、こんなふうにCSFに移行していくなんてことは誰も思っていなかったでしょうからね。

押尾 これに関しては、ラットで造影剤を使って血管周囲腔の3D mapを作ったという演題がありました(1463番)[31]。ラットの血管にsilicone polymerを入れて、さらに側脳室にアルブミンをくっつけたGd-DTPA(Gd-albumin)を注入することで血管周囲腔を描出して3D mapを作ったというという話ですね(図9)。こういうトピックがでてくるというのは、いろいろな方面で皆がこれをやっているということで、来年からはこういう話がたくさん出てくると思います。

低pHを感知し大きな信号上昇をもたらす新しいMRI造影剤

青木 実は今回新しいMRI造影剤を開発しまして、このISMRMが終わった翌週に記者会見を開く予定なのですが…Nature Nanotechnologyという雑誌にアクセプトされて、今月の16日(2016年5月16日)にオンライン発行になります[32]。

扇 どういう新しい造影剤なんでしょうか？

青木 「pHが低い腫瘍の内部を造影する」という新しいナノ粒子型の造影剤なのですが、骨の材料であるリン酸カルシウムを主成分にした造影剤です。リン酸カルシウムは「pH依存で溶ける」という構造をもっていまして、そのカルシウムの部分にマンガン造影剤を置き換える形で作りました。"Mn

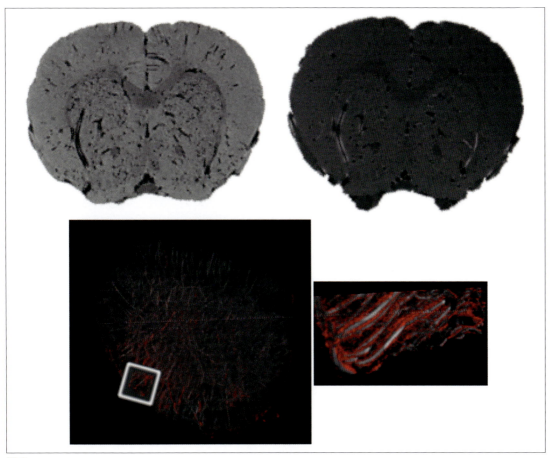

図9
ラットの脳。左上のT2*強調画像では、silicone polymerで満たされた血管が低信号に黒く抜けている。右上のT1強調画像では、Gd-albuminで満たされた血管周囲腔のみが白く描出されている。左下はラット脳全体の3D構築像で血管を白、血管周囲腔を赤で表示してある。その白四角部分を拡大したのが右下で、白い血管のまわりを赤い血管周囲腔が囲んでいる様子が3D画像で描出されている(Kulam M et al, ISMRM2016 # 1463 より)[31]。

Capナノマシン"と名付けられたこの造影剤は血中の環境（pH7.4）では安定ですが、腫瘍の低酸素状態の部位（pH6.5〜6.7）ではpHが低くなることで溶け出してマンガン造影剤を放出します。溶け出したマンガン造影剤は周囲にあるタンパクや細胞表面と結合して、T1が短縮し、さらに信号の「増感」ももたらします。したがって"低酸素map"あるいは"低pH map"をあらわす造影剤と考えていいだろうと思っています。

押尾 低酸素と低pH、どちらなんですか？

青木 そうですね。乳酸が溜まる場所ではpHも下がるのでほぼ一致してはいるのですが、厳密にはpHに反応していますので、"低pH map"ですね。

黒田 たとえば「acidosisによって癌の温熱療法の効果が高まる」というpaperもあるのですが、そういうもののエビデンスを作るのに使えますか？

青木 そうですね。ただ全身がacidosisの状態でこの造影剤を投与しますと、血中でマンガン造影剤を放出してしまうので、ちょっと危ないかもしれません。

黒田 なるほど。

木村 虚血性病変の早期検出にはどうですか？ pHの微妙な変化を捉える造影剤ということで…。

青木 それはできるかもしれませんね。

木村 夢のような話ですが…実はCESTの開発の最初のきっかけは「pHをdetectする」という話だったですよね。

黒田 そうでした。アミド基との交換ですね。

青木 そういう手法の1つになるかもしれません。

扇 素晴らしいですね。

高速撮像の最近の潮流

扇 技術系に関してのご印象はいかがですか？

今井 はい。私は昨日のNew Horizons Lectureで取り上げられていた高速撮像を中心にお話したいと思います。まずは4433番のsimultaneous multi-slice（SMS）に関する演題ですが[33)]、SMSは"多断面同時励起"で通常はスライスを1枚ずつ励起してデータを取得していくところを、複数スライスを同時励起して一度にデータを取得する技術です。当然でてきた画像は複数の断面が重なった状態ですので、それを後処理でスライスを分けます。いままではEPIを中心にSMSが使われてきて、主にfunctional MRIとdiffusionに応用されてきたのですが、このSMSという技術はEPIだけでなく、基本的にはどのシーケンスにも使うことができます。この4433番はSMSをturbo SEに使った演題で、2倍速にしても画質がほとんど低下していません。このようにturbo SEにもSMSを使いますと臨床的な応用が広がるのではないかと思います。

扇 なるほど。それからSMSをHASTEに使った演題もありましたね。

今井 はい。3252番の演題で、single-shotのturbo SEであるHASTEにSMSを使っています[34)]。single-shotですと同時に励起しますとRFのパワーが跳ね上がってきますので、SARの問題とハードウェアの制限に引っか

かってくるのですが、そこでこの演題ではPINS（Power Independent of Number of Slices）pulseという分割pulseを使用しています。RF pulseを分割してパワーを落とすという技術です。こういう技術を使っていろいろなシーケンスに応用を広げています。

青木 RF pulseを分割すると、どう有利なんでしょうか？

押尾 分割というのは、どういう分割なんでしょう…。

今井 この演題にはその分割のシェーマはないのですが、ASLのpseudo-continuousに近いような形だと思われます。

木村 細かく分割するということですね。

今井 ええ。細かく分割することでcontinuousに近いような効果を与えつつ、SARを下げるという感じだと思います。

扇 SMSも少し工夫すると、いろいろなところに応用できる可能性があるんですね。

今井 ええ。さらにSMSをbalanced SSFPに使った演題もありまして[35)]、これはbanding artifactの抑制に使っています。SMSで直接banding artifactを減らしている訳ではなく、phase cycleしたさまざまなphaseの画像を合成することでbanding artifactを減らしています。SMSで撮像時間を短くした分、phase cycleして何種類か撮像するということですね。

扇 SMSの2次的な応用ですね。

今井 それから612番がCS-Waveに関する演題です[36)]。

扇 ご紹介いただいている高速撮像の1つめのキーワードが"SMS"、2つめのキーワードが

"compressed sensing" ですね。

今井 はい。現在のパラレルイメージングですと2倍速か3倍速までが普通だと思うのですが、このCS-Waveですとcompressed sensingを使って10倍速も当たり前のようでした。昨日のNew Horizons Lectureで話されていたのですが、CS-Waveですと、3D MP-RAGEが1 mm isoで1分で、SWIも78秒で撮れたということです。

扇 SWIが78秒…凄いですね。

5D XD-GRASP

扇 バイエル薬品のセミナーで、シーメンスの井村さんが話されていた5D XD-GRASPが印象的でした。

今井 はい。昨年の27番の演題[37]に引き続いて今年も演題が出ていました。2682番の演題です[38]。5D XD-GRASPは体動補正の技術なのですが、図10にデータ収集のチャートを示します。5D XD-GRASPはwhole heart coronary MRAを目的として、free-breathingでデータを収集しています。GRASPはx, y平面をradialで埋めて、z軸はsequentialに埋める"stack-of-stars"と呼ばれるsamplingで、これ自体は元々動きに強いsampling法です。

扇 GRASPは"Golden-angle RAdial Sparse Parallel MRI"の略ですね。

今井 ええ。

扇 XD-GRASPのXDは"eXtra-Dimensional"の略ですか。

今井 はい。"eXtra-Dimensional"は、3D以外に呼吸とECGの情報を使用しているということです。

扇 ECG同期はしているのですか?

今井 ECG同期というよりは、ただ繰り返し撮像されたデータをレトロスペクティブに分割し直すためにECGデータを使用しています。被検者はECGを付けますが、ただ寝ているだけです。図10のデータ収集チャートでご説明し

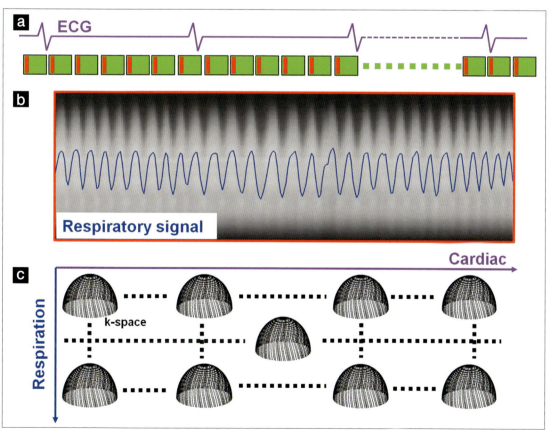

図10 5D XD-GRASPのデータ収集チャート
(Ginami G et al, ISMRM2016 #2682 より)[38]

ますと、a)の赤い部分が呼吸のnavigator収集です。縦軸にRespiration、横軸にCardiacと書かれたc)の図にありますように、取得したデータを呼吸で6時相に、ECGで20時相にデータ分割し、足りない部分のデータはcompressed sensingで計算されます。3D volumeデータが120個(6×20)作り上げられることになりますので、このデータを並べ直しますと図11のように呼吸時相やECG時相に沿った動画が得られます。

扇 確かに動いていますね。PDFの抄録ではできない、HTMLならではの技ですね。

今井 動画はGIFが連続的に表示されている動画なのですが、左は軸位断の画像が大動脈弓レベルから肝上縁レベルまで連続表示され、3D volumeデータであることを示しています。中央は心周期で心臓が動いている様子が動画表示されており、また右は呼吸で心臓が上下に動く様子が動画表示されています。

扇 抄録を動画で見られるのはいいですね。確かに動画の方が説得力があります。

今井 この演題では実はcoronary MRAを狙っているのですが、coronaryを撮りつつも今後はこのデータを使ってEFを計算したり壁厚を計測したりすることも可能ですので、それが従来の2Dの撮像よりも良い情報が得られるのではないかとの話もありました。

木村 心臓のMRI検査が変わるかもしれませんね。

扇 これで撮像時間はどれくらいですか？

今井 15分くらいだそうです。

扇 それに呼吸の動きの情報も得られますしね。

青木 ただ"5D"という表現は何となくシックリこない感じですね。

扇 確かに…心臓の3D画像がシネで収縮していて4Dというところまではいいのですが、その4Dにさらに呼吸時相が加わったので"5D"ということですね。3Dに心時相を入れて4Dなら、呼吸時相も入れれば5Dだろうということで、抄録にも"5D(x-y-z-cardiac-respiration)"と書いてありますね。

Countercurrent heat exchangerとMRI

扇 押尾先生は今回の学会のご印象はいかがですか？

押尾 ええ。traditional posterや血管周囲腔についてはすでに話したとおりですが、それらと別に1つピックアップした演題があって…2605番ですが、これはcountercurrent heat exchangerの話です[39]。図12の赤いのが温度で、矢印がflowですが、countercurrent heat exchangerといって二重の管腔構造で冷たいのと熱い液体を互いに反対方向に流して、両者の間の熱交換の効率が最大になる…それで中の液体の実際の流れとか温度の分布をMRIで測定するんです。こういうことを測定できるmodalityは他にはないということです。これが医学応用できるかどうかというのは全然別の話ですが、MRIでしかできないという意味では面白いですね。

扇 いろいろなお話しをしているうちにアッという間に時間が過ぎてしまいました。今回も多岐にわたっていろいろと興味深い貴重

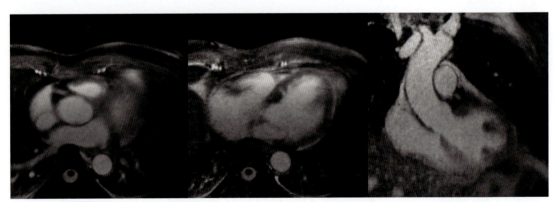

図11　5D XD-GRASPによる心臓の動画
実際のHTML抄録ではGIF連続表示の動画としてPC上で閲覧できる。左は実際の抄録では軸位断の画像が大動脈弓レベルから肝上縁レベルまで連続表示され、3D volumeデータであることを示す。中央は心周期で心臓が動いている様子が動画表示される。そして右は冠状断の画像が呼吸で上下に動く様子が実際の抄録では動画表示される(Ginami G et al, ISMRM2016 ♯2682より)[38]。

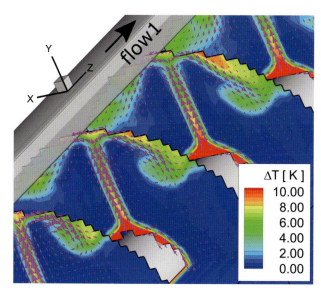

図12 Countercurrent heat exchanger の temperature map と velocity vector field を重ね合わせた図
赤色を主体にしたカラー表示部分が温度、矢印が flow を表している（Buchenberg WB et al, ISMRM2016 ♯2605 より）[39]。

お話しを伺うことができて、本当に良かったと思います。本日は先生方、お忙しいなか誠に有難うございました。

※ ISMRM2016 の開催地シンガポールの Conrad Centennial Singapore にて 2016 年 5 月 12 日に収録

参考文献

1) Kuhl C : Breast imaging. Proceedings of ISMRM 24th Scientific Meeting and Exhibition : 6918, 2016
2) Padhani AR : Multiparametric MRI therapy response in bone. Proceedings of ISMRM 24th Scientific Meeting and Exhibition : 6897, 2016
3) Bao S et al : Fast single sequence comprehensive 4D pediatric knee MRI with T2 Shuffling. Proceedings of ISMRM 24th Scientific Meeting and Exhibition : 1060, 2016
4) Fang Liu F et al : Rapid three-dimensional fast spin-echo knee imaging using compressed sensing. Proceedings of ISMRM 24th Scientific Meeting and Exhibition : 1061, 2016
5) 押尾晃一、竹原康雄、吉岡 大、高原太郎、奥秋知幸、扇 和之：〔座談会〕エキスパートが語るさまざまな MRI 最先端トピックス～本質が見えてきた拡散強調画像～. 映像情報 Medical（臨増）41(14) : 36-52, 2009
6) Manhard MK et al : Bound- and pore-water MRI of cortical bone in osteoporotic patients. Proceedings of ISMRM 24th Scientific Meeting and Exhibition : 177, 2016
7) Manhard MK et al : Extracting quantitative information from MRI bound- and pore-water maps of cortical bone. Proceedings of ISMRM 24th Scientific Meeting and Exhibition : 262, 2016
8) Nozaki T et al : Predicting re-tear after repair of full-thickness rotator cuff tear : 2-Point Dixon MR quantification of fatty muscle degeneration—Initial experience with 1-year follow-up. Proceedings of ISMRM 24th Scientific Meeting and Exhibition : 2243, 2016
9) Horiuchi S et al : Reliability of MR quantification of rotator cuff muscle fatty degeneration using a 2-point Dixon technique in comparison with the qualitative modified-Goutallier classification. Proceedings of ISMRM 24th Scientific Meeting and Exhibition : 2243, 2016
10) Ma D et al : Music-based magnetic resonance fingerprinting to improve patient comfort during MRI examinations. Proceedings of ISMRM 24th Scientific Meeting and Exhibition : 36, 2016
11) Wu Z et al : Evaluation of upper airway collapsibility using Simultaneous Multi-Slice real-time MRI. Proceedings of ISMRM 24th Scientific Meeting and

Exhibition：39, 2016

12) Lam F et al：Achieving high spatiotemporal resolution for 1H-MRSI of the brain. Proceedings of ISMRM 24th Scientific Meeting and Exhibition：2356, 2016

13) Holdsworth S et al：Comparing single-delay, sequential multi-delay, and Hadamard multi-delay ASL for measuring CBF and arterial transit delay in normal subjects and patients with cerebrovascular disease. Proceedings of ISMRM 24th Scientific Meeting and Exhibition：1004, 2016

14) Dai W et al：Volumetric measurement of perfusion and arterial transit delay using hadamard encoded continuous arterial spin labeling. Magn Reson Med 69(4)：1014-1022, 2013

15) 奥秋知幸：Topics of ISMRM2016(技術). Japanese Meeting in ISMRM2016, シンガポール, 2016. 5. 9

16) Zhang J et al：Quantitative susceptibility mapping (QSM) based cerebral metabolic rate of oxygen (CMRO2) mapping：Eliminating blood flow challenge with minimal local variance (MLV). Proceedings of ISMRM 24th Scientific Meeting and Exhibition：603, 2016

17) Stone AJ et al：Serial quantification of brain oxygenation using streamlined-qBOLD in acute stroke patients. Proceedings of ISMRM 24th Scientific Meeting and Exhibition：600, 2016

18) Zhang L et al：Accurate MR thermometry by hyperpolarized 129Xe. Proceedings of ISMRM 24th Scientific Meeting and Exhibition：551, 2016

19) Shcherbakova Y et al：Accurate T1 and T2 mapping by direct least-squares ellipse fitting to phase-cycled bSSFP data. Proceedings of ISMRM 24th Scientific Meeting and Exhibition：695, 2016

20) Chen C et al：Integration of miniaturized ultrasound and single-sided, low-field MRI. Proceedings of ISMRM 24th Scientific Meeting and Exhibition：490, 2016

21) Golestanirad L et al：Percentage of change in the calculated SAR values in human head during 3T MRI of patients with deep brain stimulation implants：A computational study of realistic vs. simplified lead trajectories. Proceedings of ISMRM 24th Scientific Meeting and Exhibition：550, 2016

22) Li Y et al：Label-free CEST MRI detection of self-assembly anticancer drug-peptide nanofibers. Proceedings of ISMRM 24th Scientific Meeting and Exhibition：1023, 2016

23) Makela AV et al：Quantitative evaluation of tumour associated macrophages in breast cancer：Fluorine-19 versus iron oxide nanoparticles. Proceedings of ISMRM 24th Scientific Meeting and Exhibition：1026, 2016

24) Kinner S et al：Deep brain nuclei T1 shortening after gadolinium in children：Influence of radiation and chemotherapy. Proceedings of ISMRM 24th Scientific Meeting and Exhibition：509, 2016

25) Kanda T et al：High signal intensity in the dentate nucleus and globus pallidus on unenhanced T1-weighted MR images：Relationship with increasing cumulative dose of a gadolinium-based contrast material. Radiol 270：834-841, 2014

26) Ramalho J et al：High signal intensity in globus pallidus and dentate nucleus on unenhanced T1-weighted MR images：Evaluation of two linear gadolinium-based contrast agents. Radiol 276：836-844, 2015

27) Pietsch H et al：Gadolinium deposition in the brain：Pre-clinical investigation of differences in concentration, distribution and histology in animals after repeated administrations of linear and macrocyclic GBCAs. Proceedings of ISMRM 24th Scientific Meeting and Exhibition：511, 2016

28) Jost G et al：T1-weighted signal increase in the rat brain after multiple, high-dose administrations of gadolinium based contrast agents：Comparison of linear and macrocyclic agents. Proceedings of ISMRM 24th Scientific Meeting and Exhibition：512, 2016

29) Naganawa S et al：Contrast enhancement of perivascular spaces in the basal ganglia. Proceedings of ISMRM 24th Scientific Meeting and Exhibition：514, 2016

30) Jenna M et al：Clearance systems in the brain—implications for Alzheimer disease. Nature Reviews Neurology 11：457-470, 2015

31) Kulam M et al：3D map of perivascular network in the rat brain. Proceedings of ISMRM 24th Scientific Meeting and Exhibition：1463, 2016

32) Mi P et al：A pH-activatable nanoparticle with signal-amplification capabilities for non-invasive imaging of tumour malignancy. Nat Nanotechnol 11(8)：724-730, 2016(※掲載はマイナビ：http://news.mynavi.jp/news/2016/05/17/044/、毎日新聞：http://mainichi.jp/articles/20160803/ddm/016/040/037000c など)

33) Kean M et al：Utilization of Simultaneous Multi-Slice accelerated turbo Spin Echo in pediatric epilepsy. Proceedings of ISMRM 24th Scientific Meeting and Exhibition：4433, 2016

34) Schulz J et al：Half Fourier Acquisition Single Shot Turbo Spin Echo(HASTE)imaging using multiband(MB)excitation and Power Independent of Number of Slices(PINS)refocusing pulses at 3 Tesla. Proceedings of ISMRM 24th Scientific Meeting and Exhibition：3252, 2016
35) Wang Y et al：Phase-cycled Simultaneous Multi-Slice balanced SSFP imaging with CAIPIRINHA for efficient banding reduction. Proceedings of ISMRM 24th Scientific Meeting and Exhibition：616, 2016
36) Bilgic B et al：Optimized CS-Wave imaging with tailored sampling and efficient reconstruction. Proceedings of ISMRM 24th Scientific Meeting and Exhibition：612, 2016
37) Feng L et al：Five-dimensional cardiac and respiratory motion-resolved whole-heart MRI. Proceedings of ISMRM 23th Scientific Meeting and Exhibition：27, 2015
38) Ginami G et al：Cardiac and respiratory motion-resolved free-running whole-heart coronary MRA of patients using 5D XD-GRASP reconstruction. Proceedings of ISMRM 24th Scientific Meeting and Exhibition：2682, 2016
39) Buchenberg WB et al：Simultaneous 3D velocity and temperature mapping in fluid flow using MRI. Proceedings of ISMRM 24th Scientific Meeting and Exhibition：2605, 2016

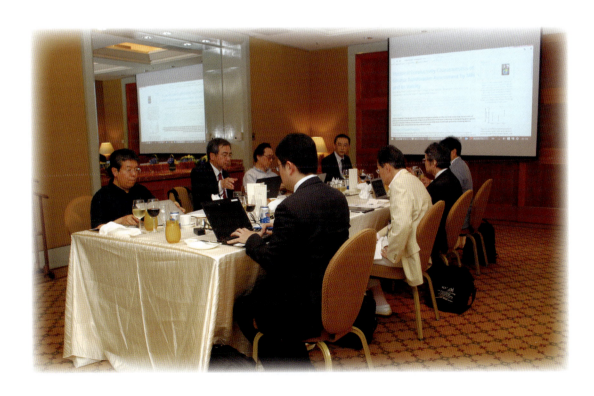

特別座談会

エキスパートが語る さまざまなMRI最先端 トピックス

～POCSMUSE、CSFの"動き"、そしてGd沈着の謎

2017年4月27日（木）ハワイ・ホノルルにて

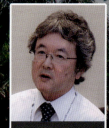
押尾晃一
慶應義塾大学
医学部
放射線診断科

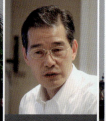
黒田　輝
東海大学
情報理工学部
情報科学科

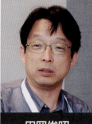
田岡俊昭
名古屋大学
医学部
放射線科

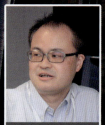
堀　正明
順天堂大学
医学部
放射線診断学講座

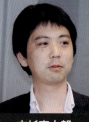
本杉宇太郎
山梨大学
医学部
放射線科

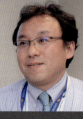
葛西由守
東芝メディカル
システムズ（株）
MRI事業部

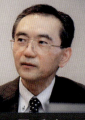
扇　和之
日本赤十字社
医療センター
放射線診断科

※記載の座談会出席者所属名は2017年4月のISMRM 2017(米ハワイ・ホノルル)開催当時。

特別座談会 エキスパートが語るさまざまなMRI最先端トピックス

> ISMRM 2017（ハワイ）にて開催。最も旬な話題である glymphatic system と Gd 沈着の謎、そしてそれに関連した CSF の"動き"について、図を交えた詳細なディスカッションがなされている。それに関連して diffusion を用いた DTI-ALPS にもご注目。また diffusion による virtual MR elastography が有望な技術として取り上げられ、free-breathing の腹部ダイナミック MRI と stack-of-stars や POCSMUSE についても詳細な議論がなされている。oscillating gradient（OGSE）や myelin の量の推定といったディスカッションも興味深い。

扇 今年はハワイでの ISMRM 開催となりましたが、学会に参加され、発表された各先生方にご印象を伺いながら MRI のさまざまな話題に関して話しを進めていければと思っております。

Gd 沈着の謎

扇 Gd（gadolinium）沈着は、今回の学会の大きな話題の1つですね。

黒田 はい。特に Plenary Session での長縄先生のお話は素晴らしかったですね[1]。この学会としても、いま Gd 沈着には力を入れているという印象を強く感じました。

扇 去年のこの座談会[2]でもこの Gd 沈着は話題に出ましたが、その時点では「現在の臨床での Gd 造影剤の通常投与量では、Gd の脳内蓄積によって有害な生物学的影響あるいは臨床症状との因果関係を実証するデータはない」ということでした。

本杉 最近はヨーロッパから安全性の勧告が出ましたね。たしか、European Medicines Agency（EMA）は直鎖型 Gd 造影剤を使用しないよう勧告しました。

黒田 MRI Safety Committee でもそれを取り上げて議論していて、ISMRM としてのガイドラインを draft したという段階です。

田岡 そうなんですね。

扇 田岡先生、いかがでしょうか？ Gd 沈着の perspective といいますか、「今後はどういう流れになっていくか？」という観点では…。

田岡 そうですね。心配なのは 2016 年の暮れに「Gd が沈着した歯状核は、PET の集積が低下している」という論文が Journal of Nuclear Medicine Technology という雑誌に掲載されました。その論文では PET の集積が低下しているとしているのですが、かなり方法論的に問題があって、まずコントロール群とその症状がある群との年齢が全然ずれているとか、全身用 PET のプロトコルで頭部を撮像しているとか、ずさんな感じの論文なんです。でも、そういうずさんな感じでも話題性がある内容なのでアクセプトされてしまうんですね。

扇 なるほど。

田岡 この Gd 沈着に関しては、これからは皆が争うように何か臨床症状を"鵜の目鷹の目"で探しにかかるのではないかと…そうすれば自分の論文がたくさん引用されるぞ、みたいな。そういう山師的な論文がこれから出てくる可能性があるので、われわれはそういう原稿は1つ1つしっかりと検証していかないといけないのではないかと思います。

扇 Gd 沈着に関しては去年のこの座談会[2]でも長縄先生の演題[3]の話が出ましたし、今年のゲルベ・ジャパンセミナー[4]でも田岡先生が発表されたポスター[5]がホットな話題でした。いかがでしょうか？ そこら辺を読者のためにも基本的なところからお話しいただければと思いますが。

田岡 そうですね。まず Gd 沈着がどのようにして起こるかという機序は皆さんいろいろと考えていて、たとえば昨年（2016 年）の出版になりますが、神田知紀先生は Magnetic Resonance Imaging 誌の総説で「血行性にやってきた Gd が transmetalation でカルシウムや他の金属と拮抗する形で沈着するのではないか」と述べておられます[6]。その総説の中では「glymphatic system についてはやや否定的なのではないか」という記述でした。要は血行性にくるという考え方です。

扇 "血行性"に相対するものが "glymphatic system" ということですね。

田岡 ある意味ではそう言えます。血行性にくるというもう1つの根拠として、骨には Gd が脳の約 23 倍取り込まれるという話がありまして…。

堀 Plenary Session で、長縄先生の前に話をされた先生がそういっていましたね[7]。

田岡 ええ。一旦骨に取り込まれ

たGdが少しづつ骨から血中に放出されるという話ですね。つまり血行性にくるのにfirst passで脳に取り込まれるという考え方と、それとは別に骨のようなリザーバーがあって、そのリザーバーを介して脳に取り込まれるという両方の考え方があります。

扇 なるほど。

田岡 それらはいずれにせよ最終的には血行性に脳に取り込まれるという考え方なのですが、一方で長縄先生は血行性ではなくglymphatic systemを介して脳にGdが取り込まれるという考え方なんです。

扇 「血行性ではなくglymphatic systemを介する」という根拠は…。

田岡 ええ。その根拠の1つなのですが、実は昨年（2016年）の神田先生のMagnetic Resonance Imaging誌の総説が出た後に、トルコからInvestigative Radiologyに新しい論文が出まして[8]、この論文は長縄先生の今回のPlenary Sessionでも引用されていたんです。この施設ではかなり以前からintrathecal、すなわち硬膜内にミエログラフィのような形でGd造影剤を注入するということをやっていまして、彼らはそれを安全に行うノウハウを確立しているんです。そういうたくさんのintrathecalにGd造影像を注入したデータの蓄積をreviewしますと、その中に6例、intrathecalにGd造影剤を入れたことはあるけれどもintravenousに、つまりGd造影像を静注したことはない症例があったんです。その6例で高率に歯状核へのGd沈着がみられたという論文です。

扇 なるほど。血行性にはGd造影剤を投与していないのに、髄腔内投与のみで脳にGd沈着がみられたということですね。

田岡 そうです。症例によっては1回のみの髄腔内投与で脳にGd沈着があったという話です。ということは、CSFを介してGdが沈着するという考え方は有力な候補になってくるのではないかということですね。

黒田 それは「血行性なら、通常BBBがあって入らないはずだから」という考え方とも合致しているということですか？

田岡 そうですね。BBBのrobustnessに関しては、それを考慮すると話が複雑になりますので、一旦はそのBBBの話は置いておきますが、glymphatic systemというのは「CSFで脳を洗う」というシステムであると。それでCSFが動脈周囲のperivascular spaceから脳実質内に入り込んで、アクアポリンのチャンネルから脳実質のグリア細胞が支配する間質組織の中に入って、それから静脈のperivenous spaceを通って出ていくと。そういう経路が考えられているんです（図1）。要は「CSFで脳組織を洗い流す」というシステムです。

扇 そこら辺は、田岡先生ご自身が臨床画像[10]に大変分かりやすいレビューを執筆されていますね。

田岡 いえいえ。そうするとCSFはturnoverが遅いですから、長い間Gdを含んだCSFで脳組織を灌流することになります。ある講演でジョークとして「glymphatic systemって、"ガンジス川の沐浴"みたいなもの」って言ったことがあるのですが、要するにcontaminateされた水で体を洗っている、つまりGdを比較的高濃度に含んだCSFで脳組織を洗っているという感じですね。

扇 なるほど。

田岡 Gdを含んだCSFで脳組織を洗っていますので、Gdに暴露される機会が増えるわけです。そこで同じGd造影剤でもキレート構造が直鎖型かマクロ環型かによって運命が違ってきて、直鎖型の場合はキレートが外れて脳に沈着するんじゃないのかというのが長縄先生の考え方です。

扇 CSFで何度も洗われている間に脳組織に沈着するということですね。

田岡 そうです。その名古屋大学側の考え方の根拠となったのが、長縄先生が以前から取り組まれておられた内リンパのMRI検査では、Gd造影剤を静注して約4時間後に3D FLAIRを撮るんです。その時にかなり高い確率でシルビウス裂や血管周囲腔などが明瞭に染まっていると（図2）。ですので、普通に静注したGd造影剤が4時間も経てばCSFに移行しているというのは僕ら名古屋大学の人間にとっては…。

扇 "既成の事実"ですか。

田岡 はい。もうそれは"疑いようのない事実"ですね。

扇 ではGd造影剤がCSFに移行する経路としては、血中からどのようにして…。

田岡 そこです。それが問題なのですが、ラットだと脈絡叢からCSFに漏れてくるんですね。ところが人間だと違うみたいで、脈絡叢周囲のCSFはあまり染まってこないんです。じゃあどこが染まってくるかといいますと、たとえば内耳道だとか、メッケル洞だ

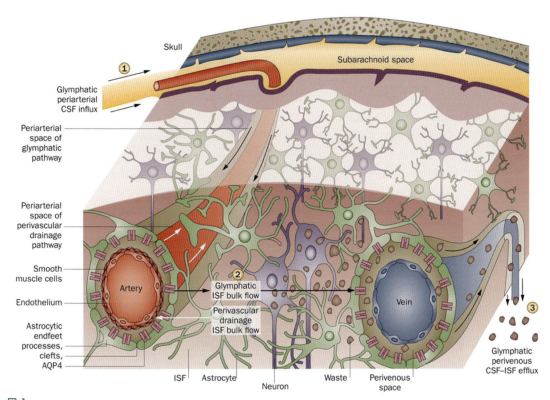

図1
CSFが①動脈周囲のperivascular spaceからアクアポリンのチャンネル(AQP4)を介して、②グリア細胞が存在する脳実質の中に入り、そして③静脈のperivenous spaceを通って出ていくことで老廃物(waste)が洗われる(Jenna M et al, Nature Reviews Neurology 11：457-470, 2015より)[9]。

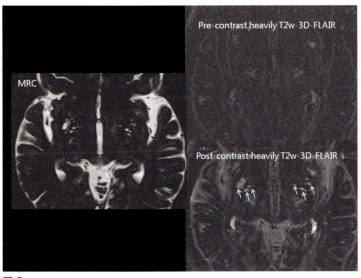

図2
左はMR cisternography。右上のGd造影剤投与前のT2強調3D-FLAIRでは血管周囲腔や他の脳脊髄液腔は低い信号を呈しているが、右下のGd造影剤経静脈性投与4時間後のT2強調3D-FLAIRでは、血管周囲腔(矢印)やシルビウス裂などの脳脊髄液腔は信号が上昇しており、これらの腔にGd造影剤が移行していることが分かる(Naganawa S, and Taoka T, ISMRM2016 #514より)[3]。

とか、そういったところが染まってくるんです[10]。

扇　それはCSFの流れでGdが引っかかりやすいところが染まっているということではないのでしょうか？

　superficial siderosisの鉄沈着みたいに…。

田岡　であればですね、たとえばシルビウス裂はよく染まるんですね。でも脳底槽なんかはあまり染まらなくって、一方で穿通枝領域のperivascular spaceは非常によく染まります。

扇　なるほど。

田岡　これはglymphatic systemだけに限らない話なのですが、Cushing先生が昔からいっている"third circulation"としてのCFS circulation[10、11]を否定する流れというのは、この10年ほどで目立ってきていますね[12]。

扇 "third circulation"を否定する流れ…。

田岡 "third circulation"とは従来からいわれているCSFが脈絡叢で産生され、それが脳室系を循環してクモ膜顆粒で吸収されるという考え方ですね。それを否定する流れがある…つまり、CSFの産生は脈絡叢のみならず脳実質の間質液が大きく関与するとされてきており[10、12]、クモ膜顆粒で吸収されるという考え方についても疑問がもたれています。

扇 なるほど。

田岡 仮に脈絡叢周囲のGdでCSFが産生される時の流れで「流れ去る」にしても、いささかの濃度勾配もなく脈絡叢周囲が低信号のままでいるのは、やはりGdが血中からCSFに移行する場所として脈絡叢は違うのではないかと…私もそう感じています。

扇 それでは血中のGdはどこからCSFに移行しているのでしょうか…。

田岡 そうですねえ…。

押尾 基本的な話として、そこら辺の理解がいまどんどん変わっているので、専門の人しか知らないですよね。

田岡 そうですね。

押尾 そういう話であって、今回のこの話もバックグラウンドが全然広がらないまま、この仮説だけがボンと出てきているんです。

田岡 まずいですよね。映像情報に載せる話としては…。

押尾 いや、こういう場ではそういう状況だということを説明すればいいんですよ。scienceは何で

もそうですが、全部分かっているわけではなくて、いま物凄く進んでいる時なので、その状況をそのまま説明すればいいんだと思います。

扇 ということだそうです。話を戻すようですけれど、ネズミの実験ではGdは脈絡叢からCSFに漏れるというか、移行しているのですね。

田岡 そうです。

扇 そもそもこの話が面白いと思うのは、「先に結論ありき」で「Gdが脳実質に沈着している」と。それがどうやって沈着するのかというのに、「血行性にきている」とか、「CSFを介している」とか、まるで医学の始まりのような根本的な議論があって…。

押尾 それもscienceは何でもそうです。

扇 ええ。ただ世界でその真っ向から対立する論戦の先頭に立っているのが長縄先生と神田先生という、日本人同士で議論しているというのが面白いですね。

田岡 神田先生は最近のご講演でglymphaticシステムの関与の可能性について述べられていますし、私たちもその後の実験で血流の要因も関与している可能性もあると思っています。

CSFの"水の動き"とDTI-ALPS

田岡 実は今回の学会で"glymphatic system"というキーワードで検索すると、9つの演題が引っかかってくるのですが、そのうち3つが日本からです。

扇 1つが長縄先生のPlenary Sessionで、2つ目が先生の…。

田岡 はい。私のposterです。

扇 田岡先生のposter presentationはゲルベ・ジャパンセミナー[4]でも話題沸騰でした。2356番の演題ですね[5]。この"DTI-ALPS"（Diffusion Tensor Image analysis Along Perivascular Space）という名前も面白いですね[5、13]。

田岡 ええ。この命名に関して裏話をしますと、私が長縄先生に「これ、何て呼んだらいいですかねえ」って聞いたら、しばらくして長縄先生が僕のところにきて「先生、アルプス（ALPS）どうですか？」っておっしゃったんです。つまり"DTI-ALPS"という名前は長縄先生作です。

扇 アルプス（ALPS）って、覚えやすいですね。内容的にはどのような感じでしょうか。

田岡 そうですね。まず長縄先生がglymphatic systemの研究を面白そうにやられているのをみていたら羨ましくなって、それがモチベーションになっているのが1つと、それからtracer studyというのは"積分的な"物の見方ですね。ある時にtracerを入れて、それが何時間か経ったらこうなりましたという…。じゃあ、それだとglymphatic systemが活動したりしなかったりという日内変動があった場合に…。

扇 お昼寝をしているとか、起きて活動しているとか…。

田岡 そういう日内変動があった場合に、そういうものをモニタできないかという、いわば"微分的な"評価ができないかというもがもう1つのモチベーションです。それを「diffusionでできないか？」というということですね。

扇 diffusion…しかもこの演題で

はテンソルですね。異方性を使って…。

田岡 これはですね、本当はテンソルくらいではできないだろうと僕は思っていました。といいますのは、何となくですが凄くゆっくりとした水の動きだと思いましたので、多分QSIとかそれくらいの非正規分布拡散でないとできないのかなあと思って…それでこういうソフトを何とかなりませんかということで、広島の増谷佳孝先生のところにお邪魔しました。

扇 研究秘話ですね。

田岡 ええ。それで増谷先生がおっしゃるには、「QSIでやるのが本当に必要でしたらQSIのソフトも書きますが、その前に一度テンソルでできないかどうか確認してください」ということで、増谷先生のあの有名なdTVというソフトを少し改造していただいて「ROIを置けばx方向、y方向、z方向だけの拡散(diffusivity)を出せるようにしたソフト」をいただきました。

扇 具体的にご説明をお願いいたします。

田岡 これはperivascular spaceの方向の"水の動き"が、glymphatic systemの活性の評価になるだろうという仮説に基づいています。すなわち「perivascular space方向の自由拡散がどうなっているか」を評価するというのがこの演題の目的です。

扇 CSFの"流れ"ではなくって、"動き"なんですね。

田岡 はい。"perivascular spaceの方向"というのは、"髄質動脈や髄質静脈の方向"ということになります。そして、人間の脳の中で髄質動脈や髄質静脈がx方向に走行している広い領域というのは、この半卵円中心や放線冠だけなんです。まず増谷先生にいただいたソフトは3軸方向しかみられませんので、じゃあその3軸方向しかみられないソフトで評価するのであれば、この半卵円中心や放線冠だろうと。図3のごとく、この領域は画面に対して垂直な方向に白質線維が走っています。この領域の拡散はprojection fiberが強烈に支配的な役割をもっています。

扇 図3Dで青色矢印の"Projection area"というのは、projection fiber(投射線維)のprojectionなんですね。

田岡 そうです。そして緑色の部分だとSLFというassociation fiber(連合線維)が走っていますので、それが拡散に支配的な役割を担っています。それらに対して垂直な方向ではこういうmajorなfiberの影響は受けないであろうということで、その影響を受けない方向の"水の動き"を評価したらどうなるかな、というのがこのstudyの主旨です。

扇 面白い着眼点ですね。

田岡 それで得られた結果が図4になります。下段のb=2000の方は話がややこしくなりますので、上段のb=1000の方でお話しますと、横軸がMMSE(Mini-Mental State Examination)で得点が低いほど認知症が重症ということになります。それで認知症が重篤になるほど、projection fiberやassociation fiber方向のADCは落ちるんですね。すなわち、これらの方向の水の自由拡散が増すということですが、これらはすで

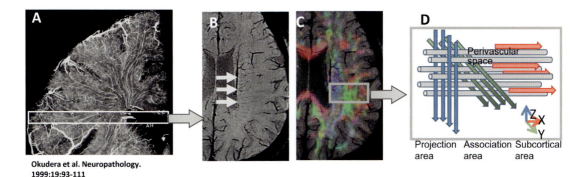

図3
Aは血管に造影剤が注入されたX線写真。これに垂直な側脳室体部レベルの軸位断SWI(B)では、髄質静脈がX方向(Dの赤矢印で示す方向)に走行しているのが分かる。Cはその軸位断SWIにDTIのカラー表示を重ね合わせたもの。青い投射線維(projection fiber)はZ方向、緑の連合線維(association fiber)はY方向に走行しており、いずれの神経線維も赤矢印で示す髄質静脈のperivascular spaceとは垂直になっている(Taoka T, Naganawa S et al, ISMRM2017 #2356 より)[5]。

Correlation between directional diffusivity and MMSE score

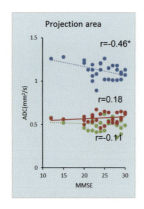
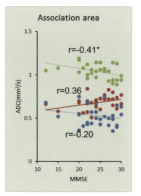
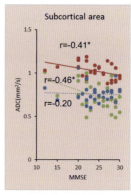
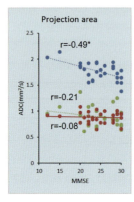
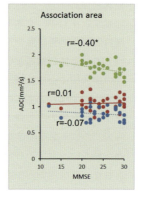
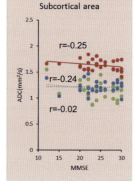

図4
認知症スケールであるMMSEの得点（横軸）とADC（縦軸）の相関。赤、緑、青のプロットが、それぞれx方向、y方向、z方向のdiffusivityになる（Taoka T, Naganawa S et al, ISMRM2017 #2356より）[5]。

に幾多の研究でいわれていることです。ところがperivascular spaceに沿った方向であるx方向の水の動きは、少しですが認知症が重篤になればなるほど（MMSEの得点が低くなるほど）水の動きが制限される、つまりADCが低下する傾向にあるんです。

扇 なるほど。perivascular spaceの方向のみ認知機能の低下が進むと水の動きが悪くなるんですね。

田岡 そうです。それでこれがglymphatic systemの活動を反映しているんじゃないかと…。

扇 ALPSスコアの方は、どういう感じになるのでしょうか。

田岡 そうですね。ALPSスコアは演題の抄録には載せていなかったのですが、図4のプロットで赤丸の値（x方向のdiffusivity）を分母、緑丸や青丸の値（y方向やz方向のdiffusivity）を分子にした値がALPSスコアだとお考えください。ALPSスコアが1というのはx方向とy方向、z方向の水の動きが同じということです。そして、ALPSスコアが1.5というのは実はだいたい健康な人のパターンで、x方向の水の動きがy方向やz方向の約1.5倍あるということです。

扇 認知症が進行するとALPSスコアが低下する傾向にあるということですね。

田岡 そうです。このALPSスコアでglymphatic systemの水の動きをdirectに捉えているとまでいうつもりはないですが、ある程度は評価できているのではないかと思っています。

黒田 それは仮定としては、CSFの動きは認知症が進行した時にどこであっても一様に悪くなるということですね。

田岡 そうですね、そういう仮定ですね。ただ一様ではないかもしれません。側脳室体部のレベルでこれを計測していますが、もしかしたら嗅内野でALPSスコアのようなものを計測したらもっと凄い

差が出るかもしれません。

黒田　なるほど。

扇　非常に academic な内容ですね。

本杉　勉強になりました。

堀　水を差すような質問になりますが、そういうのを評価するのでしたら IVIM の方がよくないですか？

田岡　IVIM は実は検討しました。うちの cohort ではないので発表はできないのですが、b＝500である程度の数の認知症患者さんを検査したデータもよその施設からお借りしまして、それでみたら ALPS スコアが逆になっていました。

堀　逆？

田岡　ええ。perfusion がのっていたんですね。アルツハイマー病など認知症の重篤な人では perfusion が落ちますので。

堀　なるほど。IVIMだと難しいんですね。

黒田　あともう1つ思いましたのは、老廃物の蓄積が CSF の動きの悪いところに生じやすいとしたら、側脳室というのは CSF の心拍動性や呼吸性の動きが少ないところですよね。そういう意味では側脳室体部のレベルというのは良い位置を評価されているのではないかと感じました。

田岡　ありがとうございます。側脳室の横というのは、動脈と比べ静脈の分布が優位になる場所なんですね。昔習った頭部の解剖を思い出していただければと思いますが、静脈は脳表にも脳室にもどちらの側にも drain するのですが、動脈は脳表からしかこないですね。脳室からやってくる動脈はほとんどないです。ですので、この"側脳室レベル"という場所をもう少し上手く温めていければ、組織内の水の動きがよく分かるかもしれないなと思っています。まだ夢物語ですが…。

押尾　ちょっと気になったのは、Gd deposition が血行性に来るか CSF を介して glymphatic system かというのは、双方に exclusive ではない気がするんですが…。

田岡　そうですね。

押尾　Gd を直接 CSF に入れてしまえばそこに留まるでしょうし、血行性と両方あっていいんだと思うんですね。

田岡　それはおっしゃる通りで、両方あっていいと思います。血行性の場合も骨をリザーバーにした場合は time window が広くなりますし、first pass なら短いですし、glymphatic system だと1日からせいぜい数日くらいの time window でしょうから…。ですから time window で early component、late component、very late component と分けてもいいのかもしれません。

扇　なるほど。

CSFの"動き"の評価

扇　CSF の流れや動きに関しては、黒田先生のご施設からも複数の演題を出されていますね。

黒田　ええ。まずは 350番 の演題（Magna Cum Laude 受賞）[14]ですが、これは CSF の速度を 2D の phase contrast でみています。CSF の拍動性をみるか呼吸性をみるかというので、やり方の choice はいろいろとあるのですが、ここでは心拍動性のピークと呼吸性のピークとを分けたいということで asynchronous の 2D PC 法を使っています。だいたい1 frame が 200 msec くらいの asynchronous な SSFP で撮像されています。そうすると1心拍をだいたい 4〜5点くらいで sampling するような形です。心拍に対して random に sampling しないと良い sampling にはなりませんので…そういう撮像を1分間くらい行っています。

扇　ここに図5がありますが…。

黒田　まず呼吸は6秒間に1回、呼吸をするように音声ガイダンスでコントロールした状態です。それでたとえば図5aの赤丸ように延髄の前あたりに reference point を置いてみると、呼吸性の CSF の動きが右の図5bの赤い波形のようになっています。それに対して、そこから少し離れた図5aの緑丸の場所に point を置いてみると緑のような波形が得られます。これは同じ呼吸性、あるいは心拍動性で動いているとすれば、周波数は変わらないのでこの緑色の波形を reference の赤色の波形と一番相関が高くなるようにちょっとずらせてやったのが青の波形で、緑と青の波形のずれは CSF が動く時の delay time に相当するだろうと…。

扇　なるほど。

黒田　同じことを心拍動性の波形についても行って、それをすべてのボクセルについて求めると "delay time map" というものを作ることができます。

扇　その delay time map が図6ですね。

黒田　はい。上段が心拍動性で下段が呼吸性の動きで、左が delay time map です。最大相関を得た

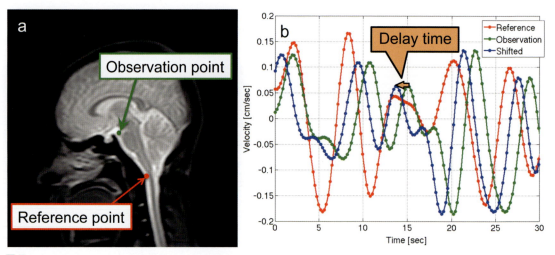

図5
延髄の前方に赤丸で示す reference point を置き、そこから少し離れた緑丸の point で計測すると(a)、横軸を時間軸として b に示すような velocity curve がそれぞれ得られる。観察された緑の波形を reference point での赤の波形と一番相関が高くなるようにずらしたのが青の波形。緑と青の波形のずれは CSF が動く時の delay time に相当する(Yatsushiro S, Kuroda K et al, ISMRM2017 ♯ 350 より)[14]。

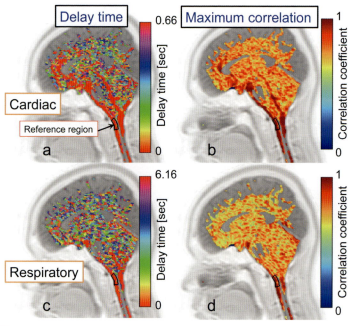

図6
上段が心拍動性、下段が呼吸性の CSF の動きで、左が delay time map、右が correlation map。correlation map は波形が reference region に近いと 1 に近い値となり、波形が崩れると値が落ちてくる(Yatsushiro S, Kuroda K et al, ISMRM2017 ♯ 350 より)[14]。

時に、最大相関そのものを map にでき、右はその correlation map になります。延髄から上部頸髄の前に reference を置いていますので、その部位では delay time は 0 になり、correlation は 1 になります(赤色)。そこから離れた部位で値がばらついていくことになります。correlation map は波形が reference point に近いと 1 に近い値となり、波形が崩れると値が落ちてきます。

扇　CSF の動きがビジュアルに分かっていいですね。

黒田　われわれが期待していますのは、こういったデータが脳のコンプライアンスを反映しているだろう、ということです。したがって、水頭症の診断に役立つだろう、というのがこの研究の最初のきっかけだったんです。実際にやってみると、こうやって2つの成分(呼吸性と心拍動性)を分けることまではできました。この2成

分の動き以外にCSFのbulk flowがあります。1日に3回くらいCSFが入れ替わるようなゆっくりとした流れですね。

扇 「呼吸性や心拍動性でCSFが行ったり来たりする」のが"動き"、「CSFが産生されて吸収されるまでのゆっくりとしたbulk flow」が狭義のCSFの"流れ"といった感じでしょうか…こういうCSFの動きや流れの解析は、glymphatic systemという意味でも重要ですね。

黒田 ええ。最近のglymphatic systemの知見ですと、その作用を促すにはある程度"揺り動かす力"が必要だろうと。その"揺り動かす力"に心拍動性や呼吸性のCSFの動きが関与しているのではないかと思っています。それからもう1つ、CSFのbulk flowがあるとすれば、それは拡散程度の速さであろうと。そのCSFがジワジワと産生されてきて、どこかで吸収されていくのをみたいというのが究極的な研究目的です。今日も押尾先生とその話をさせていただきましたところ「CSFが産生されたり吸収されたりというのは、もしかしたら拡散だけで行えるのかもしれない」と…そこまで考えて、これから先は拡散程度のゆっくりとした流れを画像化する方向性でいきたいと思っています。今回はその前段階としての呼吸性と心拍動性の分離ができたというところです。

田岡 どちらが優勢ということではなくって、両者の分離ができたということですね。

黒田 「どちらが優勢か？」という点でいきますと、図6のdelay time mapは、上段の心拍動性と下段が呼吸性の動きで実はscaleが10倍近く違っています。

扇 本当ですね。呼吸性の動きの方が、delay timeが10倍近く長いんですね。

黒田 呼吸性の動きの方が時間が長くかかるんです。それで右側のcorrelation mapでは、脳幹のreferenceからみた時の円蓋部あたりの波形の崩れ方は下段の呼吸性の方が大きくなっています。心拍動性の場合は強い出力でギュッと押し出されて、それが短い時間で伝わっていくので波形の崩れは少ないのではないかと考えています。

扇 なるほど。

黒田 脳外科の先生方に伺いますと、彼らの経験として「心拍動性よりも呼吸性の方がCSFの変位が大きい」とおっしゃいます。水頭症に対するシャント手術中にみていると、ゆっくりと呼吸するとそれに応じてジワジワっとCSFが動くと…。

扇 貴重なご意見ですね。

黒田 そのような脳外科の先生方のお話が今回のデータとどう関連しているかといいますと、4箇所の部位別で計測してみるといずれも呼吸性の方が心拍動性よりもCSFの変位が大きいことが示されています。

田岡 1994年のRadiology誌(vol.193：p477-483)にphase contrast法を用いたstudyがあって、脳が一番大きく動くのはバルサルバ法をした時のponsの動き具合で、頭側に3mm尾側に2mmあわせて5mm動くという驚異的な数字が報告されていますね。

堀 5mm！本当ですかね？

扇 凄いですね。そういえばCSFの動きといえば、東芝メディカルではTime-SLIPを使ったCSFの評価を以前から行っていますね。

葛西 ええ。当社の宮崎美津恵が元東海大学(現東芝林間病院)の山田先生らと一緒にやっています。

黒田 山田先生もCSFは呼吸性の動きの方が大きいとおっしゃっています。

扇 Time-SLIPでCSFの動きは非常に奇麗にみえているのですが、その「奇麗にみえているものをどう解釈するか」というのが長年の課題でした。そういう意味でもこの350番の演題[14]は素晴らしいですね。

葛西 ええ。呼吸性と心拍動性のCSFの動きを非常に明瞭に分離できていると思います。

黒田 もう1つの演題がその原理を示したもので、5063番の演題[15]です。

図7は実際のposterではPC上での動画なのですが、上段は心拍動性のCSFの動き、下段が呼吸性の動きで、左のpositiveというのは下行性(caudal-to-cranial)のCSFの動き、右のnegativeというのは上行性(cranial-to-caudal)の動きを示しています。このmapはpressure gradientを表していまして…pressure gradientというのは「水がどれくらい勢いよく流れているか」というのを反映していますが、図7をみていただきますと上段の心拍動性の方が明らかに駆出力が大きいということが分かります。

葛西 縦軸のスケールも違うんですね。

黒田 そうです。上段の心拍動性は40 Pa/mで、下段の呼吸性は15 Pa/mですね。つまりCSFの

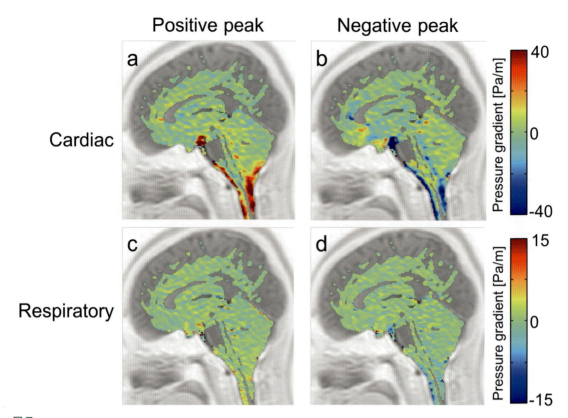

図7
上段は心拍動性のCSFの圧力勾配の変化、下段が呼吸性の圧力勾配の変化で、左のPositive peakは下行性(caudal-to-cranial)のCSFの動きに伴うもの、右のNegative peakは上行性(cranial-to-caudal)の動きに伴うものを示す(Sunohara S, Kuroda K et al, ISMRM2017 #5063より)[15]。

動きに関して、駆出力は心拍動性の方が明らかに大きいのですが、一方で変位については先ほどお示ししましたように呼吸性の方が明らかに大きいということです。呼吸性のCSFの動きは勢いはないですが、ゆっくりとたくさん動くという感じです。

扇 CSFの"動き"がだいぶ明らかになってきました。

黒田 こういったように、ある程度速いCSFの動きはだいぶ明らかになったので、後はゆっくりしたCSFの動きをどう評価していくかということですね。

扇 glymphatic systemが話題になっているところに、こういう研究が続くのはacademicで素晴らしいですね。

田岡 本当にそうですね。

押尾 やっている人達はそういうつもりでやっていますので…それがやっとつながってきたという感じです。

扇 黒田先生のご施設から、もう1つCSFの演題がございますね。

黒田 はい。4547番の演題[16]ですが、これは同じ東海大学でも私の研究室の学生ではなく、技師の堀江さんのご発表です。iMSDE (improved Motion-Sensitized Driven-Equilibrium)というシーケンスを使ってdiffusionのパルスでCSFの動きのある部分を黒く描出するという手法です。

こうやってCSFの動きのある部分を黒く描出することで、脳外科の先生らが臨床現場で大まかなCSFの動きを迅速にチェックするのに使えるんじゃないかということです。

扇 東芝メディカルにとっては、Time-SLIPの強敵が出てきましたかね。

葛西 読み出しはSSFPですね。

黒田 そうです。この手法もTime-SLIPとちょっと似ているところがあって、定量性はいまのところはないんです。

押尾 この手法とTime-SLIPとはどこが違うかというと、この手

法はflowの評価です。ところがTime-SLIPは移動の評価をしているので、そこが本質的に違います。

田岡 Time-SLIPはtracer studyですね。

葛西 ええ。位置をラベルしているんですね。

黒田 動きをみているか、ラベルをみているかということですね。

睡眠とADC

堀 今回はtime-dependentのdiffusionの演題などもありました。

押尾 あれをtime-dependentというかどうか分かりませんが、金沢大学がcardiac gateをしてADCを測る…そうすると心位相でADCが変わるんですね。

堀 ⊿ADCですね。

押尾 今回の発表ではそれを睡眠時と覚醒時で評価していました。

扇 演題番号でいきますと2419番[17]ですね。

田岡 なんかボランティアの人が相当辛かったという話を聞きました。

黒田 検査中のMRI装置の中では、騒音があるのでMRIのボランティアに慣れていないと寝るのがなかなか大変でしょうね。

扇 awakeとsleepとでADCに有意差が出ていました(図8)。

田岡 このデータをみて、この測定を僕のあの部位(側脳室体部レベル)でやったら、奇麗なpositiveな結果が出たりしないかなあって思いました。

押尾 それは是非…(笑)

堀 glymphatic systemは寝ている時に広がるっていいますよね。

田岡 そう、寝ている時は6倍ともいわれていますね。

扇 それから睡眠ではないです

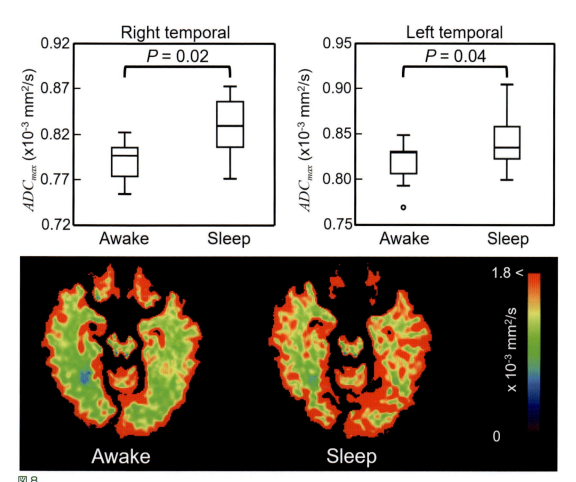

図8
awake時とsleep時における、左右の側頭葉でのADCmaxの箱ひげ図および実際のmap (Yamamori R et al, ISMRM2017 #2419より)[17]。

が、ヨガをやっている時にCSFの動きが明らかに違うという演題もありました(36番)[18]。

押尾 あの演題はYoung Investigator Awardを受賞していました。

扇 「Quantifying the Influence of Respiration and Cardiac Pulsations on the Cerebrospinal Fluid Dynamics Using Real-Time Phase-Contrast MRI」というタイトルですね。

堀 タイトル名を聞くと別に普通ですね。

押尾 あれはヨガがメインのテーマではなくて、切り口の1つとしてそういうfigureがありました。

扇 ヨガとCSFの関係って、ちょっと不思議な気がしますね。

押尾 元々ヨガをやっている人ではなくて、ヨガのトレーニングをやった人がその前後で変わるんですね。

堀 そうみたいですね。慣れていてその状態をすぐに達成できる人ではなくて、「未経験者がトレーニングした」というのが大事みたいです。

田岡 拡散テンソルでもピアニストだの、文章の推敲の上手い人だのという話がありました。

堀 ええ。ジャグリングなどもありましたね。

"枯れた"技術と大規模study

扇 田岡先生は今回の学会のご印象はいかがですか？

田岡 今回のISMRMでは、"枯れた技術"というのが目に付きました。

扇 枯れた技術…。

田岡 ええ。確立され、検証され、対策もすべて試みられた技術ということですね。"成熟した技術"と呼んでもいいのですが、それだと寂しい感じがするので…。

扇 "枯れた技術"…渋い表現ですね。

田岡 いまMRIの技術というのは「いい具合に枯れてきている」のかなあ、と思います。たとえばNeuroでいうと、セッション名に技術の名前の付いたセッションが随分と減りましたね。diffusionだとかperfusionのセッションは随分前からないですよね。それでパーキンソン病なりMSなり…そういった疾患ごとのセッションにそれぞれの技術が乗っかってくる感じになりました。

扇 なるほど。

田岡 昔はASNRに出席するとそういう疾患ごとのセッションで、ISMRMだと技術ごとのセッションだったのですが、少しずつ変わってきたという印象です。

堀 それについて私は半分賛成ですが、残り半分はどうかなと…。疾患ごとのセッションには、"凄く詳しく込み入ったセッション"と"病気の大規模studyのセッション"とに二分されるかなと思います。たとえばdiffusionのセッションで"time-dependentやrelaxometryがdiffusionに与える影響"みたいなセッションがあって、随分と細かいというかtime-dependentだけで1つのセッションになるんだという…。

扇 それが"凄く詳しく込み入ったセッション"ということですね。

堀 ええ。一方で病気の大規模studyのセッションは統計の発表みたいになっていて、結果も「それは当然そうでしょうね」みたいな印象で少しつまらない感じでした。私が座長をやらせていただいたセッションもアルツハイマー病だったのですが、大規模データを扱ったセッションで、たとえば392番の演題[19]などがそうなのですが…。

扇 「Age-Related Neuropathologies Associated with White Matter HyperintensitiesBurden」というタイトルですね。

堀 この演題は何をやっているかといいますと、高齢で亡くなった方の脳の標本を613人分MRIで撮影しているんですよ。それでT2強調高信号の白質病変を分類して、それとアルツハイマー病があったかどうかの相関を検討しているんです。

扇 なるほど。

堀 「まあ、そうでしょうね」というような結果だったのですが、こういう形の大規模studyが増えてきている印象ですね。

黒田 そうですね。流れが大規模なcohort studyみたいな方向に行っている感じですね。

田岡 これは少し違う話になるかもしれませんが、ランチョンでシーメンスが凄いコンピュータセンターを世界に4つ立ち上げたといっていましたね。それからGEは"online reconstruction"っていって、要するにreconstructionをよそに投げると。

堀 確か4D flowなどは外に投げてreconstructionしているんじゃないですかね。

田岡 そう、big data化の流れですよね。敢えて穿った見方をしてみれば、「データを支配した者が勝者になれる」という感じが…。

堀 それはあると思いますよ。囲い込みみたいな…。

田岡　ええ。すべてとはいいませんが、多くの技術が"computer diagnosis ready"の方向に向かっているのかなあという気がしますね。たとえばMR fingerprintingにしても、T1やT2 mapで出てくるわけですね。そういう定量可能な状態でのデータが出るような方向に多くの技術が向かっているのかなと…"computer diagnosis前夜"なのかなあと思います。

OGSE(Oscillating Gradient Spin Echo)

扇　堀先生は今回の学会のご印象はいかがですか？

堀　そうですね。数年前にNODDIという解析方法が出てきて、結構皆がそれに飛びついたのですが、その後の数年間はNODDIに対抗して「ウチはこういうのを作ってみた」というふうな発表が竹の子のようにボコボコと出てきました。そういうモデル解析がいろいろと発表されていたのがいまは一段落して…モデル解析って本当にそんなにいいものなのかなあという雰囲気になってきています。結局、モデルを作って解析すると臨床で採れるデータって限られるんですね。それでモデルに当てはめると無理な計算になったり…それが撮像対象の病気になるとさらに複雑になって、結局そのモデル解析が正しいかどうか分からないという話になります。

扇　なるほど。

堀　それでモデル解析に関しては、いま皆がやや疲れているというか…そういう下火になっている感じがあります。ところがモデル解析とは違って、time-dependentのdiffusionみたいに「MPGのかけ方や拡散時間を変えたりしてどうなるか？」という撮像そのものを変えるという手法ですと、そちらの方が信頼性が高いので今回の学会ではそういう発表が多くなったという印象です。

扇　具体的には演題番号などございますか？

堀　そうですね。たとえば839番のなどの演題[20]がそうです。あと近年はOGSE(Oscillating Gradient Spin Echo)ですね。MPGをパルスではなくて波でかける手法なのですが、それが今回は臨床系で10演題以上出ていました。といいますのは、シーメンスとフィリップスの3T で臨床用のOGSEがWIPで出てきているんです。

扇　それを使った発表が今回は何題か出てきたんですね。

堀　ええ。モデル解析が「採ったデータをどう解析するか」というのに対して、OGSEのようなものだと「撮像の段階で（MPGなどを）工夫して自分のみたいコントラストを出そう」というというアプローチなんですね。そういう新しい流れを凄く感じます。

扇　OGSEは以前からこの座談会にも話題になっていましたが、いまやっとWIPで一般商用機に載ってきたというのは、ハードウェアの負担とか、そういうものがクリアされたということですか？

堀　そこは押尾先生に聞かれた方が…。

扇　押尾先生、いかがでしょう？

押尾　oscillating gradientは負担といってもbをどこまで上げられるかなので…問題になるのは周波数の方でbはどちらにしても上げられないので、そうするとbは小さいところでやるんです。

扇　なるほど。

押尾　いま臨床的に問題になるADCの変化というのは制限拡散でほとんど説明がつくので、要するに制限拡散をみているといわれているんです。制限拡散というのは測定時間、要するにdiffusion time内で水が動いた時にその時間内で障壁にぶつかるかどうかということです。それで病的なものを見分けるコントラストが出てくるということです。それでoscillating gradientを使う動機というのは、diffusion timeを極端に短くできるので、それで制限拡散の影響を消せるといわれています。そうすると多分いま臨床で使っているようなコントラストは全部消えるんですよ。

堀　そうでしょうね。

押尾　じゃあoscillating gradientで純粋な拡散になるかというと、今度はもっと小さいorganelle（細胞小器官）レベルがあって、それがみえるという話が昔からありました。

堀　なるほど。

押尾　それが1つと、逆に拡散時間をのばす方向もあって、そうすると今度はもっと大きい構造がみえる。そういうのがOGSEの動機です。

扇　そういうことなんですね。

押尾　そういう意味で、いま臨床でいっているDWIは拡散時間が40 msecかそのあたりの情報だけをみているので、他の拡散時間を使ってみると、いままでいっていた拡散とは全然別のものがみえます。

堀　いや、おっしゃる通りで、いま私の施設ではシーメンスの装置

でOGSEをWIPで使っているのですが、短い拡散時間だと脳梗塞が消えます。
田岡 OGSEだと、急性期の脳梗塞巣が消えるんですか！
堀 ええ。光っていた脳梗塞がOGSEだと消えます。b値が同じでも拡散時間を変えただけで脳梗塞が消えます。
田岡 なるほど。
押尾 腫瘍でそれを使うという話はないですか？「細胞膜がみえなくなってorganelle（細胞小器官）がみえるので、小さい膜構造がみえるということで腫瘍かな？」と思ったのですが。
堀 ありがとうございます。まだpreliminaryなデータしかないのですが、早速やってみます。
黒田 大きさのオーダーでいうと1μm未満くらいですか？
押尾 ということになりますね。
黒田 面白いですね。

myelinの量の推定

扇 そういえば堀先生は今回、"MR fiber g-ratio"に関する面白い演題[21]を出されていますね（4190番）。
堀 ええ。"g-ratio"といえばaxonとmyelinの比なのですが、この演題で言いたかったのはsynthetic MRIの落とし穴みたいなことです。こういうのを考えるPhDの人というのは、正常の脳や脊髄でしかモデルを作っていないので、病的な時に当てはまるかというと、結構これが当てはまらないんです。
　MVFというのはボクセルあたりのmyelinのvolume fractionですね。それがParkinson病の人だとそのmapが一見するとmyelinが増えているようにみえるのですが、そんなことはあり得ないわけです。このmyelinのvolume fraction mapはsynthetic MRI社のもので、T1、T2、プロトンの量からmyelinを推定するのですが、あれは正常脳がモデルなので、こういう鉄沈着でT2WIが黒くなる症例には当てはめられないんですね。
押尾 それは作った側の問題というよりは、元がそういうものだということを把握して使わないといけないですね。myelinを測る方法はいまいろいろとありますので、そこら辺を区別して使うということですね。
堀 ええ、そうですね。ただ臨床の先生はボタンを押して数値が出たら、その数値をそのまま信用されるので、そこは危ないなと思いました。
押尾 そういう啓蒙は放射線科医の役割ですね。それからmyelinに関しては1つ言おうと思っていたのですが、逆にそれを仮定すれば新生児のmyelinationを推定できるという演題[22]がありました。
扇 2287番の「Lipid Fractions as a Marker for Myelin Maturation in the Developing Brain」という演題ですね。
押尾 はい、これは面白かったです。この演題は最初みた時は理解できなかったのですが、要はproton density、1、T2を測っているだけで、それでtableを作るんです。fatと水2種類でtableを作って…fatって皮下脂肪なんですよ。それでtableを作った上でmyelinはまだないのに、applyするとmyelinの量がfat segmentとして推定できるという内容でした。そうすると実際とは違った数字が出てくるのですが、これだと推定値として使えるというわけです。
黒田 なるほど。それはmyelinの脂肪成分と皮下脂肪の脂肪成分が類似しているという仮定を置いているのですね。
押尾 そういうことだと思います。

free-breathingの腹部ダイナミックMRI

扇 本杉先生は今回の学会のご印象はいかがですか？
本杉 今回は腹部領域では、「free-breathingでダイナミックMRIをやりましょう」という演題がかなり増えていました。時代の流れは、何とか息止めをしないでダイナミックMRIをやりましょうという方向性ですね。
扇 臨床的には大きいことですね。
本杉 そうですね。何年も前からシーメンスがgolden angleを使ってできるんだろうということをいっていましたが、まだ息止めに比べれば画質がよくないので、もう少し何とかしましょうということで、いろいろな方面からの発表がありました。
扇 具体的にお願いいたします。
本杉 たとえばradial scanではなくて、spiral scanをgolden angleで回していくとか、あるいは3Dのk-spaceをコーン状に埋めていくといった発表がありました。そういったいろいろなtrajectoryでどうやったらmotionにrobustな画ができるかという演題が増えていました。具体的にはまず1023番の演題[23]…これはスタンフォード大学からの3D k-spaceをコーン状に埋めていく発表です（図9）。

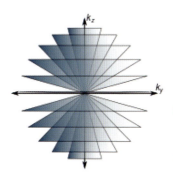

図9
3Dのk-spaceをコーン状に埋めていくことで、free-breathing腹部MRIの画質向上を図る(Haldipur A et al, ISMRM2017 ＃1023より)[23]。

扇 「Evaluation of Self-Navigated Golden-Angle Ordered Conical Ultrashort Echo Time(UTE)MRI of the Abdomen on Pediatric Patients in Multiple Sedation States」という演題ですね。

本杉 はい。図9のように上から円錐状にsamplingしながら降りてきて、3D k-spaceの真ん中を通ってさらに下にいくというtrajectoryになります。

扇 reconstructionには、かなり時間がかかりますか？

本杉 それは質問しなかったですけれど…それなりに時間がかかるんじゃないでしょうか。

押尾 最近は普通にいうreconstruction自体よりも、その後のmotion correctionとかの方が時間がかかっています。なので、k-space trajectoryの形が複雑だから時間がかかるということではないです。

本杉 なるほど。

扇 他にも具体的な演題はいかがですか？

本杉 そうですね。902番の演題[24]…これはradial scanで撮っていって、Dixonのdual echoで脂肪と水の分離もやっていきましょうという内容ですね。これらの演題で共通しているのは、golden angleを使って「後から何とかしよう」という方向にいっているというのが全体の流れです。

拡散強調画像によるMR elastography

扇 MR elastographyに関してはいかがですか？

本杉 まず907番の演題[25]ですが、これはstiffness(弾性率)の他に粘性(viscosity)も測っていこうという内容です。

押尾 そういう演題は2年くらい前にもみました。

本杉 そうですね、何年か前からそういう発表はあるのですが、今回の演題はちゃんとした疾患モデルを使った研究でした。viscosity自体を計算させることもできるのですが、この発表ではshear waveが肝臓の奥にいくにしたがって減衰して、その減衰の具合が炎症と相関しているという主旨の内容です。

扇 図10がそれですね。

本杉 ええ。shear waveの減弱(shear attenuation)がinflammation gradeを反映するんだということが、この図10では示されています。こういう内容は今回が初めてだと思います。ウチにもMR elastographyのデータがあるので、「どれくらいshear waveが減っているか？」ということは測ることができるので、日本に帰ったらやってみようかと思っています。

扇 なるほど。

本杉 奏効率の非常に高い抗ウイルス薬が発売されたので、近い将来C型肝炎は撲滅されると思います。とすると、残るのは脂肪肝炎からの肝硬変ですね。米国ではすでに大きな問題になっていますが、日本でもだんだんウイルス性ではない肝硬変の人が増えてきているんです。そういう背景を考えた時に、「ただの脂肪肝の人がどういうふうに肝硬変になっていくのか？」というのは、肝臓学会などでも注目されています。それがただの脂肪肝で運動してよくなればそれでいいのですが、そこに炎症が加わって脂肪肝炎になると、それが線維化の引き金になるんです。その「炎症が加わった状態を何とかみたい」というか、その段階でみつけて「貴方の脂肪肝は炎症が加わっていて危ないですよ」と指摘したいんですね。そこにMR elastographyが使えないかというのがモチベーションですね。

押尾 その炎症が加わった状態というのは、何をgold standardにしているんですか？

本杉 gold standardは肝生検です。"ただの脂肪肝"なのか"炎症がある脂肪肝"なのかを調べるには、いまは肝生検しか方法がないです。それを生検しないでMR elastographyで評価できないかという主旨ですね。まあ、MR elastographyでなくてもT2WIやdiffusionでも炎症を捉えられる可能

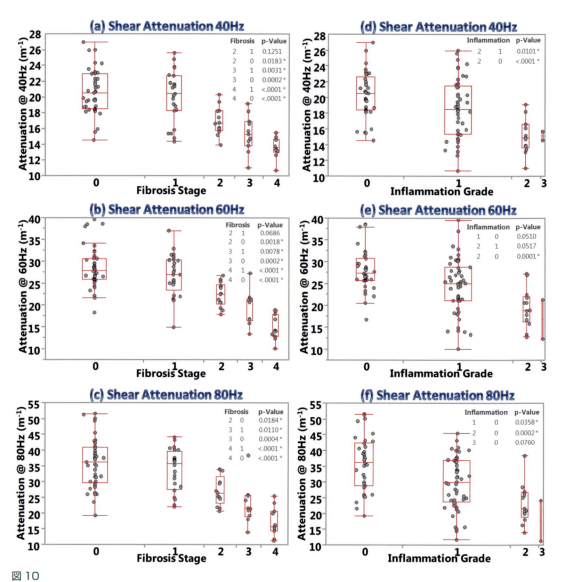

図10
shear wave の減弱(Shear Attenuation)と肝の線維化(左)、炎症の程度(右)との関係。右の箱ひげ図(d、e、f)に示すように、shear wave の減弱が炎症の程度(Inflammation Grade)を反映することが示唆されている。上段(a、d)は 40 Hz、中段(b、e)は 60 Hz、下段(c、f)は 80 Hz でのデータ(Haldipur A et al, ISMRM2017 ♯ 1023 より)[25]。

性はあるとは思うのですが…。
葛西　今日のランチョンセミナーの時に、Le Bihan 先生がそれをdiffusion で捉えられるんだとおっしゃっていました。
黒田　そのランチョンセミナーの時に、Le Bihan 先生は本杉先生の論文を引用していましたね。
本杉　それは IVIM elastographyですね。そのランチョンセミナー以外にも、今日も Le Bihan 先生ご自身の発表がありました。1193番の演題[26]です。
田岡　そういえば、今年の春の日本医学放射線学会総会でもそれが出ていました。
扇　diffusion の IVIM の手法を使って、MR elastography の情報を得ようという試みですね。
黒田　"sADC"と呼んでいました。
本杉　ええ。"s"は synthetic あるいは shifted の略ですね。要は b＝0 を使わない ADC という意図らしいです。
扇　この図11 がそうですね。
本杉　図11 は横軸が MR elastography から得られた本当の shear

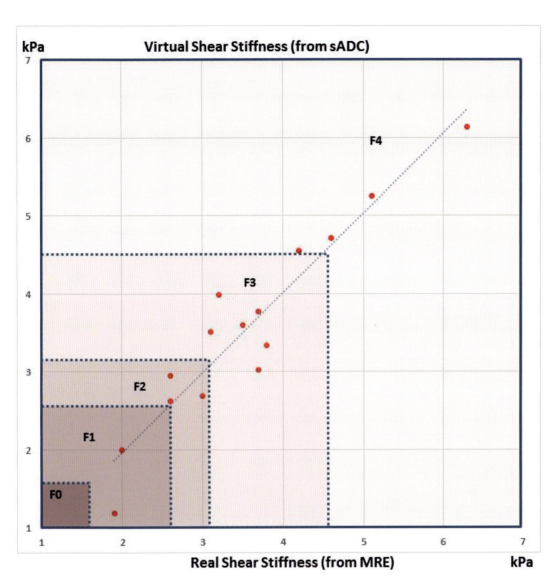

図11
実際のMR elastographyから得られたReal Shear Stiffnessと、IVIM virtual MR elastographyのsADCから得られたVirtual Shear Stiffness との相関(Le Bihan D et al, ISMRM2017 #1193より)[26]。

stiffnessで、縦軸がsADC、つまりb=200とb=1500の傾きから換算したstiffness (virtual shear stiffness) です。それをtest setで傾きを調べておいて、validation setでみたのがこの図で、これくらいの相関があるということです。

黒田 MR elastographyの時は励振しているんですよね。

本杉 はい、しています。それでIVIMの時は励振しないで、単に換算しているだけです。換算しているだけなのですが、これだけ相関があるので、1回相関をとってしまえばMR elastographyがなくても分かるんじゃないかという主旨です。

押尾 ただ、これまで「diffusionでは評価できない」というpaperはいくらでも出ているんですよね。

本杉 それはb値の取り方でだいぶ変わるんですね。IVIMでみた時も、perfusionの方では出るけども、diffusionでは出ないとかですね…paperによって結構バラバラですね。

押尾 これはb値はどれくらいな

のですか？

本杉 この発表は b＝200 と b＝1500 ですね。それでみるといい相関になるということでした。

田岡 この IVIM の手法だと viscosity は分かるのですか？

本杉 viscosity は IVIM の virtual MR elastography では分かりません。ただ本当にどの MR 装置でも相関が出るんだったら、この方法で励振しなくてもできるということなのですが、そこら辺の検証はこれからということですね。

黒田 面白いですね。

ベイズ理論による肝造影 MRI

扇 本杉先生のご施設からはベイズ理論と EOB に関する演題も出されていましたね。

本杉 368番の演題[27]ですね。これは技術的な発表ではないのですが、臨床現場での実務的な内容です。肝の造影剤に肝細胞相特異性の造影剤を使うのか、それとも細胞外液性の造影剤を使うのかといった時に、いま多くの施設が肝特異性の造影剤である EOB を first choice で使っていますよね。それは肝細胞相での EOB 取り込みの画像が、診断にたくさんの advantage があるからなんです。

扇 そうですね。

本杉 ところが肝機能が悪くなった場合、肝細胞相まで待っても EOB が肝細胞相にちゃんと取り込まれない人がいます。それが初めから分かっているのだったら、肝特異性造影剤は使わないで細胞外液性の造影剤を使った方がよっぽどいいんです。なぜかといいますと、Gd の量がまず 4 倍違いますし、肝特異性造影剤は動脈優位相でアーチファクトが出やすいということもありますし、肝細胞相の撮像には時間もかかりますので…。

田岡 脳にも沈着しますし（笑）。

本杉 そこは議論のあるところですが、直鎖型であることは確かですね。いずれにしても、どうせ肝細胞相でちゃんと取り込まれないんだったら、最初から細胞外液性の造影剤でやりたいということなんです。それを事前に知る方法がないだろうかというのがこの演題です。

扇 それをベイズ理論で推定したのですね。

本杉 はい。それで過去にたくさんの症例で EOB が投与されていますので、それをちゃんと肝細胞相で取り込まれた症例と取り込まれなかった症例との 2 群に分けて、それがどんな因子に注目すれば予測できるかということをベイズ理論で推定しました。そのいろいろな因子として MR elastography を入れて、それ以外に血清ビリルビンやアルブミン、トランスアミナーゼなどの値をみるといいですよと。それも 1 つずつみるよりは組み合わせてみるのがいいですよということです。

扇 なるほど。

本杉 そういう過去のデータベースがあれば、MRI 検査前に「肝特異性造影剤を使うべきかどうか？」がパーセンテージで出てくるのが臨床的に面白いところです。肝特異性造影剤を使わなければ分からない疾患であれば、「肝細胞相で取り込まれる可能性が低くてもとりあえず使ってみようか」ということになりますし、別に肝特異性造影剤を使わなくてもいいかなという疾患であれば、「肝細胞相で取り込まれる可能性が低ければやめよう」と…そういう判断ができます。

田岡 そのソフトは Excel か何かでやるのですか？

本杉 それはこの学生さんは優秀で、自分でプログラミングした自作のソフトでやったんですね。

田岡 ベイズ確率ですから、マス目を書けば上がりますね。

押尾 計算自体はいいのですが、元の確率はどうやって…。

本杉 分布は正規分布を仮定しています。そこはちょっと limitation です。必ずしも正規分布にきちんと当てはまるわけではないですので。

技術系の最近の潮流

扇 技術系に関してのご印象はいかがですか？

葛西 はい。キヤノングループ入りとかいろいろお騒がせしましたが、今年はこの学会に世界中の各拠点から 40 人ほど当社グループから参加しております。これからもしっかりと研究開発を続けさせていただきますということを冒頭に申し上げたいと思います。

扇 よろしくお願いいたします。

葛西 技術系の演題に関しましては、まず身内の内容からいきますと宮崎美津恵の方から「Prototype to Product：Pathways to Commercialization」という教育セッションがありました。またランチョンセミナーでは先ほど話題にも出ました Le Bihan 先生の diffusion や IVIM virtual MR elastography の話、そして Chung 先生の「AdvancedMSK Techniques at

3T」という話がありました。

扇 そうでしたね。

葛西 それからハードウェア関連では、まず無線コイルに関する演題が3つありましたが[28〜30]（4311、2692、4436番）、いずれもスタンフォード大学からの発表で、「スタンフォードは無線コイルに力を入れているな」という印象でした。それから"ブランケットコイル"とも呼ばれているGEのAIR Technologyについては、Mayo Clinic[31]（763番）やスタンフォード大学[32]（755番）からコイルを評価する演題が出ていましたが、「コイルの素材が何か」というのは分かりませんでした。

本杉 あれはposterのセッションでしたね。聞いていた人が皆で集まって質問していましたが、誰が質問しても答えてくれないという感じでした。

葛西 ええ。あくまでコイルを評価する側の演題で、そもそもその発表の演者はコイルの素材は知らされていないという話でした。

扇 ブランケットコイルはいま技術系では"旬の話題"ですね。

葛西 それからNMR信号測定を利用した渦電流のリアルタイム補正の演題もありました[33,34]（79、77番）。スイスのSkopeという会社で、チューリヒ工科大学出身の人達がやっているようです。かなり高い精度で渦電流のundershoot成分などを測れるようになっています。

扇 渦電流は撮影現場では大きな問題ですからね。

葛西 そうですね。それからMR fingerprintingに最適化したRFコイルの設計という演題もありました[35]（760番）。受信コイルにシムコイルとしての機能をもたせたり、わざとMR fingerprintingの収集中に静磁場の均一性をシフトさせたりすることでもう一段、精度を上げるといった内容でした。

扇 それは面白いですね。

葛西 それからB₀ shimの演題がたくさんありました。たとえば752番の演題[36]ですが、呼吸の状態によってこの頸部領域では随分と違うんですね。

本杉 その画はPlenary Sessionでみました。吸気と呼気でこんなに違うんだって…。

葛西 Plenary Sessionでもやっていましたね。7Tではあるのですが、これだけ違うということは3Tでもそこそこはこういう感じなはずということで…以前から私は「頸部の画は低磁場の方が奇麗だ」という話を常々聞かされていました。

本杉 ええ。普段みていても開業医の先生のところの低磁場の装置の方が頸部の画は奇麗だなという印象があります。

葛西 ですよね。それが今回のこの演題[36]で確かめられたということのようです。

扇 頸部では呼吸の影響で、随分と磁場が変動するんですね。技術系に関して他にご印象はございますか？

葛西 それからB₁の補正の方もparallel transmissionで補正するという演題がたくさん出ていました。特に面白いと思ったのは2633番の演題[37]で、deep brain stimulationの時のwireによる局所磁場の不均一をminimizeするように、parallel transmissionで送信を工夫しようという内容でした。

黒田 wireのtrajectoryは変更できませんので、撮る時に送信を工夫しようということですね。

葛西 ええ。他には光学系の動き補正デバイスも幾つか演題が出ていました[38〜40]。それからイメージングのトピックとしては、まずcompressed sensingが明らかに実用段階に入っていまして、さまざまな演題が出ていました。東芝メディカルもcompressed sensingをちょっとやっていて、今回のランチョンセミナーでも盛り込みました。それからdeep learningやCNN（convolutional neural network）の演題も目に付きましたね[41, 42]。

stack-of-stars と LORAKS

扇 それでは押尾先生の学会のご印象をお願いいたします。

押尾 はい。ではまずstack-of-starsからですが、あれはいま物凄く流行っていて…先ほど話題にあったfree-breathingの腹部のダイナミックも全部stack-of-starsでの発表ですね。それはどういうシーケンスかというと、radialというんですけれど実はCartesianで縦方向にまず平面を採るんですね。それを回していくという…。

扇 どこかで聞いた話ですね。

押尾 実は10年くらい前のマイアミで発表した僕のpaddle-wheelの演題[43]がそうなんです。

扇 "paddle-wheel"という名前がついたradial scanによるwhole heart coronary MRAですね。

押尾 はい。その時はtargetがcoronaryだったのでgolden angleはやっていなかったですけれど、基本的にはstack-of-starsと同じです。あれをz方向に先に

ふるというのは意味があって、そうするとそっち方向は呼吸に対してsingle-shotになっていると…その呼吸に対して止まっている状態になっているのを、free-breathingで数を採っていくということです。

扇 なるほど。

押尾 そのデータを元に補正をするのですが、その補正が急に上手くいくようになったということです。そこに何を使うかというのが面白くって、compressed sensingとかLORAKSを使うという演題が物凄く増えていました。

扇 LORAKSは2年前のトロントでの座談会でも話題になりました。low-rank modeling of local k-space neighborhoodsでLORAKSと呼ぶんですね。

押尾 ええ。元々僕はparallel imagingとかcompressed sensingとかは嫌いなんです。どこが嫌いかというと、どこか実用性が…ないとまではいいませんが、methodが先にあって、その応用を探しているところがあると。ところが今回のfree-breathingのダイナミックだと実用性が完全にあるんですね。それに対してparallel imagingとかcompressed sensingの手法を応用していると…スピードを上げるんじゃなくって、free-breathingでデータが足りないところをparallel imagingとかcompressed sensingを使って埋めながら、呼吸の影響を消すということですね。

黒田 "冗長性"を使うということですね。

押尾 そうです。"low-rankness"というのは"冗長性"ということですね。それがなぜか今回は一気に出てきたんですよ。そういうわけで、個人的には非常に今回は面白かったですね。そのlow-ranknessを使って何かをやるというのは2年くらい前から出ていたのですが、その応用がいまやっと見つかったかなという感じです。そこで、来年のこの学会はもっと凄いことになると予想しています。

黒田 確かに今年の学会は面白い内容が多かったですね。

押尾 ええ。いままでこの学会は低調だと皆言っていたのですが、今年は誰に聞いても面白いと言いますね。

黒田 そうですね。

葛西 今回の学会の面白さは、2000年くらいにparallel imagingが流行った頃を思い出します。あ、parallel imagingはお嫌いでしたね（笑）。

押尾 parallel imagingが何で嫌いかといいますと、S/Nのpenaltyがある上でそれに見合った加速をするのですが、加速するmethodは他にいくらでもあって、S/Nのpenaltyからいうとparallel imagingが一番悪いんです。他にもっとS/Nがいい方法があるのに、何でわざわざS/Nを落とすんだというところが嫌いだったんです。ところがスピードアップではなく、他ではできない応用を見つければ役に立つというわけです。

扇 なるほど。

押尾 parallel imagingといっても、基本的には皆GRAPPAなんですよ。k-spaceのcenterをちゃんと採っておいて、それを利用していろいろな使い方をするという…GRAPPAは本来、単に高速化なのですが、その手法を応用してcoil profileが計算できたりするのです。GRAPPAって、元々はcoil profileを計算しないでそのままやるのですが、あれを途中段階としてcoil profileを計算できると…そうするとあの手法に応用できるんです。ここのところ、そういうpaperが増えてきました。

葛西 coil profileはg-factor…。

押尾 g-factorではなくて、感度分布です。

黒田 calibrationが要らないということですね。

押尾 ええ。"calibrationless"と言っていました。感度分布というと分かりにくいのですが、あれは位相が物凄く回っているので、それをestimateするのは結構難しいんです。reference dataがあっても難しい…その辺をk-spaceのcenterからestimateすると質がいいものが採れるというわけです。それからstack-of-starsがこれだけ成功しているのも、ちゃんと冗長性を含んでいるからであって…一応そう思って以前にpaddle-wheelを提案したのですが。

扇 （paddle-wheelは）10年以上前ですから、当時はまだ"時代が受け入れる準備"ができていなかったんですね。最先端すぎて…。

押尾 そういうことでparallel imagingがいま流行っているのですが、スタンフォード大学のGary Gloverが、「敢えてマルチコイルを使わないでGRAPPAをやる」という演題がありました。そういう時代と逆向きのposterを3つくらい出していました。凄く面白かったです。

扇 具体的な演題番号とかございますか？

押尾 ええ。たとえば1512番の演題[44]ですね。

扇 「Strategies for Compensating for Missing k-space Data in a Novel Half-Fourier Reconstruction」というタイトルですね。

押尾 これはマルチコイルはなくて、シングルチャンネルなんです。それが面白いです。それからcompressed sensing にしても、最初あまり上手くいかないかなと思った理由が、イメージのsparseness を仮定したものをcompressed sensing と最初はいっていたんです。たとえばMRA に関してはそのsparsenessの仮定は成り立つのですが、他にそれが成り立つMR 画像というのはそんなにないので…そうすると上手く応用できるapplication というのはそんなにないはずだと僕はそう思っていました。

葛西 私もそう思っていました。

押尾 実際にそうなんです。ところがいま"compressed sensing"とこの学会でいっているものの中には別にL1 norm を使っているわけではなくて、つまりsparseness だけを使っているわけではなく、別に使える情報は全部使っているのをcompressed sensing といっているので…そうなればちょっと話は違うと。MRI に使いやすい条件を選んで、それに合った再構成を使って、それで腹部のfree-breathing が上手くいくようになったという流れです。

本杉 sparseness という前提条件を変えているということですね。

押尾 そうです。本来compressed sensing というのはもっと広い言葉だったはずなのが、最初はinterpretation として他の分野ではsparseness で成功したので、そのsparseness をMRI にもそれをそのまま もってこようとしたんです。ところがsparseness というのはMRI の世界ではそんなに一般的ではないので、そんなに応用が広くないはずのものを一生懸命に使おうとしていたと。それがやっと本来の姿というか、本来のcompressed sensing に戻ったということです。なので、来年の学会が楽しみです。

POCSMUSE

扇 押尾先生のところからもいくつか演題を出されていますね。

押尾 ええ。じゃあまず70 番の演題[45)]です。

扇 「Ultrafast T2 Mapping Using Echo-Split GRASE Acquisition and Parametric POCSMUSE Reconstruction」というタイトルで…POCSMUSE(Projection Onto Convex Sets based Multiplexed Sensitivity-Encoding)のご演題ですね。

押尾 2 年前のこの学会でもPOCSMUSE で GRASE のリコンをやるという演題[46)]を出していて、それと同じ話なのですが、その時はあまり注目されなくて、今回はoral になっています。GRASE っていうのは「CPMG の中でEPI acquisition をやる」というものなので、両方のアーチファクトをもっている。FSE だと目立たないのですが、CPMG は信号が落ちてくるのをそのまま使っているので、それによる変調があってアーチファクトが出ると。それだと目立たないですけれど、GRASE というのはそれとT2* とか off-resonance の同じ軸に重なってくるので、目立ってくるんですよ。それをどう解決するかというのが難しくて、それをMUSE (multiplexed sensitivity-encoding)を使って parallel imaging でそれぞれのCPMG echo に対する画像をそれぞれ再構成して、そうするとT2 map が採れてしかもそれを戻すとT2 アーチファクトが消えた画像が得られるというのが2 年前の演題です。今回の70 番の演題[45)]はもう少し先をやっていて、CPMG って実は echo としては汚いというかstimulated echo が混じっているので、それを消してpure な T2 を測ったという内容です。

扇 なるほど。それから他にも慶應大学から演題を出されていますね。

押尾 ええ。1808 番の演題[47)]です。

扇 「Application of Weighted Diffusion Subtraction(WDS)to Synovial Sarcomas:Possibility of Visualising Tumor Cellularity」というタイトルです。

押尾 これは僕が数年来やっているもので、b=0 とb=1000 を引き算して1 枚で情報がとれるというサブトラクション法を提案したのですが、元々はT2 shine-through とかに代表される…本当は2 枚みなければいけないのですが、人間は2 枚を一度にみる能力というのはないんですよね。それで1 枚でみられないかというのと、T2 shine-through みたいなambiguity がなくなって、本当にADC が高いとか低いとかいう判断をしようと思って提案したサブトラクション法です。それを最初は前立腺で始めたのですが、そうすると確かに細胞が黒くなって物

凄く見やすくなるんです。ところが今回の演題のようなsynovial sarcomaだと、だいたいADCは低くないんですよね。

扇 なるほど。

押尾 間質とかcysticなところとかがあって、その間に腫瘍細胞が存在する感じなので…図12の上段のb＝0やb＝1000のDWI（a、b）だといまひとつ訳が分からない感じなのですが、サブトラクションしたWDS（d）だと黒いところが細胞成分で白いところがcysticだと奇麗に分かると。一番複雑で訳が分からないsynovial sarcomaの症例を使ってサブトラクション法でみたという話です。

田岡 サブトラクションは単純な引き算ですか？

押尾 いいえ、weighted subtractionです。b＝0をscale downするんですよ。それをどれくらいというのは、ADCをたとえば全体が1だと仮定して、それで引き算をする。そのthresholdは変えられるのですが、最初はADCを1でやっていてこういう肉腫だとどこでもADCは1より大きかったりするので、どの辺にADCの域値を決めたらいいかなって…結局ADC＝2あたりがちょうどよかったです。ADCだけみていると2より小さくても腫瘍じゃないところはいくらでもあると思うのですが、このweighted subtractionだとそういうところは消えるんです。実はADCだけではなくってT2の情報ももっていて、そうすると制限拡散がないとT2とDに相関があるんですよね。それがちょうど消えるので1枚で奇麗にみえるということです。

扇 なるほど。いろいろなお話しをしているうちにアッという間に時間が過ぎてしまいました。今回も多岐にわたっていろいろと興味深い貴重なお話しを伺うことができて、本当によかったと思います。本日は先生方、お忙しいなか誠にありがとうございました。

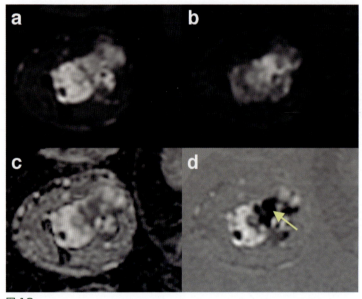

図12
右前腕のsynovial sarcomaの症例。aがb＝0、bがb＝1000のDWIで、cがADC map。dのWDS（weighted diffusion subtraction）では、矢印で示すように高細胞密度の部位が明瞭に描出されており、病理組織ともよく一致していた（Arai M, Oshio K et al, ISMRM2017 ♯1808より）[47]。

参考文献

1) Naganawa S：How does Gd enter the brain, when BBB is intact？Proceedings of ISMRM 25th Scientific Meeting and Exhibition：Plenary Session, 2017

2) 押尾晃一ほか：〔座談会〕エキスパートが語る様々なMRI最先端トピックス〜日本人の真の国際化、そしてglymphatic systemと血管周囲腔の不思議な世界．映像情報Medical（Routine Clinical MRI 2017 Book）48(14)：32-57, 2016

3) Naganawa S et al：Contrast enhancement of perivascular spaces in the basal ganglia. Proceedings of ISMRM 24th Scientific Meeting and Exhibition：514, 2016

4) 山本憲：ISMRM2017中枢神経領域．Japanese Seminar in ISMRM2017，ハワイ，2017.4.24

5) Taoka T et al：Evaluating glymphatic system by diffusion images：Alzheimer's disease cases analyzed by diffusion tensor image analysis along perivascular space（DTI-ALPS）. Proceedings of ISMRM 25th Scientific Meeting and Exhibition：

2356, 2017

6) Kanda T et al：Gadolinium deposition in the brain. Magn Reson Imaging 34：1346-1350, 2016
7) Thony HC：Gd safety and deposition：Impact on practice, European perspective. Proceedings of ISMRM 25th Scientific Meeting and Exhibition：Plenary Session, 2017
8) Oner AY et al：Intrathecal contrast-enhanced magnetic resonance imaging-related brain signal changes：Residual gadolinium deposition? Invest Radiol 52：195-197, 2017
9) Jenna M et al：Clearance systems in the brain-implications for Alzheimer disease. Nature Reviews Neurology 11：457-470, 2015
10) 田岡俊昭ほか：ガドリニウム造影剤と脳脊髄液腔—glymphaticシステムとは何か？—．臨床画像33：652-663, 2017
11) Cushing H：The third circulation and its channels (Cameron Lecture). Lancet 206：851?857, 1925
12) Carare RO et al：Afferent and efferent immunological pathways of the brain：Anatomy, function and failure. Brain Behav Immun 36：9-14, 2014
13) Taoka T et al：Evaluation of glymphatic system activity with the diffusion MR technique：Diffusion tensor image analysis along the perivascular space (DTI-ALPS). Jpn J Radiol 35：172-178, 2017
14) Yatsushiro S et al：Propagation patterns of cardiac-driven and respiratory-driven cerebrospinal fluid velocity waves characterized by correlation mapping in conjunction with asynchronous 2-dimensional phase contrast technique. Proceedings of ISMRM 25th Scientific Meeting and Exhibition：350, 2017
15) Sunohara S et al：Visualization of cardiac and respiratory pressure gradient of cerebrospinal fluid based on asynchronous two-dimensional phase contrast imaging. Proceedings of ISMRM 25th Scientific Meeting and Exhibition：5063, 2017
16) Horie T et al：Improvement of dynamic improved motion-sensitized driven-equilibrium steady-state free precession (dynamic iMSDE SSFP) to visualize the irregular motion of cerebrospinal fluid. Proceedings of ISMRM 25th Scientific Meeting and Exhibition：4547, 2017
17) Yamamori R et al：Dynamic ADC change during cardiac cycle in human brain in sleep state. Proceedings of ISMRM 25th Scientific Meeting and Exhibition：2419, 2017
18) Yildiz S et al：Quantifying the influence of respiration and cardiac pulsations on the cerebrospinal fluid dynamics using real-time phase-contrast MRI. Proceedings of ISMRM 25th Scientific Meeting and Exhibition：36, 2017
19) Alqam N et al：Age-related neuropathologies associated with white matter hyperintensities burden：A study of a community cohort of older adults. Proceedings of ISMRM 25th Scientific Meeting and Exhibition：392, 2017
20) Lee HH et al：T1-induced apparent time dependence of diffusion coefficient measured with stimulated echo due to exchange with myelin water, low-field MRI. Proceedings of ISMRM 25th Scientific Meeting and Exhibition：839, 2017
21) Hori M et al：The pitfalls of MR fiber g-ratio mapping in neurological disease patients. Proceedings of ISMRM 25th Scientific Meeting and Exhibition：4190, 2017
22) Deldar B et al：Lipid fractions as a marker for myelin maturation in the developing brain. Proceedings of ISMRM 25th Scientific Meeting and Exhibition：2287, 2017
23) Haldipur A et al：Evaluation of self-navigated golden-angle ordered conical ultrashort echo time (UTE) MRI of the abdomen on pediatric patients in multiple sedation states. Proceedings of ISMRM 25th Scientific Meeting and Exhibition：1023, 2017
24) Benkert T et al：Comprehensive T1-weighted dynamic liver MRI during free-breathing using fat/water separation, radial sampling, compressed sensing, parallel imaging, and motion-weighted reconstruction. Proceedings of ISMRM 25th Scientific Meeting and Exhibition：902, 2017
25) Yin M et al：A new MR elastography parameter for diagnosing hepatic fibrosis and inflammation：Shear attenuation. Proceedings of ISMRM 25th Scientific Meeting and Exhibition：907, 2017
26) Le Bihan D et al：IVIM virtual MR elastography of the liver. Proceedings of ISMRM 25th Scientific Meeting and Exhibition：1193, 2017
27) Mori Y et al：Bayesian prediction for insufficient liver enhancement in gadoxetic acid-enhanced hepatobiliary phase imaging. Proceedings of ISMRM 25th Scientific Meeting and Exhibition：368, 2017
28) Scott G et al：Software synchronization of independent receivers by transmit phase tracking. Proceedings of ISMRM 25th Scientific Meeting and Exhibition：4311, 2017
29) Lu JY et al：Wireless clock transfer for MRI phase correction. Proceedings of ISMRM 25th Scientific Meeting and Exhibition：2692, 2017

30) Byron K et al：A MRI compatible class-EF power amplifier designed to drive a wireless power transfer system. Proceedings of ISMRM 25th Scientific Meeting and Exhibition：4436, 2017
31) Rossman P et al：Characterization of a new ultra-flexible, low profile RF receive coil technology. Proceedings of ISMRM 25th Scientific Meeting and Exhibition：763, 2017
32) Vasanawala SS et al：Development and clinical implementation of very light weight and highly flexible AIR technology arrays. Proceedings of ISMRM 25th Scientific Meeting and Exhibition：755, 2017
33) Dietrich BE et al：Thermal variation and temperature-based prediction of gradient response. Proceedings of ISMRM 25th Scientific Meeting and Exhibition：79, 2017
34) Wilm BJ et al：Model-based gradient impulse response harvesting. Proceedings of ISMRM 25th Scientific Meeting and Exhibition：77, 2017
35) Twieg M et al：Compact iPRES coil assembly for magnetic resonance fingerprinting. Proceedings of ISMRM 25th Scientific Meeting and Exhibition：760, 2017
36) Vannesjo SJ et al：Spatiotemporal analysis of breathing-induced fields in the cervical spinal cord at 7T. Proceedings of ISMRM 25th Scientific Meeting and Exhibition：752, 2017
37) McElcheran C et al：Parallel transmission for heating reduction in realistic deep brain stimulation lead trajectories. Proceedings of ISMRM 25th Scientific Meeting and Exhibition：2633, 2017
38) Bischoff LI et al：Relating external magnetic field changes to head movement using motion and field cameras. Proceedings of ISMRM 25th Scientific Meeting and Exhibition：303, 2017
39) Huang P et al：Validating the accuracy and effectiveness of prospective motion correction on rsfMRI. Proceedings of ISMRM 25th Scientific Meeting and Exhibition：1275, 2017
40) Eschelbach M et al：A comparison of prospective motion correction with 19F NMR probes and an optical camera. Proceedings of ISMRM 25th Scientific Meeting and Exhibition：1304, 2017
41) Knoll F et al：Accelerated knee imaging using a deep learning based reconstruction. Proceedings of ISMRM 25th Scientific Meeting and Exhibition：645, 2017
42) Cohen O et al：Deep learning for fast MR fingerprinting reconstruction. Proceedings of ISMRM 25th Scientific Meeting and Exhibition：688, 2017
43) Oshio K et al：Whole heart coronary angiography using self-navigated "paddle-wheel" balanced SSFP. Proceedings of ISMRM 13th Scientific Meeting and Exhibition：707, 2005
44) Lee S et al：Strategies for compensating for missing k-space data in a novel half-Fourier reconstruction. Proceedings of ISMRM 25th Scientific Meeting and Exhibition：1512, 2017
45) Chu ML et al：Ultrafast T2 mapping using echo-split GRASE acquisition and parametric POCS-MUSE reconstruction. Proceedings of ISMRM 25th Scientific Meeting and Exhibition：70, 2017
46) Chu ML et al：Multi-contrast, parametric and artifact-free images reconstructed from gradient-echo and spin-echo(GRASE)imaging data using projection onto convex sets based multiplexed sensitivity encoding(POCSMUSE). Proceedings of ISMRM 23th Scientific Meeting and Exhibition：3708, 2015
47) Arai M et al：Application of weighted diffusion subtraction(WDS)to synovial sarcomas：Possibility of visualizing tumor cellularity. Proceedings of ISMRM 25th Scientific Meeting and Exhibition：1808, 2017

乳腺画像診断の決定版
Breast Imaging MOOK
ブレスト・イメージング・ムック

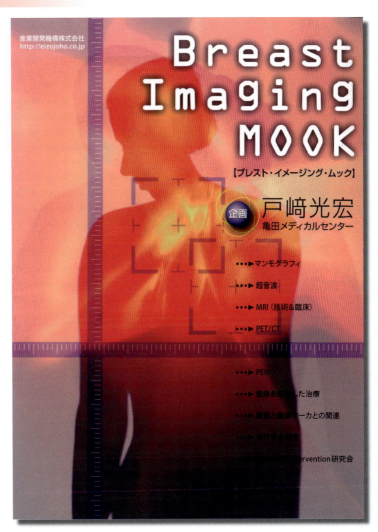

乳癌は日本人女性の癌では最も多く、その死亡率も上昇の一途をたどっている。本書は、乳腺の画像診断から癌治療まで、乳腺診療に従事する方々にとって明日からの診療に役立つ乳腺画像診断の決定版。

【企画】**戸﨑光宏**
さがらウィメンズヘルスケアグループ 乳腺科部長／相良病院附属ブレストセンター 放射線科部長

【定価】 5,000円+税　　【判型】A4判変型

お問い合わせ

■右記ホームページよりお買い求めいただけます⇒ http://www.eizojoho.co.jp/

■産業開発機構（株）
　映像情報メディカル編集部

■TEL: 03-3861-7051　FAX: 03-5687-7744　E-mail: sales@eizojoho.co.jp
　〒111-0053　東京都台東区浅草橋2-2-10 カナレビル

コラム

良い論文を書くヒント
～ISYAに学ぶ～

● ISYAとは？

　北米放射線学会（RSNA）では、academic researchを奨励する目的で米国のレジデント向けセミナーを1990年頃より開催していたが、2000年頃からその門戸を外国人にも広げてIntroduction to Research for International Young Academics（IRIYA）というセミナーが開かれるようになった。さらに2003年にはその日本版ということで第1回のIntroductory Seminar for Young Academics（ISYA）というセミナーが、シカゴでRSNA併設セミナーとして開催された。筆者は当時、医学雑誌の編集委員としてこのセミナーを取材させていただいたが[1]、「良い論文を書くヒント」という意味では大変印象深いセミナーであったため、当時の内容を一緒に振り返りつつ、良い論文を執筆するヒントについて考えてみたい。

●「なぜ論文を書くのか？」
富樫かおり先生（京都大学）

　自分の知識（知りえたこと）を他の人に知らせることは重要であり、論文というのはそれを成す大切なメッセージである。論文というevidenceを世の中に残すことで、より多くの人がその貴重な経験や知識を享受することができる。

●「良い論文の書き方」
早川克己先生（京都市立病院（当時））

　論文を執筆する際は、原則として書くことはなるべく簡素にして贅肉はそぎ落とす。書いても書かなくても本質的に関係のない部分は一切書かないくらいのつもりで執筆する。
　subjects & methodsとresultsは一切の主観を交えずに事実のみを記述し、推測や解釈は排除する。論文の中で自分の考えなどを述べることが許されるのは、introductionとdiscussionのみである。
　introductionでの文献引用や考察は必要最小限にとどめ、なぜその仮説を立てる（論文を執筆する）のに至ったかの根拠となるような文献のみに絞って引用する。
　subjects & methodsで最も大切なのは「再現性」であり、だれがやってもこの方法で同じ結果がでることが保障されなければならない（特に実験的な論文の場合）。そのためにはちょっとした成功のコツや秘訣を隠さないこと。resultsのみならず、このmethodsでもオリジナルの図やシェーマを効果的に使用すると良い。
　resultsでは事実のみを詳細にかつ客観的に記述する。推測や考察、結果に対する弁明や解釈などは一切、書かない。「良いresultsが得られていれば、それでOK」というわけではなく、同じresultsでも効果的に上手くその結果を示すことが非常に重要である。そのためには直感的に一目瞭然で理解してもらえるような表や図を効果的に使用すると良い。
　discussionでは、（仮説を立てたstudyの場合）仮説に対する証明がなされたどうかが最も大切であるため、持って回った言い方はせずにdiscussionの最初にそのことをズバリと書く。discussionでは結果に対する推察や考察を書くことが許されるため、resultsの解釈についても色々と述べる。また「perfectな論文」というものは原則として存在しないため、この論文における研究方法の欠点などをlimitationとして記載する。
　conclusionでは仮説に対して証明されたことを簡素に記載する。

●「書いた論文を点検する」
幡生寛人先生（Beth Israel Deaconess Medical Center）

　せっかく書いた論文はアクセプトされるに越したことはない。そのためには一度書いた自分の論文を最後にもう一度、客観的にきちんと点検することが重要である。その点検のポイントについてお話された。

　introductionでは「こういうbackgroundがあって、自分はこういうmotivationがあったからこのpaperを書いた」という動機づけをしっかりと記述する。この動機づけがしっかりと記載されていて、reviewerに「この論文を読んでみたい」と思ってもらえば、そのpaperはグッとアクセプトに近づく。introductionの最後のparagraph（1つのtopicについて述べた文の集まり）では、仮説（hypothesis）あるいは目的（objective）を曖昧にならない形できちんとstatementする。またこのintroductionで述べた仮説あるいは目的は、その後に述べられるsubjects & methodsやconclusionとしっかりとマッチしている必要がある。

　subjects & methodsのmethodsで一番大切なのは、再現性がキチンとしているかどうか、すなわちその論文のmethodsの通りにやったら同じ結果が導かれるということが科学論文として重要である。subjectsは症例のセレクション、すなわちその対象の選び方がconsecutiveかどうか、retrospectiveなのかprospectiveなのかを記述する。

　resultsではintroductionで述べた仮説あるいは目的をサポートするデータを、主観を交えずにしっかり述べる。その際には表や図を使用してreviewerや読者が分かりやすいように工夫することが重要。

　discussionでは最初のparagraphはmajor results、すなわち最も大事なresultsのsummaryを示し、続いてintroductionとの重複を最小限に抑えつつbackgroundのsummaryを述べる。さらにresults 1, results 2, results 3 etc…について、各々をresultsでの記載と重複しないように注意しつつ、各々のresultsのdiscussionを行う。終わりから2つ目のparagraphはこの論文のlimitationについて述べ、そして最後のparagraphはconclusionで締めくくる。そのconclusionはresultsできちっとサポートされていることが重要。また今回の論文ではresultsから直接には導かれなくても、今回の論文の結果がどういう意味をもち、今後どういうことが予想されるのかを述べたい場合は、conclusionとはまったく別にして（紛らわしい言い方は避けて）「future direction」としてone sentenceで述べる。

　introductionの最後のparagraphである仮説や目的の記載は、discussionの最初のparagraphであるmajor resultsや、discussionの最後のparagraphであるconclusionとピッタリと一致しているのが整合性のある良い論文といえる。

● さいごに

　2003年のISYAでは、前述以外にも南　学先生のslide presentationのコツや杉村和朗先生のacademic radiologyにおける研究秘話などの貴重なお話があったが、本稿は「論文を書くヒント」という内容であるため割愛させていただいた。

　前述の内容は今でも筆者にとって最も心に残る「良い論文を書くヒント」であり、本稿でそのISYAの内容を共有することで、これから論文を執筆する先生方のお役に少しでも立てれば幸いである。

文責：扇　和之（日本赤十字社医療センター　放射線診断科）

参考文献
1) 扇 和之：もう一つのRSNA,「特集Close up! RSNA 2003」. Rad Fan 2(1)：28-35, 2004

キーワード INDEX

キーワードから、本誌座談会記事内の関連トピックスの談話を検索できます。

A

- acceleration selective arterial spin labeling 167
- acceleration sensitization 167
- ADC 62, 78, 79, 80, 89, 91, 94, 95, 108, 115, 116, 117, 131, 132, 147, 148, 159, 170, 171, 172, 179, 183, 185, 186, 187, 189, 193, 199, 201, 202, 206, 207, 208, 209, 221, 222, 224, 226, 255, 256, 261, 263, 266, 271, 272
- ADC map 169, 222, 272
- ADCのガンマ分布モデル 226
- ADCのヒストグラム解析 159, 170, 172, 202
- ADCの周波数解析 171
- ADNI 215, 216
- AIR Technology 269
- ALPS スコア 256, 257
- ALS 179, 198, 200
- Alzheimer's Disease Neuroimaging Initiative 215
- American Society for Testing and Materials 216
- amide proton transfer 144, 168, 222
- amyloid-β 241, 242
- angular resolution 165, 188
- anisotropy 62, 78, 95, 148, 165, 171, 188
- anti-atherogenesis 効果 197
- apoptosis 185
- APT 144, 168, 222
- arterial spin labeling 98, 167
- ASL 36, 37, 94, 98, 103, 129, 167, 206, 231, 235, 236, 244
- ASLの到達時間 236
- ASSET 18, 22
- association fiber 255
- ASTM 216
- automatic segmentation 186
- axon 49, 78, 133, 148, 171, 172, 173, 198, 264
- axonal flow 49, 172
- axonal transport 147

B

- B_0 ..... 122, 130, 162, 165, 206, 238, 239
- B_0 shim 269
- B_1 ..... 122, 130, 162, 205, 206, 207, 238, 239, 269
- B_1 inhomogeneity 15, 120
- B1 shimming 205
- B_1 プラス 206
- B_1-mapping 109
- B_1 の不均一 108, 149, 207
- B_1 の補正 269
- B_1 マイナス 206

- bacterial-based magnetic resonance contrast agent 72
- balanced FFE 17, 18
- balanced SSFP 65, 205, 206, 237, 238, 244
- balanced SSFPによるT1 map、T2 map 237
- banding artifact 17, 19, 109, 244
- BBTI 103, 181
- beading 171, 172
- beyond BOLD 83, 91
- bi-exponential 78, 132, 133, 171, 172, 183, 223
- bi-exponential decay 132, 183
- big data 214, 215, 218, 222, 262
- blood pool agent 30, 148
- blood-brain barrier 242
- blood-CSF barrier 242
- blooming 163
- Bo 143
- BOLD 65, 70, 71, 83, 91, 113
- BOPTA 31, 32, 33
- brain energy 108, 113
- bTFE 31, 71

C

- calcified cartilage layer 127
- cardiac MRI 53
- cardiac TrueFISP 51
- Cartesian 161, 197, 269
- CBF mapping 236
- cell labeling 90
- cell tracking 51, 58, 59
- centric-centric order 10
- cerebral metabolic rate of oxygen 236, 237
- CEST 138, 139, 144, 145, 149, 168, 222, 223, 224, 225, 240, 244
- CEST agent としてみえる抗癌剤 240
- CESTとFDG-PET 144
- CESTとpH、温度 145
- CFD 198
- CFS circulation 253, 254
- CH2 113
- CH2 基 186
- CH3 113
- characteristic path length 202, 203
- chemical exchange saturation transfer 144, 168, 222
- Chinese Society for Magnetic Resonance in Medicine 222
- CLARITY 215, 224
- Classic 114

clearing technique ·················· 215, 224
closed loop ······························· 9, 89
clustering coefficient ················ 202, 203
CMRO$_2$ ································ 236, 237
CNN ··· 269
coil compression ························· 162
coil profile ································· 270
collaboration ······························ 224
collapsibility ························ 234, 235
component analysis ······················ 98
composite-SENC(C-SENC) ············· 80
compressed sensing ······· 158, 159, 160, 161, 162, 169, 178, 182, 204, 220, 225, 232, 233, 234, 245, 246, 269, 270, 271
computational fluid dynamics ·········· 198
computed DWI ········· 131, 132, 133, 183, 193, 203, 208
connectivity ························· 98, 167
connectome ························ 215, 224
continuous moving table ··········· 83, 84, 85
convolutional neural network ········· 269
coronary MRA ············· 45, 53, 54, 195, 196, 246
COSMOS ······················ 162, 164, 165
countercurrent heat exchanger ········· 231, 246, 247
CPMG ·························· 47, 48, 226, 271
crossing fiber ······························ 165
CSF volume fraction map ················ 199
CSF の"水の動き" ······················ 254
CSF の"動き" ················ 250, 251, 257, 260
CSF の motion ··························· 227
CSMRM ···································· 222
CS-Wave ································ 244, 245
Cube ···················· 123, 161, 162, 166, 234

D

D ································ 132, 183, 184, 272
dark rim artifact ·························· 195
dB/dt ·· 104
DBI ······································· 52, 53
DBS ····································· 239, 240
DBS のリード線 ····················· 239, 240
deep brain stimulation ··················· 269
deep brain stimulator ················ 189, 216
deep learning ···························· 269
deep zone ································· 112
delay time map ··················· 257, 258, 259
delayed gadolinium enhanced MRI of cartilage ································ 126
dendrite ························· 148, 171, 198
DESS ··· 112

dGEMRIC ···························· 126, 127
dictionary ···················· 205, 206, 221, 222
diffusion ······ 45, 49, 60, 61, 62, 75, 77, 78, 79, 81, 84, 85, 88, 89, 91, 99, 100, 101, 108, 113, 115, 116, 117, 118, 120, 128, 132, 133, 134, 139, 147, 148, 164, 166, 167, 169, 170, 171, 172, 176, 183, 184, 185, 186, 187, 188, 189, 192, 193, 194, 207, 208, 209, 223, 224, 225, 226, 231, 233, 235, 244, 251, 254, 260, 261, 262, 263, 265, 266, 267, 268
diffusion kurtosis imaging ·········· 129, 171, 198, 223
diffusion sensitization ···················· 187
Diffusion Tensor Image analysis Along Perivascular Space ································· 254
diffusion tensor imaging ············ 44, 49, 169, 185
diffusion time ······· 79, 91, 92, 94, 101, 132, 133, 171, 263
diffusion-prepared bSSFP ·················· 187
diffusion-weighted MR neurography ·········· 203
diffusion-weighted SSFP ····················· 187
diffusion と FDG-PET ························ 147
diffusion と陽性造影剤 ····················· 148
diffusion の 1/3 ルール ······················· 99
diffusion の DTI ···························· 188
direct bolus imaging ······················· 52
DISCO ································ 182, 220
displacement encoding with stimulated echo (DENSE) ································ 80
diversity ··································· 232
Dixon ···················· 52, 110, 127, 149, 265
Dixon 法 ················ 84, 127, 220, 234
DKI ······················ 120, 129, 171, 198, 199, 223
double wave vector ························ 171
double wave vector diffusion ·············· 148
Doubly Tilted Rotating Frame ············· 207
DTI ··············· 49, 112, 169, 185, 188, 194, 201, 202, 255
DTI-ALPS ····························· 251, 254
DTPA-DeA ································· 32
DTRF ······································· 207
dual-stack 3D coronary MRA ·············· 45
DWIBS ············· 51, 60, 61, 62, 63, 70, 78, 108, 109, 114
dynamic CEST imaging ···················· 168
D 値 ·· 171

E

early CT sign の 1/3 ルール ·················· 99
echo-planar spectroscopic imaging ········· 235
ECVO ································· 6, 9, 11
elasticity ························· 94, 95, 180, 219
elliptical centric ordering ··················· 6, 9
EMA ·· 251

Enhanced Fat Free ……………………………… 182
enteroclysis …………………………………………… 71
EOB-DTPA ……………………………………… 31, 32
EPSI ………………………………………………… 235
European Medicines Agency …………………… 251

F

FA ………… 62, 185, 198, 199, 200, 201, 205, 206, 207
FA map ……………………………………… 49, 169, 200
FAIR ………………………………………………… 167
fast の diffusion coefficient ……………………… 78
FatSat ………… 17, 19, 21, 45, 48, 52, 108, 113, 148, 186
fecal tagging ……………………………………… 34
fiber tracking ………………………… 91, 133, 165, 185, 194
FID decay …………………………………………… 18
FIESTA ………………………………………… 17, 18
flip angle sweep …………………………… 123, 124, 142
flip-back SE 法 …………………………………… 53
flow compensated IVIM ………………………… 167
flow-sensitive alternating inversion recovery … 167
fluorine-19 ……………………………………… 240
FOCUS …………………………………………… 204
focused ultrasound ……………………………… 114
Fonar ……………………………………………… 128
fractional anisotropy …………………………… 198
free-breathing の腹部ダイナミック MRI …… 251, 264
FSE … 89, 102, 103, 104, 123, 124, 125, 142, 143, 166, 271
functional connectivity …………………… 169, 202
functional lung imaging ………………………… 81
functional MRCP ………………………………… 48
functional MRI … 83, 91, 94, 98, 113, 114, 126, 128, 169,
  202, 215, 220, 225, 244
functional MRI での connectivity ……………… 98
FUS ………………………………………………… 114

G

GABA …………………………………… 94, 99, 167, 168
gadofosvest trisodium ………………………… 148
GAG ………………………………………… 127, 222
gagCEST ………………………………………… 222
Gaussian ………………………………………… 172, 183
GCFP ……………………………………… 51, 52, 53
Gd deposition …………………………………… 257
Gd-DOTA ………………………………… 33, 168, 243
Gd の脳内蓄積 …………………………… 241, 251
Gd 造影剤の脳内蓄積 ……………… 231, 240, 241, 242
geometry ………………………………………… 143
geometry factor ………………………………… 69
g-factor ………………………………… 225, 227, 270

Gibbs artifact …………………………………… 195
global coherent free precession ………… 51, 52
glucoCEST ……………………………………… 222
glutamate ………………………………… 144, 167
glutamine ……………………………………… 167
glycosaminoglycan ………………………… 127, 222
glymphatic system … 230, 240, 241, 242, 251, 252, 253,
  254, 255, 256, 257, 259, 260, 261
golden angle ……… 160, 161, 182, 195, 220, 264, 265, 269
GPU ……………………………………………… 129
graph theory …………………………………… 202
GRAPPA ……………………………………… 18, 270
GRASE ………………………………………… 226, 271
GRASP ………………………………………… 182, 245
GRASS ………………………………… 54, 55, 70, 124
g-ratio …………………………………………… 264

H

Hadamard-encoded method ………………… 236
Hadamard-encoding 法による ASL …………… 235
heat deposition ………………………………… 108
HeLa cell ………………………………………… 171
hemorrhagic transformation …………………… 99
HIFU …………………………………… 108, 114, 237
high intensity focused ultrasound ……… 114, 237
Hot spot ………………………………………… 108
hyperecho ……………………………… 26, 33, 44, 46, 47
hyperpolarization ………………………………… 24, 90
hyperpolarize …………………………………… 23, 24
Hyperpolarized ^{129}Xe による脂肪の温度計測
  …………………………………………………… 237
hyperpolarized gas ……………………… 23, 36, 37, 38, 39
hyperpolarized noble gas ……………………… 36

I

IDEAL …………………………………………… 110
IEC ……………………………………………… 140, 216
implanted device …………………… 215, 216, 218
iMSDE ………………………………… 166, 187, 260
interactive MRI ………………………………… 6, 13, 36
International Electrotechnical Commission
  ………………………………………………… 140, 216
International Standard Organization ……… 216
intra-cellular の volume fraction ………… 199, 200
iron oxide nanoparticle ……………………… 240
Islet Cell の MR マイクロスコピー ………… 51, 58
ISMRM の抄録を書くコツ …………………… 177
ISO ……………………………………………… 189, 216
isocenter ………………………………………… 216

IVIM ······· 167, 176, 183, 184, 207, 235, 257, 266, 267, 268
IVIM elastography ·· 266
IVIM fitting model ······························· 177, 183, 184
IVUS ·· 29, 30, 56, 58

J, K

JIS ··· 140
keyhole imaging ·· 77, 182
k-space ······· 9, 10, 11, 17, 18, 37, 47, 66, 76, 84, 125, 130, 159, 160, 162, 182, 220, 234, 264, 270
kurtosis ································· 129, 170, 172, 199, 201

L

L1 norm ·· 159, 271
large data ··· 215
local minima ·· 184
local SAR ·· 130
local transmit ··· 69
LORAKS ······························· 215, 225, 269, 270
low-b value ··· 89
low-rank modeling of local k-space neighborhoods ·· 225
LPS 細胞 ·· 168

M

magic angle effect ·· 73
magic angle spinning ······································· 207
magnetization transfer ···································· 144
magnetization-prepared FLAIR ····················· 143
MAVRIC ···························· 126, 128, 165, 166
MCI ··· 168, 200
MDCT ···························· 6, 7, 8, 9, 31, 32, 33
mean kurtosis ·· 198
Median arcuate ligament compression syndrome ··· 86
MERGE ·· 124
METAVIR スコア ··· 220
methylene ·· 237
microbubble ·· 38
microstructure に迫る ··································· 187
microstructure の評価 ··································· 215, 223
microvasculature ·· 167
mild cognitive impairment ····························· 168
Mini-Mental State Examination ····················· 255
MION ··· 46
mMR ··· 149
MMSE ··· 255, 256
Mn Cap ナノマシン ······································· 243, 244
Mn DPDP ·· 35

moderator ·· 231, 233
Modified Look-Locker Inversion-recovery ········· 196
molecular imaging ························ 63, 80, 90, 144, 145
molecular MR ··· 149
MOLLI ·· 196, 208
mono-exponential ·· 78, 132
motion correction ·························· 130, 149, 166, 265
motion sensitized driven equilibrium ·············· 166
moving table imaging ···································· 70, 85
MP FLAIR ·· 128, 143
MP-RAGE ··· 87, 142
MR acoustic radiation force imaging ············· 180
MR angiograghy ················· 8, 9, 16, 19, 20, 22, 24, 98
MR compatible ··· 57, 217
MR conditional ··· 217, 218
MR conditional pacemaker ···························· 217
MR elastography ······ 94, 95, 96, 98, 100, 177, 179, 180, 215, 219, 220, 225, 265, 266, 267, 268
MR elastography の anisotropy ····················· 95
MR endoscope ··· 193
MR fingerprinting ······· 192, 193, 204, 205, 206, 215, 221, 222, 225, 263, 269
MR fingerprinting に最適化した RF コイル ········ 269
MR guided FUS ··· 193
MR lymphangiography ·································· 51, 58
MR mammography ·· 95, 96
MR neurography ··································· 61, 187, 193, 202
MR safe ··· 217, 218
MR unsafe ·· 217
MR Value Initiative ·· 233
MR コロノスコピー ·· 34
MRARFI ·· 180
MR-based attenuation correction ·················· 149
MRE ······································· 94, 95, 96, 113, 114
MRF ·· 204
MRI の安全性 ··· 189
MRI 造影剤 ···················· 26, 65, 83, 89, 103, 240, 243
MR-PET ·· 148, 149
MR 用造影剤 ··· 31, 34
MS ······································· 100, 139, 198, 200, 262
MSDE ·· 159, 166, 167, 203
MT ··· 144, 145
multi-band EPI ······················ 193, 199, 202, 203, 227
multi-band imaging ·· 226
multiple-acquisitions with variable resonance image combination ····································· 126, 128
multiplexed sensitivity-encoding ···················· 225, 271
multi-spectral imaging ··································· 166
multi-station MRA ··· 51, 56, 57

muscle-normalized SI ··· 186
MUSE ··· 214, 215, 225, 226, 271
myelin 量の推定 ··· 251, 264
myoinositol ··· 168

N

NAA のスペクトル map ··· 235
NASH ··· 110, 149, 180, 186
NATIVE ··· 102, 103
Navier-Stokes 方程式 ··· 181
Na の拡散強調画像 ··· 169
NDI ··· 199
near metal imaging ··· 165
negative skewness ··· 170
neurite ··· 172, 198
neurite density imaging ··· 199, 201
Neurite Orientation Dispersion and Density Imaging ··· 198, 223
neuromelanin imaging ··· 143
NODDI ··· 192, 193, 198, 199, 200, 201, 223, 263
non-contrast MRA ··· 102

O

OA ··· 127, 128
ODI ··· 199
OEF ··· 236, 237
off-resonance pulse ··· 144
OGSE ··· 171, 251, 263, 264
OH 基 ··· 186
oncontreat ··· 170
open innovation ··· 224
orientation dispersion ··· 199, 200
oscillating gradient ··· 132, 133, 173, 263
Oscillating Gradient Spin Echo ··· 171, 263
oscillatory shear index ··· 197
OSI ··· 197
Overhauser MRI ··· 225
oxygen ··· 36, 37, 39, 80
oxygen extraction fraction ··· 236, 237
oxygen ventilation imaging ··· 37
oxygen-enhanced MRI ··· 80

P

paddle-wheel balanced SSFP whole heart coronary MRA ··· 65
paddle-wheel whole heart coronary MRA ··· 269
PARACEST ··· 144, 168
parallel transmission ··· 149, 269
parametric mapping ··· 214, 215, 221, 222, 224

Parkinson 病 ··· 264
PASTA ··· 114
PAT ··· 18, 22
PB ··· 215
pCASL ··· 167
PC-VIPR ··· 146, 197, 198, 221
penetration ··· 15, 16
perfusion ··· 27, 30, 33, 37, 38, 39, 45, 46, 48, 49, 69, 77, 78, 79, 81, 113, 172, 184, 195, 203, 205, 207, 257, 262, 267
perivascular space ··· 241, 248, 252, 253, 254, 255, 256
permeability ··· 28, 31, 99, 170
petabyte ··· 215
PET-MR ··· 63, 231, 239
pH ··· 144, 145, 168, 223, 231, 243, 244
Pharmaceuticals and Medical Devices Agency ··· 217
pharmacological MRI ··· 168
phase contrast vastly undersampled isotropic projection imaging ··· 146, 197, 221
phase cycle ··· 244
phase image ··· 100, 163
phase-offset multiplanar ··· 226
PhD ··· 81, 100, 101, 104, 120, 140, 141, 142, 177, 196, 264
pH が低い腫瘍の内部を造影する造影剤 ··· 243
pillow driver ··· 179
PINS pulse ··· 244
PLD ··· 236
PMDA ··· 189, 217
POCSMUSE ··· 226, 250, 251, 271
POMP ··· 226
positive skewness ··· 170
post-labeling delay ··· 236
power-on reset ··· 217
projection fiber ··· 255
projection imaging ··· 77
projection onto convex sets ··· 225, 271
projection reconstruction ··· 73
PROPELLER ··· 131
ProSet ··· 19
pseudo-continuous arterial spin labeling ··· 167
PSIF ··· 54, 187

Q

qBOLD ··· 236
QSM ··· 143, 159, 162, 163, 164, 165, 187, 224, 236
q-space ··· 116, 133, 223
q-space imaging ··· 223

quantitative susceptibility mapping
.... 143, 162, 187, 236
Quick 3Ds 181, 182

R

R2′ 236
radial imaging 51, 55
radial scan 146, 182, 264, 265, 269
readout-segmented EPI 128, 131, 170
regional excitation 120, 129
Resovist 58, 59
resting state connectivity 98
resting state の functional MRI 113, 128
restricted diffusion 171, 223
reversible-transverse-relaxation-rate 236
RF マネージメント・テクノロジー 140, 141

S

sADC 266, 267
SAP 131
SAR 18, 31, 33, 34,104, 108, 110, 123, 140, 142, 144, 207, 225, 240, 244
scatter plot 193, 208, 209
self-navigation 195, 196
SEMAC 125. 128, 166
semi-automatic segmentation 186
SENSE 14, 15, 17, 18, 21, 22, 25, 27, 31, 48, 55, 62, 69, 159, 160, 204, 221, 225, 226, 227
sequential multi-delay 236
shear attenuation 265, 266
shear stress 86, 94, 145, 181, 197
short-axis PROPELLER 131
signal targeting with alternating radiofrequency
.... 167
silicone polymer 243
Simultaneous Multi-Slice 234, 244
single-shot EPI 以外による拡散強調画像 187
single-sided MR 238, 239
singular value decomposition 225
skewness 170
slice encoding for metal artifact correction 125, 128, 165
slice-selection gradient reversal technique 114
slice-selective MSDE 203
slow の diffusion coefficient 78, 79
small world network 202
SMS 234, 235, 244
sodium 41, 127, 143, 168
Sodium イメージング 127

sodium のイメージング 127, 143, 168
Sounds and Visions 205
SPACE 102, 104, 116, 123, 166
sparse sampling 195
Sparse sampling による NAA map 235
sparseness 271
SPEEDER 18, 22
SPIO 8, 31, 33, 51, 59, 61, 89, 90
SPIR 19, 114
spiral scan 264
SPM 207
SSFP 54, 102, 103, 104, 112, 123, 125, 187, 194, 203, 237, 238, 257, 260
SSGR 108, 114
stacked radial 66
stack-of-stars 245, 251, 269, 270
standing wave 109
STAR 167
STE 54
stem cell の tracking 59
stiffness 94, 179, 180, 267
stimulated echo 37, 48, 80, 124, 194, 271
strain encoding（SENC）................................. 80
strain mapping 80
streamline 147, 169, 197
structural connectivity 202
super-resolution track-density imaging 169
super-resolution TWI-FC 169
susceptibility ... 78, 89, 121, 122, 126, 163, 164, 165, 169, 188, 236
susceptibility mapping 143, 162, 163, 187, 236
susceptibility tensor imaging 176, 177, 187, 188
susceptibility-weighted imaging 75, 99
SVD 255
SWI 75, 76, 77, 83, 87, 88, 94, 99, 100, 122, 140, 143, 163, 165, 168, 169, 245, 255
SWI tractography 165
swirl 9, 11
SWI と sodium のイメージング 127, 143, 168
synthetic MRI 264

T

T1 rho map 111
T1 rho mapping 112
T1rho 126, 127, 128
T1 ρ 126, 178
T1 のヒストグラム 207
T2 mapping 111
T2 shine-through 208, 271

T2 shuffling ··· 233
T2* ··· 17, 37, 55, 73, 77, 110, 124, 125, 126, 142, 164, 188, 207, 271
T2*強調 ··· 17, 54, 55, 59, 77. 87, 87, 100, 111, 124, 142
T2*強調画像 ··· 54, 76, 87, 88, 100, 111, 124, 125, 143, 164, 180, 243
task をかけない functional MRI ··· 98
TDI ··· 159, 169
temperature coefficient ··· 237
temperature mapping ··· 114
texture analysis ··· 215, 223
TFCC ··· 110, 111
thigh compression ··· 51, 56, 57
third circulation ··· 253, 254
TIDE ··· 44, 48, 236
Tim 4G ··· 148, 149
Tim CT ··· 84
time-dependent の diffusion ··· 261, 263
Time-SLIP ··· 102, 103, 181, 182, 259, 260, 261
tissue phase mapping (TPM) ··· 80
t-PA ··· 94, 99
track-density imaging ··· 169
track-weighted imaging ··· 169
tractography ··· 49, 100, 101, 116, 165, 170, 185, 188, 194, 215
transition into driven equilibrium ··· 44, 48
transmetalation ··· 251
TRAPS ··· 44, 47, 48, 124
traveling wave ··· 108, 109, 110, 141
TRICKS ··· 77
TrueFISP ··· 14, 15, 16, 17, 18, 19, 21, 26, 30, 31, 36, 45, 47, 48, 51, 52, 53, 54, 55, 57, 69, 71
TrueSSFP ··· 17, 18
TWI ··· 169
TWI-ADC ··· 169
TWI-FA ··· 169
TWI-PET ··· 169
two vessel tagging ··· 129

U

ultrashort TE
··· 72, 73, 88, 94, 96, 111, 127, 149, 162, 169
undersample ··· 68
unintended cardiac stimulation ··· 217

US-MR ··· 231, 238, 239
USPIO ··· 26, 28, 46, 56, 59, 89, 148, 168, 177, 180
UTE ··· 65, 88, 89, 94, 96, 97, 98, 111, 113, 114, 127, 139, 145, 162, 169, 221, 234, 265
UTE の spectroscopic imaging ··· 97

V

variable flip angle ··· 102, 120, 123, 124, 125, 166
vascular endothelial growth factor ··· 32
vascular, extracellular and restricted diffusion for cytometry in tumors ··· 223
Vasovist ··· 148
vastly undersampled isotropic projection reconstruction ··· 65, 67
VAT ··· 165
VEGF ··· 32, 39, 40
velocity ··· 145
venous mapping ··· 76
ventilation ··· 37, 38
VERDICT ··· 215, 223
vessel wall imaging ··· 26, 27, 28, 30, 51, 56
view angle tilting ··· 126, 165
view sharing ··· 182
VIPR ··· 65, 67, 68, 72, 77, 146, 197
viscosity ··· 94, 95, 145, 179, 180, 219, 265, 268
VISIBLE ··· 166, 167
VISTA ··· 123, 166
VOI ··· 170
vortex flow ··· 147
VSRAD ··· 200

W, Y, Z

wall shear stress ··· 197
Water Sat ··· 108
WDS ··· 271, 272
weighted diffusion subtraction ··· 271, 272
whole body diffusion ··· 147
whole body MR imaging ··· 69
whole body MRI ··· 28, 83, 84, 85, 86
Whole body scan ··· 69, 70, 84, 85
whole heart coronary MRA
··· 65, 66, 68, 195, 196, 245, 269
Young Investigator Award ··· 98, 220, 234, 262
zero TE imaging ··· 145

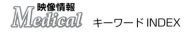

あ

- アイス・ウォーター・ファントム ・・・・・・・・・・・・・・・・・ 115
- アイソトロピック ・・・・・・・・・・・・・・・・・・・・・ 67, 68, 71, 125
- アクアポリン ・・・・・・・・・・・・・・・・・・・・・・・・ 171, 252, 253
- アクアポリンのチャンネル ・・・・・・・・・・・・・・・・・ 252, 253
- アミド基 ・・・・・・・・・・・・・・・・・・・・・・・・・・・・・・・・・・・・・・ 244
- アミロイドのイメージング ・・・・・・・・・・・・・・・・・・・・・ 168
- アルツハイマー病 ・・・・・・ 95, 128, 167, 168, 178, 179, 198, 200, 215, 241, 242, 257, 262
- アンフェタミン ・・・・・・・・・・・・・・・・・・・・・・・・・・・・・・・ 168

い、う

- 位相画像 ・・・・・・・・・・・・・・・・・・・・・・・・・・・・・・・・ 143, 164
- 異方性 ・・・・・・・・・・・・・・・・・・・・・・・・・・・・・・・ 49, 50, 255
- 医薬品医療機器総合機構 ・・・・・・・・・・・・・・・・・・・・・ 217
- イレウス ・・・・・・・・・・・・・・・・・・・・・・・・・・・・・・・・・・・・ 9, 89
- 埋め込み型デバイス（implanted device）
  ・・・・・・・・・・・・・・・・・・・・・・・・・・・・・・・・・・・・ 215, 216, 218

え

- エッジ ・・・・・・・・・・・・・・・・・・・・・・・・・・・・・・・・・・ 202, 203

お

- 温故知新 ・・・・・・・・・・・・・・・・・・・・・・・・・・・・・・・・・・・・・・ 25
- オンコトリート ・・・・・・・・・・・・・・・・・・・・・・・・・・・・・・・ 170
- 温度係数 ・・・・・・・・・・・・・・・・・・・・・・・・・・・・・・・・・・・・ 237
- 温度計測 ・・・・・・・・・・・・・・・・ 88, 127, 182, 189, 219, 231, 237
- 温度上昇 ・・・・・・・・・・・・・・・・・・・・・・・・・・・ 140, 189, 219

か

- カーボンサーティーン ・・・・・・・・・ 51, 63, 65, 71, 75, 82, 90
- 拡散強調画像 ・・・ 60, 62, 77, 78, 94, 97, 100, 107, 114, 115, 116, 119, 128, 129, 131, 132, 133, 134, 141, 147, 148, 158, 159, 169, 170, 171, 179, 180, 183, 185, 187, 199, 203, 223, 265
- 拡散強調画像と骨腫瘍 ・・・・・・・・・・・・・・・・・・・・・・・・・ 185
- 拡散強調画像によるMR elastography ・・・・・・・・・・ 265
- 拡散時間 ・・・・・・・・・・・・・・・・・・・・・・・・・・・・・・・・ 263, 264
- 渦電流のリアルタイム補正 ・・・・・・・・・・・・・・・・・・・・ 269
- ガドフローリンM ・・・・・・・・・・・・・・・ 26, 28, 31, 46, 56
- カルシウムチャンネル ・・・・・・・・・・・・・・・・・・・・・・・・ 147
- 枯れた技術 ・・・・・・・・・・・・・・・・・・・・・・・・・・・・・・・・・・・ 262
- 肝臓線維化の病理学的なステージングシステム
  ・・ 220
- 肝臓の脂肪の定量 ・・・・・・・・・・・・・・・・・・・・・・・・・・・・ 110
- 感度分布 ・・・・・・・・・・・・・・・・・・・・・・・・・・・・・・・・ 160, 270
- ガンマ分布 ・・・・・・・・・・・・・・・・・・・・・ 193, 207, 208, 226

き

- 共焦点顕微鏡と拡散現象 ・・・・・・・・・・・・・・・・・・ 177, 185
- キラーアプリケーション ・・・・・・・・・・・・・・・・・・・・・・ 121
- 金属アーチファクト対策 ・・・・・・・・・ 120, 125, 128, 165
- 金属的な味覚 ・・・・・・・・・・・・・・・・・・・・・・・・・・・・・・・・ 139
- 筋肉のMRI ・・・・・・・・・・・・・・・・・・・・・・・・・・・・・・・・・・ 112
- 筋肉のMR elastography ・・・・・・・・・・・・・・・・・・・・・・・ 96

く、け

- グラディエントRF excitation ・・・・・・・・・・・・・・・・・ 130
- グラフ理論 ・・・・・・・・・・・・・・・・・・・・・ 193, 202, 224
- グルカゴン ・・・・・・・・・・・・・・・・・・・・・・・・・・・・・・・・・・・・ 89
- グルコース代謝 ・・・・・・・・・・・・・・・・・・・・・・・・・・・・ 61, 63
- クローン病のシネMRI ・・・・・・・・・・・・・・・・・・・・・・・ 204
- 血管周囲腔 ・・・・・・・・ 230, 240, 241, 242, 243, 246, 252, 253
- 血管周囲腔の3D map ・・・・・・・・・・・・・・・・・・・・・・・・ 243

こ

- 光学系の動き補正デバイス ・・・・・・・・・・・・・・・・・・・・ 269
- 高周波 ・・・・・・・・・・・・・・・・・・・・・・・・・・・・・・・・・・・ 15, 120
- 構造のテンソル ・・・・・・・・・・・・・・・・・・・・・・・・・・・・・・ 224
- 高速イメージング ・・・・・・・・・・・・・・・・・・・・・・・ 215, 220
- 鼓室内にガドリニウムを注入 ・・・・・・・・・・・・・・・・・・ 122
- 固体のNMRの応用 ・・・・・・・・・・・・・・・・・・・・・・・・・・・ 207
- 骨皮質のbound waterとpore water ・・・・・・・・・・・ 234
- コネクトーム ・・・・・・・・・・・・・・・・・・・・・・・・・・・・・・・・ 215

さ

- 細胞標識 ・・・・・・・・・・・・・・・・・・・・・・・・・・・・・・・・・・・・ 240
- 三角線維軟骨複合体 ・・・・・・・・・・・・・・・・・・・・・・・・・・ 110
- 酸化鉄微粒子 ・・・・・・・・・・・・・・・・・・・・・・・・・・・・・・・・ 240
- 三種の神器 ・・・・・・・・・・・・・・・・・・・・・・・・ 14, 19, 21, 25

し

- 子宮の蠕動運動 ・・・・・・・・・・・・・・・・・・・・・・・・・ 178, 179
- 軸索 ・・・・・・・・・・・・・・・・・・・・・・・・・・・ 171, 172, 173, 198
- 自己会合 ・・・・・・・・・・・・・・・・・・・・・・・・・・・・・・・・・・・・ 240
- シネMRI ・・・・・・・・・・・・・・・・・・・・ 69, 71, 89, 187, 204
- 磁場フィールドマップ ・・・・・・・・・・・・・・・・・・・・・・・・ 131
- 脂肪肝と消え残った脂肪 ・・・・・・・・・・・・・・・・・・・・・・ 186
- 遮蔽定数 ・・・・・・・・・・・・・・・・・・・・・・・・・・・・・・・・・・・・ 237
- 集束超音波 ・・・・・・・・・・・・・・・・・・・・・・・・・ 180, 182, 193
- 樹状突起 ・・・・・・・・・・・・・・・・・・・・・・・・・・・・・・・ 148, 198
- 消化管のMRI ・・・・・・・・・・・・・・・・・・・・・・・・・・・・・・・・・ 89
- 神経刺激装置 ・・・・・・・・・・・・・・・・・・・・・・・・・・・・・・・・ 216
- 神経線維の接続 ・・・・・・・・・・・・・・・・・・・・・・・・・・・・・・ 215
- 神経突起 ・・・・・・・・・・・・・・・・・・・・・・・・・・・・・・・・・・・・ 198
- 神経突起イメージング ・・・・・・・・・・・ 198, 199, 200, 201

心臓 MRI	14, 30, 44, 46, 192, 193, 194
腎臓の拡散	62
心臓の DTI	185
心臓の diffusion	185
腎臓の functional imaging	48, 51, 58
心臓 perfusion	195
心臓ペースメーカ	189, 216

す

水素結合	237
睡眠時に血管周囲腔が開く	241
睡眠時無呼吸症候群	234, 235
睡眠と ADC	261
スパース性	159
スピンロックパルス	112
スペクトロスコピー	27, 31, 44, 45, 108, 143, 144, 149, 162, 167, 168

せ

制限拡散	100, 101, 116, 129, 132, 148, 263, 272
石灰化	29, 30, 68, 71, 88, 96, 143, 163
ゼノン	23, 24, 38, 80, 81, 90
セルフゲート	44, 46
選択励起	193, 203, 204
剪断応力	83, 86, 139, 145, 146, 147
センチネルノード	32
センチネルリンパ節	32

そ

| 側頭葉てんかん | 202, 203 |

た、ち

胎児 MRI	11, 12, 13
多断面同時励起	235, 244
多発性硬化症	87, 95, 128, 139, 142, 198, 199, 201
胆汁の MRS	58
腸管壁運動のカラーマップ	204
直鎖型 Gd 造影剤	241, 251

て

低酸素 map	244
定常波	109, 120
低 pH map	244
低 pH を感知する造影剤	243
テクスチャ解析	223
デノイジング	160
テンソル	62, 165, 198, 224, 255, 262

な、に

内耳刺激	139
内耳と 7T	122
内リンパ水腫	122, 123, 241
乳癌のスクリーニング MRI	232, 233

の

脳脊髄液の 4D Flow	181
脳の透明化技術	215, 224
ノード	32, 202, 203

は

肺高血圧症	197
肺の造影 perfusion	81
肺の motion	80, 81
バイパス手術と剪断応力	146
肺野腫瘤性病変	39
パフュージョン	19, 23, 130, 131, 140, 182, 183, 189
パラレルトランスミット	130, 140, 149
バルネラブルプラーク	28, 46, 56, 86, 87
バンド幅	31, 144

ひ

| ヒストグラムの尖度 | 170 |
| 非造影 MRA | 94, 101, 102, 103, 104, 161, 167 |

ふ

フィブリンターゲット	26, 32, 56, 87
フェロー	18, 162, 231
複素弾性率	219
複素平面	238
腹部大動脈の剪断応力	147
ブスコパン	89
プラーク	27, 28, 29, 32, 46, 56, 86, 87, 88, 121, 168
プラークイメージング	28, 29, 32, 166
ブルーベリージュース	34, 35, 36
プロテオグリカン	112, 127

へ

ベイズ理論	184, 268
ペースメーカ	189, 216, 217, 219
ペタバイト	215, 216
ヘリウム	23, 24, 37, 38, 80, 81, 90
変形性関節症	111, 112, 126

ほ

| 放射線科医の年俸 | 105 |
| ホットスポット | 108, 130, 140 |

骨関節領域の 3D イメージング・・・・・・・・・・・・・・・ 233
骨硬化性転移と diffusion ・・・・・・・・・・・・・・・・・・・・ 233

ま

マイクロスコピーコイル ・・・・・・・・・・・・・・・ 108, 113
マルチスライス CT ・・・・・・・・ 6, 16, 19, 20, 22, 25, 60, 88
マルチトランスミット ・・・・・・・・ 108, 120, 129, 140, 206
マルチトランスミットコイル ・・・・・・・・・・ 108, 109, 110
マルチトランスミットのチャンネル数 ・・・・・・・・・・ 140
マンガン ・・・・・・・・・・・・・・・・・・・・・・・・・・ 34, 35, 147

み、む、め

ミイラの撮像 ・・・・・・・・・・・・・・・・・・・・・・・・・・・・・ 88
ミエリン ・・・・・・・・・・・・・・・・・・・ 164, 165, 188, 207
無線コイル ・・・・・・・・・・・・・・・・・・・・・・・・・・・・・ 269
メチルセルロース ・・・・・・・・・・・・・・・・・・・・・・・・・ 71
メニエール病 ・・・・・・・・・・・・・・・・・・・・・・・・ 122, 123

ゆ、よ

誘電率 ・・・・・・・・・・・・・・・・・・・・・・・・・・・・・・・・ 206
ヨガと CSF の動き ・・・・・・・・・・・・・・・・・・・・・・・ 262

ら、り

ライスネル膜 ・・・・・・・・・・・・・・・・・・・・・・・・・・・ 123
ランダム性 ・・・・・・・・・・・・・・・・・・・ 159, 160, 205
リゾビスト ・・・・・・・・・・・・・・・・・・・・・・・・・・・ 89, 90
リン酸カルシウム ・・・・・・・・・・・・・・・・・・・・・・・ 243
リンの chemical shift imaging ・・・・・・・・・・・・・ 143
リンパ節の USPIO ・・・・・・・・・・・・・・・・・・・・・・ 180
リンフォグラフィー ・・・・・・・・・・・・・・・・・・・・・・・ 89

数字・記号

3 次元画像 ・・・・・・・・・・・・・・・・・ 6, 8, 9, 12, 68, 224
3D MP FLAIR ・・・・・・・・・・・・・・・・・・・・・・・・・ 128
3D radial UTE ・・・・・・・・・・・・・・・・・・・・・ 220, 221
3D spokes pulse ・・・・・・・・・・・・・・・・・・・・・・・ 149
3D variable flip angle FSE ・・・・・・・・・・・・・ 120, 123
3T ・・・・・・ 14, 15, 16, 18, 22, 45, 46, 59, 69, 70, 75, 81, 87, 88, 100, 102, 108, 109, 110, 112, 114, 120, 121, 122, 123, 128, 139, 141, 142, 143, 149, 178, 181, 182, 195, 201, 206, 239, 263, 269
4D flow ・・・ 86, 139, 145, 146, 181, 196, 197, 198, 221, 262
4T ・・・・・・・・・・・・・・・・・・・・・・・・・・・・・・・・・・ 122
4.7T ・・・・・・・・・・・・・・・・・・・・・・・・・・・・・・・・ 122
5D XD-GRASP ・・・・・・・・・・・・・・・・・・・・・ 245, 246
7T ・・・・・・ 76, 87, 100, 108, 109, 112, 114, 122, 123, 125, 127, 128, 130, 131, 139, 140, 141, 142, 143, 149, 164, 170, 201, 206, 207, 269
7T とシールド ・・・・・・・・・・・・・・・・・・・・・・・・・ 141
7T の安全性 ・・・・・・・・・・・・・・・・・・・・・・・・・・ 139
9.4T ・・・・・・・・・・・・・・・・・・・・・・・・・・・・ 100, 122
^{13}C ・・・・・・・・・・・・・・・・・・・・・ 51, 63, 71, 72, 75, 82, 90
^{19}F による細胞標識 ・・・・・・・・・・・・・・・・・・・・・ 240
32 チャンネル ・・・・・・・・・・・・・・・・・・・・・・ 69, 141
32 チャンネルコイル ・・・・・・・・・・・・・・・・・・ 122, 162
32 チャンネルのフェーズトアレイコイル ・・・・・・・ 141
α-wave ・・・・・・・・・・・・・・・・・・・・・・・・・・・・・ 114

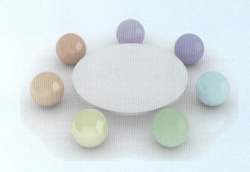

MRI研究のヒント
～座談会に学ぶ～

発行所	産業開発機構株式会社 〒111-0053 東京都台東区浅草橋2-2-10 カナレビル TEL.03-3861-7051（代表） FAX.03-5687-7744 E-mail：medical@eizojoho.co.jp URL：https://www.eizojoho.co.jp/
発行人	分部康平
編　集	波並 雅広　平栗 裕規　分部 陽介　加茂 未亜
本文デザイン・DTP・印刷	三報社印刷株式会社

2018年9月28日発行

郵便振込　00110-2-14817
※禁無断転載